Eine Systematik der Arzt-Patient-Interaktion

Arbeiten zur Sprachanalyse

Herausgegeben von
Konrad Ehlich

Band 51

PETER LANG
Frankfurt am Main · Berlin · Bern · Bruxelles · New York · Oxford · Wien

Peter Nowak

Eine Systematik der Arzt-Patient-Interaktion

Systemtheoretische Grundlagen, qualitative Synthesemethodik und diskursanalytische Ergebnisse zum sprachlichen Handeln von Ärztinnen und Ärzten

PETER LANG
Internationaler Verlag der Wissenschaften

Bibliografische Information der Deutschen Nationalbibliothek
Die Deutsche Nationalbibliothek verzeichnet diese Publikation in der Deutschen Nationalbibliografie; detaillierte bibliografische Daten sind im Internet über http://dnb.d-nb.de abrufbar.

ISSN 0932-8912
ISBN 978-3-631-59114-7

www.peterlang.de

Einstimmung

"... under the look of fatigue
the attack of migraine and the sigh
there is always another story,
there is more than meets the eye."

„At Last the Secret is Out", Wystan Hugh Auden 1936

„Language is too powerful a tool to be ignored."

Kharitidi 1991

"According to the Buddhist tradition, people inherently possess buddha nature; that is, they are basically and intrinsically good. From this point of view, health is intrinsic. That is, health comes first; sickness is secondary. Health IS. So being healthy is being fundamentally wholesome, with body and mind synchronised in a state of being which is indestructible and good.

This attitude is not recommended exclusively for the patients but also for the helpers or doctors. It can be adopted mutually because this intrinsic, basic goodness is always present in any interaction of one human being with another."

Chögyam Trungpa (2004, S.141)

Dank

Mein Dank gilt so vielen, dass mit Sicherheit die folgende Liste unvollständig ist. Allen Ungenannten sei zunächst gedankt und bitte sie gleichzeitig um Entschuldigung.

- Danke an Michi, die alles ermöglicht hat, und meinen Kindern, die auf einen Griechenlandurlaub verzichteten und es toll fanden, dass ich „eine Diss mache"
- Dank an die Kolleg/inn/en des LBIMGS, die mir Zeit und Interesse schenkten
- Dank an Michi Reischitz, die mir die vielen Studien herbeigekarrt hat
- Dank an Doris Wilhelmer für die zufällige Synchronizität unserer Arbeiten und das einsichtsvolle Nebeneinander-Traben
- Dank an Florian Menz, der die vielfachen Wechsel dieser Arbeit immer mit größter Wertschätzung, neugierigem Interesse und realistischen Ratschlägen begleitet hat
- Dank den Nachbarbauern vom „Stoandl" für Holz, Schafkäse und konsequentes Nachfragen, „wann ich denn Doktor sei?"
- Dank an Rudi Forster, der mit mir das Interesse an Oberösterreich und die Patientenbeteiligung teilt
- Dank für die vielfachen Ermutigungen und Hilfen von Kolleg/inn/en und Weggefährten: Bob Andersen, Isabelle Aujoulat, Elimar Brandt, Cathy Charles, Rudi de Cillia, Konrad Ehlich, Wolfgang Eich, Uli Froschauer, Trisha Greenhalgh, Helmut Gruber, John Heritage
- Dank an Ruth Wodak und Aaron Cicourel, die mich in dieses Forschungsfeld führten
- Dank meinem Vater, der mir die Wertschätzung für das ärztliche Handeln und die Tatsache des Todes lehrte
- Dank meiner Mutter, die mir die Lebe zur Welt und den Menschen, die Bedeutung der Politik und den Umgang mit dem Tod lehrte
- Dank an Chögyam Trungpa für das unerschütterliche Vertrauen in die nicht-bedingte Gesundheit der Menschen

Inhalt

1 **Einleitung** ... 11

2 **Ausgangspunkt, Ziel und Forschungsfragen dieser Untersuchung** ... 13

2.1 Ein eigenes, vielfältiges Forschungsinteresse – der „bias“? ... 13

2.2 Arzt-Patient-Interaktion ist die zentrale Leistungseinheit des Gesundheitswesens und entwicklungsbedürftig ... 14

2.3 Die Weiterentwicklung der Arzt-Patient-Interaktion braucht ein komplexeres Verständnis ... 17

2.4 Ziel und Forschungsfragen ... 18

2.5 Eine theoretische Fundierung dieser Arbeit? ... 19

3 **Arzt-Patient-Interaktion aus Sicht der soziologischen Systemtheorie** ... 21

3.1 Alles ist Kommunikation?!? ... 22

3.2 Grundbegriffe der soziologischen Systemtheorie ... 25

3.3 Charakteristika von (Arzt-Patient-)Interaktion aus Sicht der soziologischen Systemtheorie ... 33

3.4 (Arzt-Patient-)Interaktion in Organisationen aus systemtheoretischer Sicht ... 54

3.5 Zusammenfassung: Arzt-Patient-Interaktion aus Sicht der soziologischen Interaktionstheorie ... 72

4 **Die Methodik der Metastudie und ihre Entwicklung** ... 75

4.1 Die Methodik dieser Metastudie ... 76

4.2 Stand der Methodenentwicklung für Metastudien in der qualitativen Forschung ... 105

4.3 Ein Reisebericht – ein Blick auf die Schärfung des Blickes im Prozess des Überblickens – der Entwicklungsprozess der Methodik dieser Metastudie ... 139

4.4 Beispiel einer Einzelanalyse einer Primärstudie ... 204

5 Ergebnis – Eine Systematik sprachlichen Handelns von Ärzt/inn/en in deutschsprachigen Arzt-Patient-Interaktionen und ihre Auswirkungen auf Patient/inn/en ... 221

5.1 Wozu eine Systematik? ... 221

5.2 Was sind die Grenzen und Einheiten der Systematik? ... 223

5.3 Struktur und Kriterien der Unterscheidung der Systematik ... 224

5.4 Was sind die Dimensionen der Beschreibung in der Systematik? – Eine kleine Leseanleitung ... 225

5.5 Die Systematik auf einen Blick ... 230

5.6 Gesprächseröffnung ... 232

5.7 Eröffnungsinitiative ... 242

5.8 „Zuhören“ und „Nicht-Zuhören“ ... 251

5.9 Informationen erfragen ... 285

5.10 Orientierung im Gespräch geben ... 296

5.11 Information geben, anleiten, beraten ... 302

5.12 Gemeinsame Planung und Entscheidung ... 325

5.13 Gesprächsabschluss ... 333

5.14 Körperliche Untersuchung ... 338

6 Zusammenfassung und Schlussfolgerungen ... 339

6.1 Zusammenfassung ... 339

6.2 Schlussfolgerungen ... 343

7 Zitierte Literatur ... 355

8 Als Hintergrund: Ein eigenes vielfältiges Forschungsinteresse – der „bias“? ... 405

8.1 Warum das Forschungsinteresse explizieren? ... 405

8.2 Was war der Anlass für diese Forschung? ... 405

8.3 Was waren meine Vorannahmen, Fragen vor dem Beginn der Arbeit? ... 406

8.4 Warum aber ist Arzt-Patient-Interaktion für mich so wichtig? ... 408

1 Einleitung

Diese Arbeit möchte der Leserin / dem Leser vieles nahe bringen und verständlich machen. Sie möchte aber im Besonderen drei sehr unterschiedliche Beiträge zur wissenschaftlichen Forschungsdiskussion (und auch zur praktischen Umsetzung) im Bereich der Arzt-Patient-Interaktion leisten:

- Interaktive Verfahren werden in der Diskursforschung in sehr unterschiedlichen theoretischen Zusammenhängen analysiert. Aber bisher liegt keine umfassende, linguistische Interaktionstheorie vor, die es erlauben würde, die übergreifende Analyse und Synthese unterschiedlicher Diskursforschungen aus einer theoretisch einheitlichen Perspektive angemessen durchzuführen. Darum lege ich im Kapitel 6 einen (meines Wissens[1]) ersten umfassenden Versuch vor, die soziologische Systemtheorie auf Arzt-Patient-Interaktion exemplarisch anzuwenden und damit einen ersten Ansatzpunkt für zukünftige Theoriediskussionen zu geben. Dieses Kapitel analysiert Charakteristika dieser Interaktion und deren Zusammenhang zur organisationalen Systemumwelt aus Sicht der soziologischen Systemtheorie.

- Im Kapitel 7 wird eine qualitative Methodik für die systematische und nachvollziehbare Synthese von Diskursforschung entwickelt. Die Entwicklung einer angemessenen Methodik für die Synthese qualitativer Diskursforschung hat sich zu einer zentralen Aufgabe dieser Forschungsarbeit entwickelt. Das Fehlen konsensuierter methodischer Standards, das begeisterte Interesse der Kolleg/inn/en und die Aussicht auf weitere, anwendungsrelevante Forschungen ließen eine detailreiche Auseinandersetzung mit den Methodenfragen einer solchen Metastudie angezeigt erscheinen. Eine knappe Darstellung der entwickelten Methodik eröffnet das Kapitel, vertieft sich dann in die Breite der internationalen Methodendiskussion und schließt mit einem reflektierenden „Reisebericht“ meiner methodischen Entwicklungsarbeit.

- Die im Kapitel 8 vorgelegte Systematik sprachlichen Handelns von Ärzt/inn/en in deutschsprachigen Arzt-Patient-Interaktionen will ein inter- und transdisziplinär nutzbares Fundament für eine detailreiche

---

1 Am nächsten kommen diesem Versuch bisher die Rahmenanalyse von Werner Vogd (2002) und die Analyse zur Asymmetrie und Medikalisierung von Irmhild Saake (2003).

und systematische Beschreibung der Arzt-Patient-Interaktion legen. Diese Systematik versteht sich nicht als abschließende Zusammenfassung des Forschungsbereiches, sondern als erster Schritt und hoffentlich auch Ausgangspunkt von weitreichenden Forschungsprogrammen. Vielfältige Anschlüsse sind denkbar und werden in den abschließenden Schlussfolgerungen (Kap.9) weiter ausgeführt.

Der/m wissenschaftlich geschulten Leser/in wird nicht verborgen bleiben, dass manche Integrationsschritte zwischen diesen zentralen Beiträgen, insbesondere zwischen den theoretischen Überlegungen und den vorgelegten Syntheseergebnissen, wünschenswert, geradezu notwendig, wären. Nun hier ist Platz für zukünftige Forschung!

2 Ausgangspunkt, Ziel und Forschungsfragen dieser Untersuchung

2.1 Ein eigenes, vielfältiges Forschungsinteresse – der „bias“?

Das eigene Forschungsinteresse sollte gleich zu Beginn einer qualitativen Forschungsarbeit sehr genau reflektiert werden, um es nicht, ohne es zu merken, in den Forschungsgegenstand zu projizieren, und damit die eingeschränkte Sichtweise des Forschers als Forschungsergebnis zu „verdoppeln“ (Lamnek 1988, S.19). Die eigene Position im Forschungsprozess genau zu kennen, hat zumindest zwei weitere, wesentliche Vorteile:

1. Dies erlaubt, eigene naive oder unangemessene (Vor-)Annahmen klar zu erkennen und ggf. diese durch die eigene Forschungsarbeit zu widerlegen (oder zu bestätigen)
2. Häufig steht hinter den anfänglichen Interessen und Vorannahmen auch ein erstes intuitives Vorverständnis des Forschungsfeldes (Brünner, Gülich 2002, S.80). Das jeweils einzigartige Bewusstsein, das jede/r Forscher/in in ihrem/seinem Leben entwickelt hat, erlaubt einen ebenso einzigartigen Blick auf die „Wirklichkeit“ zu werfen. Ein kreativer und dann systematisch-analytischer Prozess des Forschens kann so gut beginnen.

Am Ende dieses Buches (Vgl. Kap. 11) ist nun mein eigener, eventuell etwas überzogener, Versuch der Reflexion meines Forschungsinteresses zu finden bzw. einen möglichen „bias“ zu identifizieren. Dennoch ist nicht alles in meinem Geist explizierbar und von dem, was ich weiß, werde ich aus Rücksicht auf mich und andere nicht alles schreiben. Freilich ist hier wesentlich mehr zu lesen als generell üblich und dem/der Leser/in, die an den Ergebnissen interessiert ist, sei von der Lektüre abzuraten!

Nun, am Ende dieser Forschung, scheint mir kein unangemessener „bias“ aus diesen persönlichen Hintergründen von Bedeutung für das vorliegende Ergebnis. Vielleicht ist der Hang zur Systematisierung noch relevant, der den Ordnungsdrang über die Erklärung/den theoretischen Zusammenhang stellt. Rückblickend war aber bis zum Schluss mein wesentlichster Antrieb die anhaltende Freude an der Forschungsarbeit selbst und dazu soll dieses Buch auch andere anregen.

2.2 Arzt-Patient-Interaktion ist die zentrale Leistungseinheit des Gesundheitswesens und entwicklungsbedürftig

Die Arzt-Patient-Interaktion[2] ist seit Beginn der 1970er Jahre ein etabliertes Forschungsfeld der Soziologie, der Linguistik (insbesondere der Konversationsanalyse und Diskursanalyse) und der Psychologie/Psychosomatik. Ärztliches Handeln ist zunächst einmal und am häufigsten Interaktion, d.h. Kommunikation unter Anwesenden (vgl. z.B. Ridder 1980, S.67ff). Selbst aus einer ökonomischen Perspektive geht Julian Tudor Hart (Hart 1998, S.8) so weit zu sagen:

> Elementary units of the entire clinical economy are consultations (visits in the USA), usually between doctors and patients, at which decisions are taken which determine whether people become patients, and whether patients are prescribed interventions which concern health economists.

Aus dieser Perspektive werden Ärzte/Ärztinnen und Patient/inn/en zu "Koproduzenten" (Hart 1992) und die Arzt-Patient-Interaktion zur (ökonomischen) Produktionseinheit von Gesundheit (Hart 1998, S.9). Die Effizienz des Gesundheitssystems könnte insgesamt gehoben werden, wenn die Qualität von Entscheidungen in der Arzt-Patient-Interaktion verbessert werden könnte. Aber – so die Warnung von Hart 1998, S.10:

> To create the attitudes and circumstances in which their [der Patient/inn/en, Anm. PN] intelligence could be added to ours [der Ärzt/inn/en, Anm. PN] in routine reality rather than token rhetoric, will require revolutionary changes in the way care is conceived, organized and resourced.

Mehrere andere Entwicklungen in der Medizin und im Gesundheitswesen unterstreichen zunehmend die Bedeutung der Arzt-Patient-Interaktion für die Weiterentwicklung des Gesundheitswesens:

1. Die Bedeutung der Arzt-Patient-Interaktion wird innerhalb der ärztlichen Profession als zunehmend relevant gesehen (Project of the ABIM Foundation 2002). So schreibt Glass (1996) in einer der führenden Medizinfachzeitschriften der Welt – JAMA: „the doctor-patient relationship is the heart of medical practice". Auch die Weiterentwick-

---

2 Wenn im Folgenden von „Interaktion" die Rede sein wird, schließt dieser Begriff an die Definitionen der systemtheoretischen Interaktionsoziologie (vgl. z.B. Kieserling 1999, S.15ff) an, die Interaktion als über gegenseitige Wahrnehmung hergestellte Kommunikation unter anwesenden Personen begreift („face-to-face interaction"). Demgegenüber wird „Kommunikation" wesentlich weiter definiert und umschließt alle Formen symbolisch vermittelten Austausches, d.h. z.B. auch schriftliche Kommunikation oder massenmediale Kommunikation.

lung der Medizinerausbildungen zeigen, dass Kommunikation inzwischen als zentrale Fertigkeit der zukünftigen Ärzte/Ärztinnen gesehen wird.[3]

2. Die Entwicklung der Evidence-based Medicine und die Untersuchung von „Placebo-Effekten" fragt nach den Effekten der Arzt-Patient-Interaktion im Kontext therapeutischen Handelns (vgl. z.B. Di Blasi, Kleijnen 2003; van Dam, Van der Horst et al. 2003; Gask, Usherwood 2002; Di Blasi, Harkness et al. 2001). Die bisher vorliegende Evidenz zum Zusammenhang der Qualität der Arzt-Patient-Interaktion mit Gesundheitsergebnissen ist jedoch dürftig und nicht eindeutig, nicht zuletzt, weil die Beschreibung der spezifischen Qualität der Interventionen und die theoretischen Erklärungsmodelle unzureichend sind (Griffin, Kinmonth et al. 2004).
3. Die Entwicklung von Patientenorientierung als Qualitätskriterium der Krankenbetreuung verweist auf Arzt-Patient-Interaktion als eine zentrale Qualitätsdimension aus Patientensicht, die Eingang in eine Reihe quantitativer Messverfahren gefunden hat (Coulter, Magee 2003). Auch im internationalen Vergleich konnte festgestellt werden, dass trotz unterschiedlicher kultureller Hintergründe gerade die Erwartungen an Arzt-Patient-Interaktion anscheinend ähnlich hoch sind (Grol, Wensing et al. 1999), wobei insbesondere chronisch kranke Patient-/inn/en sich mehr Autonomie und Gespräch mit Ärzt/inn/en wünschen (Wasem, Güther 1999, S.20). Auch die Auswertung einer der größten Patientenbefragungen[4] widmet von neun Schlussfolgerungen zwei der Interaktion zwischen Patient/inn/en und Mitarbeiter/inn/en (Picker Institute Europe 2005b, S.14):

   > Patients want more information, more involvement in decisions that affect them, and more support for self-care. Although most patients are treated with dignity and respect by NHS staff, there are signs that care is still delivered in an overly paternalistic manner.
   >
   > Many patients want more information about their medicines, especially information about side-effects.

4. Verstärkte Patientenbeteiligung in Entscheidungsprozessen und Patientenempowerment für Gesundheitsförderung, unter anderem in der Arzt-Patient-Interaktion, wird als eine mögliche Grundlage für höhere Effizienz, Patientenzufriedenheit und Gesundheitsgewinn gesehen

---

3 Vgl. z.B. die diesbezüglichen Reformen an der Cambridge University (Silverman 2009)

4 Das Picker Institut befragte hierfür im NHS-England 917.883 Patient/inn/en.

(Scheibler, Pfaff 2003; Elwyn, Edwards et al. 2001; Nutbeam, Kickbusch 2000; Nutbeam 2000). So hat auch die deutsche Bundesregierung ein großes Forschungs- und Entwicklungsprogramm unter dem Titel „Patient als Partner“ (www.patient-als-partner.de [Letzter Zugriff 14.08.09]) durchgeführt, das u.a. auch Forschungen zum „shared decision making“ unternimmt. Die Entwicklung von Behandlungsmodellen, die in den Patient/inn/en gleichgestellte Partner sehen, hat nach kritischen Analysen des damals vorherrschenden paternalistischen Beziehungsmodells (Coulter 1997) in den 1980er Jahren begonnen (vgl. z.B. Quill 1983; Thomasma 1983; Brody 1980) und wurde von Cathy Charles und Kolleg/inn/en in zwei grundlegenden Aufsätzen (Charles, Gafni et al. 1999; Charles, Gafni et al. 1997) zum „shared decision making“-Konzept (SDM) weiterentwickelt.
Es zeigt sich jedoch, dass SDM in der alltäglichen Routine (außerhalb akademischer Forschung und Diskussion) schwer umsetzbar ist (Holmes-Rovner, Valade et al. 2000; Elwyn, Edwards et al. 1999). Ebenso scheint auch die Unterscheidung von SDM und anderen Modellen der Arzt-Patient-Interaktion (z.B. informed choice) in der Praxis viel schwieriger als in der Theorie. Edwards, Evans et al. (2003) hoffen in diesem Zusammenhang auf mehr Einsicht in Entscheidungsprozesse durch konversations- oder diskursanalytische Studien.

5. Eine Reihe weiterer Entwicklungsmodelle für die Arzt-Patient-Interaktion wurde in den letzten fünfzehn Jahren vorgelegt, die zumeist aus einem (medizin-)psychologischen Kontext oder Ausbildungskontext hervorgegangen sind und den Bedarf zur Weiterentwicklung der Arzt-Patient-Interaktion unterstreichen. Hier eine Beispielliste:
   - das „interpretative Modell“ (Emanuel, Emanuel 1992)
   - “Concordance” (The Royal Pharmaceutical Society of Great Britain 1997)
   - „SEGUE Framework for teaching and assessing communication skills” (Makoul 2001; Makoul, Schofield 1999)
   - „narrative medicine“ (Charon 2001; Greenhalgh, Hurwitz 1999)
   - “patientenzentrierte Gespräche” (Brown, Stewart et al. 2001; Mead, Bower 2000; May, Mead 1999)
   - „aktives Zuhören“ (Floyd, Lang et al. 2004; Lang, Floyd et al. 2000)
   - „three function model“ (Gask, Usherwood 2002)
   - „Empathie-Modell“ (Kim, Kaplowitz et al. 2004)

- „Calgary-Cambridge Guides Communication Process Skills" (Kurtz, Silverman et al. 2003)
- „relationship-centered care" (Beach, Inui et al. 2006; Frankel 2004) Bezüge zu Diskursforschungen werden in diesen Modellen im Übrigen kaum hergestellt!

2.3 Die Weiterentwicklung der Arzt-Patient-Interaktion braucht ein komplexeres Verständnis

Der aktuellen „Nachfrage" nach effektiver, patientenorientierter, messbarer Arzt-Patient-Interaktion stehen ein geringes Wissen und wenig systematisch lehr- und lernbare bzw. in die Alltagsroutine überführbare Kommunikationstechnologien gegenüber. Insbesondere die Qualitäten, die am kommunikativen Handeln von Ärzt/inn/en in der Arzt-Patient-Interaktion relevant sind, bleiben, wie erwähnt, in der bisherigen Interventionsforschung vage oder an allgemeine psychologische Konzepte (z.B. Empathie, Vertrauen, Beziehung) gebunden. Die Weiterentwicklung der Arzt-Patient-Interaktion wird ein wesentlich komplexeres Verständnis brauchen, als in der Medizin, der Psychologie, der Soziologie, aber auch in der Linguistik bis jetzt üblich ist. Schon 1985 beklagen Inui und Carter (S. 536) den simplifizierenden Zugang:

> The most commonly applied analytic strategy is to develop communicator profiles based on frequencies of behaviours of various types. This approach is analogous to describing ‚Hamlet' as a play with 21 principal characters, a ghost, a group of players, and various numbers of lord, ladies, officers, soldiers, messengers and attendants – one of whom is already dead, own of whom dies by drowning, one by poisoned drink, two by poisoned sword, and one by sword and drink!

Richard M. Frankel, einer der führenden soziolinguistisch arbeitenden Forscher der USA, fordert daher auch

> To understand communication in medical encounters in its broad sociolinguistic context that is defined by the moment-by-moment organization of interaction (Frankel 2000, S.82)

Frankel sieht tatsächlich in derselben Arbeit bereits die Anzeichen eines „sociolinguistic turn" der klinischen Wissenschaften, in der zunehmend Interesse und Kenntnisnahme an mikroanalytischen Arbeiten zur Arzt-Patient-Interaktion zu sehen sei. Damit ist der Gesamtbogen der Diskussion aufgespannt, in dem sich diese Arbeit versteht: einen Beitrag zu leisten zu einem Verständnis und einer Entwicklungsperspektive der

Arzt-Patient-Interaktion als grundlegende Leistungseinheit des Gesundheitswesens.

Eine Vielzahl von Gesprächsanalysen ist bisher entstanden, die mit unterschiedlichen methodischen Vorgehensweisen und theoretischen Ansätzen ebenso vielfältige Beschreibungen der Arzt-Patient-Interaktion vorlegten. Diese Ergebnisse sind zwar zum Teil in Sammelbänden[5] zusammengefasst, sind aber bisher nicht übergreifend analysiert worden. Insbesondere fehlen Metastudien[6] für linguistische Gesprächsanalysen. Die zumindest im deutschsprachigen Raum individualisiert und fragmentiert erscheinende Forschungsszene der Diskursforschung hat wohl nicht zuletzt deswegen nur wenig Resonanz in anderen Wissenschaftsdiskursen gefunden. Medizin, Psychologie und Soziologie nehmen nur wenig Bezug auf die Ergebnisse linguistischer Gesprächsanalysen, wie im Übrigen auch umgekehrt.

Die an dieser Stelle übliche weitergehende Referenz auf den Stand der Diskursforschung, auf die Anschlüsse dieser Arbeit an den Forschungsdiskurs über Arzt-Patient-Interaktion wird hier nicht gegeben. Ein Grund wird im Methodenkapitel ausführlicher behandelt: Kritik an einer legitimierenden Literaturnacherzählung. Der zweite Grund ist, dass die vorliegende Forschung keine Vorläufer in der Diskursforschung hat – sie ist eine Pionierarbeit! Und der dritte Grund ist schließlich, dass diese Arbeit beansprucht, selbst als Ganzes eine systematische Literaturarbeit zu sein.

2.4 Ziel und Forschungsfragen

Diese Arbeit wird daher versuchen, vorliegende Diskursforschungen so zu analysieren und zu integrieren, dass sie einer breiten wissenschaftlichen Diskussion zugänglich gemacht werden können. Im Besonderen soll die Komplexität der interaktiven Verfahren zwischen Ärzt/inn/en und Patient/inn/en aus linguistischer Perspektive sichtbar und systematisch beforschbar werden und mit der Grundfrage „Was haben diese Gesprächsanalysen über Arzt-Patient-Interaktion herausgefunden?" eine

5 Z.B.: Heritage, Maynard (Hg.) 2006; Neises, Ditz et al. (Hg.) 2005; Redder, Wiese (Hg.) 1994 (Hg.); Löning, Rehbein (Hg.) 1993; Ehlich, Koerfer et al. (Hg.) 1990; Fisher, Todd (Hg.) 1983; Köhle, Raspe (Hg.) 1982b; Atkinson, Heath (Hg.) 1981

6 Zur Verwendung von „Metastudie" als Überbegriff für eine systematische Synthese qualitativer Forschungsergebnisse siehe weiter unten, Kap. 7.2.1.

erste Metastudie zur Diskursforschung vorgelegt werden. Theoretisch und methodisch stehen dafür neue Grundlagen zur Verfügung: insbesondere die Entwicklung einer systemtheoretischen Interaktionstheorie und die Entwicklung von Methoden der systematischen Synthese qualitativer Forschung. Diese Arbeit will also auch dem/der methodisch interessierten Leser/in die erstmalige Anwendung qualitativer Synthesemethoden in der Diskursforschung detailliert vorstellen.

Die konkreten Forschungsfragen sind daher:

1. Welche Gesprächsanalysen zum sprachlichen Handeln von Ärzt/inn-/en in deutschsprachiger Arzt-Patient-Interaktion liegen bisher (April 2007) vor?
2. Mit welcher Methodik können Ergebnisse unterschiedlicher qualitativer Diskursforschungen analysiert und synthetisiert werden?
3. Welche Formen des sprachlichen Handelns von Ärzt/inn/en in der Arzt-Patient-Interaktion wurden in einer ausgewählten Gruppe von Diskursforschungen beschrieben?
4. In welcher Systematik können diese Formen des sprachlichen Handelns von Ärzt/inn/en kategorisiert werden?
5. Welche Schlussfolgerungen können aus der Metastudienmethodik und aus den vorgelegten Ergebnissen für unterschiedliche Verwertungszusammenhänge gezogen werden?

2.5 Eine theoretische Fundierung dieser Arbeit?

Interaktive Verfahren werden in der Diskursforschung in sehr unterschiedlichen theoretischen Zusammenhängen analysiert. Aber bisher liegt keine umfassende, linguistische Interaktionstheorie vor, die es erlauben würde, die hier angestrebte, übergreifende Analyse und Synthese sehr unterschiedlicher Diskursforschungen zur Arzt-Patient-Interaktion aus einer theoretisch einheitlichen Perspektive angemessen durchzuführen. Am nächsten kommt diesem Theorieanspruch aus meiner Sicht die systemtheoretisch fundierte Interaktionssoziologie, wie sie vor allem von André Kieserling (1999) entworfen wurde. Insbesondere sollte der Anspruch dieser Arbeit, meine Analyse der Arzt-Patient-Interaktion in einen größeren und komplexeren Erklärungszusammenhang zu stellen, eben mit dieser „Welttheorie“ möglich werden. Zusammenhänge mit gesamtgesellschaftlichen Prozessen, mit Entwicklungen im Krankenbehandlungssystem und seinen organisationalen Strukturen sollten unterscheidbar werden von interaktiven Zusammenhängen oder von innerpsychischen Prozessen der beteiligten Personen.

Daher werden am Beginn dieser Arbeit eine ausführliche Darstellung und eine allgemeine Anwendung des systemtheoretischen Zugangs auf die Arzt-Patient-Interaktion versucht, bevor die methodischen Grundlagen dieser Metastudie referiert werden. Schon jetzt ist festzuhalten, dass der ursprüngliche Anspruch, die Ergebnisse dieser Metastudie in einem letzten Schritt einer systemtheoretischen Analyse zu unterziehen, nicht eingelöst werden konnte. Der methodische Entwicklungsaufwand und die Durchführung der Metastudie waren bereits so anspruchsvoll und die Unterstützung des in diesem Bereich führenden Systemtheoretikers so gering, dass dieser Schritt zukünftigen, am besten interdisziplinär angelegten, Forschungen überlassen werden musste. Der Nutzen für das bereits geforderte, ausreichend komplexe Verständnis der Arzt-Patient-Interaktion in postmodernen Gesellschaften wäre groß, die Herausforderungen an die interdisziplinäre Arbeit ebenso.

Die Ausführlichkeit der Darstellung dieser systemtheoretischen Perspektive auf den folgenden Seiten möge Ausgangspunkt solcher zukünftigen Forschungsanstrengungen sein.

3 Arzt-Patient-Interaktion aus Sicht der soziologischen Systemtheorie

Theoretische Überlegungen zur Kommunikation/Interaktion wurden spätestens seit der antiken griechischen Philosophie entwickelt und variieren zwischen sehr einfachen Konzepten (im Stile von: „ich sage dir etwas und du hörst es und antwortest mir") bis zu komplexen theoretischen Ansätzen, die unterschiedlichste Systeme der Interaktion, der Interaktionspartner und ihrer sozialen Umwelten, der verwendeten Medien (sprachlich/nicht sprachlich), des Sinnes der Interaktion, der darauf einwirkenden Umweltfaktoren etc. zu integrieren suchen.

In der Soziologie wurde seit den 1960er Jahren die soziologische Systemtheorie entwickelt, die eine umfassende theoretische Fundierung für das Funktionieren von sozialen Systemen durch Kommunikation versucht. Im Besonderen wurde seit Anfang der 1990er Jahre auch Interaktion als soziales System im Sinne dieses theoretischen Ansatzes beschrieben.

Damit steht eine theoretische Grundlage für die gesellschaftliche und organisatorische Verankerung der Arzt-Patient-Interaktion zur Verfügung, die bisher kaum zu linguistischen Analyseergebnissen in diesem Bereich in Bezug gesetzt wurde.[7] Der folgende Versuch, entsprechend dieses theoretischen Ansatzes, Grundlagen der Arzt-Patient-Interaktion zu rekonstruieren, soll theoretische Annahmen zur Funktionsweise der Arzt-Patient-Interaktion und Erklärungszusammenhänge für zentrale kommunikative Verfahren in der Arzt-Patient-Interaktion liefern, die auch eine vertiefte Analyse linguistischer Befunde erlauben könnte. Oder wie das Dirk Baecker 2005c, S.12) formuliert:

> Wir müssen nach einer Möglichkeit Ausschau halten, die Analyse von Teilen des Phänomens der Krankenbehandlung zu ermöglichen, während wir die Komplexität des Gesamtphänomens unterstreichen.

In eben diesem Artikel verweist auch Baecker auf die besondere Situation von Krankenhäusern im Schnittpunkt von Interaktion, Organisation und Gesellschaft (ebenda S.5), womit die wesentlichen sozialen Systeme der soziologischen Systemtheorie angesprochen sind. Insbesondere in seinen Überlegungen zur zukünftigen Ausgestaltung der

---

7 Die Ausnahme bilden hier Arbeiten von Hausendorf (Hausendorf 1992a; Hausendorf 1992b).

Krankenbehandlung unter Bedingungen der Computereinführung erwartet Baecker das Entstehen eines Netzwerkphänomens, "das Leistungen der Interaktion, der Organisation und des Funktionssystems gleichermaßen in Anspruch nimmt" (ebenda S.17). Umso schwieriger wird die Abgrenzung von Interaktionen (und Organisationen) in der Krankenbehandlung. Baecker schlägt vor, das inhaltliche Kriterium der körperlichen Zustandsveränderung als Grenze oder Orientierung der Anforderungen an Anamnese, Diagnose und Therapie zu nutzen. Die Frage stellt sich, ob Baecker hier nur die hilflose Suche der Medizin nach ihren Grenzen reproduziert.

Im Wesentlichen stütze ich mich aber in der Darstellung soziologischer Systemtheorie auf die Arbeit von Kieserling (1999), ergänzt durch die für die Analyse eines anderen Bereichs entwickelte Darstellung von Pelikan (2004).

Dieses Kapitel zur soziologischen Systemtheorie umfasst drei Teile: Im ersten wird kurz die soziologische Systemtheorie in ihren Grundzügen zusammengefasst, im zweiten wird Interaktion als soziales System beschrieben und schließlich wird Interaktion in Organisationen oder „organisierte Interaktion" mit ihren Charakteristika dargestellt. In allen drei Teilen werden exemplarische Bezüge zu linguistischen Analysen der Arzt-Patient-Interaktion hergestellt und Annahmen für diesen Bereich abgeleitet.

Doch vorweg werde ich noch grundlegendere Bezüge herstellen und Dirk Baecker (2005b) folgend theoretische Ansätze zum Kommunikationsbegriff kurz zusammenfassen.

3.1 Alles ist Kommunikation?!?

Mit diesen Worten beginnt der Klappentext des Buches von Dirk Baecker, das er schlicht „Kommunikation" nennt (Baecker 2005b). Es ist eine philosophische Ableitung des Kommunikationsbegriffes, beginnend mit Platon mit dem Schwerpunkt auf das von der Ästhetik formulierte Problem, wie der Widerspruch/das Paradox zwischen der grundlegenden Inkommunikabilität des subjektiven Empfindens des Individuums und der offensichtlichen Tatsache, dass Kommunikation andauernd geschieht und auch zu gelingen scheint, einer theoretischen Lösung zugeführt werden kann. Baecker kann daraus die selbst bestimmten Spielräume des Individuums als notwendige Grundlage der Kommunikation herleiten. Ohne die gesamte Argumentation von Baecker nachzeichnen zu wollen, sollen im Folgenden zentrale Elemente des Kommunikationsbegriffes herausgearbeitet werden, die für die vertiefte Analyse von Interaktion wesentlich erscheinen.

Mit dem Kommunikationsbegriff kommen „zwei Endloshorizonte" ins Blickfeld: Gesellschaft und die Bewusstseine der beteiligten Individuen. „Gefragt wird, was da gelingt, wenn Kommunikation gelingt" (ebenda S.13). Deutlich wird zunächst, dass Kommunikation nur als soziales Phänomen verstanden werden kann und nicht dem Individuum zuzurechnen ist. Der Kontext der Kommunikation wird damit ebenso wichtig, wie der mitgeteilte Inhalt. Kommunikation wird als Operation/System verstanden, das sich nur wiederum auf Kommunikation beziehen kann und aus dem die beteiligten Individuen ausgeschlossen sind. Die beteiligten Individuen können für Kommunikation nur als Umwelt erscheinen bzw. wieder in die Kommunikation eingeschlossen werden. In diesem Sinn kann das Verhältnis von Individuen und Kommunikation auch als Koevolution begriffen werden, in der ein gegenseitiger Konditionierungszusammenhang zu erkennen ist (ebenda S.71). Kommunikation verändert sich durch Individuen, Individuen durch Kommunikation.

Im Besonderen kann Kommunikation im sozialen Kontext mit Luhmann (Luhmann 1995b) nicht im Sinne der Nachrichtentechnik als Übertragung eines Inhalts verstanden werden. Keine Nachricht ist für Sender und Empfänger jemals dieselbe. Individuen - in sich geschlossene Systeme – bedienen sich des wiederum in sich geschlossenen Systems der Kommunikation um zu kommunizieren. Damit ist Kommunikation als Synthese einer dreifachen Selektion von Sinn, nämlich der Information, der Mitteilung und des Verstehens zu verstehen. Nur in der Differenz der gewählten Möglichkeiten zu den nicht gewählten Möglichkeiten wird Kommunikation realisiert. Gesellschaft stellt differenzierte Medien für Kommunikation zur Verfügung, die in der Soziologie als strukturelle Vorentscheidungen dieser Auswahlbereiche verstanden werden. Diese werden über Institutionen als akzeptable Kommunikation bestimmt und durchgesetzt; wie im Fall des Krankenhauses, um „Krankheit" zu markieren (Baecker 2005b, S.72).

Jürgen Ruesch und Gregory Bateson (Ruesch 1995) setzen ebenso die Differenz zwischen Individuum und sozialer Situation in ihrem Kommunikationsbegriff voraus. Sie formulieren vier zentrale Elemente der Kommunikation:

1. Wechselseitige Wahrnehmung: Die beteiligten Individuen kommunizieren nur, wenn sie wahrnehmen, dass sie wahrnehmen, dass sie

sich gegenseitig als kommunizierend wahrnehmen. Daraus ergeben sich auch Freiräume/Unsicherheiten für die Individuen, die später von Luhmann (Luhmann 1984, Kap. 3) als „doppelte Kontingenz" beschrieben werden. Das beteiligte Individuum kann verschiedenste Anschlüsse an die laufende Kommunikation wählen und konstruiert jeweils für sich, „was es als Sinn der Kommunikation wahrnimmt" (Baecker 2005b, S.75). Damit entwickelt Kommunikation eine Eigendynamik, die unabhängig von den Intentionen der beteiligten Individuen besteht. Dirk Baecker „wagt" in diesem Zusammenhang eine Definition von Kommunikation als „Interpretation des Rauschens" (Baecker 2005b, S.76). Eine alltägliche Erfahrung für Patient/inn/en und Ärzt/inn/en in ihren Gesprächen, die meist als Scheitern, Entgleisen oder Verwirrung bewertet wird. Die Einschränkung der wechselseitigen Wahrnehmung in der Arzt-Patient-Interaktion, sei es durch das Verstecken des Arztes/der Ärztin hinter der Krankengeschichte oder durch eingeschränkte Wahrnehmungsfähigkeit des Patienten/der Patientin, machen diese Kommunikation sehr störanfällig.

2. Rekursivität: Kommunikation bezieht sich immer auf Kommunikation. Die Referenz von Kommunikation ist Kommunikation. Damit wird die Eigenrealität der Kommunikation konstituiert.
3. Metakommunikation: Kommunikation kommuniziert immer auch mit, dass sie kommuniziert. Baecker verweist hier auf Jurij Lotmann (Lotmann 1977), der jede Kommunikation durch zwei „semiotic situations" gekennzeichnet sieht: „mechanism of communication" und „content of communication". Kommunikation stellt sich also selbst als Kommunikation (Selbstreferenz) und einen Inhalt (Fremdreferenz) dar.
4. Bericht und Aufforderung: Kommunikation bezieht sich als „Bericht" auf die vorhergegangenen Ereignisse und als Aufforderung auf Folgeereignisse. Diese Unterscheidung lässt sich jedoch nicht durchgehend auf die Implikationen einzelner kommunikativer Ereignisse anwenden. Vielmehr müssen wesentliche Unterscheidungen in der Kommunikation immer als kollabierend, aber unverzichtbar als Referenzpunkt gesehen werden.
5. Schließlich verweist Baecker (2005b, S.82), Luhmann folgend, auf die Bedeutung des Verstehens, da Kommunikation nur zustande kommt, wenn verstanden wird. Verstehen akzentuiert Anfang, Höhepunkt und Ende von Kommunikation. Spätestens an dieser Stelle, kann polemisch die Frage gestellt werden, ob Arzt-Patient-Interaktion immer als Kommunikation verstanden werden kann. Hier kann aber auch mit dem „therapeutischen" Systembegriff von Kommunikation angeschlossen werden: Zur Lösung der Probleme der Kommunikation empfiehlt Baecker (2005b, S.89) Kommunikation!

3.1.1 Was ist dann Sprache?

Im Zusammenhang mit Metakommunikation meint Baecker, dass Kommunikation nicht an das Vorhandensein von Sprache gekoppelt sei. Er zitiert an dieser Stelle Heinz von Foerster mit dessen Definition von Sprache: „Die Sprache ist jenes besondere Kommunikationssystem, das über sich selbst sprechen kann. [...] Die Sprache beginnt für mich dort, wo die Kommunikation einen Begriff von Kommunikation entwickelt und reflexiv wird." (von Foerster 2002, S.161; zitiert nach Baecker 2005b, S.78). Von Foerster grenzt hier Sprache von „Tiersprachen" ab, die zwar komplexe Mitteilungsverfahren entwickelt haben, aber nach bisherigem Wissen über keine reflexive Verwendung von Sprache verfügen.

Baecker gibt selbst in dem abschließenden Glossar eine Beschreibung des Begriffs „Sprache", die einer linguistischen Auseinandersetzung nicht in allen Teilen standhalten könnte, dennoch in Zusammenhang dieser Arbeit von Interesse ist, da er hier Sprache eine zentrale Vermittlungsrolle zwischen Bewusstsein und Kommunikation gibt: „**Sprache** Gebrauch und Artikulation von Wörtern durch einen Organismus; durch Sprache fasziniert die Kommunikation das Bewusstsein und durch Sprache nimmt das Bewusstsein an Kommunikation teil." (Baecker 2005b, S.115)

Diese Positionierung von Sprache bietet ein theoretisches Bindeglied zu den kognitiven Prozessen in Organismen, die ihrerseits beim Menschen nachgewiesenermaßen Auswirkungen auf das Immunsystem des Körpers haben. Demnach kann also die Nutzung von Sprache gesund bzw. krank machen. Eine Selbstverständlichkeit für den Alltagsmenschen. Doch findet dieser Zusammenhang bisher keine systematische Berücksichtigung in der Medizin im Allgemeinen und in der Arzt-Patient-Interaktion im Besonderen.

3.2 Grundbegriffe der soziologischen Systemtheorie

Der auf den vorangegangenen Seiten kurz dargestellte philosophische bzw. soziologische Grundzugang zum Kommunikationsbegriff wird nun weiter differenziert und vertieft im Rahmen der soziologischen Systemtheorie, da diese die (lose) Kopplung von Individuum und Gesellschaft durch Kommunikation bisher am grundlegendsten beschreiben konnte.

Die soziologische Systemtheorie bietet zunächst einen systematischen Zugang zur Beschreibung von sozialen Systemen im Besonderen zur

Entwicklung moderner Gesellschaften.[8] Grundlegend werden alle sozialen Systeme als Kommunikationssysteme verstanden, die aus Kommunikationsereignissen bestehen bzw. sich durch diese reproduzieren. Ein soziales System entwickelt eine selbsterzeugte Differenz zur Umwelt, die innerhalb dieses Systems zugleich reflektiert und zum Schema der anschließenden Beobachtung wird (Kieserling 1999, S.30).

Drei Typen von sozialen Systemen werden in der soziologischen Systemtheorie beschrieben:

1. Gesellschaft und ihre Teilsysteme
2. Organisation
3. Interaktion

Wesentliche gesellschaftliche Entwicklungen gegenüber vormodernen Gesellschaften wurden nach der Auffassung der soziologischen Systemtheorie durch die parallele funktionale Ausdifferenzierung der Gesamtgesellschaft in inhaltlich spezialisierte Funktionssysteme möglich. Im Besonderen wurden bisher u.a. Politik, Recht, Wirtschaft, Wissenschaft, Erziehung, Religion, Massenmedien, Kunst und eben auch die Krankenbehandlung als Funktionssysteme beschrieben, die durch ihre Spezialisierung höhere Komplexität der gesellschaftlichen Strukturen und Prozesse ermöglichen. Ausdifferenzierte Funktionssysteme ermöglichen – im Gegensatz zu traditionellen, vormodernen Gesellschaften - den Personen eine gleichzeitige Mitgliedschaft in mehreren Funktionssystemen. Personen(systeme) werden damit auch zur Umwelt der Funktionssysteme.[9] Gleichzeitig werden dadurch Personen frei für die Zugehörigkeit zu Personensystemen, die auf persönliche und nicht auf funktional sachliche Kommunikation spezialisiert sind, wie Freundschaften, informelle Gruppen.

Gesellschaften bearbeiten wesentliche gesellschaftliche Funktionen also in Funktionssystemen, die sich durch ihre grundlegenden „Codes“ unterscheiden und voneinander abgrenzen. Im Falle der Krankenbehandlung, der die Arzt-Patient-Interaktion zugerechnet werden muss, wird als grundlegender Code oder prozessierte Hauptdifferenz „Krank-

8 Vgl. Luhmann 1997; Luhmann 1984.
9 Für einen erfreulich knappen und erhellenden Überblick zur Systemtheorie vgl. Pelikan 2004, S.136ff.

heit/Gesundheit" beschrieben,[10] die durch unterschiedliche Programme Offenheit entwickelt. Im Besonderen sind dies in der Krankenbehandlung die Programme der „Medizin" und der „Pflege". Diese Programme bedienen sich in ihrer kommunikativen Entwicklung spezifischer Medien, die hier das kodifizierte biomedizinische und pflegerische Wissen darstellen. Die Entwicklung dieser symbolisch generalisierten Kommunikationsmedien ist für Funktionssysteme und ihre Differenzierung konstitutiv. Im Fall des Krankenbehandlungssystems wurde die Verwendung dieses kodifizierten Wissens im Gespräch mit Laien seit langem als kommunikatives Problem der Arzt-Patient-Interaktion unter dem Titel der Verwendung von „Fachjargon/Fachsprache" problematisiert.[11]

Funktionssysteme erbringen ihre Leistungen durch unterschiedliche Strukturen, im Besonderen werden spezialisierte Organisationen (im Fall der Krankenbehandlung v.a. Krankenhäuser und Arztpraxen), Rollen und symbiotische Mechanismen/Technologien entwickelt.

Organisationen können dabei nur einem Funktionssystem oder mehreren zugeordnet sein, d.h. multifunktional wesentliche Funktionen innerhalb unterschiedlicher Funktionssysteme erfüllen. Eine besonders multifunktionale Organisation scheint das Krankenhaus zu sein. Dies kann innerhalb der Systemtheorie darin begründet werden, dass das Krankenbehandlungssystem in unserer Gesellschaft strikt gekoppelt ist an zumindest vier andere Funktionssysteme: an die Wissenschaft über die klinische Forschung, an die Erziehung über die Studien und Ausbildungen der Gesundheitsberufe, an die Wirtschaft über die Medizintechnik- und Pharmaindustrie sowie an die Politik über die Finanz- und Gesundheitspolitik. Für das Krankenhaus als eine Leitorganisation dieses Funktionssystems heißt das, dass es gleichzeitig Behandlungsort, Forschungsstätte, Ausbildungsinstitution, Wirtschaftsunternehmen/Kunde und „politische Institution" (zumindest ein Ort der Wohlfahrtspolitik) ist.

Die Rollen, die jeweils spezifisch zur Leistungserbringung durch Personen im Funktionssystem oder in Organisationen des Funktionssystems bereitgestellt werden, werden im Allgemeinen in Leistungsrollen (Agenten) und Komplementärrollen (Publikumsrolle/Klienten) unterschieden. Diese Rollen beschränken sich in funktional differenzierten Gesellschaf-

---

10 Für eine ausführliche Analyse des grundlegenden Codes des Krankenbehandlungssystems vgl. Pelikan 2007a.

11 Vgl. z.B. Wiese 1994a; Lalouschek, Nowak 1989; Löning 1985; Wiese 1984; Löning 1981.

ten auf Teilausschnitte der Person. Damit ermöglichen und erfordern sie die gleichzeitige bzw. abwechselnde Mitgliedschaft von Personen zu mehreren Funktionssystemen. Durch die bereits erwähnte strikte Kopplung des Krankenbehandlungssystems an andere Funktionssysteme werden nun auch zentrale Rollen in der Krankenbehandlung (Arzt/Ärztin, Patient/in etc.) häufig an Rollen in den anderen Funktionssystemen gekoppelt:

Funktionssystem	**„Mediziner/in"**	**„Kranke"**
Krankenbehandlung	Arzt/Ärztin	Patient/in
Wissenschaft (Forschung)	Forscher/in/(Forschungsobjekt)	Forschungsobjekt/ Informant/in/ Proband/in
Bildung	Lehrer/in / Schüler/in	Lehrmittel (tlw. auch Schüler/in im Erlernen von Health Literacy)
Wirtschaft	Unternehmer/in / Kunde/Kundin / Verkäufer/in	Kunde/Kundin
Politik	(Lokal)Politiker/in / Standespolitiker/in	Bürger/in

Auffällig ist in dieser vereinfachten Darstellung, dass die Asymmetrie der Rollen in der Krankenbehandlung zwischen Mediziner und Kranken offensichtlich auch in den gekoppelten Funktionssystemen fortgeführt und verstärkt wird. Das scheinbar unveränderbare Fortbestehen von paternalistischen und asymmetrischen Rollen und Interaktionsformen in der Arzt-Patient-Interaktion braucht aus dieser Perspektive nicht sehr zu verwundern. Vielleicht ist dies eine der wirklichen Besonderheiten der Arztrolle (insbesondere im Krankenhaus), dass sie Leistungsrollen in unterschiedlichen Funktionssystemen vereint und damit aus vielerlei Perspektive eine zentrale gesellschaftliche Bedeutung einnimmt. Die Parallelität und Widersprüchlichkeit von Leistungsrollen in der Arzt-Patient-Interaktion und ihr Ausdruck in kommunikativen Verfahren waren daher auch Untersuchungsgegenstand der Diskursforschung (vgl. z.B. Menz 1988, 1991b).

Die in modernen funktional differenzierten Gesellschaften beobachtete Teilinklusion von Personen in Rollen unterschiedlicher Funktionssysteme, scheint wenige aber um so erhellendere Ausnahmen zu haben: (lebenslang) Gefangener im Gefängnis, Mönch im Kloster, aber auch Langzeitpatient/-pflegling in der stationären Psychiatrie/im Pflegeheim.

Diese Organisationen unterschiedlicher Funktionssysteme wurden unter dem Begriff „Totale Institution“[12] zusammengefasst und haben die Vollinklusion von Personen in ihrer „Publikumsrolle“ (Gefängnis, Pflegeheim) bzw. ihrer Leistungsrolle (Kloster) als gemeinsames Charakteristikum. Auch Akutkrankenhäuser, die ihre Patient/inn/en nur für wenige Tage aufnehmen, haben jedoch für diese kurze Zeit eine sehr umfassende Zugehörigkeit der Patient/inn/en zur Organisation als Charakteristikum. Anzunehmen ist daher, dass für die Rollenträger im Krankenhaus hier Handlungsroutinen dieser „totalen Institutionen“ nahe liegen. Der/die Patient/in erscheint jedenfalls in der passiven Publikumsrolle.[13]

Angenommen werden kann weiters, dass durch die besondere persönliche Betroffenheit, die patientenseitig durch die Erkrankung entsteht, auch der Bezug zum Personensystem der Patient/inn/en von hoher Relevanz wird. Die Krankenbehandlung wird ja am Körper, an der Psyche und am sozialen Status des Patienten/der Patientin erbracht. D.h. aus systemtheoretischer Sicht muss es zu einer besonderen Überschneidung von Personensystem und Funktionssystem Krankenbehandlung in der Rolle des Patienten/ der Patientin kommen. Die Folgen dieser Überschneidung sind eine weitere Verstärkung der Rollenasymmetrie zwischen Ärzt/inn/en und Patient/inn/en in der Arzt-Patient-Interaktion. Denn der Arzt/die Ärztin kann relativ unbeteiligt über die Erkrankung, ihre Behandlung und die möglichen Konsequenzen sprechen oder gar die persönliche Bedeutung und Betroffenheit des Patienten/der Patientin durch die Erkrankung übersehen. Einfühlungsvermögen und Empathie des Arztes/der Ärztin in die Person des/der Patient/in werden aber aus Patientenperspektive zu einem zentralen Erfolgsfaktor der Arzt-Patient-Interaktion.[14] Weiters kann aus der persönlichen Betroffenheit der Patient/inn/en angenommen werden, dass die patientenseitige Bereitschaft zur Personalisierung und Intimisierung der Kommu-

---

12 Vgl. zur Diskussion von „totalen Institutionen“: Barnes, Bowl 2001; Forster, Pelikan 1980; Goffman 1973.

13 Die historische und noch aktuelle Verbindung der Organisation Krankenhaus zu klösterlichen Strukturen läßt den Patient auch in dieser Tradition als Objekt tätigen Mitgefühls von Mönchen und Nonnen erscheinen. So sehr klösterliche Ruhe und Einkehr einen Beitrag zur Genesung leisten kann, wie auch das Aufgreifen dieser Tradition in neuesten Krankenhausarchitekturkonzepten (Guthknecht 2005) zeigt, so vorsichtig muss wohl mit der Übernahme dieser passiven Rollenangebote umgegangen werden.

14 Vgl. dazu auch die neuere Evidenz in Hinblick auf klinische Ergebnisse: Kim, Kaplowitz et al. 2004.

nikation[15] zu einer wesentlichen patientenseitigen Rahmenbedingung der Arzt-Patient-Interaktion wird. Enttabuisierung von körperlichen und psychischen Empfindungen, das Sprechen über den Intimbereich des Körpers oder über das eigene Ausscheidungs- und Sexualverhalten etc. sind aber keineswegs selbstverständlich.

Die im Krankenbehandlungssystem entwickelten „symbiotischen Mechanismen" oder Technologien sind inzwischen zu einer unüberschaubaren Breite und Differenziertheit von Pharmaka und diagnostischen, therapeutischen und pflegerischen Techniken angewachsen, die durch weitreichende Ausdifferenzierung der Organisationen ermöglicht und nur dadurch einigermaßen bewältigbar bleibt. Dies führt zu einer Reihe von Folgeproblemen innerhalb und außerhalb des Krankenbehandlungssystems. An dieser Stelle sei nur schlagwortartig und beispielhaft auf die zunehmende Fragmentierung und den daraus entstehenden Integrationsbedarf im Krankenbehandlungssystem (vgl. z.B. Nowak 2005b) oder auf die schwer bremsbare Kostenentwicklung des Gesundheitssystems oder auf die Probleme, Aus- und Fortbildung der Gesundheitsberufe am Stand des Wissens zu halten (Centre for Evidence-Based Medicine, Kleijnen 2001), hingewiesen.

Interessant scheint für die Diskussion der Arzt-Patient-Interaktion ein Widerspruch in der Ausdifferenzierung von Technologien in der Krankenbehandlung. Zum einen wird auf breiter Basis festgestellt, dass die Qualität der Arzt-Patient-Interaktion entscheidend für den medizinischen Erfolg ärztlichen Handelns sein kann (vgl. z.B. Project of the ABIM Foundation 2002, Di Blasi, Kleijnen 2003; van Dam, Van der Horst et al. 2003; Gask, Usherwood 2002; Di Blasi, Harkness et al. 2001), zum anderen ist ein fast völliges Fehlen bzw. eine relative Marginalität von professionellen Techniken der Kommunikation in Ausbildung und Praxis von Ärzt/inn/en zu beobachten. Dies kann unterschiedliche Ursachen haben:

1. Kommunikation entzieht sich durch seine Komplexität und Kontextabhängigkeit der Technologisierung/systematischen Erlernbarkeit
2. Die strikte Kopplung des Krankenbehandlungssystems an die Wirtschaft unterstützt die Entwicklung verkaufbarer Produkte, während Kommunikation im besten Fall ein paar Kommunikationstrainer ernähren würde.

---

15 Vgl. Luhmann 1995a; Luhmann 1990b, zitiert nach Pelikan 2004, S.147.

3. Die historische Entwicklung der Ausdifferenzierung des Krankenbehandlungssystems, die mit dem gesellschaftlichen Erfolg der Naturwissenschaften Anfang des 20. Jahrhunderts sich zunehmend an den „hard facts“ der naturwissenschaftlichen Forschung orientierte.
4. Die Einbeziehung von persönlicher Interaktion in Organisationen sieht sich besonderen Problemen gegenüber, z.B. die schlechte Kontrollierbarkeit der Interaktion.

Dies führt zum dritten Typ von sozialen Systemen, den Interaktionssystemen. Kieserling bietet zwei grundlegende, sich nicht widersprechende Definitionen von „Interaktion“ als soziales System (Kieserling 1999, S.24):

1. Mündliche Kommunikation unter Anwesenden (zum Unterschied von schriftlicher Kommunikation; Kieserling 1999, S.27)
2. Kleiner, kurzfristiger Typ sozialer Ordnung (zum Unterschied von sozialen Gebilden, die unabhängig von kontinuierlicher Anwesenheit fortbestehen; Kieserling 1999, S.27)

Interaktionssysteme sind in allen Gesellschaften und allen ihren Teilsystemen zu finden. In ihnen vollziehen sich weite Teile der Gesellschaft. Auch Organisationen sind in weiten Strecken in ihrem Operieren auf Interaktionen unter Anwesenden angewiesen. Alle drei Typen von sozialen Systemen (Gesellschaften, Organisationen, Interaktionen) werden als verkettete Kommunikationsereignisse verstanden, die allgemeine Charakteristika von Systemen gemeinsam haben: die elementare Differenz von System und Umwelt, die operative Geschlossenheit, Selbstreferentialität, autopoietische Selbststeuerung.

Allen sozialen Systemen, auch der Interaktion, werden die beteiligten Menschen als (freilich relevante) Umwelt gegenübergestellt. Menschen werden selbst als in sich eng gekoppelte somatische und psychische Systeme („Bewusstseine“)[16] begriffen, die nie ganz in sozialen Systemen integrierbar werden.

16 Zumeist wird in einer medizinsoziologischen Beschreibung eines „ganzen“, „somato-psycho-sozialen“ Menschen als drittes, gekoppeltes System der „soziale Status“ genannt (Pelikan, Halbmayer 1999). Ob „sozialer Status“ als soziales System zu verstehen ist, scheint mir noch nicht ausreichend geklärt.

Interaktion unterscheidet sich jedoch aus systemtheoretischer Sicht in einigen Punkten von Organisationen (und Gesellschaften), vgl. Pelikan 2004, S.140ff, Kieserling 1999, S.37ff:

Dimension	**Interaktion**	**Organisation**
Zeitdauer	kurzfristig	dauerhaft(er)
Systemgröße	klein	groß
Kommunikations-medium	Mündlichkeit	Schriftlichkeit
Interne Strukturie-rung	Einfach und wenig (zeitlich) bzw. nicht intern strukturiert	intern komplex differenziert in Teilsystemen (Teilorganisationen, Rollen etc.)
Externe Grenzzie-hung	Anwesend/nicht anwesend Anwesenheit der beteilig-ten Personen	Mitglied/Nicht-Mitglied: entschiedene Mitgliedschaft; alle Kommunikationen als Mitglied sind damit Teil der Organisation; Mitgliedschaft verbindet eine Person mit internen Strukturen, insbesondere mit Rollen in der Organisation
Beteiligung der Personen	Nur sequentiell in mehreren Interaktionen möglich	Auch parallel in mehreren Organisationen möglich
Form der Operation	Kommunikation von Themen	Kommunikation von Entscheidun-gen
Inhaltliche Struktur	Immer nur EIN Thema gleichzeitig kommunizier-bar; Immer nur EIN Sprecher gleichzeitig („Serialität")	mehrere Themen/Entscheidungen gleichzeitig prozessierbar

Zusammenfassend kann hier etwa folgendes Bild von Interaktion im Gesundheitswesen gezeichnet werden.[17]

Arzt (A), Patient (P), Interaktion (I) und Organisationen (O) des Gesundheitswesens interagieren als soziale Systeme mit anderen sozialen Systemen in einer komplexen Gesellschaft

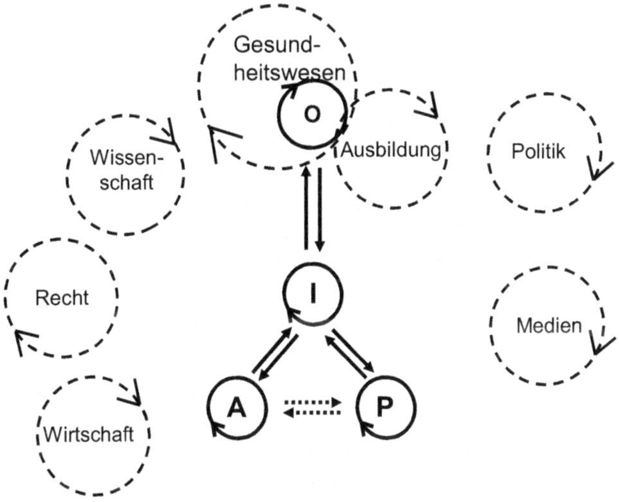

Symbolismus nach Maturana, Humberto R.; Varela, Francisco J. (1992)

3.3 Charakteristika von (Arzt-Patient-)Interaktion aus Sicht der soziologischen Systemtheorie

Im Folgenden werden einige zentrale Charakteristika von Interaktion als soziales System aus Sicht der soziologischen Systemtheorie beschrieben und exemplarische Zusammenhänge mit der und Annahmen für die Diskursforschung bzw. die Arzt-Patient-Interaktion aufgezeigt.

17 Zur Bedeutung der Massenmedien in der Arzt-Patient-Interaktion vgl. Lalouschek 2005a.

3.3.1 Serialität

Ein zentrales Charakteristikum von Interaktionssystemen, zum Unterschied von Organisationen und Gesellschaften, ist, dass immer nur ein Fokus der Aufmerksamkeit besteht, immer nur ein Thema gleichzeitig besprochen werden kann. Das Thema kann zwar gewechselt werden, jedoch nur seriell und nur wenn alle Anwesenden den Themenwechsel mit vollziehen. Gelingt dies nicht, „steigen Interaktionsteilnehmer aus" - entsteht ein neues Interaktionssystem.[18]

Auch in der Abfolge der Redebeiträge herrscht der Zwang der Serialität: Immer nur ein Sprecher kann gleichzeitig sprechen, sonst droht das Interaktionssystem zu zerfallen. Daher werden Regeln des Sprecherwechsels entscheidend für die Entwicklung von Interaktionssystemen (Kieserling 1999, S.37). Die Bedeutung, die die Konversationsanalyse in „ordinary conversations" dem „turn-taking" gibt, lässt sich hier sehr gut systemtheoretisch untermauern (vgl. Sacks, Schegloff et al. 1974). Die „Herstellung von künftigen Koinzidenzen"[19] von Sprechen und Zuhören in Interaktionen wird zu einer entscheidenden Herausforderung für den Verlauf eines Gesprächs. Auch hier hat die Konversationsanalyse schon sehr früh systematische Beobachtungen zu entsprechenden kommunikativen Prozessen gemacht (vgl. Schegloff, Sacks 1973). Sowohl gleichzeitiges Sprechen (z.B. als Unterbrechung) als auch gleichzeitiges Schweigen (Gesprächspausen) wird im Allgemeinen in Interaktionen problema-

---

18 Ein möglicher Widerspruch zu bestimmten Ergebnissen der Diskursforschung ergibt sich in der Frage, ob nicht in einigen oder sogar vielen Kommunikationen immer auch „latente" Bedeutungen kommuniziert werden (vgl. z.B. Keseling, Wrobel 1983), die den Anwesenden unterschiedlich bewusst sein können. D.h. die Frage stellt sich, ob nicht unter solchen Umständen zwei Themen gleichzeitig kommuniziert werden.
Der Widerspruch besteht für die soziologische Systemtheorie insofern kaum, als Kommunikation grundlegend als eine dreigeteilte Selektion von Information des Senders, Mitteilung und Verstehen des Empfängers verstanden wird. Jedenfalls scheinen alle drei Schritte im Falle der Kommunikation „latenter" Bedeutungen fast nie bewusst zu erfolgen, sondern können zumeist erst im Nachhinein durch entsprechende Analyseverfahren rekonstruiert werden.
Kieserling beschreibt zwar selbst zwei Formen des parallelen Kommunizierens von Themen in Interaktionssystemen, nämlich Flüstergespräche und Anspielungen, verweist aber auf den jeweils nur sehr kurzfristigen und in Bezug auf das „Hauptthema" parasitären Charakter dieser Interaktionsformen (Kieserling 1999, S.38ff).

19 So die Formulierung bei Luhmann 1990a, S.124, zitiert nach Kieserling 1999, S.40.

tisch. Der Anschluss des nächsten Redebeitrags wird in beiden Fällen unklar und damit stellt beides eine Gefährdung des Interaktionssystems dar, die meist sehr rasch repariert wird.

Im Bereich der Arzt-Patient-Interaktion sind aber insbesondere Unterbrechungen durch den Arzt/die Ärztin ein vielfach dokumentierter kommunikativer Prozess, der zum Teil keiner kommunikativen Reparatur zu bedürfen scheint. Dies kann als ein Hinweis auf ein sehr unterschiedlich verteiltes Rederecht gewertet werden. Unterschiede im Rederecht, insbesondere die Etablierung eines durchgängigen „primären Rederechts",[20] scheint wesentliches Merkmal „organisierter Interaktion" (siehe weiter unten) zu sein, die sich auf asymmetrische Rollen stützt. Mit der vordefinierten Rolle des „primären Sprechers" haben Ärzte/Ärztinnen in der Arzt-Patient-Interaktion bestimmte Vorrechte wie Eröffnung und Beendigung von Gesprächen, Einführung von Themen. Patient/inn/en müssen also interaktiv von den Ärzt/inn/en den Raum für Erzählungen zugeteilt bekommen (Lalouschek 2005b, S.67).

Für „organisierte Interaktionen" werden generell die Fragen der Vergabe des Rederechts zu einem formal zu regelnden, konstituierenden Merkmal, das besonderer Entscheidungen zu internen Strukturen, wie Rollen und Ablaufregeln, bedarf. Dies wird in allen Regelungen des Vorsitzes oder der Moderation von Interaktionen im Rahmen von Statuten oder Geschäftsordnungen deutlich.

Eine besondere Herausforderung für Interaktionssysteme scheinen in diesem Zusammenhang das parallele Operieren von mehreren Interaktionssystemen in einem (kleinen) Raum zu sein, wie es für den Bereich der Arzt-Patient-Interaktion in einer Krankenhausambulanz beschrieben wurde (Lalouschek, Menz et al. 1990; Lalouschek 1990). Die Chancen der Patient/inn/en, ihr ohnedies reduziertes Rederecht aktiv wahrzunehmen, sinken gegen null in der Unübersichtlichkeit paralleler, sich überschneidender und unterbrechender Interaktionssysteme. Hier scheint sich die Fähigkeit von Organisationen, mehrere Themen parallel bearbeiten zu können, in eine massive Behinderung der Patient/inn/en im Interaktionssystem auszuwirken.

---

20 Vgl. für eine ausführliche Diskussion Quasthoff 1990; ursprünglich entwickelt in der Abgrenzung von Diskurseinheiten als „Prinzip des primären Sprechers" von Wald 1978: der Initiator einer solchen Diskurseinheit (z.B. Erzählung) behält über den gesamten Vollzug dieser Diskurseinheit das Rederecht. Zuhörende können sich zwar einbringen, aber müssen kampflos das Rederecht wieder abgeben (Quasthoff 1981).

3.3.2 Größe von Interaktionssystemen

Interaktionssysteme können schon aus akustischen Gründen ohne technische Hilfsmittel nicht sehr groß werden. Mit der Zahl der Anwesenden steigt in jeden Fall durch den Zwang zur Serialität das Ausmaß an zugemuteter Passivität bzw. an Schweigen bei den Anwesenden. Erhöhte Partizipation kann nur durch zeitliche Verlängerung erreicht werden (vgl. Kieserling 1999, S.44ff).[21] Ein Interaktionssystem kann also nur beschränkt wachsen, ohne zu zerfallen. Es können auch neue soziale Systeme entstehen, die primär aus (passivem) Publikum und Rednern bestehen.[22]

Auch ein Wachstum der behandelten Themen ist beschränkt und nur durch Ausdehnung in der Zeit möglich. Daher ist in zeitlich beschränkten Interaktionen, wie der Arzt-Patient-Interaktion, die Frage, welches Thema zur Sprache kommt und den Fokus der gemeinsamen Aufmerksamkeit erhält, von entscheidender Bedeutung. Wie einerseits Patient/inn/en „ihre“ Themen lancieren und deren Bedeutung hervorstreichen und andererseits wie Ärzte/Ärztinnen die aus ihrer Sicht wichtigen Themen einbringen, war schon vielfach Untersuchungsgegenstand der Diskursforschung.[23]

3.3.3 Undifferenzierte Inklusion und Öffentlichkeit

Mit der Beschränkung in der Größe geht ein undifferenzierter Einschluss aller Anwesenden in die Interaktion einher. Anwesenden wird prinzipiell die gleiche Nähe und Beteiligung in der Interaktion zugeschrieben, außer sie sind durch bestimmte Rollenverpflichtungen in besonderer Weise

---

21 Eine Paradefalle für solche grenzwertigen Wachstumsprozesse sind Vorstellungsrunden in großen, organisierten Gruppen. Es gibt nur wenig Interaktionen, die für Anwesende so langweilig werden können, wie diese. In Vorstellungsrunden in Gruppen über 15 Personen werden von erfahrenen Moderatoren häufig wesentliche Themen der Interaktion bereits mitbearbeitet (z.B. explizite Ziele, die die Personen mit dem Treffen verbinden) oder sehr rasch zu kleinen Interaktionssystemen „Kleingruppen“ umgeformt, in denen das eigentliche Kennenlernen stattfinden kann.

22 Z.B. große Diskussionsveranstaltungen. Aber was sind das für Systeme, wenn nicht Interaktionssysteme?

23 Vgl. die Diskussion zu „doctors-events“ und „patients-events“ (z.B. Labov, 1977; Lacoste, 1981), zu Patienteninitiativen (z.B. Quasthoff 1982; Bliesener, Siegrist 1981) und Relevanzmarkierungen bzw. Relevantsetzungen (z.B. Sator 2003; Wimmer, Nowak 1987).

differenziert legitimiert. Auch hier ist die Rolle keine Differenzierung der Interaktion, sondern eine Struktur der einwirkenden Organisation oder Gesellschaft, die den Unterschied zwischen den Anwesenden erzeugt. Die Irritation oder Gestaltung von Interaktionssystemen durch Strukturen von Organisationen wird noch vertieft weiter unten beschrieben.

Es gibt in der Interaktion kein Geheimnis und keine Privatheit (nur gegenüber der Umwelt der Interaktion), weil alle Anwesenden an der Interaktion teilhaben.[24] Das gilt auch für die Arzt-Patient-Interaktion, in der sehr private Informationen über die Patient/inn/en ausgetauscht werden. Nicht umsonst sieht der Gesetzgeber in Gesundheitsdaten schützenswerte Daten. Insbesondere die Privatheit der Arzt-Patient-Interaktion in Krankenhäusern wird häufig nicht ausreichend geschützt. Privatheit schützen heißt, nur die zu Anwesenden zu machen, die anwesend sein sollen. Alle anderen müssen akustisch und visuell zu Abwesenden gemacht werden. Besprechungsräume sind in Krankenhäusern selten, ab und zu behilft man sich durch Vorhänge oder Paravents. Häufig bleibt der Patient/die Patientin der Teilnahme zufällig Anwesender ausgesetzt.

Unterschiede der persönlichen Vertrautheit gehen in der Interaktion in einer undifferenzierten Öffentlichkeit auf. Fremde haben den gleichen Zugang wie gute Freunde.[25] Die Dichte und Ausweglosigkeit der Interaktion erzeugt ein hohes Maß an sozialer Kontrolle, die etwa auch von Organisationen genutzt wird (vgl. die Institutionen des Mitarbeitergesprächs). Aber Interaktion hat seine Eigendynamik als System, das nicht durch die Umwelt steuerbar bleibt. So sind Interaktionen für Organisationen risikoreich und manchmal empfiehlt sich das Medium der Schriftlichkeit.

Aus der undifferenzierten Öffentlichkeit der Interaktion ergibt sich, dass man nie ÜBER Anwesende reden kann ohne MIT ihnen zu reden (vgl. Pelikan 2004, S.144). Dies ist nun eine Tatsache, deren Nichtbeachtung

---

24 Dies erklärt z.B. das hohe Irritationspotential, das mobile Telefongespräche im öffentlichen Raum, wie z.B. in der Straßenbahn haben. Ob man will oder nicht, wird man zum Anwesenden einer Interaktion, an der man nicht beteiligt sein soll oder will und von der man nur einen Teil wahrnehmen kann.

25 Selbstverständlich gibt es dennoch eine Reihe von interaktiven Verfahren, die Unterschiede in den Beteiligungsmöglichkeiten der Interaktionspartner herstellen, d.h. „Insider“ und „Outsider“ im Interaktionssystem etablieren, z.B. in der Arzt-Patient-Interaktion durch die Verwendung von Fachsprache (vgl. z.B. Lalouschek, Nowak 1989).

zu den traditionellen Kritikpunkten am Kommunikationsverhalten von Ärzt/inn/en in der Arzt-Patient-Interaktion gehört. Insbesondere Visitengespräche wurden diesbezüglich systematisch untersucht und die Folgen für die Patient/inn/en beschrieben.[26] Diese Kritik führte zu kommunikativen Vorschlägen an Ärzte/Ärztinnen[27] und zur Entwicklung einer differenzierten organisatorischen Lösung „geteilte Hauptvisite", in der die Kommunikationen über die Patient/inn/en zwischen Mitgliedern des Betreuungspersonals von den Kommunikationen mit den Patient/inn/en am Krankenbett getrennt werden. Eine „Zettel- oder „Sitzvisite" ist dem Rundgang auf der Station vorangestellt oder die teaminterne Besprechung wird am Gang vor dem Krankenzimmer abgehalten.[28] In unübersichtlichen Interaktionssituationen, wie sie in der bereits erwähnten Ambulanzstudie beschrieben wurden, kann das Teamgespräch in Anwesenheit eines Patienten/einer Patientin zu Missverständnissen führen, wenn ein andere/r Patient/in Thema des Gesprächs ist, aber der/die anwesende Patient/in die Informationen auf sich bezieht.

Eine besondere Herausforderung für die kommunikativen Fähigkeiten von Ärzt/inn/en sind hier Interaktionen in einer Triade, wie sie systematisch in der Behandlung von Kindern vorkommt,[29] aber auch bei erwachsenen Patient/inn/en mit Angehörigen oder bei fremdsprachigen Patient/inn/en mit Dolmetscher/inne/n.[30] Hier ist die Anwesenheit eines Patienten/einer Patientin, von dem/der der Arzt/die Ärztin nicht (sicher) weiß, was er/sie versteht und wie er/sie das versteht, die Herausforderung. Man könnte hier in Anlehnung an das weiter unten genauer beschriebene soziologische Konzept der „doppelten Kontingenz" von einer „dreifachen Kontingenz" sprechen.

---

26 Vgl. z.B. Köhle, Raspe 1982.

27 Vgl. zuletzt veröffentlicht: Koerfer, Obliers et al. 2005a.

28 Vgl. z.B. Trummer, Nowak et al. 2003, S.27ff; Trummer, Novak-Zezula et al. 2004a, S.7; bzw. das frühe „Ulmer-Modell" (Begemann-Deppe, Jacobi 1982; Köhle, Westphale et al. 1981; Gaus, Klingenburg et al. 1980; Urban 1978).

29 Häufig wird im Gespräch über kranke Kinder das anwesende Kind nicht berücksichtigt (Tates, Meeuwesen 2001) oder die andere Dynamik der Triade gegenüber einer Dyade nicht beachtet. Zur Entwicklung von Partnerschaft im Dreieck zwischen Arzt-Eltern und Kind vgl. auch Gabe, Olumide et al. 2004.

30 Gl. hier exemplarisch die Arbeiten von Bührig und Meyer z.B. Meyer 2004a; Bührig, Meyer 2003.

3.3.4 *Vergessen und Verknüpfung der Kommunikationsabläufe und Wiederholung der Information*

Enge Verknüpfung der Kommunikationsabläufe ist eine Folge der Undifferenziertheit. Es muss sofort reagiert werden, sonst gerät das Argument in Vergessenheit. So muss die Verknüpfung von Information, Mitteilung und Verstehen sehr knapp sein (wie lange darf ich überlegen, was ich sagen werde, ohne eine Störung in der Interaktion zu erzeugen bzw. mein Rederecht zu verwirken?). Das Verstehen muss sofort wieder kommuniziert werden oder zumindest eine entsprechende Metakommunikation rasch erfolgen, die um die notwendige Nachdenkzeit bittet. So muss gegen eine Verletzung von Regeln der Interaktion (z.B. Unterbrechung) sofort protestiert werden, sonst verliert die Regel sofort ihre Verbindlichkeit. (Kieserling 1999, S.52ff)

Das (Nicht-)Herstellen der Anschlüsse zwischen Redebeiträgen der Ärzte/Ärztinnen und Patient/inn/en in der Arzt-Patient-Interaktion wurde schon in einigen Studien der Diskursforschung bearbeitet. Redepausen, Nachdenkzeiten, (das Fehlen von) Hörersignalen und die Auswirkungen dieser interaktiven Verfahren bzw. ihre taktische Verwendung wurden analysiert.[31]

Mitgeteilte Information veraltet rasch und braucht innerhalb der Interaktion nicht wiederholt zu werden. Wiederholungen sind daher erklärungsbedürftige Ereignisse, die ein (vermeintliches) Scheitern der Kommunikation der wiederholten Information belegen. Bezogen auf die Arzt-Patient-Interaktion ist hier ein Hinweis für den Arzt zu finden, wiederholt der Patient eine Mitteilung, stellt sich die Frage, warum glaubt der Patient, dass der Arzt nicht verstanden hat.[32]

3.3.5 *Grenzen der Interaktion*

Physische Anwesenheit bedeutet fast immer Einschluss in die Interaktion (siehe oben undifferenzierte Inklusion). Aber es gibt wenige Ausnahmen (z.B. Taxifahrer, traditioneller Butler).[33] Auch kurzzeitige Abwesenheit

---

31 Vgl. zur Bedeutung der Hörersignale z.B. Gülich 2005; Spranz-Fogasy 2005.

32 Vgl. die Analysen von Wimmer, Nowak 1987; vgl. auch die Entwicklungen zum Konzept des „active listening“ (Simpson, Buckman et al. 1991).

33 Es bedarf offensichtlich sehr klarer Rollenabgrenzungen, um Anwesende als Nicht-Anwesende in der Interaktion zu behandeln. Traditionelle Gesellschaften

muss nicht immer Ausschluss heißen. Diese Ausnahmen verdeutlichen, dass Interaktionssysteme sich selbstreferenziell abgrenzen. Diese Selbstabgrenzung der Interaktion erfolgt durch interaktive Verfahren (Begrüßung, Verabschiedung etc.). Dies hilft den Anwesenden, ansonsten unklare oder unsichere Situationen zu vermeiden. Auch das Bewusstsein der Person oder organisationsstrukturelle Zugehörigkeit zu einer Interaktion garantiert den Einbezug nicht, wie Ausgrenzungsprozesse von Personen in Organisationen zeigen (Mobbing). Die Grenzen der Interaktion sind soziale Konstrukte, die nur kommunikativ hergestellt werden. Wahrnehmbare Anwesenheit und gesellschaftliche Konventionen sind Hilfen für Grenzziehungen, aber die Interaktionsgrenzen werden immer systemintern, d.h. interaktiv durch Verkettung von kommunikativen Operationen geklärt und stabilisiert. Die Systemgrenzen der Interaktion werden dadurch sehr beweglich. (Kieserling 1999, S.62ff)

Die Grenzen der Arzt-Patient-Interaktion waren Gegenstand der ersten Untersuchungen in diesem Bereich: Begrüßt der Arzt/die Ärztin, wird ein Gegengruß abgewartet, findet eine klare Beendigung des Gesprächs statt und erfolgt eine Verabschiedung? Auch die metakommunikative Orientierung, was Thema im folgenden Gespräch sein kann, ist eine wesentliche Orientierung über Grenzen der Arzt-Patient-Interaktion für die Patient/inn/en.[34]

3.3.6 Ausdifferenzierung von Kommunikation und Wahrnehmung

Interaktion ist gegenüber dem Raum der Wahrnehmung immer hoch selektiv. Sie muss, um gesellschaftlichen Vorgaben entsprechen zu können, wesentliche Wahrnehmungen kommunikativ ignorieren können. In der Arzt-Patient-Interaktion wird diese Fähigkeit beider Partner dann immer zu einem Problem, wenn sehr unterschiedliche Vorstellungen beim Arzt/Ärztin und Patient/inn/en bestehen, was „passende" oder notwendige Redebeiträge des Gesprächs sind. Es kann zu langen Sequenzen gegenseitigen Ignorierens wichtiger Beiträge des Gesprächspartners kommen. Ein spezifisches und relevantes Problem des professionellen Handelns von Ärzt/inn/en ist das Ignorieren von emotional anziehenden oder abstoßenden Wahrnehmungen (z.B. attraktive Person als Patient/in, sterbende/r oder sehr entstellte/r Patient/in).

---

scheinen hier häufiger so klare Rollen definiert zu haben, so können/konnten etwa anwesende Kinder von Erwachsenen als abwesend behandelt werden.

34 Vgl. z.B. Lalouschek 2004.

Gleichzeitig ist der/die Patient/in u.U. in wesentlich größerem Ausmaß als ganze Person betroffen und erwartet ein persönliches Eingehen des Arztes/der Ärztin auf sein/ihr Leiden. Hier kann ein systematischer Widerspruch von professionell notwendiger Ignoranz und notwendiger Empathie[35] angenommen werden.

Auch der Fall, dass Arzt/Ärztin und Patient/in schwierige Themen (z.B. die Diagnose einer terminalen Erkrankung) gleichermaßen ignorieren wollen, ist für den Verlauf der Behandlung u.U. problematisch (vgl. Arora 2003, S.793).

3.3.7 Ausdifferenzierung von Interaktionssystemen und Internalisierung von Gesellschafts- oder Organisationsstrukturen

Interaktionen können sich innerhalb der Gesellschaft ausdifferenzieren. Gesellschaften und Organisationen ordnen Interaktionen bestimmten Teilsystemen zu, sodass diese sehr spezifisch zu führen sind (Familienessen, Parlamentssitzung, Arzt-Patient-Interaktion). Die gesellschaftliche Differenzierung kann in die Interaktion durch Selektivität von Themen, kommunikativen Konventionen und Codes internalisiert werden. Dadurch entsteht eine hohe Sensibilität für spezifische Themen und für alles andere eine hohe Indifferenz. Ob und welchem Funktionsbereich der Gesellschaft eine Interaktion zuzuordnen ist, wird aber nur innerhalb des Interaktionssystems geklärt. Damit wird auch die immer wieder in linguistischen Analysen beschriebene Bedeutung metakommunikativer Orientierungen durch den Arzt/die Ärztin in der Arzt-Patient-Interaktion erklärbar. Ohne diese ist es nur sehr erfahrenen Patient/inn/en möglich, die Grenzen der Arzt-Patient-Interaktion zu erkennen und damit im Funktionssystem der Krankenbehandlung zu bleiben.[36]

Man kann sich also gegenüber Anwesenden auf Vorgaben von Organisationen und Gesellschaften berufen, aber dies unterläuft die Eigendynamik der Interaktion oder wird in der Interaktion in der Folge in Frage gestellt. Alles Handeln in der Interaktion bleibt individuell den Anwesenden zurechenbar.

Interaktionen können unterschiedliche Codes von Funktionssystemen (z.B. wahr-falsch für die Wissenschaft) übernehmen und wechseln oder

---

35 Zur Bedeutung der Empathie auch für den klinischen Erfolg des ärztlichen Handelns siehe Larson, Yao 2005; Kim, Kaplowitz et al. 2004; Arora 2003.

36 Vgl. zB. Lalouschek 2004.

gar keinen verwenden – wie im Fall der „geselligen Interaktion“. Der Wechsel von Code und Nicht-Code wird jedoch im Interaktionssystem vollzogen. Aus Sicht der Interaktion ist die Beschränkung auf einen bestimmten Code eine Zumutung (vgl. dazu die Bedeutung von „sozialen turns“ oder die Berücksichtigung der „ganzen Person“ für das Gelingen einer patientenorientierten Arzt-Patient-Interaktion[37]). Diese Zumutung, sich auf den Code des Krankenbehandlungssystems bzw. das Medium des medizinischen Wissens einzulassen bzw. der Druck „gesellige Interaktion“ auch in der Arzt-Patient-Interaktion zu realisieren, könnte damit für einen Teil der enttäuschten Patientenerwartungen der Grund sein. Auch das Phänomen, dass so mancher Hausarzt sich viel mehr erzählen lässt, als er für eine medizinische Behandlung wissen müsste und/oder überhaupt wissen möchte, lässt sich auch dadurch erklären.

Interaktionen können auch an den Systemgrenzen von Funktionssystemen und Organisationen als Verbindungsinteraktion mehrdeutig positioniert sein und können da viel zur strukturellen Kopplung von sozialen Systemen beitragen (Kieserling 1999, S.77ff).

Insbesondere erlaubt die Fähigkeit der Interaktion externe Systemdynamiken in sich selbst aufzunehmen, das Abschieben von Störpotentialen oder Konflikten aus der Gesellschaft oder Organisation in die Interaktion. Aber Interaktionen werden von offenen Konflikten vollständig absorbiert oder sie müssen ihn vermeiden. Daher sind Kompromissbereitschaft und Nachgiebigkeit als Ideale der Interaktion zu sehen. Während „kritisches Denken“ und Konfliktbereitschaft erst durch Ausdifferenzierung von Organisation und Gesellschaft möglich wird.

Die Undifferenziertheit der Interaktion lässt keine Entwicklung eines Reflexionssystems innerhalb der Interaktion zu (Kieserling 1999, S.60f). Zumindest in einfacher Form scheint aber Reflexion über sich in der Interaktion möglich. Freilich wird diese angeleitet durch Regeln komplex ausdifferenzierter Gesellschaft bzw. Organisationen. Hier könnte eine Begründung liegen, warum eine reflektierende Analyse in der Interaktion schwierig ist und rasch wieder in der Interaktion selbst untergeht. Dies ist auch eine mögliche Begründung, warum Diskursforschung nicht aktuell in der Interaktion durchgeführt, sondern durch Schriftlichkeit des

37 „Soziale turns“ vgl. Hein, Hoffmann-Richter et al. 1985b; „whole person“ vgl. Stewart, Brown et al. 2003.

Transkripts erst die Möglichkeit erhält, einen systematischen Metadiskurs zu entwickeln und Interaktion zu reflektieren.[38]

3.3.8 „Doppelte Kontingenz“ und die Reproduktion von gesellschaftlichem Status quo

Ausgangspunkt für jede Interaktion ist die grundlegende Offenheit des Verlaufs und damit des Ausgangs der Interaktion. Diese entsteht durch die operative Geschlossenheit und hohe Eigenkomplexität der beteiligten Menschen bzw. entsteht als „doppelte Kontingenz“ in der Interaktion durch zirkuläre Unbestimmtheit des Operierens der Interaktionspartner zueinander: jeder kann so handeln, wie vom anderen erwartet oder auch nicht. Interaktion wird dadurch risikoreich und überraschend. Interaktion kann damit nicht direkt von der Gesellschaft bestimmt werden, sondern es wird in der Interaktion entschieden, welchen gesellschaftlichen Vorgaben gefolgt wird. Das Folgen der gesellschaftlichen Prämissen und Strukturen reduziert Komplexität und hat auf jeden Fall in der Interaktion den Vorteil, dass Zeit, Verständigungsaufwand und auch das Risiko des Nicht-Verstehens reduziert wird. Demgegenüber ermöglicht die prinzipielle Offenheit neuartige, auf die spezifische Situation zugeschnittene, Lösungen. Auch die (Nicht-)Selektion von gesellschaftlichen Vorgaben ist nur ein Sonderfall der Selbstselektion in der Interaktion. Freilich müssen die gesellschaftlichen Vorgaben dem Interaktionspartner gleichermaßen bekannt sein, sonst kommt es zu Missverständnissen und unrealistischen Erwartungen. (Kieserling 1999, S.97ff)

Hier könnte ein wesentlicher Anschluss zur Arzt-Patient-Interaktion bestehen, insofern Ärzte annehmen, dass Patient/inn/en die gesellschaftlichen Vorgaben des Krankenbehandlungssystems bzw. der Medizin ebenso kennen wie sie selbst. D.h. ein Teil der enttäuschten Patientenerwartungen und ungeduldiger Ärzte/Ärztinnen können auch durch Differenzen in der Kenntnis der Vorgaben des Funktionssystems bzw. der jeweiligen Organisation begründet sein.

---

38 Daher greifen viele Kommunikationsausbildungen auf Video- oder Audioaufnahmen zurück. Insbesondere die Arbeit an Transkripten eigener Gespräche scheint ein hilfreiches Instrument, um genügend Abstand von der Systemdynamik der Interaktion zu erhalten und damit den notwendigen Reflexionsspielraum zu eröffnen. Für die Arzt-Patient-Interaktion vgl. z.B. Lalouschek 2004; Nowak, Wimmer-Puchinger 1990.

Erwartbar wird auch, dass einmal (nicht) zustande gekommene Interaktionen mit bestimmten Personen den Beteiligten die Wiederholung nahe legt (Kieserling 1999, S.105). Dies reduziert eben auch die grundlegende Offenheit und die damit verbundenen Risiken für die Beteiligten. Dies kann auch im Krankenhaus beobachtet werden, wenn Patient/inn/en „ihren" Arzt suchen und unter Umständen erst durch großen kommunikativen Aufwand davon überzeugt werden müssen, dass sie das nächste Gespräch mit einem anderen Arzt führen müssen. Dem wird strukturell in neueren, stationären Betreuungskonzepten Rechnung getragen, indem ein „behandelnder Arzt" oder eine „Bezugsschwester" festgelegt wird.

Dies ist nicht nur durch die Ökonomie des bereits bei einer Betreuungsperson angesammelten Wissens über den Patienten/ die Patientin zu begründen, da insbesondere in Bereichen existentiell bedrohlicher Erkrankungen, wie in der Onkologie, diese **personelle Kontinuität** am stärksten gesucht wird. Hier ist oft komplexere Information zu prozessieren als in anderen Bereichen der Medizin und auch die Interaktion mit dem Patienten/ der Patientin ist (emotional) risikoreicher.[39] Die Arzt-Patient-Interaktion muss in diesen Bereichen häufig das Medium des medizinischen Wissens verlassen und ganz andere Themen in der Interaktion zulassen, da sonst ein Abbruch der Interaktion oder deren Eskalation zu erwarten wäre. Der Arzt muss insbesondere auch bereit sein, unterschiedliche Formen der indirekten Kommunikation (siehe weiter unten) zu entschlüsseln bzw. selbst anzuwenden, um die Risiken einer direkten Kommunikation von einer beispielsweise mitzuteilenden, hoffnungslosen Prognose besser abschätzen zu können.

3.3.9 Reflexive Wahrnehmung ist konstitutive Vorbedingung, aber nicht operativer Bestandteil der Interaktion

Interaktion unter Anwesenden hat als konstitutive Voraussetzung Wahrnehmungsleistungen (Kieserling 1999, S.110ff): Die Beteiligten müssen sich sehen und/oder hören können. Insbesondere ist für das Entstehen von Interaktionssystemen reflexive Wahrnehmung wesentlich: Die Interaktionspartner nehmen wahr, ob man selbst wahrgenommen wird und der jeweils andere Interaktionspartner auch wahrnimmt, dass man wahrnimmt und dass man wiederum dieses wahrnimmt. Die Reflexivität der Wahrnehmung erzeugt eine einfache gemeinsame Situationsdefinition für die Beteiligten, an die direkte Kommunikation

39 Vgl. Siminoff, Ravdin et al. 2000 (zitiert nach Arora 2003).

anschließen kann. Damit wird das Erwarten von Erwartungen in der Interaktion wesentlich erleichtert. Wesentliche Komponenten, die in der Interaktion zur Definition der Situation beitragen, werden auf der Ebene der reflexiven Wahrnehmung bereitgestellt.

Im Besonderen ist für die Kommunikation unter Anwesenden die Wahrnehmung der körperlichen Präsenz der Anwesenden zentral. Auch die Wahrnehmung der räumlichen Lokalisierung des Körpers ist von weitreichender Bedeutung für Interaktionssysteme (z.B. Sie befinden sich Nächtens im Saferaum einer Bank, ohne selbst Mitglied dieser Organisation zu sein).

Die Regeln der „Hörersignale" sind interaktive Prozesse, die die Darstellung der Aufmerksamkeit für den Kommunikationsprozess zum Inhalt haben. Das Unterbleiben solcher Hinweise muss als Ausschlusskriterium für die Interaktion gesehen werden oder wird als Provokation sehr rasch zu einer metakommunikativen Bemerkung führen.

Wahrnehmungen sind Operationen des psychischen Systems und mit dem sozialen System der Interaktion strukturell gekoppelt. Ohne Wahrnehmung keine Interaktion. Aber Wahrnehmung bleibt Umwelt der Interaktion. Eine besondere Leistung der Interaktion ist die hohe Selektivität, die sie dem Wahrnehmungsraum gegenüber einnimmt. Vieles, was im Wahrnehmungsraum auftaucht, wird nicht kommuniziert. Im Besonderen wird in der Interaktion die Wahrnehmung des Sprechprozesses fokussiert. Dies ist auch ein Argument, das die traditionelle Fokussierung der Linguistik in der Diskursforschung auf die verbale Kommunikation unterstützt.

3.3.10 Leistungsfähigkeit von Interaktion hängt von den Fähigkeiten und Fertigkeiten der Anwesenden ab

Pelikan (2004, S.145) beschreibt vier Fähigkeiten, die die Leistungsfähigkeit der Interaktion (neben anderen situativen Rahmenbedingungen) ermöglicht und begrenzt. Im Unterschied zu ihm, werde ich hier die Wahrnehmungsfähigkeit nicht unter Kommunikationsfähigkeit subsumieren, da Wahrnehmung in großen Teilen unabhängig von Kommunikation (siehe oben zur Selektivität der Interaktion) stattfindet und z.T. auf andere kognitiven Fähigkeiten zurückgreift.

a) Wahrnehmungsfähigkeit

Insbesondere visuelle und auditive Wahrnehmungen sind, wie beschrieben, eine zentrale Voraussetzung für Interaktion. Interaktionen sind ihrerseits aber in der sozialisatorischen Prägung von Wahrnehmung wesentlich. Insbesondere anspruchsvolle Wahrnehmungen können nur von sozialisierten Teilnehmer/inne/n erwartet werden. Spätestens, wenn ein „unerfahrener" Patient in einer homöopathischen Erstanamnese sitzt, weiß er, was er alles bisher an seinem Alltag nicht wahrgenommen hat. Körperzustände und ihre zeitlichen Periodizität, Auswirkungen von eigenem Verhalten auf die Befindlichkeit etc. können von „erfahrenen" Patient/inn/en bzw. Angehörigen spezifisch wahrgenommen werden und gegebenenfalls auch in der Interaktion zum Thema gemacht werden. Dies scheint eine wesentliche, aber keinesfalls die einzige, Fähigkeit eines/r „erfahrenen" Patient/in zu sein.

b) Kommunikationsfähigkeit

Pelikan nennt hier: beschreiben, mitteilen und verstehen. Im Kontext der Arzt-Patient-Interaktion kann auf eine Reihe von spezifischen Einschränkungen und Unterschieden in der Kommunikationsfähigkeit der Gesprächspartner verwiesen werden, die bereits Fokus unterschiedlicher Studien waren: Verwendung von Fachsprache (bzw. auch die Möglichkeit, auf eine angemessen ausdifferenzierte Umgangssprache zurückgreifen zu können, um Beschwerden beschreiben zu können[40]); geschlechtsspezifische Unterschiede im Sprachgebrauch;[41] kommunikativer Umgang mit sprachbehinderten Patient/inn/en (insbesondere bei Aphasien).

c) Analyse- und Reflexionsfähigkeit

Diese bezieht sich im Kontext der Interaktion vor allem auf das interaktive (und hier besonders auf das sprachliche) Geschehen selbst.

---

40 Exemplarisch sei hier auf die Untersuchungen zu Beschreibungen epileptischer Anfälle verwiesen: u.a. Schöndienst 2005; Surmann 2004; Surmann 2002; Gülich, Schöndienst 1999.

41 Exemplarisch können hier die Arbeiten zur Beschreibung von Schmerz von Menz et al. zitiert werden: Menz, Lalouschek 2005; Menz 2002; Menz, Lalouschek et al. 2002; Vodopiutz, Poller et al. 2002.

d) Gedächtnis

Das Gedächtnis der Interaktionsteilnehmer/innen ist, wie weiter unten noch beschrieben, wesentlich, um zeitliche Zusammenhänge in der Interaktion herzustellen, und ist damit Voraussetzung für die Analyse- und Reflexionsfähigkeit innerhalb der laufenden Interaktion. Da Gedächtnisleistungen auch von emotionalen Veränderungen bei den Personen abhängen, kann das Erinnern von gegebener Information in der Arzt-Patient-Interaktion sehr schwanken. Ärzte/Ärztinnen berichten immer wieder, dass sie Patient/inn/en informiert haben, insbesondere auch über belastende Befunde, oder über Eingriffe aufgeklärt haben und dennoch die Patient/inn/en vieles davon nicht behalten haben. Einschränkungen in der Gedächtnisleistung können auch der Grund dafür sein, dass Patient/inn/en am besten Informationen befolgen, die ihnen mündlich und schriftlich gegeben werden.[42]

Natürlich können auch Ärzte/Ärztinnen vergessen, doch sie bedienen sich meist der Schriftlichkeit, um erhaltene Information erinnern zu können. Umgekehrt werden auch Checklisten zur Erinnerung aller wesentlichen thematischen Punkte von Ärzt/inn/en in der Arzt-Patient-Interaktion verwendet[43] bzw. dienen standardisierte Dokumentationsblätter (z.B. Anamneseblätter) auch als Checklisten für abzuklärende Fragen in der Arzt-Patient-Interaktion. Es wird jedoch auch über kontraproduktive Effekte solcher Erinnerungs- und Dokumentationsstützen berichtet, da sich der Arzt/die Ärztin mehr mit dem Papier beschäftigt als mit der laufenden Interaktion.

e) Veränderungs- und Lernfähigkeit

Pelikan beschreibt die kommunikative Lernfähigkeit der Teilnehmer eines Gruppendynamikseminars als eine Voraussetzung für die mögliche Entwicklung der Kommunikationsfähigkeit aller Anwesenden im zeitlichen Verlauf des Seminars. Die Ko-Evolution des individuellen Kommunikationslernens der Teilnehmer ermöglicht die Weiterentwicklung der Kommunikationskultur.

Die Entwicklung von „erfahrenen Patienten" mit meist chronischen Erkrankungen und ihre Interaktion mit „ihrer" Abteilung machen solche ko-evolutionären Entwicklungen einer gemeinsamen Kommunikationskultur sichtbar. Diese Prozesse scheinen immer und bei allen Pati-

42 Vgl. Johnson, Sandford et al. 2004.
43 Vgl. z.B. Trummer, Nowak et al. 2003, S.26.

ent/inn/en stattzufinden, was auch die Bedeutung der bereits erwähnten Betreuungskonzepte mit einem „behandelnden Arzt“ oder einer „Bezugsschwester“ unterstreicht.

3.3.11 Direkte und indirekte Kommunikation

Direkte und indirekte Kommunikation steht hier für eine erste Unterscheidung, die zunächst zwei Ebenen der Artikulation von Kommunikation vereinfacht unterscheidet (Kieserling 1999, S.158). Es sind vielfältige Unterscheidungen von Kommunikationsebenen in unterschiedlichen Diskursen gebräuchlich (wie verbal - non-verbal, digital – analog, denotativ – konnotativ). Kieserling versucht im Verständnis von Interaktion als soziales System zu analysieren, wie direkte und indirekte Kommunikation in der Kommunikation selbst unterschieden werden.

Als Voraussetzung für eine Unterscheidung von direkter und indirekter Kommunikation muss Kommunikation als reflexive Operationsweise gesehen werden, d.h. dass sie die Fähigkeit zur Selbstbeobachtung hat.[44] In der Kommunikation über Kommunikation wird Kommunikation üblicherweise als Handlung verkürzt dargestellt. D.h. genauer, eine in der Interaktion beobachtete Mitteilung wird einem Verursacher, dem

---

44 Hier verwendet Kieserling eine für mein Verständnis sehr „subjektivistische“ Beschreibung von Kommunikation: „... Kommunikation in der Lage ist, sich selbst von anderen zu unterscheiden. Sie muss also nicht nur zur Beobachtung, sondern auch zur Selbstbeobachtung in der Lage sein.“ (Kieserling 1999, S.155) In mir taucht beim Lesen immer wieder die Idee eines „Subjekts“ oder gar „Bewusstseins“ der Kommunikation auf, das die Fähigkeit der Selbstwahrnehmung hätte. Das meint Kieserling wohl nicht, vielmehr scheint der selbstreflexive Systemcharakter von Interaktion angesprochen. Aber er spricht von Kommunikation im generellen Sinn – eben nicht von Interaktion. Kommunikation ist systemtheoretisch gesehen eine grundlegende Operation, aber kein System, oder irre ich mich? Davor wird vorsichtiger formuliert und Kommunikation von einem nicht genannten Subjekt gelenkt: „Sie [Kommunikation, Anm. d. Verf.] kann durch Kommunikation über Kommunikation auf sich selbst zurückgelenkt werden.“
Die Frage bleibt für mich, ob Kommunikation eine (selbst-)reflexive Operationsweise ist oder nicht eher eine Operationsweise, die reflexiv verwendet werden kann. Dafür würde auch sprechen, dass Kieserling gleich im Anschluss darauf hinweist, dass in der Kommunikation über Kommunikation diese immer als Handlung von Personen dargestellt wird. D.h. nicht Kommunikation beobachtet sich „selbst“, sondern Systeme beobachten Kommunikation und kommunizieren darüber. Ob Kieserling nicht selbst eine „drastische Vereinfachung“ sehr viel komplexerer Prozesse vornimmt?

Sender, zugeschrieben. Da für das vollständige Zustandekommen von Kommunikation auch das Verstehen des Empfängers notwendig ist, kann auch über diese als Handlung kommuniziert werden.

Damit kommt Kieserling zu seiner Definition (Kieserling 1999, S.158):

> „*Indirekte Kommunikation* liegt dann vor, wenn der Absender in der anschließenden Kommunikation bestreiten kann, etwas mitgeteilt zu haben, und wenn andererseits der Empfänger bestreiten kann, etwas verstanden zu haben." ... „Es handelt sich also um Kommunikation mit dem zusätzlichen Merkmal, dass sie beim Übergang zur reflexiven Kommunikation negiert werden könnte – und zwar [...] in ihrem Charakter als Kommunikation (und also nicht nur: als spezifischer Sinnvorschlag)."

Kommunikation findet (aus Sicht eines Beobachters) statt, aber sie wird nicht als Handlung dem Absender zurechenbar. Wesentlich ist, dass an indirekte Kommunikation nicht gesichert mit direkter Kommunikation angeschlossen werden kann. Während direkte Kommunikation den Empfänger zur Fortsetzung verpflichtet, kann indirekte Kommunikation den Empfänger zur direkten Kommunikation nur motivieren. D.h. indirekte Kommunikation kommt nur am Rande von direkter vor.

Eine besondere Bedeutung hat indirekte Kommunikation im Bereich der Initiative (Kieserling 1999, S.161ff). Eine Initiative ist ein unerwartbares (kommunikatives) Verhalten, das den Absender besonders sichtbar macht und hohe Risiken der Ablehnung in sich trägt, also auch für den Absender unerwartbare Folgen haben kann. Die Verwendung von indirekter Kommunikation für eine Initiative hat den Vorteil, dass durch die Ambiguisierung[45] der Zurechnung dieser kommunikativen Handlung diese Risiken der Initiative vermindert werden.

In „organisierten Interaktionen", in denen häufig das Initiativrecht ungleich verteilt ist, kann indirekte Kommunikation dazu verwendet werden, dass der, der Initiative zeigen sollte, von dem, der keine Initiative zeigen kann, dazu ermuntert wird. Das, fast durchgängig in allen Arzt-Patient-Interaktionen beobachtbare, Phänomen der „Relevanzmarkierungen"[46] durch Patient/inn/en kann in diesem Sinne verstanden werden. Die Patient/inn/en bleiben unter der Schwelle einer direkten Initiative, stellen damit das Initiativrecht des Arztes/der Ärztin nicht in Frage und versuchen so gleichzeitig den Arzt/die Ärztin zu ermuntern,

---

45 Vgl. für eine vertiefte Auseinandersetzung mit Vagheit und Ambiguisierung aus linguistischer Sicht Menz (1999, 2000).

46 Vgl. Sator 2003; Wimmer, Nowak 1987.

das Patiententhema aufzugreifen. Nur scheint dies häufig nicht zu funktionieren.

In „geselligen Interaktionen“ wird häufig in der Anbahnung von intimen Kontakten indirekte Kommunikation verwendet. Dem Effekt der irreversiblen Handlung kann so ausgewichen werden und ein Schwebezustand eingenommen werden, der eine genauere Beobachtung der Interaktionspartner ermöglicht. Insbesondere kann beobachtet werden, wie der Interaktionspartner auf die indirekte Kommunikation reagiert. Damit wird leichter abschätzbar, wie die Reaktion im Falle einer direkten Kommunikation wäre. Hier sei nochmals auf die oben erwähnte Verwendung von indirekter Kommunikation durch den Arzt in der Mitteilung schwer wiegender Diagnosen in der Arzt-Patient-Interaktion hingewiesen.

Kieserling (1999, S.174ff) weist auch darauf hin, dass die gesellschaftlichen Prämissen, unter denen Interaktionen laufen, aus Sicht der Interaktion artifiziell wirken und Ordnungsinteressen auf anderen Ebenen der Systembildung (Funktionssystem, Organisation) reflektieren. In diesem Spannungsfeld tritt häufig indirekte Kommunikation auf, als zwangloses geselliges Eingangsgeplauder einer organisierten Interaktion, als konsumentenorientiertes Gespräch im Verkauf etc. Manche der „social turns“ in der Arzt-Patient-Interaktion, insbesondere mit „Privatpatienten“, scheinen diesen Charakter zu haben. Gerade im Falle von Privatpatienten scheint damit die strikte Kopplung des Krankenbehandlungs- und des Wirtschaftssystems bis auf die Ebene der Interaktion durchzuschlagen.

3.3.12 Funktion von Themen in der Interaktion

Kieserling (1999, S.179ff) rekonstruiert unabhängig von der jeweils spezifischen Funktion, die bestimmte Themen in einer Interaktion, in einer Organisation oder einer Gesellschaft haben können, die abstrakte Grundfunktion von Themen in der Interaktion folgendermaßen:

> „Themen dienen der Interaktion dazu, unbestimmbare in bestimmbare Systemkomplexität zu transformieren“ (Kieserling 1999, S.180)

Themen helfen also der prinzipiellen Offenheit und der doppelten Kontingenz von Interaktion auszuweichen, dienen also aus dieser Sicht der Angstbekämpfung. Auch die Interaktion selbst kann sich der Frage nach der Funktion ihrer Themen stellen und interaktiv aufklären versuchen. Im Extremfall der geselligen Interaktion werden Themen nur noch danach bewertet, ob sie der Fortsetzung der Interaktion dienen können.

Themen verteilen aber die Chancen auf Beteiligung an der Interaktion zwischen den Anwesenden ungleich (nicht jeder will oder kann gleichermaßen über ein Thema sprechen), so entsteht eine Metaregel des Themenwechsels für gesellige Interaktion, in der Themen vermieden werden, die nur einem Teil der Anwesenden eine Darstellungschance geben bzw. wird ein häufiger Themenwechsel initiiert, der dann im zeitlichen Verlauf allen gleiche Beteiligungschancen gibt. (Kieserling 1999, S.185)

Interaktionen sind als Systeme selbstreferentiell, auch wenn sie nicht nur als Selbstzweck, wie in der „geselligen Interaktion", praktiziert werden. Die Anwesenden beziehen sich in ihrer Kommunikation immer auch auf vergangene oder zukünftige Kommunikationen in dieser Interaktion. Themen helfen Interaktionssysteme zu strukturieren bzw. legt sich die Interaktion durch Themen bestimmte Bezugspunkte für ihre Kommunikationen fest, um eine tautologische Selbstreferenz zu vermeiden. Für die selbstreferentielle Herstellung solcher Bezugspunkte gibt Kieserling (1999, S.191ff) vier Grundstrategien an:

1. In der Zeitdimension: Interaktion historisiert und bezieht sich auf Kommunikationen in der eigenen Entwicklung, ordnet das Gedächtnis des Systems.
2. In der Sachdimension: In der Interaktion wird gefordert, sich an Externa zu orientieren, an Vorgaben der Organisation, der Gesellschaft. Diese Externalisierung muss natürlich auch als ein systemimmanenter Prozess der Kommunikation stattfinden.
3. In der Sozialdimension: In der Interaktion werden unterschiedliche Rollen mit unterschiedlichen Teilnahmechancen von den Anwesenden ausdifferenziert, etwa Hierarchie- oder Leistungsrollen mit ihren Komplementärrollen.
4. Reflexion: Interaktion kann sich selbst thematisieren.

Erfolgreiche Themen kombinieren mehrere solcher Strategien. Zu Beginn von Interaktionen wird häufig die Externalisierung zu finden sein. Ein Thema eignet sich aber nur für Interaktion, wenn nicht schon alle Beiträge vorgeschrieben sind.[47] In der daraus entstehenden Themengeschichte der Interaktion kann dann auch die Strategie der Historisierung angewandt werden. Themen, die keine informativen Beiträge stimulieren, werden entweder fallen gelassen oder werden beibehalten, aber lenken die Aufmerksamkeit auf die Sozialdimension („Schönes Wetter heute?"

---

47 Hier entsteht ansonsten Monolog oder Ritual.

wird als Versuch eines Interaktionsbeginns gedeutet). bzw. kann die informative Verwendung der Sachdimension von der Sozialdimension ablenken. Zweiter Fall scheint in „organisierten Interaktionen" häufig der Fall, wird aber in der Arzt-Patient-Interaktion immer wieder zum Problem, weil die Befindlichkeit des Patienten/ der Patientin als Sachthema unweigerlich auch Aspekte der Sozialdimension einschließt. Bei existentieller Betroffenheit der Patient/inn/en entstehen durchaus Interaktionskrisen, wenn der Arzt/die Ärztin nicht rechtzeitig den Schwerpunkt der Interaktion von der Sachdimension auf die Sozialdimension lenken kann oder diese gar vermeidet.[48]

Reflexion setzt immer auch Differenzierung im System voraus. In der Interaktion kann dies nur zeitlich in Episoden erfolgen. Dies wird etwa in manchen Besprechungen mit abschließenden Feedback-Runden vorgegeben, wenn auch nicht immer eingehalten, weil es der Interaktion überlassen werden muss, ob sie diese tatsächlich interaktiv herstellt.[49]

Organisierte Interaktion nutzt ihr Thema häufig als Leitfaden für Externalisierung und als Reflexionsformel für die eigene Systemidentität (Kieserling 1999, S.199ff). Die Rufe „zur Sache" zurückzukehren sind hier typische kommunikative Merkmale. Die Interaktionseinheit wird dann über das jeweilige Sachthema thematisiert und abgegrenzt. Dies ermöglicht eine thematisch konzentrierte und komplexe Interaktion.

Themen sind immer auch Strukturen der Gesellschaft. Mit der Verwendung des Themas als Reflexionsformel der Interaktion werden solche externen Anforderungen in die Interaktion internalisiert. „Wie Sie wissen, sind wir zusammengekommen, um ..." ist der typische Beginn solcher Interaktionen.

Auf der Ebene des Gesellschaftssystems haben Themen die primäre Funktion, eine sehr große Zahl an Interaktionen über die Zeit und soziale Beteiligung hinaus an durchlaufenden gesellschaftlichen Kommunikationsprozessen zu beteiligen (Kieserling 1999, S.204ff). Einzelne Themen werden also auf der Ebene der Gesellschaft u.U. ganz anders prozessiert als auf der Interaktionsebene. Kieserling bringt hier den Begriff der „Thematisierungsschwelle" von N. Luhmann als Beispiel und zeigt an drei Beispielen, dass für Gesellschaft und Interaktion dasselbe Thema

48 Vgl. hier die Diskussion über „giving bad news" insbesondere in der Krebsbehandlung z.B. Holland, Almanza 1999.

49 Zu einer systemtheoretischen Darstellung der Funktion von Feedback siehe auch Pelikan, 2004, S.149ff.

unterschiedliche Thematisierungsschwellen hat (Kieserling 1999, S.205 ff).

An seinem ersten Beispiel, in dem er die Bedeutung der Massenmedien für die Vermittlung von interaktionsgünstigen Themen analysiert, kann die Frage angeschlossen werden, welche Funktion Massenmedien in Bezug auf das Krankenbehandlungssystem haben, und wie die Massenmedien durch ihren bevorzugten Zugang zu Interaktionssystemen eine sehr relevante Umwelt der Arzt-Patient-Interaktion geworden sind.[50]

Sein zweites Beispiel nimmt er aus den „Interaktionssystemen der medizinischen Untersuchung", analysiert dieses aber nicht weiter und kommt damit meines Erachtens zu einem falschen oder zumindest zu einem zu einfachen Schluss, nämlich, dass hier Interaktion und Gesellschaft unterschiedliche Thematisierungsschwellen hätten. Vielmehr scheinen mir hier widersprüchliche Rollenvorgaben für den Arzt entscheidend zu sein: ein Arzt, der kein Medikament verschreibt, ist kein Arzt. Dies entsteht nicht in der jeweiligen Interaktion, sondern gehört zu den Standardprämissen einer Arztrolle in unserer Gesellschaft. Dieses Beispiel könnte noch weiter gehend analysiert werden, was den Rahmen dieser Arbeit vorerst sprengt.[51]

Das zunehmende Auseinanderfallen von sinnvollen Thematisierungsschwellen in der Gesellschaft und Interaktion kann insbesondere durch Schriftlichkeit ausgeglichen werden und die Kontinuität von thematischen Interessen braucht nicht nur mehr durch Interaktionen hergestellt werden. Eine interessante Anwendung auf die Arzt-Patient-Interaktion könnten hier die, parallel zur Interaktion verteilten, Informationsschriften sein. Diese Kombination von schriftlicher und interaktiver Information hat nachgewiesenermaßen den höchsten Informationsgrad für Patient/inn-/en.[52]

Die hochselektive Senkung von Thematisierungsschwellen für bestimmte Themen ist eine der Besonderheiten organisierter Interaktionen. Man kann und soll mit dem Arzt in der Arzt-Patient-Interaktion über seine körperlichen Leiden und Wehwehchen reden. Aber ob man auch über

---

50 Vgl. Lalouschek 2005a.

51 Vgl. hier die Forschungen zu „unexplained symptoms" (Salmon, Humphris et al. 2007) oder zum Antibiotikaeinsatz bei Kindern (Mangione-Smith, Elliott et al. 2006), in denen die medizinisch sinnlose oder sogar riskante Medikamentenverschreibung durch solche Rollenerwartungen erklärbar wären.

52 Vgl. Johnson, Sandford et al. 2004.

seine Sorgen über diese Befindlichkeitsstörungen reden darf, ist schon eine andere Frage.

3.4 (Arzt-Patient-)Interaktion in Organisationen aus systemtheoretischer Sicht

Auf Basis der theoretischen Analysen der soziologischen Systemtheorie zum Verhältnis von Interaktion und Organisation (bzw. Funktionssystem) werden hier insbesondere die Prämissen des Krankenbehandlungssystems und seiner Organisationen an die Arzt-Patient-Interaktion dargestellt. Daraus abgeleitet werden auch theoretische Vorannahmen für die Analyse der Arzt-Patient-Interaktion bzw. werden empirische Belege für solche Ableitungen exemplarisch aufgezeigt.

3.4.1 Organisationen reproduzieren sich über Entscheidungen

Organisationen werden in der soziologischen Systemtheorie als soziale Systeme verstanden, die sich in Entscheidungen reproduzieren, so wie sich Interaktionssysteme in Kommunikation unter Anwesenden reproduzieren.[53] Auf die Entwicklung des Entscheidungsbegriffes soll in diesem Zusammenhang nicht genauer eingegangen werden, außer dass Entscheidung hier als Kommunikation verstanden wird, die sich selbst als Entscheidung beobachtet (Kieserling 1999, S.351).

Die Markierung bestimmter Kumulationspunkte des Verhaltens oder von Interaktionen als Entscheidung verdecken häufig die andauernden Prozesse der Verhaltensbestimmung und der daran beteiligten Interaktionen (vgl. Luhmann 1981a, S.339). Faktisch hat diese Markierung meist nur innerhalb von Organisationen die Funktion, die Zurechenbarkeit der Entscheidung zu Personen und Zeiten zu klären oder sie wird im Rechtssystem benötigt, um später in einem möglichen Konfliktfall über Verantwortung und Recht und Unrecht entscheiden zu können. Die Vielfältigkeit der an medizinischen Entscheidungen beteiligten Interaktionsprozesse wurde eindrucksvoll von Tim Rapley (2008) an empirischen Fallbeispielen als „distributed decision making“ rekonstruiert.

Für die Arzt-Patient-Interaktion kann das heißen, dass der Prozess der Entscheidung eines Patienten/einer Patientin über eine Behandlung nicht

53 Vgl. Luhmann 2000; Kieserling 1999, S.346ff; Luhmann 1981b.

mit einem von außen definierten Entscheidungspunkt (etwa der Unterzeichnung einer Einwilligungserklärung) verwechselt werden darf. Die angebotene Unterstützung zur Entscheidungsfindung durch den Arzt/die Ärztin sollte auf die Entscheidungsprozesse der Patient/inn/en Rücksicht nehmen und kommt zum Zeitpunkt der formalen Einwilligung in der Regel zu spät.

3.4.2 Grenzen von Organisation und Mitgliedschaft

Die Grenzen von Organisation werden durch die Identifikation von Stellen und Stelleninhabern markiert, denen die Entscheidungen zurechenbar sind, also über ihre Mitglieder (Wer (Nicht-)Mitglied einer Organisation ist, ist also eine der wesentlichen Entscheidungen einer Organisation). Mitgliedschaft verbindet Rollen und andere Teile der Aufbaustruktur von Organisationen mit (Teilausschnitten von) Personen, die die dafür von der Organisation festgelegten Bedingungen erfüllen und bereit sind, diese zu erfüllen (Pelikan 2004, S.141). Dies scheint zunächst einfacher als es ist: Sind freie Mitarbeiter Mitglieder einer Organisation? Ist das geleaste Reinigungspersonal Mitglied der Organisation? Sind Teilnehmer eines Ausbildungsseminars temporäre Mitglieder der Ausbildungsorganisation und wie steht es mit dem Seminarleiter, der einmalig das Seminar abhält? Aus systemtheoretischer Sicht sind dies Entscheidungen, die die Organisation für sich selber treffen muss. Dennoch wird deutlich, dass diese Grenzen häufig vielschichtig sind, zumeist verschwommenen wahrgenommen und nur im Krisenfall geklärt werden. In Interaktionssystemen spielen Mitgliedschaften eine wichtige Rolle, aber sie können in Frage gestellt und anders zugeschrieben werden, als es die Organisation selbst formal tut.

Die Patientenrolle kann zumindest für die stationäre Versorgung als temporäre Mitgliedschaft in der Organisation analysiert werden[54]: Patient/inn/en werden einem Aufnahme- und Entlassungsverfahren unterworfen. Nicht alle Patient/inn/en werden aufgenommen. Den Patient/inn/en werden Regeln der Organisation beim (oder sogar vor dem) Eintritt in die Organisation kommuniziert. Der/die Patient/in geht einen „Behandlungsvertrag" ein. Der/die Patient/in fällt Entscheidungen, die für die Organisation bindend sein können. Das Pochen von Direkto-

---

54 Diese Definition von stationären Patient/inn/en als Mitglieder der Organisation Krankenhaus ist analog zur Mitgliedschaftskategorie „Teilnehmer" bei Pelikan 2004 (S. 141).

ren - aber auch von Patientenanwälten - auf die Rechte UND die Pflichten von Patient/inn/en im Krankenhaus bestätigt dies und macht gleichzeitig die Unsicherheit darüber deutlich. Das Verschwinden des Patienten/der Patientin aus der Organisation wird (anders als etwa in einem Geschäft) zu einem Problem der Organisation.[55] Einen Sonderfall stellen Zwangsmitglieder, wie manche psychiatrischen (und geriatrische) Patient/inn/en, dar, da sie sich nicht „freiwillig" zu Mitgliedern des Krankenhauses gemacht haben.

Besondere Beachtung müssen in Organisationen Entscheidungen zu Entscheidungsprämissen geschenkt werden, z.B. wer wann und unter welchen Bedingungen welche Entscheidung treffen darf.

3.4.3 Organisierte Interaktion

Da moderne Gesellschaften weite Bereiche der gesellschaftlich folgenreichen Kommunikationen in Organisationen verlegt haben, ist „organisierte Interaktion" ein weit verbreiteter Interaktionstyp. Insbesondere kann die Gesellschaft viele Interaktionen durch Dazwischenschalten von Organisationen bestimmten Funktionssystemen zuordnen. Es liegt an Organisationen, die gesellschaftlichen Funktionen so zu spezifizieren, dass das Verhalten in der konkreten Interaktion daran anschließen kann. Die interne Ausdifferenzierung von Organisationen in Subsysteme erlaubt nicht nur eine enorme Spezialisierung der darin verknüpften Entscheidungsprozesse, sondern vor allem auch ein paralleles Prozessieren sehr vieler Entscheidungsprozesse gleichzeitig.

Interaktionen werden durch Vorgaben der Organisation auf spezifische Funktionen hingelenkt, erhalten dadurch die Möglichkeit, extrem differenziert bestimmte Themen zu bearbeiten und werden andererseits in vieler Hinsicht eingeschränkt oder abgestumpft. Daher liegt es nahe, „organisierte Interaktion" („organisatorisch gerahmte Interaktion" Kieserling 1999, S.359)[56] von „geselliger Interaktion" zu unterscheiden. Wobei

---

55 So gibt es in Österreich in der Krankenhausadministration eine Entlassungskategorie „Entwichen".

56 In den unterschiedlichen Richtungen der Diskursforschung hat sich dabei bisher der Begriff der „institutionalisierten Kommunikation/Gespräche/Interaktionen" durchgesetzt. Seit den 1970er Jahren hat insbesondere Konrad Ehlich gemeinsam mit Jochen Rehbein erste Gesprächsanalysen des Zusammenhangs von Interaktion und Institutionen vorgelegt (vgl. Ehlich, Rehbein 1986; Ehlich, Rehbein 1980). Die Bedeutung des Institutionenbegriffs in der deutschsprachi-

„gesellige Interaktion" demgegenüber durch seine selbstgewählten Prämissen ausgezeichnet werden kann. Die Vorgaben der Organisation an Interaktionen können sich auf die soziale, sachliche zeitliche und räumliche Dimension beziehen. Von diesen Vorgaben oder organisatorischen Rahmenbedingungen hängt auch die Leistungsfähigkeit der organisierten Interaktion in Hinblick auf die Ziele der Organisation ab (Pelikan 2004, S.145).[57]

Mit der Weiterentwicklung von Hausarztordinationen zu Kleinstorganisationen ist auch die Arzt-Patient-Interaktion in praktisch allen Fällen „organisierte Interaktion".

Organisationen können die Möglichkeit/Notwendigkeit der Interaktion zur selbstreferentiellen Selektion von möglichen Themen im Hinblick auf die Bedürfnisse der Organisation nutzen. Dies ist aufgrund des autopoietischen Systemcharakters von Organisation und Interaktion nicht selbstverständlich (Kieserling 1999, S.340ff). Wie aber bereits beschrieben, kann Interaktion (Aspekte der) Organisation in sich „reflektieren" bzw. kommunikativ internalisieren. Aber Entscheidungen bleiben in der organisierten Interaktion ein Fremdkörper, werden als artifiziell wahrgenommen. Kommunikation unter Anwesenden lässt sich nicht in eine Folge von Entscheidungen auflösen, dafür fehlt nicht zuletzt die Zeit (Kieserling 1999, S.356).

3.4.4 Entscheidung, Rationalität und Partizipation

Die rekonstruktive Abgrenzung des Entscheidungsbegriffes von dem damit lange in der Betriebswirtschaft und öffentlichen Meinung verbundenen Konzept der Rationalität soll hier nicht ausgeführt werden (vgl. Kieserling 1999, S.346ff). Der Hinweis, dass im Allgemeinen in der Arzt-Patient-Interaktion immer noch (irrtümlich) von einem Konzept/Mythos

---

gen Diskursforschung zeigt sich auch in einer eigenen Reihe des Narr Verlags „Kommunikation und Institution". Ganz ähnlich wird in der Konversationsanalyse zwischen „ordinary conversation" und „institutional talk" unterschieden (vgl. z.B. Arminen 2000; Drew, Heritage 1992; Menz 1991b).

57 Vor diesem Hintergrund würde ich der Grundthese von Pelikan widersprechen, dass es sich bei Gruppendynamik-Seminaren um einen „Hybrid von Organisation und Interaktion" handelt. Vielmehr scheint es sich um eine typische „organisierte Interaktion" zu handeln, die als ihr Spezifikum die thematische Ausrichtung auf die Reflexion der Interaktion selbst und das Lernen darüber hat. Diese Ausrichtung teilen Gruppendynamik-Seminare mit anderen organisierten Interaktionen, wie organisationsinterne oder –externe Supervisionen, Reflexionssitzungen etc.

„rationaler Entscheidungen“ ausgegangen wird, sei aber gestattet. Dass dem nicht so ist, wissen Mediziner schon lange.

Insgesamt ist die Frage der Zurechnung von Entscheidungen auf bestimmte Personen häufig prekär. In den allermeisten Fällen werden Entscheidungen auch oder gerade in sehr formalisierten Organisationen auf mehrere informale Interaktionen zurückzuführen sein.

Soweit Arzt-Patient-Interaktion im Kontext von Organisationen stattfindet, wird also eine organisatorische Erwartung an die Interaktion eine klare Zurechenbarkeit von Entscheidungen sein. Wie weiter unten bei den Rollentypen von Charles, Gafni et al. (1999) gesehen werden kann, ist die Frage der Zurechenbarkeit von Entscheidungen sehr eng an die Ausgestaltung der Arztrolle geknüpft. Der Arzt/die Ärztin wird auf formale Entscheidungen drängen, da er/sie im Zweifelsfall für sein/ihr Handeln belangt werden könnte, auch wenn dies für die Patient/inn/en u.U. nebensächlich ist.

Es ist also anzunehmen, dass in der Arzt-Patient-Interaktion der Arzt/die Ärztin formale Entscheidungen herbeiführt, aber typischerweise wird er/sie dies schriftlich dokumentieren bzw. von den Patient/inn/en bestätigen lassen. Schriftlichkeit ist das Medium von Organisationen und nicht der Interaktion. Zu erwarten ist auch, dass Patient/inn/en auf die Zumutung der Schriftlichkeit skeptisch reagieren und es einiger Überzeugungsarbeit bedarf, bevor sie bereit sind, sich darauf einzulassen und zu unterschreiben.

Kieserling (1999, S.381ff) wendet sich an dieser Stelle auch gegen die Ideale der Partizipation, die Entscheidungen stärker in den Bereich der nichtöffentlichen Interaktion bzw. in die Vorbereitung der Entscheidung verschieben. De facto lassen Partizipationsprozesse also Entscheidungen intransparenter werden. Da die Zurechenbarkeit und Verantwortung für Entscheidungen mit dem Hinweis vielfältiger Mitwirkung an Entscheidungen unklar werden.

Die Ideale der Partizipation werden gerade im Kontext der Krankenbehandlung und insbesondere in den Programmen der Gesundheitsförderung als zentrale Säulen einer patientenorientierteren und humaneren Gesellschaft gesehen. In diesem Kontext sind die Konzepte des Empowerments von Patient/inn/en und Bürger/inne/n zentral. Folgt man den Analysen von Kieserling für Organisation so drängt sich der zynische Verdacht auf, dass eine Funktion der derzeit vorherrschenden Diskussionen über „shared decision making“ und „patient empowerment“[58] die Verschiebung von Rechenschaftspflicht für Entscheidungen von den professionellen Leistungsrollen (insbesondere Ärzt/inn/en) zur Publikumsrolle des/r Patient/in oder Bürger/in ist. Die Handhabung von Einwilligungserklärungen für riskante Eingriffe scheint dafür zum Teil den Beleg zu erbringen. Welche/r Patient/in hat gelesen und verstanden, was er da unterschrieben hat?

Eine Zumutung von Organisationen an Interaktionen, im Falle der Arzt-Patient-Interaktion, insbesondere des Krankenhauses, ist die Möglichkeit von parallelen Entscheidungsprozessen. Interaktionen stehen vor der Aufgabe, wenn sie die Vorgaben der Organisation erfüllen wollen, dass sie das parallele Operieren in die undifferenzierte Serialität der Interaktion transformieren müssen.

Die Fähigkeit von Organisationen durch interne Ausdifferenzierung vielfältige Entscheidungsprozesse parallel zu prozessieren, erzeugt zusätzlich für die Organisation das Problem der Rekombination dieser Entscheidungsprozesse (Kieserling 1999, S.383). Diese Rekombination läuft primär über Interaktionsprozesse, die aber nicht komplex genug sind, um dies zu leisten. Vielmehr wird die prinzipielle Serialität der Kommunikationsprozesse in der Interaktion dadurch überfordert. Dadurch entstehen zufällige Rekombinationen und unpassende Aggregationen, die nicht mehr der Sachlogik der Entscheidungsprozesse folgen.

Sehr ausführliches Analysematerial im Bereich der Arzt-Patient-Interaktion, das diese Phänomene belegt, findet sich in einer Studie über Interaktionen in einer Krankenhausambulanz. Erst dadurch, dass die Autor/inn/en nicht Einzelgespräche analysiert haben, sondern die vielfältigen, kommunikativen Prozesse eines ganzen Vormittags in den Fokus ihrer Analysen gestellt haben, wird deutlich, wie die Parallelität und gegenseitige Störungen mehrerer Entscheidungsprozesse das Risiko von Fehlentscheidungen in sich trägt.[59]

Es ist anzunehmen, dass insbesondere der Arzt/die Ärztin sich der anderen Prozesse in der Organisation bewusst ist und sie als Rahmenbedingung der Arzt-Patient-Interaktion einbaut (z.B. braucht die kommende Chefvisite bestimmte Vorarbeiten), die insbesondere die Zeitlogik

---

58 Vgl. hier auch die kritischen Anmerkungen von Peter Salmon (Salmon, Hall 2003).

59 Vgl. Lalouschek, Menz et al. 1990.

einer Arzt-Patient-Interaktion sehr verändern kann. Der Arzt/die Ärztin ist hier gut beraten, den Patient/inn/en Orientierung über diese parallelen Prozesse zu bieten, sonst werden weitere Irritationen bei den Patient/inn/en folgen.

3.4.5 Soziale Rahmenbedingungen der Arzt-Patient-Interaktion als organisierter Interaktion

Wie bereits erwähnt, ermöglichen oder beschränken Organisationen Interaktionen durch organisatorische Rahmenbedingungen oder Vorgaben. Diese werden im Folgenden in den Sinndimensionen sozial, sachlich, zeitlich und räumlich zusammengefasst. U.a. ausgehend von den Analysen für Gruppendynamik-Seminare von Pelikan (2004, S.145-146) wird eine erste kurze Beschreibung der organisatorischen Vorgaben der Arzt-Patient-Interaktion versucht.

Soziale Rahmenbedingung heißt vor allem, den Zugang zu Interaktionen auf bestimmte Personen zu beschränken. Einen wesentlichen Einfluss nimmt Organisation also auf Interaktion, in dem sie über ihre Mitgliedschaft den Zugang zur Interaktion im System konditioniert. Kieserling leitet daraus sieben Konsequenzen ab (Kieserling 1999, S.360 ff), die sich vornehmlich auf die Interaktion zwischen Mitarbeitern in Organisationen beziehen. Kieserling geht hier weitgehend von einem einfachen Mitgliedschaftsbegriff (Mitglied = Mitarbeiter/in) aus, der für die Arzt-Patient-Interaktion (und die Gruppendynamik), wie oben besprochen, zu ungenau ist. Daher ist auch der einzige Punkt, den Kieserling aus der Grundthese, dass Organisationen den Zugang zu Interaktionen über Mitgliedschaft konditionieren, ableitet und der auf die Arzt-Patient-Interaktion passt, auf Nichtmitglieder bezogen. Nämlich die Interaktion mit Nichtmitgliedern wird nur an ausgewählten Orten (z.B. Ordinations- und Untersuchungsräumen) und zu bestimmten Zeiten (z.B. Sprechstunden) der Organisation ermöglicht. Diese These gilt natürlich auch für Mitglieder. Kein Mitglied einer Organisation kann immer und überall in der Organisation Zugang haben. Vielmehr sind mit jeder Rolle in einer Organisation spezifische Zugangsrechte zu Interaktionen, zu Orten und zu bestimmten Zeiten verbunden. (Denken Sie an die Putzfrau, die an den Vorstandssitzungen ihres Unternehmens teilzunehmen versucht!)

Darüber hinaus werden diesen Rollen bestimmte Funktionen in der Interaktion zugeschrieben, die dann von den Interaktionspartnern aufgegriffen werden können (oder auch nicht). Wie auch Pelikan unterstreicht, bedarf das Ausfüllen bestimmter Funktionen zum Teil hochspezialisierter Kompetenzen, die in mehr oder minder langen sozialisatorischen Interaktionsketten erworben und von den Organisationen als Vorbedingung für den Rollenträger geprüft werden. Im Fall der Arztrolle ist zunächst das abgeschlossene Medizinstudium und die anschließende praktische Ausbildung die Voraussetzung.

Die grundlegende Rollendefinition der Arztrolle als Leistungsrolle und der Patientenrolle als Kunden- oder Komplementärrolle im Krankenbehandlungssystem ist damit die zentrale soziale Rahmensetzung, die das Krankenbehandlungssystem für die Arzt-Patient-Interaktion bereit hält.

3.4.5.1 Die Patientenrolle

An dieser Stelle wird nicht die vielfältige Literatur zu den Rollen des Patienten/ der Patientin und des Arztes/ der Ärztin und deren mögliche Ausgestaltungen referiert, sondern Kernelemente herausgegriffen. Ausgehend von einem umfassenden Gesundheitsbegriff[60] muss zunächst festgehalten werden, dass Patient/inn/en auch gesund sind. Darüber hinaus wird dem kranken Menschen erst schrittweise die Rolle des Patienten/ der Patientin zugewiesen. Patient-Sein ist also nur die Spitze eines Eisbergs (Forster, Krajic et al. 2004), dessen Unterbau das kranke Individuum und immer auch das gesunde Individuum bildet.

Die Patientenrolle selbst kann gegenüber unterschiedlichen Umweltsystemen weiter differenziert sein:

- soziale Rolle als Kranker in der Gesellschaft: Krankenstand etc.
- Komplementärrolle gegenüber dem Krankenbehandlungssystem: geht die kranke Person zuerst zum Hausarzt oder ruft die Rettung etc.
- Komplementärrolle gegenüber Leistungsrolle(n) des Krankenbehandlungssystems: antwortet dem Arzt, befolgt Therapieempfehlungen etc.
- Komplementärrolle in/gegenüber Organisationen des Krankenbehandlungssystems: wartet, bis er aufgerufen wird, hält die Hausordnung ein etc.
- Rolle gegenüber dem eigenen kranken Körper/Psyche: Selbstbehandlung, Schonung des eigenen Körpers etc.

60 Vgl. für eine ausführliche Darstellung Pelikan, Halbmayer 1999.

vertieft werden. Ein möglicher Zugang, der für die Frage der Mitverantwortung bei Entscheidungen und der Mitarbeit bei Leistungen der Behandlung (erstmals in Teilen publiziert in Pelikan, Grießler et al. 1998) in der folgenden Abbildung.

Aspekte der PatientInnenrolle

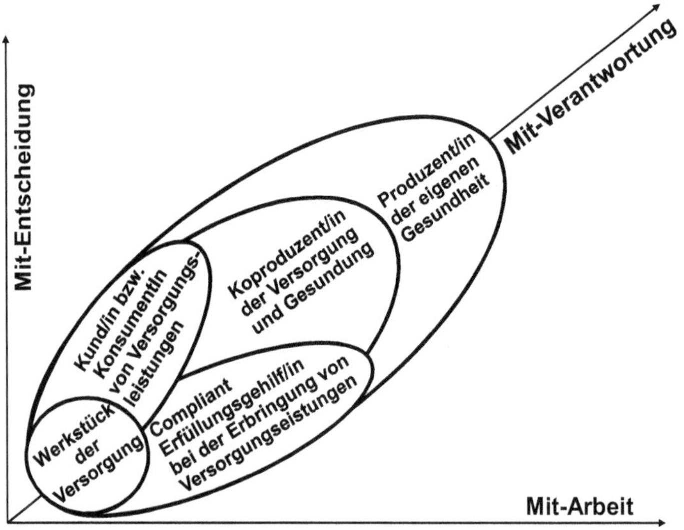

Als Komplementärrolle in/gegenüber Organisationen des Krankenbehandlungssystems, im Besonderen bei der stationären Behandlung gegenüber dem Krankenhaus, hat der Patient/die Patientin neben Rechten auch Pflichten, wie die Einhaltung der Hausordnung, die Einschränkung seiner Bewegungsfreiheit, die Rücksichtnahme auf Mitpatient/inn/en und Personal, die prinzipielle Bereitschaft sich einer Behandlung zu unterziehen etc. Die Aufgabe, die Patient/inn/en in dieser Rolle zu orientieren, ist üblicherweise nicht Aufgabe der Arzt-Patient-Interaktion, sondern wird meist dem Pflegepersonal oder in Teilen auch dem administrativen Personal übergeben. Es ist aber nicht auszuschließen, insbesondere in Fällen grober Regelverletzungen, dass der Arzt/die Ärztin dem Patienten/der Patientin zuredet. Insgesamt scheint es sinnvoll, Patient/inn/en in stationären Einrichtungen als (temporäre) Mitglieder dieser Organisationen zu betrachten (siehe oben).

3.4.5.2 Die Arztrolle

Demgegenüber wurde die Ausgestaltung der Arztrolle in mehreren Typologien zusammengefasst, von denen ich hier die von Charles, Gafni et al. (1999) als Grundlage auswähle, da sie die Informations- und Entscheidungsprozesse der Arzt-Patient-Interaktion in den Mittelpunkt stellt. Vereinfacht dargestellt wird die Arztrolle hier in drei Ausgestaltungen differenziert: 1. als paternalistischer Experte, 2. als Partner und 3. als Berater (vgl. folgende Abb.).

Abbildung (vereinfacht Table 1, Charles, Gafni et al. 1999)

Models of treatment decision making

Models Analytic stages	**Paternalistic**	**Shared**	**Informed**
Information exchange			
Flow	One way (largly)	Two way	One way (largly)
Direction	Physician ⇨ Patient	Physician ⇔ Patient	Physician ⇨ Patient
Type	Medical	Medical and personal	Medical
Amount	Minimum legally required	All relevant for decision making	All relevant for decision making
Deliberation	Physician alone or with other physicians	Physician and patient (plus potential others)	Patient (plus potential others)
Deciding on treatment to implement	Physician	Physician and patient	Patient

In Anschluss an die „Trainer-Rolle" der Gruppendynamik (Pelikan 2004, S.145) könnte als spezifische Funktion oder Aspekt der Arztrolle in der Arzt-Patient-Interaktion auch eine Moderationsrolle definiert werden, in der es die Aufgabe ist, eine fokussierte und zielorientierte Interaktion zu sichern. Dies inkludiert u.a. die Beteiligungsmöglichkeiten des Patienten / der Patientin zu eröffnen, zu unterstützen und gegenüber den eigenen Interessen abzusichern. Üblicherweise werden Ärzte/Ärztinnen jedoch nicht zu einer entsprechenden Ausbildung in Gesprächsmoderation von den Organisationen angehalten.

Von zunehmender Bedeutung scheint auch eine Trainer-Rolle im allgemein geläufigen Sinn für den Arzt/die Ärztin zu werden, indem er/sie den Patient/inn/en im Sinne des „Empowerments" Anleitung (und Aufsicht) über das selbständige Krankheitsmanagement und die Entwicklung gesunder/präventiver Lebensstile geben soll. Auch für diesen edukativen Rollenaspekt sind Ärzte/Ärztinnen üblicherweise nicht ausgebildet. Ein Großteil dieser Trainingsleistungen kann von anderen, spezialisierten Berufsgruppen[61] übernommen werden, aber die Arzt-Patient-Interaktion bleibt häufig Ausgangspunkt für diese Leistungen und trägt zur Grundmotivation der Patient/inn/en zur Teilnahme an solchen Programmen bei.

Als Strukturen der sozialen Systeme Organisation und Gesellschaft sind Rollen Umwelt der Interaktion und müssen, um wirksam zu werden, in das System der jeweiligen Interaktion internalisiert werden. Für die Arzt-Patient-Interaktion kann also angenommen werden, dass die Internalisierung der unterschiedlichen Rollen und Rollenauffassungen zu einer zentralen Grundaufgabe für diese Interaktion aus Sicht des Funktionssystems wird, obwohl dies von den Interaktionspartnern kaum als explizite Aufgabe des Gesprächs gesehen wird. Die Spuren des Aushandelns der Rollen müssten in der Interaktion analysierbar sein, insbesondere wenn die Gesprächspartner von nicht zueinander passenden Rollenauffassungen ausgehen. Im Detail und in Anwendung auf die jeweils aktuelle Situation wird jedoch immer eine Feinabstimmung der Rollen erforderlich bleiben. De facto wird eine in den Details jeweils einzigartige informelle Arbeitsteilung zwischen dem Arzt und dem Patient als Ergebnis der Interaktion entstehen; u.U. ist auch in manchen Situationen für den Arzt der Trainer im Gruppendynamik-Seminar ein Vorbild, durch relative Abstinenz, die Eigenaktivität der Patient/inn/en zu fördern.[62]

Die Entstehung, Reproduktion und Weiterentwicklung dieser Rollen und Rollenerwartungen sind selbst mit vielfältigen Interaktionen im Erziehungssystem (z.B. Ärzteausbildung), im Rechtssystem (z.B. Patientenrechte), in der Politik (z.B. Finanzierung), in den Medien (z.B. Darstellung

---

61 Etwa eigens ausgebildete Schulungsschwestern, wie sie z.B. für die Anleitung im Umgang mit Diabetes routinemäßig etabliert sind.

62 Vgl. Pelikan 2004, S.149.

von Ärztebildern) und natürlich im Krankenbehandlungssystem (z.B. Vorgabe durch leitende Ärzte/Ärztinnen) verbunden. Wie bereits angedeutet, wird durch die strikte Kopplung mit diesen anderen Funktionssystemen nicht nur die Arztrolle und Patientenrolle mitgestaltet, sondern es ist auch anzunehmen, dass noch weitere (teilweise verdeckte und widersprüchliche) Rollen aus diesen anderen Funktionssystemen durch die Personen in der Arzt-Patient-Interaktion aktualisiert werden. Erste linguistische Belege für die Auswirkungen dieser Rollenerwartungen an die Gesprächspartner in der Arzt-Patient-Interaktion liegen vor.[63]

3.4.5.3 Organisationen regeln die Anwesenheit von Personen in organisierten Interaktionen

Während die Arzt-Patient-Interaktion in der ärztlichen Einzelpraxis meist einen sehr klaren sozialen Rahmen hat, ist die Frage, wer welches Gespräch im Krankenhaus führt, eine wichtige Entscheidung. Nur selten wurden bisher dafür formale Regelungen entwickelt und eingesetzt. Vielmehr gibt es häufig ungeschriebene Gesetze und Routinen der Abteilungen, die von der Sozialisation des Abteilungsleiters, den aktuell vorhandenen Personalressourcen und einer gewissen „Adhoc-kratie" bestimmt zu sein scheinen.[64]

In der Arzt-Patient-Interaktion ist die organisatorische Herausforderung zumeist, die Anwesenheit dritter, nicht beteiligter, Personen auszuschließen. Insbesondere unerwartet eintretendes Personal und passiv anwesende Mitpatienten (und deren Angehörige) sind zumindest im Krankenhaus immer wieder schwer auszuschließen. Auch organisatorische Vorkehrungen, wie entsprechende Lampen und Hinweisschilder auf eine laufende Untersuchung, können ignoriert werden. Es bedarf auch der interaktiven Entwicklung entsprechender organisatorischer Wertesysteme, die eine Störung einer Arzt-Patient-Interaktion nur im extremen Notfall erlaubt. Ausnahmen sind hier die explizite Einladung an betreuendes Pflegepersonal oder auch Angehörige, deren Anwesenheit jedoch

63 Vgl. z.B. Menz 1991b.

64 Die bereits erwähnten Modelle des „behandelnden Arztes" oder einer „Bezugsschwester" sind Metaregeln, die die Anwesenheit (und Verantwortung) für eine Reihe von Interaktionen zusammenfasst, aber sie werden nur selten schriftlich als Standards der Organisation formuliert, als Praxisbeispiel können Ablaufstandards für Aufklärungsgespräche in der Onkologie (vgl. z.B. Peinhaupt, Nowak et al. 2004, S.42)

– wie bereits erwähnt - in jeden Fall die Interaktionssituation wesentlich verändern.

3.4.6 Inhaltliche Rahmenbedingungen der Arzt-Patient-Interaktion als organisierte Interaktion

Neben den sozialen Vorgaben der Rollen des Krankenbehandlungssystems und neben der Vorgabe von Anwesenheit von bestimmten Personen durch die Organisationen geben diese auch einen inhaltlichen Rahmen der Arzt-Patient-Interaktion vor. Zentraler inhaltlicher Rahmen aller organisierten Interaktionen in modernen Gesellschaften ist in jeden Fall die Grunddifferenz oder der Code und die entwickelten Medien des jeweiligen Funktionssystems. Für die Arzt-Patient-Interaktion ist also die Differenz „gesund/krank“ und das Medium des medizinischen Wissens der grundlegende inhaltliche Rahmen. Was in der Arzt-Patient-Interaktion Thema sein kann und was nicht ist also an die grundlegende Differenz gesund/krank gebunden und muss im Medium des medizinisch/pflegerischen Wissens kommunizierbar sein.

Damit erhält der Arzt/die Ärztin, als Experte des medizinischen Wissens, die grundlegende Definitionsmacht, was „zur Sache“ gehört und was nicht. Er/Sie hat dann aber auch die interaktive Aufgabe diese Grenzen im Gespräch zu sichern. Dies ist jedoch schon auf der inhaltlichen Ebene alles andere als trivial, da sehr viele Lebensbereiche des Patienten/der Patientin mit dem aktuellen Gesundheitszustand im Zusammenhang stehen können. Jedenfalls bleibt der Patient/die Patientin der/die Expertin für die Wahrnehmung seines/ihres eigenen Befindens und damit bleibt ihm/r auch ein Teil der Definition von „gesund“ bzw. „krank“ überlassen. Viel schwieriger für den Arzt/die Ärztin kann das implizite oder auch explizite Auftreten von laienhaften Krankheitsvorstellungen sein, die u. U. auch einer Behandlung im Wege stehen können.[65]

Weiters ist anzunehmen, dass Ärzte/Ärztinnen versucht sind, ihr kodifiziertes medizinisches Wissen im Gespräch mit Laien anzuwenden. Dies wurde seit langem als kommunikatives Problem der Arzt-Patient-Interaktion unter dem Titel der Verwendung von „Fachjargon/Fachsprache“ diskutiert.

Organisationen geben vor dem Hintergrund der Funktion der jeweiligen Interaktion, dieser spezifische Aufgaben, Ziele und Themen vor. Diese

65 Vgl. z.B. Verres 1991.

können explizit formalisiert sein, z.B. beinhaltet eine Geschäftsordnung vom Entscheidungsgremium meist als ersten Paragraphen die Definition des Aufgabenbereiches. Aber sie können auch in der Organisation selbst nicht beschrieben sein, da die inhaltliche Definition der unterschiedlichen Interaktionsformen, wie zumeist im Fall der Arzt-Patient-Interaktion, als zum professionellen Standard der Leistungsrollen gehörig gesehen wird. Damit werden die inhaltlichen Vorgaben von Interaktionen in der Arzt-Patient-Interaktion der sozialisatorischen Wirkung des Ausbildungssystems überantwortet, das sich nur marginal darum kümmert.

Insbesondere im Krankenhaus haben sich unterschiedliche Interaktionstypen der Arzt-Patient-Interaktion herausgebildet, die sich auch inhaltlich unterscheiden. Zu nennen sind insbesondere:

- das Aufnahmegespräch (zur Orientierung der Patient/inn/en und zum ersten Kennenlernen),
- die Anamnese (zur Erhebung der medizinischen Vorgeschichte und des medizinischen Status der Patient/inn/en),
- das Aufklärungsgespräch (zur Information der Patient/inn/en über diagnostische Ergebnisse und zum Einholen einer Einwilligung zu geplanten Eingriffen),
- das Visitengespräch (zur Erhebung und Besprechung des aktuellen Status, der aktuellen Patientenfragen und der unmittelbar folgenden Behandlungsschritte),
- das Entlassungsgespräch (zur Abklärung offener Fragen, zur Information über weitere, poststationäre Behandlungsschritte und Fragen des Krankheitsmanagements und des zukünftigen Lebensstils).

Diese Typen werden auch in Anpassung an die aktuellen Erfordernisse vermischt. Für den Patient/die Patientin bleibt in jeden Fall das Problem zu erkennen, welche Aufgaben und Ziele das laufende Gespräch hat. Der inhaltliche Rahmen des Gesprächs, der sich mehr oder minder klar im Kopf des Arztes/der Ärztin befindet, muss immer in der Interaktion selbst kommuniziert werden, um wirksam zu sein. Die Bedeutung von metakommunikativen Orientierungen über das Gesprächsziel und den geplanten inhaltlichen Ablauf durch den Arzt/die Ärztin wird damit unterstrichen.[66]

---

66 Vgl. z.B. Lalouschek 2004.

Für die Arzt-Patient-Interaktion kann also angenommen werden, dass es immer wieder zu interaktiven Konflikten zwischen Ärzt/inn/en und Patient/inn/en kommen kann, in denen die Frage, ob ein spezifischer Inhalt Thema des Gesprächs sein soll, zu klären ist. Auch die Frage welches Krankheitsverständnis sich im Gespräch durchsetzt, wird die Partner beschäftigen.

Durch die enge Kopplung der Krankenbehandlung an andere Funktionssysteme sind auch die inhaltlichen Prämissen der Arzt-Patient-Interaktion von ungewöhnlicher Komplexität und u.U. auch widersprüchlich. So kann die wirtschaftliche Betrachtung der medizinisch indizierten Behandlung diese als zu kostspielig oder auch zu billig erscheinen lassen.[67] Da diese wirtschaftlichen Kriterien für Patient/inn/en als solches im Allgemeinen nicht klar sind, wird damit die Wahrscheinlichkeit von unangemessenen Erwartungen und den daraus entstehenden Enttäuschungen an die Behandlung sehr hoch.

3.4.7 Zeitliche Rahmenbedingungen der Arzt-Patient-Interaktion als organisierter Interaktion

Organisationen geben häufig einen Zeitpunkt und den zeitlichen Rahmen für organisierte Interaktion vor. Dies nicht zuletzt auch, um die Anwesenheit der zur Themenbearbeitung notwendigen Personen zu sichern. Freilich richten sich Interaktionen nicht automatisch nach diesen Rahmen, sondern müssen als soziale Systeme interaktiv den Beginn und das Ende der Interaktion selbst bestimmen. In wenig formalisierten Organisationen ist daher oft ein offener - auch unklarer - Beginn und ein Weiterbesprechen über das vereinbarte Interaktionsende hinaus anzutreffen.[68]

Das Krankenbehandlungssystem und deren Organisationen haben den Zeitpunkt und den Zeitrahmen der Arzt-Patient-Interaktion wenig geregelt (Nur zur Chefvisite sind alle pünktlich da! Was eher ein Hinweis ist, dass aus Sicht der Mitarbeiter die Chefvisite keine Interaktion mit Patient/inn/en ist, sondern eben mit dem Chef). Die Beschränkung des zeitlichen Rahmens der Arzt-Patient-Interaktion wird eher implizit auf der

67 Manche Behandlungen „zahlen" sich aus im Sinne der Honorarordnung oder der LKF-Punkte, die das Krankenhaus verrechnen kann, andere nicht.

68 Es gibt nur wenige Organisationen, die so strikt mit dem zeitlichen Rahmen umgehen, wie die von Pelikan beschriebenen Gruppendynamikseminare (Pelikan 2004, S.146).

Ebene der beteiligten Personen als Zeitknappheit spürbar. Wobei Ärzte eher die Effizienz der Gesprächsführung einfordern, während von Patient/inn/en häufig die fehlende Gesprächszeit kritisiert wird. Der Beginn der Analysen der Arzt-Patient-Interaktion stand zum Teil sehr stark unter dem Eindruck der zeitlichen Verknappung der Arzt-Patient-Interaktion.[69] Die Frage, wie lange eine Arzt-Patient-Interaktion dauern darf, beschäftigt Ärzte/Ärztinnen und verängstigt Patient/inn/en. Dass Zeitdruck zur Verlängerung des Gesprächs führen kann, wurde wiederholt festgestellt.

In der Interaktion selbst obliegt es dem Arzt als Leistungsrolle, den zeitlichen Rahmen zu beachten (denn nur er kennt ihn) und mit dem Patienten/ der Patientin individuell zu vereinbaren. Diese Art der Metakommunikation wird jedoch nur selten zu finden sein. Es ist aber anzunehmen, dass sich in vielen Arzt-Patient-Interaktionen Hinweise finden, die Anstrengungen des Arztes/der Ärztin zur Beschränkung der Gesprächsdauer (z.B. Unterbrechungen) belegen.

Auf Organisationsebene scheinen die zeitlichen Erfordernisse von Arzt-Patient-Interaktion trotzdem nur selten in formalen Entscheidungen über Arbeitsprozesse in Krankenhäusern auf. Das scheint zunächst plausibel, da die Arzt-Patient-Interaktion schon aufgrund der Unvorhersehbarkeit der individuellen Symptomatik, des Krankheitsverlaufs und des Gesundungsprozesses der Besprechungsbedarf nicht klar vorweg bestimmbar ist. Die Konsequenzen sind aber zum Teil stundenlange Wartezeiten für die Patient/inn/en und ein anhaltender Zeitdruck für den Arzt. Erst in den letzten Jahren wurde unter dem Druck einer verstärkten Patientenorientierung und einer ökonomischen Effizienzdiskussion begonnen, die unterschiedlichen Typen der Arzt-Patient-Interaktion zeitlich zu strukturieren. Auch wenn Interaktionen mit ihrer Eigendynamik nie ganz berechenbar sein können, so war doch der Einbau von durchschnittlichen Erfahrungswerten für den zeitlichen Rahmen von Gesprächen in den Tagesablauf des Personals möglich. Es zeigt sich, dass Organisationen (Einzelpraxis und Krankenhäuser) durch Ablaufstandards und interaktive Vermittlung von Werten („Der Chef will keine vollen Wartezimmer!") durchaus in der Lage sind, ihre organisierten Interaktionen im überwiegenden Teil zeitlich verlässlich zu strukturieren.

---

69 Vgl. z.B. Bliesener 1982; Balint, Norell 1975, aber auch neuere Arbeiten, verweisen auf die anhaltende Existenz dieser „Mythen" Lalouschek 2004; Lalouschek, Menz et al. 1990.

Die Arzt-Patient-Interaktion und die dafür notwendige Zeit hatte bis vor wenigen Jahren in den finanziellen Regelungen des Krankenbehandlungssystems kaum eine Rolle gespielt, obwohl sie als wesentlicher Bestandteil des ärztlichen Handelns gesehen wurde. Insbesondere neuere finanziell relevante Entscheidungen über bestimmte Arzt-Patient-Interaktionen in Honorarordnungen und Personalbedarfsberechnungen geben zeitliche Rahmen an und spiegeln die zunehmende Bedeutung, die der Interaktion im Funktionssystem gegeben wird.[70]

3.4.8 Räumliche Rahmenbedingungen der Arzt-Patient-Interaktion als organisierter Interaktion

Ein geeigneter räumlicher Rahmen unterstützt (oder behindert) Anwesende, sich wechselseitig wahrzunehmen. Er setzt Grenzen des akustisch und visuell Wahrnehmbaren und damit auch der Interaktion. Auch die gegenseitige Positionierung der Körper der Anwesenden (etwa über die Bestuhlung) ist von zentraler (symbolischer) Bedeutung in der Interaktion. Eine geeignete Innenausstattung von Besprechungsräumen unterstützt die Fokussierung der gemeinsamen Aufmerksamkeit auf die Interaktion, vermittelt Nähe oder angemessene Distanz etc. Daher legen Organisationen im Allgemeinen großen Wert auf die räumliche und technische Gestaltung von Besprechungsräumen.

Während in der Allgemeinpraxis ein für Arzt-Patient-Interaktion geeigneter Ordinationsraum in der Regel zur Verfügung steht, stellen Krankenhäuser selten angemessene Räumlichkeiten zur Verfügung. Selbst wenn Besprechungs- oder Untersuchungsräume zur Verfügung stehen, so werden diese häufig mehrfach genutzt oder können dann im spezifischen Fall gar nicht genutzt werden (der Raum ist nicht frei, wenn er gebraucht wird; der Patient ist nicht mobil; der Aufwand den Raum zu wechseln scheint unangemessen etc.). Auch die für die Interaktion notwendige wechselseitige Wahrnehmbarkeit ist ebenso häufig eingeschränkt (z.B. können sich Ärzte/Ärztinnen mehr ihren Unterlagen oder dem Bildschirm zuwenden als den Patient/inn/en).

---

70 Vgl. auch die im Auftrag der österreichischen Sozialversicherung durchgeführte Überblicksstudie zur Effektivität der Arzt-Patient-Interaktion (Ludwig Boltzmann Institut Health Technology Assessment 2006).

3.4.9 Informelle und entlastende Interaktionsformen als Unterstützung der Arzt-Patient-Interaktion

Im Kontext von Organisationen finden nicht nur organisierte Interaktionen statt, denen die gerade beschriebenen Rahmenbedingungen zur Verfügung gestellt werden. Wie auch Kieserling beschreibt,[71] finden vielfältige Zufallskontakte, z.B. beim Kopiergerät, in der Toilette oder in der Kantine statt, die auch Bedeutung für die Entscheidungsprozesse in Organisationen haben können. Die Frage, ob und welche dieser Gelegenheiten von der Organisation geschaffen oder auch aufgelöst werden, kann als strategische Frage der Organisation gesehen werden.

Pelikan beschreibt für das Gruppendynamikseminar das gezielte Anbieten unterschiedlicher Interaktionsformen zwischen den Sitzungen der Trainingsgruppe, die eine entlastende und förderliche Funktion für den Lernerfolg der Teilnehmer/innen haben (Pelikan 2004, S.146). Diese sind zwar nicht gesellige Interaktionen im engeren Sinn, da seitens der Seminarorganisation inhaltliche Aufgaben vorgegeben werden, aber rücken durch den zum Teil selbstorganisierten Charakter der geselligen Interaktion wesentlich näher. Dadurch eröffnen sich ganz andere Teilnahme- und Entwicklungschancen als in den formelleren Arbeitssitzungen.

Für die Arzt-Patient-Interaktion stellt sich auch die Frage, ob neben den formellen Interaktionen auch andere informellere Interaktionssituationen hier wichtig sind und von den organisatorischen Rahmenbedingungen unterstützt werden sollten. Beobachtungen zeigen, dass Patient/inn/en und auch Ärzte/Ärztinnen solche Situationen suchen: Insbesondere das Pflegepersonal im Nachtdienst und das Reinigungspersonal beim Bettenmachen wird mit den offenen Fragen aus der Arzt-Patient-Interaktion konfrontiert. Der/die engagierte Arzt/Ärztin, der/die noch vor dem Nachhause-gehen in seiner Freizeit beim Patient/bei der Patientin vorbeischaut, um sich in Ruhe ans Bett zu setzen und zu reden. Das Gespräch mit Mitpatient/inn/en wird gesucht. Die Verarbeitungsprozesse der Patient/inn/en scheinen solcher entlastender und förderlicher Interaktionssituationen zu bedürfen. Systematische Förderung der Möglichkeiten, in veränderten Kontexten die Interaktionen oder die Themen der Arzt-Patient-Interaktion fortzusetzen, sind aber rar. Erwähnenswert sind Versuche, Selbsthilfegruppen im Krankenhaus Gespräche mit Pati-

---

71 Vgl. auch die Diskussion zur Bedeutung der homileischen Diskurse z.B. Rehbein 1985b; Ehlich, Rehbein 1980, § 4.2.

mit Patient/inn/en führen zu lassen,[72] der Einbezug eines ehrenamtlichen Besuchsdienstes[73] oder die Bereitstellung eines gemeinsamen Speisesaals für Personal und Patient/inn/en.

3.4.10 Interaktionen „führen" Organisationen

Bisher wurde vor allem dargestellt, wie Organisationen (und Funktionssysteme) als relevante Umwelten Interaktionen für sich nutzen und konditionieren können. Auch die traditionelle Organisationssoziologie, wie auch die kritische Diskursanalyse, haben den bestimmenden Einfluss von Organisationen im Zentrum ihrer Aufmerksamkeit. Umgekehrt sind Interaktionen die wesentlichsten Umwelten für Organisationen und haben, wie am Beispiel der Partizipation und der Rekombination von Entscheidungsprozessen angedeutet, entscheidenden Einfluss auf die Entscheidungen von Organisationen. De facto haben über weite Strecken Interaktionen die Dominanz über Organisationen und nur im Krisenfall verweist die Führung auf Stellenbeschreibungen, Vorstandsbeschlüsse, Geschäftsordnungen etc. (Kieserling 1999, S.359f)

3.5 Zusammenfassung: Arzt-Patient-Interaktion aus Sicht der soziologischen Interaktionstheorie

Die soziologische Interaktionstheorie bietet offensichtlich vielfältige Anschlüsse und Erklärungszusammenhänge für Arzt-Patient-Interaktion, die hier nur exemplarisch vorgeführt werden konnten. Insbesondere wird die soziale, inhaltliche, zeitliche und räumliche Rahmensetzung für die Arzt-Patient-Interaktion durch die Organisationen des Krankenbehandlungssystems deutlich. Manches bleibt bisher unzureichend beschrieben, z.B.: Wie Organisationsvorgaben in die Interaktion Eingang finden. So wird die Aktualisierung von inhaltlichen Vorgaben und Abweichungen davon in der Interaktion nur über das Wissen im Bewusstsein der beteiligten Personen realisiert werden können, oder gibt es andere Möglichkeiten? Welche Rolle spielen sprachliche, kognitive oder psychische Phänomene darin? Wie ist der Zusammenhang zwischen der Sprache als System und den kurzlebigen Interaktionssystemen zu sehen? Was folgt aus der systemtheoretisch angenommenen Kausalun-

---

72 Vgl. z.B. Keclik, Lehner et al. 2006.

73 Vgl. z.B. das „Patientenhilfsteam Rudolfstiftung" Holzknecht, Rernböck 1997; Lobnig, Nowak et al. 1996; Nowak, Lobnig et al. 1996.

terbrechung zwischen autonomen Systemen für die Erklärung der offensichtlichen Regelhaftigkeit von Interaktionsmustern zwischen Ärzt/inn/en und Patient/inn/en?

Umgekehrt ist zu fragen, ob alle interaktiven Prozesse, z.B. der Arzt-Patient-Interaktion, in systemtheoretischen Konzepten erklärbar sind. Die systematische Aggregation von Diskursforschung zur Arzt-Patient-Interaktion kann hier große Mengen an empirischen Beobachtungen zusammentragen, die neue Fragen oder zumindest eine breitere empirische Verankerung für eine umfassende Interaktionstheorie bieten könnte. Dafür wird es auch notwendig sein, neuere systemtheoretische Arbeiten zur Beschreibung des Krankenbehandlungssystems und zur Kommunikation im Detail aufzuarbeiten, wie z.B.: Pelikan 2007a,b; Bauch 2006; Vogd 2006; Bauch 2005; Baecker 2005a; Baecker 2005c; Begenau, Schubert et al. 2005; Vogd 2005a; Vogd 2005b; Bauch 2004; Vogd 2004a; Vogd 2004b Vogd 2004c 2002; Bauch 2000a; Bauch 2000b; Postert 1996.

Wie solche systematischen Analysen und Synthesen machbar sind, soll im nächsten Schritt detailliert beschrieben werden.

4 Die Methodik der Metastudie und ihre Entwicklung

Die Entwicklung einer angemessenen Methodik für die Synthese qualitativer Diskursforschung hat sich, wie zu zeigen sein wird, schrittweise zu einer zentralen Aufgabe dieser Forschungsarbeit entwickelt. Das Fehlen konsensuierter methodischer Standards, das begeisterte Interesse der Kolleg/inn/en und die Aussicht auf weitere, anwendungsrelevante Forschungen ließen eine detailreiche Auseinandersetzung mit den Methodenfragen einer solchen Metastudie angezeigt erscheinen. Die folgende Methodendiskussion bietet eine ungewöhnliche Logik, die dem/der Leser/in drei Komplexitätsebenen eröffnet: Sie beginnt mit einer knappen Darstellung der entwickelten Methodik, vertieft sich dann in die Breite der internationalen Methodendiskussion und schließt mit einem reflektierenden Bericht meiner methodischen Entwicklungsarbeit, der versucht, die mir zugängliche Komplexität meines Vorgehens nachvollziehbar zu machen. Diese Darstellungsform kommt nicht ohne Redundanzen aus, wurde aber gewählt, um unterschiedliche Zugänge zu der hier entwickelten Metastudienmethodik zu erlauben.

Dem/der eiligen Leser/in wird also die Lektüre des ersten Teils dieses Kapitels genügen, um das methodische Verfahren kennen zu lernen, die damit erzielten Ergebnisse einschätzen und gegebenenfalls die Methodik selbst anwenden zu können.

Der zweite Teil beginnt mit einem kurzen, historischen Überblick über die Methodenentwicklung zur Synthese qualitativer und quantitativer Forschung. Es folgen grundlegende Begriffsbestimmungen und Abgrenzungen der hier entwickelten Methodik und eine selektive und kritische Beschreibung wesentlicher methodischer Ansätze der Synthese qualitativer Forschung. Dieser Überblick liefert die spezifischen Anschlüsse meiner Arbeit an die internationale Methodendiskussion in der Form von Problemstellung und Lösungsinstrumenten.

Der dritte Teil dieses Kapitels stellt den Entwicklungsprozess meiner eigenen Methodik in zwölf Schritten vor. Einem „Reisebericht“ ähnlich, lehnt sich dieser Teil der Methodendiskussion an eine narrative Tradition der Sozialwissenschaften, in der Bedeutung im Erzählen entsteht (Jones 2005). Wenn die Methodik dieser Metastudie im Folgenden in der gebotenen Kürze zusammengefasst wird, soll dies nicht darüber hinwegtäuschen, wie vielfältig verschlungen, iterativ zwischen theoretischen Entwicklungen, methodischen Klärungen und Synthese von Ergebnissen pendelnd, dieser Methodenentwicklungsprozess tatsächlich war. In mehreren zirkulär, abduktiv[74] verknüpften Forschungsschritten wurde hier eine für Diskursforschungen geeignete Synthesemethode entwickelt, die die Forderung von Margarete Sandelowski (Thorne, Jensen et al. 2004, S.1360) zu erfüllen sucht, praktisch nutzbare Ergebnisse zu erzielen:

> „to produce knowledge that is accessible to researchers, clinicians, and the general public, and that can be translated for practice."

4.1 Die Methodik dieser Metastudie

4.1.1 Metastudie - ein neues Methodenparadigma für die Diskursforschung

Die hier vorgestellte Metastudie ist die erste systematische Anwendung von qualitativen Synthesemethoden in der Diskursforschung. Üblicherweise nehmen (diskursanalytische) Studien zwar in ihrer Vorbereitung von Problem- und Fragestellungen Bezug auf den Stand der wissenschaftlichen Diskussion, verfahren dabei jedoch dem Anlass entsprechend meist hoch selektiv und idiosynkratisch. Nun wurden in den letzten zehn Jahren - vor dem Hintergrund einer inzwischen hoch entwickelten Synthesemethodik für quantitative Forschungsergebnisse - auch für qualitative Sozialforschungen nachvollziehbare Methoden der Analyse und der systematischen Interpretation von Theorien, Methoden und Ergebnissen von vorliegenden Studien gesucht und erprobt. Wenn im Folgenden von „Synthese" die Rede sein wird, geht mit Campbell, Pound et al. (2003) dieser Begriff über herkömmliche Zusammenfassungen hinaus und meint eine spezifischere Technik, die mehr Wissen erzeugt als die Summe der von ihr zusammengefassten Primärstudien.

Grundlegend ist die Methodik dieser Metastudie als Grounded Theory Ansatz (Glaser, Strauss 1967) zu erkennen, der sich die Generierung neuer theoretischer Konzepte zum Ziel gesetzt hat. Neben den Prozessen des „theoretical samplings" und der „constant comparative method" wird die Reflexivität im Prozess der Generalisierung (Thorne, Jensen et

74 Ein solches abduktives Vorgehen wird auch von der „kritischen Diskursanalyse" als eines der grundlegenden Prinzipien ihres Forschens beschrieben (Wodak 2002; Fairclough, Wodak 1997) und beruft sich auf die wissenschaftstheoretischen Arbeiten von Charles Sanders Peirce (vgl. z.B. Kap. 15 Peirce 1998).

al. 2004, S.1354) betont, indem sowohl die Beiträge der Primärstudien als auch die Schritte der Verarbeitung dieser „Daten“ in der Analyse und Synthese von Ergebnissen möglichst explizit gemacht werden. Dieser grundlegende Zugang wurde mit Elementen von mehreren Synthesemethoden kombiniert und für die Anwendung auf Diskursforschungen adaptiert. Die wesentlichsten methodischen Beiträge stammen aus folgenden Verfahren:

Aus der „Meta-Ethnography“ (Noblit, Hare 1988; Thorne, Jensen et al. 2004) wird die Abgrenzung zur Re-Analyse der Primärdaten übernommen. Vielmehr sind die Interpretationen und Konzepte der Primärstudien die Objekte der Analyse, Aggregation und Synthese. Der Prozess der „reciprocal translational analysis“ und der Umgang mit Widersprüchen zwischen den Interpretationen der Primärstudien („Refutational synthesis“) bilden das Fundament der Aggregations- und Synthesearbeit dieser Metastudie.

Die „Meta-Interpretation“ (Weed 2005) baut selbst auf mehreren anderen Synthesemethoden auf und stand Pate bei der Konzeption und Dokumentation des Gesamtprozesses dieser Metastudie, um maximale Nachvollziehbarkeit des Syntheseprozesses und minimalen Verlust an Kontext der Primärstudien abzusichern.

Die sechs Phasen des „Meta-narrative Review“ (Greenhalgh, Robert et al. 2005) stimmen über weite Strecken mit dem Gesamtprozess der Meta-Interpretation überein und dienten auch als Prozessvorlage für diese Metastudie. Als spezifische, methodische Instrumentarien wurde die Nutzung eines „data extraction form“ (Datenentnahmeraster) in der Analyse der Primärstudien und die Unterstützung der Synthese mit kognitiven Landkarten übernommen.

Der „Metastudy“-Ansatz (Paterson, Canam et al. 2001) gab meinem methodischen Zugang den Namen, weil auch er mehrere Synthesemethoden integriert und explizit die Synthese von Theorien, Methoden und Ergebnissen der Primärstudien unterscheidet.

Während der „Metastudy“-Ansatz als sehr aufwändige Synthesemethodik eingeschätzt werden muss, zeigt die „Realist Synthesis“ (Pawson, Greenhalgh et al. 2004) Methoden, wie Primärstudien in sehr großer Zahl und mit großen Unterschieden zu komplexen Fragestellungen mit „realistischem“ Aufwand integriert werden können. Ein entscheidender erster Schritt dafür ist die anfängliche Entwicklung einer konzeptuellen Landkarte („programme theory“), die hilft, die Primärstudien auszuwählen, und die selbst schrittweise weiterentwickelt wird. Mit diesem methodischen Zugang kann die Anfangsphase dieser Metastudie gut beschrieben werden.

Wichtige Anregungen boten vor allem auch die kritischen Einschätzungen unterschiedlicher Synthesemethoden und die methodischen Vorschläge zur Integration von quantitativer und qualitativer Forschung von Dixon-Woods, Agarwal et al. (2005). Die Synthese komplexer, qualitativer und quantitativer Forschung führte Mitglieder dieser Forschungsgruppe zur Entwicklung der „Critical Interpretive Synthesis (CSI)“, die aktuell als eine der bestentwickelten qualitativen Synthesemethoden eingeschätzt werden kann (Dixon-Woods, Sutton et al. 2007; Dixon-Woods, Cavers et al. 2006).

Die fünf Grundfragen an eine Synthesemethodik von Louise Jensen (Thorne, Jensen et al. 2004, S.1346) verweisen auf die kritischen Probleme, deren Lösung einen methodischen Paradigmenwechsel von einer herkömmlichen Literaturzusammenschau zu einer ausreichend reflektierten und nachvollziehbaren Metastudienmethodik in der Diskursforschung erfordert:

1. Wie werden Widersprüche in den Ergebnissen der Primärstudien gelöst?
2. Wie wird die eingeschränkte Sicht (“bias”) des analysierenden Forschers reduziert?
3. Wie werden Ergebnisse der Primärstudien selektiert bzw. zusammengefasst? Wie werden die theoretischen Konzepte, die Methoden und die Ergebnisse der einzelnen Primärstudien methodisch unterstützt entnommen?
4. Wie werden Ergebnisse integriert und interpretiert? Wie werden Vergleiche zwischen den Studien methodisch unterstützt?
5. Wie werden Ergebnisse synthetisiert?

Louise Jensen schlägt weiters sieben grundlegende methodische Ziele/Qualitätskriterien vor, die in einer (quantitativen) Metastudie erfüllt werden sollten (ebenda S.1346), an denen die korrekte Bearbeitung dieser Fragen bewertet werden kann:

1. Ein spezifisches Ausgangsproblem/Forschungsfrage ist definiert
2. Einschlusskriterien sind expliziert
3. Ein Auswahlprozess für Primärstudien ist identifiziert

4. Charakteristika der Primärstudien werden nach einem einheitlichen Schema gemessen
5. Ergebnisse sind identifiziert, klassifiziert und kodiert
6. Ergebnisse sind aggregiert (und Indizes für die Effektgröße sind kalkuliert)
7. Ergebnisse werden in neue Konzepte transformiert

Die ausführliche Beantwortung dieser Fragen und der Beleg für die Erfüllung dieser Qualitätskriterien folgen im dritten Teil dieses Kapitels. Eine knapp zusammengefasste Antwort gibt die folgende Beschreibung der fünf Forschungsphasen dieser Metastudie mit ihren jeweiligen Verfahren für die Sicherung der methodischen Qualität:

1. Erkunden und Formulieren von Forschungsfragen – „Mapping"
2. Literatursuche und Auswahlverfahren für Primärstudien - „Sampling"
3. Analyseverfahren für Primärstudien – Arbeit mit einem „Datenentnahmeraster"
4. Das Aggregationsverfahren für die Inhalte der Datenentnahmeraster – Arbeit mit einer Metamatrix
5. Das Syntheseverfahren – Arbeit mit der Metamatrix und Entwicklung einer kognitiven Landkarten-„Systematik"

4.1.2 Erkunden des Forschungsfeldes und Formulieren von Forschungsfragen – „Mapping"

Forschung beginnt immer mit einem – mehr oder weniger explizit reflektierten und dokumentierten - Prozess des Erkundens des Forschungsfeldes, der Entwicklung erster Konzepte, der Formulierung eines Ausgangsproblems oder eines Forschungsfokus und dem Schärfen der Forschungsfragen. Dieser Prozess muss offensichtlich für sehr komplexe Forschungsbereiche (vgl. Pawson, Greenhalgh et al. 2004; Greenhalgh, Robert et al. 2005; Dixon-Woods, Cavers et al. 2006) unsicherer, ausführlicher und systematischer erfolgen, als für relativ eingegrenzte und wohl definierte Forschungsbereiche, wo konventionelle, stark standardisierte, aggregierende Methoden angemessen sind.

Ein solcher Art offener Beginn ermöglicht den beteiligten Forscher/inne-/n, auch den breiteren Kontext des Forschungsfeldes besser zu verstehen und gegebenenfalls in Verlauf der Synthese Randbereiche zu berücksichtigen bzw. in der Formulierung der Schlussfolgerungen darauf Bezug zu nehmen. Diese anfängliche Planungs- und Konzeptionsphase wurde daher sehr breit angelegt. Auch konnte auf keine Vorarbeiten zurückgegriffen werden, sondern für die Diskursforschung wurde völliges Neuland betreten. Die Breite dieses Beginns ermöglicht nicht zuletzt, weitreichende interdisziplinäre Anschlüsse für die Formulierung der Ergebnisse der Metastudie heranzuziehen.

Das grundlegende Ausgangsproblem dieser Metastudie wurde im gesamten Verlauf der Arbeit immer gleich gesehen: Eine Vielzahl qualitativer Gesprächsanalysen zur Arzt-Patient-Interaktion liegt vor, aber es fehlt eine übergreifende Analyse der Ergebnisse dieser Studien. Ohne diese Analyse würde kaum eine substantielle Weiterentwicklung dieses Forschungsfeldes und eine systematische Rezeption der vorliegenden Ergebnisse in anderen Forschungsdisziplinen stattfinden können.

Die Formulierung der Forschungsfragen veränderte sich hingegen im Verlauf der Forschungsarbeit, verschob sich, engte sich ein[75] und liegt nun folgendermaßen vor:

1. Welche deutschsprachigen Gesprächsanalysen zum sprachlichen Handeln von Ärzt/inn/en in der Arzt-Patient-Interaktion liegen bisher vor?
2. Mit welcher Methodik können Ergebnisse unterschiedlicher qualitativer Diskursforschungen analysiert und synthetisiert werden?
3. Welche Formen des sprachlichen Handelns von Ärzt/inn/en in der Arzt-Patient-Interaktion wurden in einer ausgewählten Gruppe von Diskursforschungen beschrieben?
4. Welche interaktiven Auswirkungen auf die beteiligten Patient/inn-/en werden diesen Formen sprachlichen Handelns von Ärzt/inn/en jeweils zugeschrieben?
5. In welcher Systematik können diese Formen des sprachlichen Handelns von Ärzt/inn/en beschrieben werden?

75 Auch Jensen, Allen (1996) weisen darauf hin, dass dieser Prozess des Zuspitzens und Identifizierens von Forschungsfragen – wie in qualitativer Sozialforschung generell – im gesamten Verlauf der Forschung anhalten kann, da die Definitionen schrittweise aus den Daten gewonnen werden können.

Die Forschungsfragen werden in einem solchen Forschungsprozess mehr „zu einem Kompass als zu einem Anker", wie dies Eakin und Mykhalovskiy (2003) formulierten. Nicht zuletzt in der Synthesephase erlaubt dieses flexible Vorgehen mit den Forschungsfragen, dass die Konzepte und Kategorisierungen aus der Analyse und Interpretation der Primärstudien entstehen können und nicht in vorgefertigte konzeptuelle Bahnen passen müssen.

Die sorgfältige Beschreibung des Entstehungszusammenhangs und des Erkundungsprozesses am Beginn der Metastudie sollte Teil der Methodendarstellung einer Metastudie sein, da hier wesentliche Vorannahmen der Metastudie getroffen und nur so explizit, nachvollziehbar und überprüfbar werden (oder eben nicht, wenn diese nicht explizit beschrieben werden). Dies ist der Grund für den ausführlichen „Reisebericht".

4.1.3 Suche und Auswahl von Primärstudien - „Sampling"

Das „Sampling" der Primärstudien bedarf dreier Schritte:

1. Der Definition von Einschlusskriterien für die Literatursuche auf Basis der Forschungsfragen
2. Der methodischen Konzeption und Durchführung der Literatursuche
3. Der Auswahl der Primärstudien aus der erstellten Literaturliste

4.1.3.1 Die Einschlusskriterien

Ausgehend von der grundlegenden Forschungsfrage der Metastudie „Was haben Diskursforschungen zur deutschsprachigen Arzt-Patient-Interaktion über verbales Handeln von Ärzt/innen in der Arzt-Patient-Interaktion herausgefunden?" wurde ein Set von einfachen Einschlusskriterien formuliert, die helfen sollten, „Diskursforschung zur deutschsprachigen Arzt-Patient-Interaktion" anhand des Titels bzw. vorliegender Abstracts leicht zu identifizieren. Folgende Kriterien wurden angewandt, um das Grundsample potentieller Primärstudien zusammenzustellen:

1. Mündliche, deutschsprachige Interaktion zwischen Ärzt/inn/en und Patient/inn/en ist Forschungsgegenstand
2. nicht: Pflegepersonal, Angehörige

3. Alle Gesprächstypen der Arzt-Patient-Interaktion in allen Organisationskontexten werden eingeschlossen
4. Krankenhaus, Ambulanz, niedergelassene Praxis
5. Behandlung, Training, Forschung
6. Nur Realinteraktionen werden eingeschlossen
7. keine gespielte Kommunikation, z.B. Talkshow
8. Methodische Einschlusskriterien
9. Die Gespräche sind technisch aufgezeichnet (nicht nur teilnehmende Beobachtung, Befragungen)
10. Die Analyse der Gespräche erfolgt auf Basis von Transkripten
11. Aber keine Beschränkung auf „linguistische“ Analysen.

Unter Anwendung dieser Kriterien wurden bis April 2007 insgesamt 493 Publikationen aus Diskursforschungen zur deutschsprachigen Arzt-Patient-Interaktion als potentielle Primärstudien identifiziert.

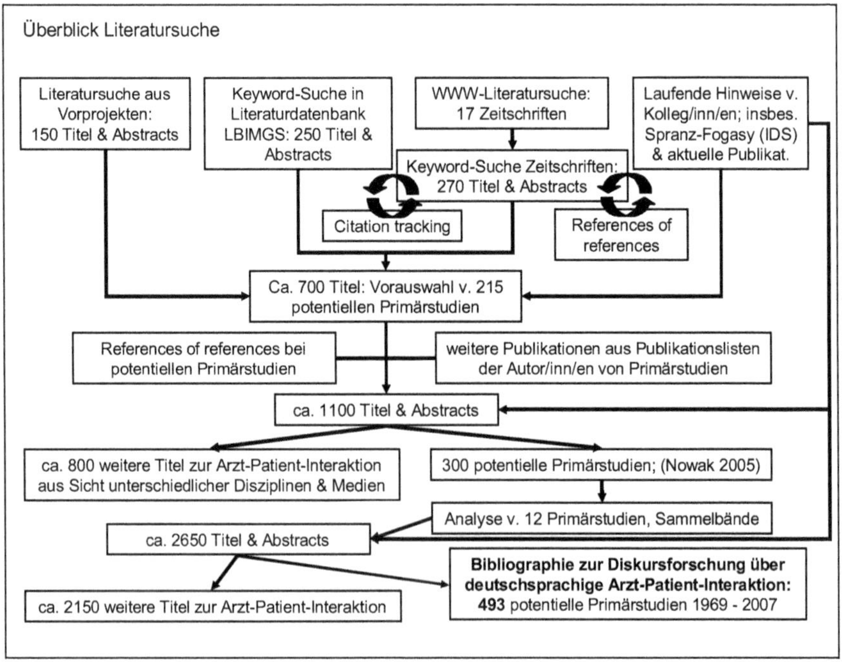

4.1.3.2 Literatursuche

Die Literatursuche wurde in mehreren Schritten (vgl. Abb. vorige Seite) durchgeführt und begleitete die gesamte Metastudie. Das Motiv für eine so umfassende Literaturdokumentation war die Beobachtung, dass die deutschsprachige Diskursforschung zur Arzt-Patient-Interaktion kaum Notiz von den internationalen Forschungen in diesem Bereich nahm. Damit soll diese Bibliografie ein Beitrag und Anreiz für weitere und wesentlich interdisziplinärer ausgerichtete (Meta-)Studien sein.[76] Somit wurde in allen, im Folgenden beschriebenen Suchschritten jede Literaturstelle zur Arzt-Patient-Interaktion in eine Literaturdatenbank eingegeben und nach den genannten Einschlusskriterien als potentielle Primärstudie identifiziert (oder eben nicht).

Ausgangspunkt der Literatursuche war eine Literaturliste zur Arzt-Patient-Kommunikation, die vom Autor im Zuge von Vorprojekten, der Beobachtung internationaler medizinischer Zeitschriften und aufgrund von Anfragen im Rahmen des Diskussionsforums Gesprächsforschung (http://www.gespraechsforschung.de/liste.htm [Letzter Zugriff 14.08.09]) in den Jahren 2001 bis 2004 erstellt worden war.

In einem ersten Suchschritt wurde die Literaturdatenbank des Ludwig Boltzmann Instituts für Medizin- und Gesundheitssoziologie nach einer Reihe relevanter Keywords durchsucht. Den zweiten Suchschritt bildete eine Internetrecherche zu denselben Suchbegriffen (zusätzlich auch in englischer Übersetzung). 17 häufig in dieser Recherche gefundene, internationale Zeitschriften, die über einen Internetauftritt mit Archivsuchfunktion verfügten, wurden gesondert nach diesen Suchbegriffen analysiert. Ergänzt wurde diese Suche durch eine „snowballing"-Suche (vgl. Greenhalgh, Robert et al. 2005, S.421) bei offensichtlich besonders relevanten Artikeln mit elektronischem „citation tracking" (Suche nach Arbeiten, die diese Publikation später zitieren) und der Analyse der dort zitierten Literatur („references of references"). Damit war die erste

76 Die vollständige Literaturliste steht als Working Paper des Ludwig Bolttzman Instituts für Medizin- und Gesundheitssoziologie (Nowak 2007b) zur Verfügung und kann vom Autor bezogen werden. Das erste Forschungsvorhaben, das direkt aus dieser Arbeit Nutzen zog, war die „Metastudie und Forschungsdatenbank zum sprachlichen Handeln von Ärzt/inn/en in der Diskursforschung", die seit 2007 die interaktive Forschungsdatenbank API-on © online bereitstellt. 241 Diskursforschungen zur Arzt-Patient-Interaktion sind dort ausführlich dokumentiert (vgl. Menz, Nowak et al. 2008; http://www.univie.ac.at/linguistics/florian/api-on/index.htm [Letzter Zugriff 28.08.09]).

Sammlung mit ca. 700 Literaturzitaten erstellt und 215 Publikationen als potentielle Primärstudien identifiziert. Diese Publikationen wurden so weit wie möglich beschafft.

Im dritten Suchschritt wurden in den Literaturlisten dieser Vorauswahl von Primärstudien und den Publikationslisten der Autor/inn/en dieser Publikationen mögliche weitere Primärstudien identifiziert und in die Literaturliste aufgenommen. Damit konnten ca. 85 mögliche, weitere Primärstudien identifiziert werden.

Parallel dazu wurde einerseits einzelnen Hinweisen von Kolleg/innen auf (eigene) Primärstudien nachgegangen bzw. folgte aus der weiteren Beobachtung der aktuellen Publikationen und der detaillierten Analyse der eingeschlossenen Primärstudien eine Erweiterung der Literaturbasis. In einer Kooperation mit dem Institut für Deutsche Sprache in Mannheim (Prof. Spranz-Fogasy) konnte die Bibliografie zur Arzt-Patient-Interaktion nach wesentlich erweitert werden. Mit Abschluss dieser Arbeit liegt nun die bis dato umfangreichste Literaturliste (Nowak 2007b) zur Diskursforschung über deutschsprachige Arzt-Patient-Interaktionen vor, in der 493 Publikationen und Berichte als potentielle Primärstudien angeführt sind, und eine umfassende Bibliografie zur Arzt-Patient-Interaktion (Nowak, Spranz-Fogasy 2007), die ca. 2400 Zitate enthält.

4.1.3.3 Das Auswahlverfahren für die Primärstudien - „Sampling“

Der naive Ausgangspunkt dieser Metastudie war das Ziel, sämtliche Publikationen der Diskursforschung über deutschsprachige Arzt-Patient-Interaktionen zu analysieren und deren Ergebnisse in diese Synthese einzubringen. Nach der Analyse der ersten sechs Primärstudien und der vertieften Auseinandersetzung mit der Methodendiskussion zur Synthese qualitativer Forschung war klar, dass der Aufwand für die Entwicklung der Methodik und für die große Anzahl an Einzelanalysen viel höher als gedacht war und in dieser Metastudie eine „Gesamtsynthese“ nicht leistbar ist. Diese Einsicht führte zu einer Umorientierung der gesamten Studie und de facto zu zwei methodisch etwas unterschiedlich definierten Phasen der Auswahl (vor und nach der Umorientierung).

Das Grundziel der Auswahl der ersten sechs Primärstudien war es, qualitativ hochwertige Diskursforschungen für die erste Erprobung der Analysemethodik auszuwählen. Die engere Auswahl der Primärstudien erfolgte zunächst intuitiv, da zu diesem Zeitpunkt noch die Absicht bestand, eine Analyse aller gefundenen Primärstudien durchzuführen, und daher die Auswahl nicht systematisch erfolgen musste. Dennoch war die Auswahl von drei Aspekten geleitet:

1. Die Publikationen sollten rezent sein,
   - ➔ um zu überprüfen, ob die möglicherweise durch den Forschungsfortschritt erreichte hohe Differenziertheit und Komplexität von Ergebnissen mit dem Datenentnahmeraster abbildbar ist. Damit sollte das Datenentnahmeraster in einem abduktiven Entwicklungsverfahren rasch zu hoher Qualität weiterentwickelt werden.
   - ➔ Gleichzeitig sollte die erwartete hohe Differenziertheit von rezenten Primärstudien der beste Einstieg sein, um rasch die konzeptuelle Grundstruktur der Metamatrix „Systematik interaktiven, sprachlichen Handelns von Ärzt/inn/en“ auszudifferenzieren.
2. Die Publikationen sollten aus unterschiedlichen Gesprächskontexten stammen und unterschiedliche Forschungsinteressen verfolgen, um eine breite Streuung in den vertretenen Theorien, Methoden und Ergebnissen zu erfassen.
3. Die Primärstudien sollten leicht verfügbar sein (es lief parallel noch die Beschaffung der Publikationen zu den potentiellen Primärstudien). Daraus entstand aber auch „bias“ in der Auswahl in der Arbeit von nahe stehenden Kolleg/inn/en überrepräsentiert waren.

Damit kann diese erste Auswahlphase abschließend als eine zweckorientierte Suche „purposive sampling“ (Pawson, Greenhalgh et al. 2004, S.20) eingestuft werden.

Die Auswahl der sechs weiteren Primärstudien sollte die Komplexität des gerade genannten zweiten Kriteriums zur Streuung der Primärstudien im Sinne eines "maximum variation samplings" (Lincoln, Guba 1985) weiter erhöhen, um die Synthesemethodik für sehr unterschiedliche Diskursforschungen zu erproben. Neben der theoretischen und methodischen Streuung der Studien sollten die weiteren Primärstudien nach folgenden Kriterien möglichst breit streuen: Autor/inn/en, Publikationszeitpunkt, Größe des Patientensamples, Gesprächstyp und Interaktionskontext.[77]

---

77 Ganz ähnlich beschreiben Dixon-Woods, Cavers et al. (2006; S.6) ihr Vorgehen als zweistufig beginnend mit einer Phase des „purposive samplings“ und einer zweiten Phase des „saturation samplings“, das im Fall dieser Metastudie mit einem „maximum variation samplings“ zusammenfallen muss.

4.1.3.4 Die zwölf Primärstudien

Diese beiden Schritte des Auswahlverfahrens erzeugten ein sehr breit gefächertes Spektrum von Primärstudien, das kurz so charakterisiert werden kann:

Kriterium	**Variation**
Publikationsdatum	1979 - 2005
Anzahl der analysierten Interaktionen	1 - ~500 (Σ ~800)
Gesprächstypen	Anamnese, Visiten, Folgegespräche, diagnostische und therapeutische Aufklärung
Interaktionskontexte Ort	Krankenhaus, Ambulanz, Einzelordination
- Gesprächsanlass	Behandlung, Forschung, Training

Hier die vollständigen Zitate der einbezogenen Primärstudien:

Tabelle: Die zwölf Primärstudien:
Bliesener, Thomas (1982): Konfliktaustragung in einer schwierigen "therapeutischen" Visite. In: Köhle, Karl; Raspe, Hans H.: Das Gespräch während der ärztlichen Visite. Empirische Untersuchungen. Wien, München, Baltimore: Urban & Schwarzenberg. S.249-268.
Brünner, Gisela; Gülich, Elisabeth (2002): Verfahren der Veranschaulichung in der Experten-Laien-Kommunikation. In: Brünner, Gisela; Gülich, Elisabeth: Krankheit verstehen. Interdisziplinäre Beiträge zur Sprache in Krankheitsdarstellungen. Bielefeld: Aisthesis Verlag. S.17-94.
Gülich, Elisabeth (2005): Krankheitserzählungen. In: Neises, Mechthild; Ditz, Susanne; Spranz-Fogasy, Thomas: Psychosomatische Gesprächsführung in der Frauenheilkunde. Ein interdisziplinärer Ansatz zur verbalen Intervention. Stuttgart: Wissenschaftliche Verlagsgesellschaft. S.73-89.
Lalouschek, Johanna (2004): Kommunikatives Selbst-Coaching im beruflichen Alltag. Ein sprachwissenschaftliches Trainingskonzept am Beispiel der klinischen Gesprächsführung. In: Becker-Mrotzek, Michael; Brünner, Gisela: Analyse und Vermittlung von Gesprächskompetenz. Verlag für Gesprächsforschung. S.137-158.
Lalouschek, Johanna (2005b): Medizinische Konzepte und ärztliche Gesprächsführung - am Beispiel der psychosomatischen Anamnese. In: Neises, Mechthild; Ditz, Susanne; Spranz-Fogasy, Thomas: Psychosomatische Gesprächsführung in der Frauenheilkunde. Ein interdisziplinärer Ansatz zur verbalen Intervention. Stuttgart: Wissenschaftliche Verlagsgesellschaft. S.48-72.
Löning, Petra (1993): Psychische Betreuung als kommunikatives Problem. Elizitierte Schilderung des Befindens und \`ärztliches Zuhören´ in der onkologischen Facharztpraxis. In: Löning, Petra; Rehbein, Jochen: Arzt-Patienten-Kommunikation. Analysen zu interdisziplinären Problemen des medizinischen Diskurses. Berlin [u.a.]: de Gruyter. S.191-227.

Menz, Florian; Lalouschek, Johanna (2005): Geschlechtsspezifische Unterschiede bei der Beschreibung von akutem Thoraxschmerz. In: Neises, Mechthild; Ditz, Susanne; Spranz-Fogasy, Thomas: Psychosomatische Gesprächsführung in der Frauenheilkunde. Ein interdisziplinärer Ansatz zur verbalen Intervention. Stuttgart: Wissenschaftliche Verlagsgesellschaft. S.174-185.
Meyer, Bernd (2000b): Medizinische Aufklärungsgespräche. Struktur und Zwecksetzung aus diskursanalytischer Sicht. Hamburg: Universität Hamburg, Sonderforschungsbereich 538. (Arbeiten zur Mehrsprachigkeit - Folge B, Nr. 8/2000)
Quasthoff, Uta M. (1982): Frageaktivitäten von Patienten in Visitengesprächen: Konversationstechnische und diskursstrukturelle Bedingungen. In: Köhle, Karl; Raspe, Hans-Heinrich: Das Gespräch während der ärztlichen Visite. Urban & Schwarzenberg. S.70-101.
Raspe, Hans-Heinrich; Siegrist, Johannes (1979): Zur Gestaltung der Arzt-Patient-Beziehung im stationären Bereich. In: Siegrist, Johannes; Hendel-Kramer, Anneliese: Wege zum Arzt. Ergebnisse medizinsoziologischer Untersuchungen zur Arzt-Patient- Beziehung. München, Wien: Urban & Schwarzenberg. S.113-138101.
Spranz-Fogasy, Thomas (2005): Kommunikatives Handeln in ärztlichen Gesprächen - Gesprächseröffnung und Beschwerdenexploration. In: Neises, Mechthild; Ditz, Susanne; Spranz-Fogasy, Thomas: Psychosomatische Gesprächsführung in der Frauenheilkunde. Ein interdisziplinärer Ansatz zur verbalen Intervention. Stuttgart: Wissenschaftliche Verlagsgesellschaft. S.17-47.
Wimmer, Helga (1993): Information und Beratung von Krebspatienten im Krankenhaus. Voraussetzungen und Möglichkeiten von Patienten im Gespräch mit dem Arzt. In: Löning, Petra; Rehbein, Jochen: Arzt-Patienten-Kommunikation. Analysen zu interdisziplinären Problemen des medizinischen Diskurses. Berlin, New York: de Gruyter. S.403-418

Diese Auswahl von Primärstudien stellt die größte Einschränkung dieser Forschungsarbeit dar. Damit muss auch die entwickelte Systematik sprachlichen Handelns von Ärzt/innen als Fragment bewertet, das in seiner Generalisierbarkeit kritisch zu beurteilen ist und durch weitere Forschung hoffentlich weiterentwickelt wird.

4.1.4 Analyseverfahren für Primärstudien – Arbeit mit einem „Datenentnahmeraster“

De facto werden die ersten Analysen von Primärstudien häufig, wie auch in dieser Metastudie, schon in der ersten Phase der Erkundung des Forschungsbereiches unsystematisch, explorativ durchgeführt (vgl. Greenhalgh, Robert et al. 2005). Die so vorweg analysierten Primärstudien müssen dann in der eigentlichen Analyse- und Synthesephase noch einmal analysiert werden, weil sich die Forschungsfragen und der Beobachtungsraster durch die dazwischen liegenden Arbeitsprozesse weiterentwickelt haben.

Die real angewendete Analyse- und Synthesemethodik scheint am schwierigsten zu beschreiben zu sein, da sie offensichtlich komplexe und kreative Wahrnehmungs-, Selektions-, Abstraktions- und Beschreibungsprozesse der Forscher/innen beinhalten muss. Der Hinweis einiger Forscher/innen (Pawson, Greenhalgh et al. 2004, S.37ff; Thorne, Jensen et al. 2004, S.1343), dass Synthese von qualitativer Forschung nichts für Anfänger sei und dass sehr erfahrene Forscher/innen die Analysen und Synthesen am besten in eng kooperierenden Teams durchführen sollten, zeigt die Komplexität und methodisch schwer abzusichernden Qualitätsrisiken dieses Prozesses. Diese Hinweise belegen auch, dass viel mehr und in langen Jahren erworbenes Wissen über das Forschungsfeld, über den Forschungsprozess und den eigenen Prozess des Erkennens in die Synthese einfließen, als beschreibbar und in simpler methodischer Technik standardisierbar ist.

Als Annäherung werden im Folgenden die wichtigsten methodischen Anschlüsse für das hier gewählte Analyseverfahren kurz referiert, das verwendete Datenentnahmeraster vorgestellt und der eigentliche Analyseprozess an den einzelnen Primärstudien kurz umrissen.

4.1.4.1 Entwicklung eines Datenentnahmerasters und -verfahrens

Mit Dixon-Woods, Agarwal et al. (2005, S.48) geht die hier entwickelte Methodik von der grundlegenden Unterscheidung der Analyse der Primärstudien - als einen selektiven und hermeneutischen Prozess der Gewinnung von (Meta-)Daten[78] – gegenüber dem dialektischen Prozess des Vergleichens, der Aggregation und der Synthese dieser Daten zu neuem Wissen aus. Für den hermeneutischen Prozess der Selektion von „Daten“ wurde ausgehend von den Forschungsfragen eine inhaltliche Vorstrukturierung der Analyse der Primärstudien entwickelt. Diese Strukturierung ermöglicht die nachvollziehbare Beschreibung der Primärstudien, der darin zugrunde gelegten Theorien und der darin angewandten Methoden sowie der enthaltenen Ergebnisse zum sprachlichen Handeln von Ärzt/inn/en und zu den interaktiven Auswirkungen dieses ärztlichen Handelns auf die Patient/innen. In Anlehnung an das „data extraction form“ von Greenhalgh, Robert et al. (2005 S.421) bezeichnete ich dieses Analyseinstrument als „Datenentnahmeraster“. Dieses Raster und die genaue Beschreibung des Analyse- und Syntheseprozesses sollten, wie Sally Thorne formuliert,

---

78 „Daten“ meint hier alle dokumentierbaren Informationen, die zum Zweck der Synthese aus der Primärstudie „herausgelesen“ werden.

> [...] guidelines for search and retrieval, for creating an analytic dialogue, and for interpreting the findings deriving from a diverse set of studies into one another and into the possibilities of a coherent new whole

sein (Thorne, Jensen et al. 2004, S.1356).

Die Grundstruktur des Datenentnahmerasters folgt inhaltlich den Unterscheidungen des „Metastudy"-Ansatzes (Paterson, Canam et al. 2001), indem neben einer formal-quantitativen Grundbeschreibung der Primärstudie jeweils Fragen zum theoretischen Zugang, zum methodischen Vorgehen und zu den Ergebnissen der Primärstudie formuliert sind.

Ergänzt wurde das Analyseraster durch Fragen zur Qualitätsbeurteilung der Primärstudien. Die Qualitätsbewertung von qualitativen Primärstudien wird generell als schwierig eingestuft.[79] Als ersten Zugang haben Dixon-Woods, Shaw et al. (2004, S.224) sieben generelle Bewertungsfragen für qualitative Primärstudien im Kontext eines Syntheseprozesses vorgeschlagen. Diese und Reflexionsfragen von Kip Jones (Jones 2005) dienten als Leitfragen für die Einschätzung der Plausibilität der Ergebnisse jeder Primärstudie im Datenentnahmeraster. Alle Fragen des Datenentnahmerasters wurden inhaltlich auf das Forschungsfeld der Diskursforschung und die Forschungsfragen der Metastudie zugeschnitten.

4.1.4.2 Das Datenentnahmeraster

Mit diesen methodischen Anschlüssen und der iterativen, abduktiven Weiterentwicklung in der ersten und zweiten Analysephase kann folgendes Datenentnahmeraster vorgestellt werden:

Studie Nr. XX „Der lachende Arzt" (Publikationsjahr)

1. Eckdaten der Studie („Quantitativer Überblick")

Zitat der analysierten Publikation	Zitat
Peer reviewed	In welcher Form?
Zugrunde liegendes Forschungsprojekt und weiterführende Literatur	Titel; Leitung; Laufzeit; weitere Zitate
Organisationskontext der Studie	Forschungseinrichtung

79 Thorne, Jensen et al. (2004, S.1361ff) sehen die Qualitätsbeurteilung von qualitativen Studien als einen der zukünftigen Entwicklungsbereiche der Methodenentwicklung für Metastudien.

2. Analyse des Forschungskontextes und der konzeptuellen Grundlagen – Theorie

2.1. Wie transparent sind der Ursprung, Hintergrund, die Vorannahmen der Forscher/innen? Werden Beschränkungen/"biases" der Perspektive offengelegt?

2.2. Welches (persönliche) Forschungsinteresse motiviert die Studie?

2.3. Wer war der Auftraggeber, Finanzier der Studie?

2.4. Welcher persönlicher, historischer, intellektueller und politischer Kontext lässt sich für die Studie festmachen?

2.5. Was ist der vorherrschende theoretische Zugang (Interaktionstheorie, Kommunikationsmodell)?

- Wird der theoretische Zugang von Anfang an explizit gemacht?

2.6. Was sind die zentralen Forschungsfragen der Studie?

- Steht das interaktive Handeln der/s Ärztin/Arztes im Forschungsfokus? Wenn nein, was sonst

3. Analyse des methodischen Vorgehens – Methoden

3.1. Eckdaten des Samples und der Datengewinnung

Ausgewählter Organisationskontext der Arzt-Patient-Interaktion	Krankenhaus, Abteilungen, Medizinisches Fach Ambulanz, Medizinisches Fach Niedergelassene Praxis, Medizinisches Fach
Patient/inn/en im Sample	Anzahl, Alter, Geschlecht ,Bildung, Erkrankungen
Ärzt/inn/en im Sample	Anzahl, Alter,Geschlecht,medizin. Fach, hierach. Position (Prim./OA/FA/AssA/TA/Stud.)
Gespräche im Sample	Anzahl: Gesprächslänge: Min. Gesprächssituation: KH-Station: Aufnahmegespräche, Anamnese, Diagnose (z.B. OP-Freigabe), Nachbehandlung niedergelassene Praxis: Ordinationsgespräch, Hausbesuche Andere Besonderheiten der Gespräche/des Gesprächskontextes
Dokumentation der Interaktion	Tonband- und Videoaufzeichnung; Transkriptionsverfahren; Publizierte Transkripte
Zusätzlich eingesetzte Erhebungsmethoden	Interviews mit Patient/inn/en, Ärzt/inn/en, schriftliche Befragungen, teilnehmende Beobachtungen,...

3.2. Wie wurde die Datenerhebung durchgeführt? (systematische Auswahl, zufällig;...)

3.3. Welche spezifische Methodik der Gesprächsanalyse wird verwendet?

3.4. Welche Analyseschritte wurden durchgeführt?

3.5. Wie bzw. warum wurden die Analysetexte ausgewählt?

3.6. Transdisziplinarität: Wie wurden Vertreter/inn/en des Forschungsfeldes (Ärzt/inn/en, Patient/inn/en,...)in die Studie einbezogen?

3.7. Anwendungsbezug: Ist Verbreitung oder Anwendung der Ergebnisse Teil der Forschung? Wurde das Feedback der Anwender/inn/en in die Studie einbezogen?

4. Analyse der Ergebnisse

4.1. Welche interaktive Verfahren werden mit welchen Auswirkungen beschrieben?

	interaktive Verfahren	Zitat/Beispiel	Auswirkung
			→

4.2. Hinweise auf Patientenempowerment?

4.3. In Welcher Weise sind die Ergebnisse überraschend, interessant oder Zweifelhaft?

5. Einschätzung der Qualität der Primärstudie

5.1. Sind die Forschungsfragen klar?

5.2. Sind zentrale Schritte des Forschungsprozesses klar beschrieben?

- Auswahl der Gesprächssituationen
- Beschreibung des Kontextes der Gesprächssituationen
- Erhebungs- und Transkriptionsmethode
- Analysemethodik

5.3. Wurden die Gespräche systematisch analysiert?

5.4. Sind diese Schritte des Forschungsprozesses für die Forschungsfragen angemessen?

5.5. Werden auch Fehler, Umwege und Störungen im Forschungsprozess beschrieben?

5.6. Reflexivität: Sind mögliche Einschränkungen/„biases“ derPerspektive der Autor/innen im Forschungsprozess berüchsichtigt?

5.7. Sind die formulierten Ergebnisse durch ausreichende Gesprächsanalysen belegt? (sodass sich auch der Leser einen unabhängigen Eindruck von der Fundierung der Interpretation machen kann)

5.8. Sind der theoretische Zugang, die Gesprächsausschnitte, die Interpretationen und die Schlussfolgerung klar integriert?

5.9. Wie wurde mit wiedersprüchlichen Ergebnissen umgegangen?

5.10. Wie gut ist die „Geschichte“ der Studie erzählt?

5.11. Trägt die Studie neue Erkenntnisse zum Wissen über interaktives Handeln von Ärzt/inn/en bei?

4.1.4.3 Analyseschritte für die einzelne Primärstudie – „Einzelanalyse"

Die Definition des Arbeitsprozesses in der Analyse soll einen systematischen, vergleichbaren und effizienten Umgang mit allen Primärstudien unterstützen. Der Prozess ist vor dem Hintergrund der Heterogenität der Primärstudien nicht als strenge Vorgabe, sondern als einfacher Leitfaden für ein halb-standardisiertes Vorgehen konzipiert und umfasst fünf Schritte:

1. Für jede Primärstudie wird ein Datenentnahmeraster angelegt, das als Grunddokumentation dient.
2. Durchlesen der Primärstudie
3. Laufender Eintrag ins Datenentnahmeraster, jeweils mit genauen Verweisen und Zitaten versehen, um eine vollständige Nachvollziehbarkeit jeder Einzelanalyse einer Primärstudie zu gewährleisten
4. Nochmaliges Durchlesen der Primärstudie zur Ergänzung fehlender Details und Vervollständigung der Einzelanalyse
5. Abschließende Überarbeitung der Dokumentation der Einzelanalyse im Datenentnahmeraster, um auch auf dieser Ebene einen lesbaren Text zu erzeugen.

Grundsätzlich sind für die Qualitätssicherung komplexer Selektionsprozesse, wie es diese Datenentnahme aus den Primärstudien darstellt, die parallele Analyse durch zwei Forscher/innen zu empfehlen. In großen Metastudien und anderen „Ratingprozessen" der quantitativen und qualitativen Forschung[80] gilt diese doppelte Beurteilung als Selbstverständlichkeit. Die Angabe der „inter-rater reliability" kann dann als Qualitätsmerkmal des Analyseprozesses angegeben werden. Da diese Metastudie als klassisches Dissertationsprojekt des mehr oder weniger auf sich gestellten und mit geringen Ressourcen ausgestatteten Einzelforschers durchgeführt wurde, konnte keine zweite Ratingperson eingesetzt werden.[81]

80 Vgl. z.B. Greenhalgh, Robert et al. 2005, S.421.

81 Die auch für diese Arbeit notwendigen „checks and balances" (Dixon-Woods, Cavers et al. 2006, S.10) realisierte ich über mehrere Präsentationen und Diskussionen von Zwischenergebnissen auf Internationalen Konferenzen und Arbeitstreffen (Nowak 2006a; Nowak 2006b; Nowak 2006c; Nowak 2006d; Nowak 2005a).

4.1.5 Verfahren der Aggregation von Einzelanalysen – Arbeit mit einer Metamatrix

Durch den Prozess der Einzelanalysen wurden spezifische Dokumentationen der Primärstudien erstellt, die einen ganzheitlichen Einblick in die theoretischen Ansätze, die verwendete Methodik, die Ergebnisse und die Qualität der Primärstudien geben (vgl. Kap.7.4). Das im Folgenden beschriebene Aggregationsverfahren fokussiert nur noch den Teil der jeweiligen Studienergebnisse, der sich zur Beantwortung der Forschungsfragen 3) und 4) eignete: „Welche Formen des sprachlichen Handelns von Ärzt/inn/en in der Arzt-Patient-Interaktion wurden in der ausgewählten Gruppe von Diskursforschungen beschrieben?" „Welche Auswirkungen auf die beteiligten Patient/inn/en werden diesen Formen sprachlichen Handelns von Ärzt/inn/en jeweils zugeschrieben?". Die Objekte des Aggregationsverfahrens waren also ausschließlich die in den Einzelanalysen selektierten Kategorien und Beschreibungen des sprachlichen Handelns von Ärzt/inn/en, deren interaktive Auswirkungen auf die Patient/inn/en und die korrespondierenden Transkriptbelege.

Das hier vorgeschlagene Verfahren stützt sich auf die von Miles, Huberman (1994) entwickelte „cross-case technique", in der mittels Meta-Matrizen die untersuchten Fallstudien nach vorweg entwickelten Kriterien vergleichend dargestellt werden. Dixon-Woods, Agarwal et al. (2005) zeigen anhand derselben Vorgangsweise, wie schrittweise aus einer ersten Startliste von groben Beschreibungskategorien im Verlauf der Kodierung der einzelnen Fallstudien zusätzliche Kategorien eingeführt werden. Diese ergänzen oder spezifizieren die ursprünglichen Kategorien. Damit werden alle Fälle in einer Meta-Matrix zusammengeführt und vergleichend analysiert.

4.1.5.1 Das Aggregationsinstrument Metamatrix

Eine Metamatrix als Aggregationsinstrument ermöglicht, die vielen analysierten Einzelbeobachtungen so weit zu strukturieren, dass ein direkter Vergleich und die Synthese der Primärstudien möglich werden. Gleichzeitig wird damit gute Nachvollziehbarkeit der Synthese erreicht. Die Entwicklung der Metamatrix für eine „simplest systematics"[82] des verbalen Handelns von Ärzt/inn/en startete in der anfänglichen Planungs- und Konzeptionsphase der Metastudie mit einer einfachen Liste

82 Dies ist freilich eine freche Übernahme aus einem großen Vorbild: Sacks, Schegloff et al. 1974.

von sprachlichen Handlungen von Ärzt/inn/en. Ausgehend von Spranz-Fogasy (2005), ergänzt um Roter (2000) und Silverman, Kurtz et al. (1998), entwickelte ich zunächst eine erste konzeptuelle Grobstrukturierung/ein Handlungsschema/eine zeitlich, funktionale Grundstruktur des interaktiven, sprachlichen Handelns in der Arzt-Patient-Interaktion mit acht Komponenten.[83] Später integrierte ich noch zwei weitere Strukturierungsversuche als konzeptuellen Hintergrund: Einen der ersten Versuche dieser Art von Byrne & Long (1976) und, um den Anschluss an die kommunikative Praxis zu sichern, die Strukturierung des Manuals von Köhle, Koerfer et al. (2005), das für die rasche Orientierung der Ärzt/inn/en im ärztlichen Gesprächsalltag nicht zuletzt auch auf Basis von Diskursforschungen entwickelt wurde. Dies führte u.a. zur Ergänzung einer neunten Gesprächskomponente „Körperliche Untersuchung“.

Im Verlauf der Synthesearbeit an den Primärstudien wurden induktiv und pragmatisch aus den Konzepten und Interpretationen der Primärstudien drei weitere Ordnungsebenen abgeleitet, die die Komponenten inhaltlich weiter differenzieren. Diese Differenzierung führt zur funktionalen Abgrenzung der Komponenten und erweitert sie um Ausdifferenzierungen der sprachlichen Mittel, der interaktiven Wirkung und der Gesprächsinhalte. Dieser Analyseansatz geht also von einer grundlegend interaktiven Abgrenzung der sprachlichen Handlungen aus und definiert über unterschiedliche interaktive Wirkungen die Grenzen unterschiedlicher verbaler Handlungen. Hier folgen die Arbeitsdefinitionen der vier Ordnungsebenen der Metamatrix:

1. Gesprächskomponente: zeitliche, funktionale Grundkomponenten der Interaktion (siehe oben)
2. Handlungstyp: funktional abgegrenzte Typen von Interaktionshandlungen, die sich in ihrer interaktiven Wirkung nicht als Ausprägung eines anderen Handlungstyps beschreiben lassen, z.B. für die Gesprächseröffnung: Begrüßung, Eröffnungsfrage, Grundorientierung über geplanten Gesprächsverlauf etc.
3. Einzelhandlung: inhaltlich und in den sprachlichen Mitteln von anderen Interaktionshandlungen desselben Handlungstyps unterscheidbar

83 Der Begriff der „Komponenten“ eines Handlungsschemas wurde von Spranz-Fogasy (2005, S.21) übernommen

4. Varianten von Einzelhandlungen: weitere inhaltliche und sprachliche Differenzierung; zumeist in Bereichen über die sehr differenziert geforscht wurde

Diese vier Ebenen von verbalem Handeln definieren die Zeilen der Metamatrix und werden in der zweiten Spalte mit der aus den Primärstudien übernommenen Bezeichnung bzw. mit einer von mir im Syntheseprozess entwickelten übergreifende Bezeichnung angeführt. Eine hierarchisierte Nummerierung in der ersten Spalte erleichtert die Orientierung in der Matrix und ermöglicht auch jederzeit im Syntheseprozess einen quantitativen Überblick über die Anzahl der bisher entwickelten Handlungstypen und Einzelhandlungen, z.B.

2.	Eröffnungsinitiative
2.1.	als Frage formuliert
2.1.1.	als Entscheidungsfrage
2.1.2.	als inhaltliche Frage
2.1.3.	als offene Frage
2.1.3.1.	als rituell-offene Frage
2.1.4.	als Frage nach dem Einlieferungsprocedere

Die vier weiteren Spalten der Matrix beinhalten für die identifizierte verbale Handlung eine genauere Beschreibung der verbalen Handlung der Ärzte/Ärztinnen (Spalte 3), die Transkriptbeispiele (Spalte 4), der analysierte Gesprächstyp (Spalte 5), siehe die beschriebenen Auswirkungen auf die Patient/inn/en (Spalte 6).

Die so entstehende Gesamtmatrix aggregiert in großer Tiefe (bis zum Transkriptauszug) und Breite (alle Nennungen aller Primärstudien) die Komplexität der Analyseergebnisse der Primärstudien und bildet gleichzeitig über die Gliederung der Handlungstypen die Grundlage für die weitere Synthese einer Systematik des interaktiven, sprachlichen Handelns von Ärzt/innen.

Die Synthese der inkludierten Studien wird so mit "meaning in context" (Mishler 1979) und in angemessener Komplexität die Ergebnisse der Primärstudien dokumentieren. Dennoch:

> "It is a basic hazard of the synthesis process that the move from the specific to the generic will result in the loss of some individual differentiations." (Weed 2005, Absatz 41)

4.1.5.2 Schritte der Aggregation

Auch hier gilt, dass dieses Verfahren als halb-standardisierte Vorgehensweise konzipiert ist, die in einem komplexen „Hin und Her" zwischen Primärstudie, Datenentnahmeraster und verschiedenen Ebenen und Orten der Matrix versucht, die passende Zuordnung eines Beleges zu finden. Im ersten Schritt werden - direkt nach der Einzelanalyse - die entnommenen und im Datenentnahmeraster dokumentierten Ergebnisse jeder Primärstudie in die aktuelle Version der Metamatrix integriert.

Hier stellen sich insbesondere zwei Herausforderungen:

1. Die Aggregation der Ergebnisse, Interpretationen und Konzepte der einzelnen Primärstudien durch Vergleich mit den Ergebnissen oder durch „Übersetzung" in die Ergebnisse der bereits analysierten Primärstudien (vgl. den Prozess der „Reciprocal translational analysis" in der Meta-Ethnografie; Noblit, Hare 1988)
2. Die Weiterentwicklung widersprüchlicher oder unvereinbarer Ergebnisse der Primärstudien zu Restrukturierungen der Matrix selbst, d.h. zu Wissen höherer Ordnung (vgl. „Refutational synthesis" in der Meta-Ethnografie; Noblit, Hare 1988; auch Louise Jensen in Thorne, Jensen et al. 2004, S.1346; Greenhalgh, Robert et al. 2005)

In diesem Aggregationsprozess wird somit prinzipiell über vier Arten der Integration der in den Primärstudien identifizierten, sprachlichen Handlungen der Ärzt/inn/en entschieden:

1. wenn eine einzelne sprachliche Handlung bereits aus einer vorausgegangenen Einzelanalyse annähernd identisch als „Einzelhandlung" eingetragen wurde, dann wird das neue Zitat mit Textbeispiel als weiterer Beleg eben dort ergänzt
2. wenn sie sich als eine neue Variante eines bereits dokumentierten Handlungstyps beschreiben lässt, wird eine neue Einzelhandlung als Kategorie dieses Handlungstyps angelegt und mit Textbeispiel und Zitat belegt
3. wenn sie sich keinem bisher dokumentierten Handlungstyp zuordnen lässt, wird entweder die von den Autor/inn/en der Primärstudie verwendete Bezeichnung als neuer Handlungstyp angelegt oder versucht, eine eigene übergeordnete Formulierung zu finden, die die Konzeption dieses Handlungstyps voraussichtlich auch für andere Primärstudien verwendbar macht. Dieser Handlungstyp wird einer der grundlegenden Komponenten zugeordnet.

4. wenn sie sich gar nicht zuordnen lässt, wird sie in einer Restkategorie „Sonstige“ vorläufig dokumentiert, wo sie darauf wartet, dass durch weitere Analysen und Einsichten ein sinnvoller Platz in der Systematik bzw. eine Erklärung für die „Widerspenstigkeit“ dieser sprachlichen Handlung zu finden ist.

Die kontinuierliche Ausdifferenzierung und Weiterentwicklung der Kategorien verbalen Handelns in diesem Aggregationsprozess führte regelmäßig zu strukturellen Überarbeitungen der Metamatrix.

4.1.6 Das Syntheseverfahren – Weiterentwicklung der Metamatrix in eine kognitive Landkarte der Ergebnisse „Systematik“

Natürlich enthält die Zusammenführung der Ergebnisse der Einzelanalysen in einer Metamatrix bereits Elemente einer Synthese im Sinne der Entwicklung von Wissen, das über die Ergebnisse der Einzelanalyse hinausgeht.[84] Insbesondere die Formulierung neuer, übergreifender Handlungstypen, die in dieser Weise in keiner der Einzelanalysen formuliert waren, ist hier zu nennen. Dieser Prozess der Neuformulierung von Kategorien des sprachlichen Handelns von Ärzt/inn/en wurde bis zur abschließenden Ausformulierung der Syntheseergebnisse fortgesetzt. Im Sinne der „Critical interpretive synthesis“ ist dies der entscheidende Schritt der Entwicklung neuer „synthetic constructs“ (Dixon-Woods, Cavers et al. 2006, S.9), in dem sich das Syntheseverfahren kritisch von den Konzepten und theoretischen Annahmen der Primärstudien abhebt und eigenständige, kreative Theoriearbeit leistet.

Die einzelnen Arbeitsschritte dieses abschließenden Syntheseverfahrens waren:

1. Die vollständige Überprüfung der Struktur der Systematik, um ggf. interaktive Verfahren und bisher nicht erkannte Zusammenhänge zwischen den einzelnen interaktiven Verfahren neu zu gruppieren und in der Strukturierung abzubilden. Dies erfordert in einzelnen Fällen eine letzte Überprüfung der Zuordnung anhand des Ergebnisses der

---

84 Zur Unterscheidung Aggregation und Synthese vgl. auch Dixon-Woods, Cavers et al. (2006, S.3), die den interpretativen und theorie-generierenden Charakter der Synthese hervorheben, gegenüber dem aufsummierenden und theorieprüfenden Charakter der Aggregation.

Einzelanalyse im Datenentnahmeraster oder sogar im Originaltext der jeweiligen Primärstudien.

2. Das Einholen von kritischem Feedback von Kolleg/inn/en zur Absicherung der Ergebnisse.
3. Darauf aufbauend wurde im Hinblick auf die Forschungsfragen, auf die theoretischen Vorarbeiten und auf die internationale Forschungsdiskussion die Systematik einer abschließenden Interpretation unterzogen und die zentralen Ergebnisse zusammengefasst.
4. Schließlich wurden Schlussfolgerungen für die Praxis der Arzt-Patient-Interaktion und die weitere Forschung formuliert.

4.1.6.1 Das Syntheseinstrument der kognitive Landkarten – „mind-mapping"

Eine Metamatrix der hier entwickelten Größenordnung – sie war zum Abschluss des Aggregationsprozess auf ein hundertseitiges Dokument angewachsen – ist nicht mehr überblickbar. Hier bieten sich grafische, software-gestützte Mindmap-Techniken an, die Grundstrukturen und ihre Differenzierungen erkennbar zu machen, und damit die Entwicklung kognitiver Landkarten erleichtern. Die Kategorien des sprachlichen Handelns wurden in ihrer hierarchischen Ordnungsstruktur in Mindmap-Diagramme übersetzt. Dieser Prozess machte die Identifikation von Verdopplungen, Widersprüchen und Lücken in der Struktur der Matrix sichtbar und bearbeitbar.

Weiters ermöglicht eine Rekonstruktion in einer Mindmap-Logik, komplexe Vernetzungen zwischen den Kategorien sichtbar zu machen. Die größte Herausforderung ist einen sinnvollen Überblick über die Vielzahl der Befunde zu behalten und relevante Unterscheidungen und Zusammenhänge in angemessener Komplexität nachvollziehbar zu machen.

Ein entscheidender Vorteil dieser grafischen Visualisierungstechniken ist, dass sie auch Bilder erzeugen, die eine rasche und differenzierte Präsentation der Systematik erlauben. Dies unterstützte auch die erwähnte, vertiefte Diskussion der „Systematik" mit Kolleg/inn/en.

4.1.6.2 Ausformulierung der „Systematik des sprachlichen Handelns von Ärzt/inn/en"

Den letzten Schritt bildete die Ausformulierung und strukturierte Darstellung der Systematik als Ergebnis dieser Metastudie unter Bezugnahme auf wesentliche internationale Forschungsarbeiten zur Arzt-Patient-Interaktion und führende Ausbildungshandbücher für die Entwicklung kommunikativer Fertigkeiten bei Ärzt/inn/en. Für jede der neun Gesprächskomponenten wurde eine allgemeine Kurzbeschreibung erstellt, die insbesondere auch Evidenz zur Wirksamkeit der sprachlichen Handlungen in dieser Komponente referiert und einen Überblick über die in der Metastudie identifizierten Handlungstypen und Besonderheiten der Datengrundlage bietet. Damit sollen wesentliche Anschlüsse an die spezifische internationale Diskussion ermöglicht werden. Es folgt jeweils eine grafische Darstellung und die Detaildokumentation der Ergebnisse für die jeweilige Gesprächskomponente.

Die so entstandene Systematik, das soll schon an dieser Stelle angemerkt werden, ist ein Fragment: eingeschränkt in der Breite und Differenzierung der sprachlichen Handlungen durch die Auswahl der Primärstudien; eingeschränkt in der Tiefe und Strukturierung durch noch fehlendes, v.a. auch theoriegeleitetes Überdenken. Einzelne Überschneidungen und Verdopplungen von Kategorien in der Systematik sind nicht nur als Problem der Darstellung komplexer Zusammenhänge zu sehen, sondern wohl auch Hinweise auf noch nicht erkannte theoretische Zusammenhänge. Dennoch zeigt dieses „Fragment“ das Potential der Theoriebildung einer solchen Metastudie und bietet einen klaren, konzeptuellen Referenzpunkt, den zu kritisieren und weiterzuentwickeln weitere Forschungsunternehmen aufgerufen sind.

4.1.7 Abschließende Einschätzung der Methodik

Diese abschließende Einschätzung der Methodik versucht im ersten Schritt das Besondere einer Metastudie über Diskursforschungen festzumachen, dann die methodischen Stärken gegenüber gängigen Literaturübersichten zu zeigen, um schließlich den Blick in die Zukunft zu riskieren.

4.1.7.1 Besonderheiten von Metastudien in der Diskursforschung

Zunächst sind Diskursforschungen zur Arzt-Patient-Interaktion aus Sicht der im Folgenden dargestellten Diskussion zur Synthese qualitativer Forschung ein relativ homogenes Korpus an Forschungen, das bei allen Unterschieden doch durch ähnliche Erhebungs-, Transkriptions-, Analyse- und Auswertungsprozesse geleitet ist.[85] Dies unterstützt die Vergleichbarkeit und legt nahe, systematische Synthesemethoden in der Diskursforschung breit einzusetzen. Im Sinne der Unterscheidung von aggregierenden und interpretativen Verfahren (Dixon-Woods, Cavers et al. 2006, S.3) von Synthesearbeiten ermöglicht diese größere Vergleichbarkeit der „Daten" mit Einschränkungen auch aggregierende Verfahren einzusetzen, die üblicherweise der quantitativen Forschung vorbehalten sind.

Weiters sind die Primärdaten von diskursanalytischen Primärstudien – anders als in anderen qualitativen Sozialforschungen - prinzipiell direkt zugänglich, weil in der Diskursforschung nur Analysen auf Basis von schriftlichen Transkripten als akzeptabel gelten und diese zumindest in Ausschnitten in die Publikationen Eingang finden müssen.[86] Persönliche (selektive) Beobachtungen der Forscher/innen im Feld und deren verkürzte Beschreibung (z.B. als Beobachtungsprotokolle) werden unterstützend, aber nicht als Grundlage der Interpretation genommen. Diskursforschungen machen also über ihre Transkripte einen wesentlichen Teil der Primärdaten direkt zugänglich.

Schließlich ist aus einem systemtheoretischen Grundverständnis von Interaktion die Interaktion selbst der wesentlichste Kontext der Interaktion (Kieserling 1999). Der notwendigerweise in jeder Metastudie auch zu interpretierende Kontext der Ergebnisse der Primärstudien (im Sinne von Weed 2005), ist also im Falle der Diskursforschung in der im Transkript der Primärstudien nachvollziehbaren Interaktion selbst zu sehen. D.h. in

---

85 Als Vergleich können die Synthesearbeiten von Dixon-Woods, Cavers et al. (2006) und von Greenhalgh, Robert et al. (2005) dienen.

86 Freilich sind nur wenige Publikationen mit dem Gesamttranskript der analysierten Gespräche ausgestattet. Das erlauben die wenigsten Verleger. Damit ist es de facto sehr schwierig bis unmöglich in die Transkripte Einsicht zu nehmen. Auch deshalb werden in den letzten Jahren verstärkt Anstrengungen unternommen, öffentlich zugängliche Datenbanken von linguistischen Primärdaten aufzubauen. Für die Gesprächsforschung des deutschen Sprachraumes sind beispielhaft das Repertorium „Deutsche Transkripte" (Glas, Ehlich 2000) und die bisher am weitesten entwickelte Datenbank Gesprochenes Deutsch (GDG) (vgl. Fiehler, Wagener 2005) am Institut für Deutsche Sprache in Mannheim zu nennen. Schmidt (2005, S.107 ff) fasst den Nutzen des Aufbaus von Datenarchiven in sechs Punkten zusammen: ökonomische Nutzung bereits erstellter Korpora, besserer Zugang zu großen Datenmengen, mehr Vergleichbarkeit, Identifizierung bester methodischer Praxis, bessere Möglichkeit des Nachvollzugs bzw. einer kritischen Prüfung von Gesprächsforschungen und schließlich Verfügbarkeit für Lehre und Anwendung.

gut dokumentierten Diskursforschungen sollte der unmittelbare, systemische Kontext der interaktiven Prozesse direkt für die Metastudie zugänglich sein. Damit verfügt eine Metastudie in der Diskursforschung mit den veröffentlichten Transkripten über die Primärdaten UND den Kontext der Primärdaten.

Die Kategorien, Konzepte und Interpretationen der Autor/inn/en werden weiterhin das zentrale „Objekt" einer Metastudie in der Diskursforschung bleiben, denn der Aufwand für Re-Analysen ist höher als für eine Metastudie, die direkt mit den Interpretationen der Primärstudien arbeitet. Auch ist jede Primärstudie ein einzigartiges Zusammenkommen von Kompetenzen, Einsichten und Forschungsanstrengungen - ein Schatz also, der nicht leichtfertig verworfen werden sollte, außer es gibt begründete Zweifel an der Qualität der Primärstudie. Genau hier haben Metastudien in der Diskursforschung den Vorteil gegenüber anderen qualitativen Sozialwissenschaften, dass sie stichprobenartigen Einblick in die Analyse- und Interpretationsarbeit der Primärstudien nehmen können, und finden damit erleichterte Bedingungen für die methodische Qualitätssicherung der Metastudie vor.

Will die Diskursforschung auch Anschluss an die quantitativen Paradigmen der medizinischen, psychologischen und soziologischen Forschung finden, bedarf es vorerst aber noch der Anstrengungen, Qualitätsbewertungskriterien für Primärstudien und Standards für das analytische Vorgehen aus der Diskursforschung so zu formulieren, dass relativ rasch „Weizen von Spreu" in einem Metastudienprozess trennbar wird. Denn „fatale Fehler" müssen im Kontext der jeweiligen theoretischen und methodischen Perspektive festgestellt werden, und wie Dixon-Woods und Kolleg/innen (Dixon-Woods, Shaw et al. 2004, S.225) zusammenfassend feststellen:

> Unless we can move to these kinds of definitions and expectations, the diversity—indeed, near anarchy—in qualitative methodology means that it is very difficult to identify, or at least gain agreement, on what might constitute a fatal flaw

4.1.7.2 Vorteile einer Metastudienmethodik gegenüber gängigen Literaturarbeiten

Nicht nur der Anschluss an die quantitativen Forschungen zur Arzt-Patient-Interaktion und anderer angewandter Forschungsbereiche würde aus Metastudien zu qualitativen Diskursforschungen Nutzen ziehen, sondern insbesondere die Weiterentwicklung der Forschungsdisziplin

Diskursforschung selbst würde durch systematische Synthesearbeiten wesentliche Impulse erhalten. Daher sollen im Folgenden die Vorteile dieses methodischen Zugangs gegenüber gängigen Literaturübersichten noch einmal zusammenfassend verdeutlicht werden.

Im Mittelpunkt steht dabei die methodisch angeleitete und instrumentell gestützte Analyse und Synthese von Primärforschungen. Wobei die methodische Trennung von Analyse (Selektion und Dokumentation der Daten der Primärstudien) und Synthese (Aggregation und Entwicklung neuen Wissens) die Nachvollziehbarkeit des Forschungsprozesses erhöht. Im Besonderen werden folgende Erkenntnisprozesse und damit die Syntheseergebnisse selbst überprüfbar:

- die Literatursuche und Auswahl von Primärstudien,
- die Analyse von Primärstudien: im Besonderen der Selektion der Daten aus den Primärstudien. Von besonderer Bedeutung erscheint in diesem Zusammenhang für die Synthese von Diskursforschungen die Arbeit mit den Transkriptausschnitten (siehe oben),
- der Syntheseprozess: d.h. die Transformation von Texten der Primärstudien zu „Daten" und Interpretationen der Metastudie und die Entwicklung neuen Wissens.

Die besondere Stärke einer Metastudienmethodik besteht in der nachvollziehbaren Übernahme und Integration der Konzepte unterschiedlicher Forschungen - die „Interpretation der Interpretationen",[87] ohne den Kontext der Primärstudien aus den Augen zu verlieren. Damit entsteht „meaning in context" und bessere Einschätzbarkeit der Ergebnisse und breitere Generalisierbarkeit von qualitativer Forschung. Hier eröffnen sich meines Erachtens angemessene und bemerkenswerte Anschlussmöglichkeiten an andere Forschungsdisziplinen und ein fundiertes Einbringen von Diskursforschung in interdisziplinäre Diskurse.

Der Nachteil, der in einem solchen methodischen Zugang zu sehen sein kann, ist der relativ hohe Aufwand und die damit verbundenen Kosten. Aber die Kosten für neue Diskursforschungen sind auch hoch. Und wenn diese, wie häufig, nicht sehr gut an das bereits erzeugte Wissen ange-

---

87 Mit Recht weisen Dixon-Woods, Cavers et al. (2006) darauf hin, dass *vollständige* Transparenz und Reproduzierbarkeit in einem solchen kreativ, interpretativen Forschungsprozess nicht möglich ist.

schlossen sind, dann ist deren Nutzen zweifelhaft. Schon Glaser, Strauss (1967, S.82) zitieren Wright Mills (1959, S.65) mit:

> „there are too few good synthesizers who wish to search out the bricks and thus put the wall together. These worthy people are usually too busy working on their own data!“

4.1.7.3 Ein Blick in die Zukunft – methodische Entwicklungsoptionen

Im Sinne von Dixon-Woods, Cavers et al. (2006, S.15) war diese Metastudie sicher noch zu wenig kritisch, insbesondere in Hinblick auf die Entwicklung der Diskursforschung zur Arzt-Patient-Interaktion in den letzten 20 Jahren. Abschließend soll ein kritischer Standpunkt gegenüber diesem Forschungsdiskurs skizziert werden, um die im Folgenden angedeuteten Entwicklungsperspektiven begründen zu können.

Überspitzt und anspruchsvoll formuliert:

- war die Diskursforschung im Bereich der deutschsprachigen Arzt-Patient-Interaktion in (z.T. sehr qualitätsvollen) Einzelanalysen stecken geblieben. Aber keine systematische Zusammenschau von Ergebnissen wurde realisiert, sondern anlassbezogene Wissensanhäufungen in Sammelbänden und in Köpfen einiger Expert/inn/en.
- scheint gegenseitige methodische Kritik in der sich allseits kennenden Szene schwierig
- scheinen „Kleinfürstentümer“ rund um etablierte Lehrstühle ihren selbstreferentiellen Diskussionen zu folgen. Eine disziplin-, organisations- und projektübergreifende wissenschaftliche Diskussion ist selten.[88]
- ist interdisziplinäre Zusammenarbeit, wenn überhaupt, mit der Medizin zu beobachten und hier eher als transdisziplinäre Forschung im Sinne von gemeinsamen Anwendungszielen, aber kaum mit anderen Sozialwissenschaften.

Die hier begonnene Methodenentwicklung soll und wird weitergehen. Die größte methodische Herausforderung wird aus jetziger Sicht die systematische Bewältigung von Komplexität sein. Um die Vision und Voraussetzungen einer solchen Methodenentwicklung zu skizzieren, hilft ein Blick über die Diskursforschung hinaus. Es gibt keinen Grund anzunehmen, dass Interaktion zwischen Menschen im Kontext der beteiligten

88 Als Ausnahme kann der „Arbeitskreis Angewandte Gesprächsforschung“ gelten.

psychischen und sozialen Systeme simpler wäre als beispielsweise Kernphysik. In die Kernphysik werden jedoch Milliarden Euro investiert, um gigantische Rechenleistungen zur Verarbeitung der international generierten Daten zu ermöglichen und neues Wissen zu generieren.

Das Beispiel der Kernphysik unterstreicht die notwendigen Ressourcen für die wissenschaftliche Bearbeitung von Komplexität. Solche Vorhaben bedürfen gut etablierter internationaler Forschungsteams, die parallel an der gemeinsamen Erzeugung und Verarbeitung empirischen und theoretischen Wissens arbeiten. Dies wiederum erfordert gut definierte methodische Standards, die diese Zusammenarbeit ermöglichen, und für deren Entwicklung eine weiterführende Selbstreflexion von wissenschaftlicher Einsicht in der qualitativen Diskursforschung erforderlich ist. Genau hier will diese Arbeit ihren methodischen Beitrag leisten und erste methodische Konzeptionen und Prozesse vorschlagen.

Eine weitere Voraussetzung für die systematische Analyse, Aggregation, Synthese und Kommunikation großer und komplexer Beobachtungsdatenmengen wird die intensive Anwendung grafischer (und mathematisch gestützter) Simulationsmethoden sein. Die Anwendung von einfachen Mindmap-Techniken in dieser Arbeit ist ein erster, sehr simpler Versuch, sich die grafische Seite dieser Methoden nützlich zu machen. All dies wird eine wesentlich mehr interdisziplinär ausgerichtete Diskussion und Kooperation brauchen, als bisher in diesem Feld üblich war.

Das sind sehr weitreichende Vorschläge, deren Umsetzung zum gegebenen Zeitpunkt unwahrscheinlich erscheint, da Wissenschaftspolitik, Forschungsförderung und Begutachtungswesen diesem Forschungsfeld nicht so schnell die dafür notwendige Priorität geben werden.

Dennoch ist es möglich, erste Schritte einzuleiten: Die auf dieser Arbeit aufbauende „Metastudie und Forschungsdatenbank zum sprachlichen Handeln von Ärzt/innen in der Diskursforschung“[89] sammelt alle vorliegenden Publikationen zur deutschsprachigen Arzt-Patient-Interaktion und erstellt erste Grobanalysen dieser Diskursforschungen. Wesentlich an dieser Arbeit ist auch, dass sie sich einem „open access“-Zugang zur wissenschaftlichen Diskussion verpflichtet, und über die Online-Datenbank neue Forschungen und Forschungskooperationen ermöglicht. Das Interesse an diesen Entwicklungen ist jedenfalls seitens der Diskursfor-

89 http://www.univie.ac.at/linguistics/florian/api-on/index.htm [Letzter Zugriff 28.08. 2009]

schung groß und lässt doch einige weitere Schritte in die angedeutete Richtung erhoffen (vgl. Birkner 2007, S.11).

4.2 Stand der Methodenentwicklung für Metastudien in der qualitativen Forschung

Dieser zweite Teil der Methodendiskussion widmet sich der Frage, auf welchen internationalen Diskussionsstand die Entwicklung einer Metastudienmethodik für die Diskursforschung aufbauen kann?

Metastudien sind in der Sprachwissenschaft noch wenig verbreitet[90] und bisher in der Diskursforschung[91] nicht durchgeführt worden. Der Stand der Forschung wird vielmehr über andere Verfahren rezipiert, die jedoch für eine Synthese von vielen Primärstudien große Nachteile mit sich bringen. Die meisten Forschungen, auch im Bereich der Diskursforschung über Arzt-Patient-Interaktion, beginnen mit einer Übersicht relevanter Literatur. Aber ein Großteil dieser sekundären Forschungsanalysen bestehen aus „narrative reviews“ (Pawson 2002) ausgewählter Highlights. Tatsächlich scheinen Literaturberichte dieser Art häufig als Rechtfertigung und nicht als Einstiegspunkt zur jeweiligen Forschungsarbeit verwendet zu werden.[92] Wood (2000) lehnte diese Übersichten als *Pseudosynthesen* ab, die zwar nicht nutzlos, aber "really little better than annotated bibliographies" (p. 416) seien.

In anderen Disziplinen wurde der Bedarf nach systematischen Synthesen von Forschungsergebnissen schon lange gesehen. Bereits in den

---

90 Eine der Ausnahmen bilden Studien zum Erstspracherwerb, wo in den letzten Jahren begonnen wurde, mehrere Langzeitfallstudien vergleichend zu analysieren, um generalisierbare Aussagen treffen zu können (vgl. z.B. Tracy 1991). Dennoch scheint auch hier bisher keine systematische Methodendiskussion über Metastudien geführt worden zu sein. Einen ersten Ansatz bietet Schaner-Wolles (2001, S.247), in dem sie Anforderungen für die einzelnen Fallstudien formuliert, um als Primärstudie einer solchen „Zusammenschau“ nutzbar zu sein.

91 Innerhalb der Angewandten Sprachwissenschaft werden sehr unterschiedliche, z.T. konkurrierende Ansätze der Gesprächsanalyse genutzt. Da es bisher keinen allgemein verbindlichen Überbegriff für die unterschiedlichen theoretischen Ansätze und Methoden gibt, werde ich in Anlehnung an die Diskussion im Arbeitskreis Angewandte Gesprächsforschung (Brünner, Fiehler et al. 1999) den nominalen Begriff „Diskursforschung“ bzw. „Gesprächsforschung“ und in adjektivischer Verwendung den Begriff „diskursanalytisch“ als Überbegriffe verwenden, ohne sie auf einen bestimmten Ansatz einzuschränken.

92 Weed (2005) charakterisiert diese Literaturübersichten als „context-setting justifying prelude to primary research“ (Abs.15).

siebziger Jahren wurden erste Versuche gestartet, existierende Daten und Forschungsergebnisse übergreifend zu analysieren. Die Disziplinen der Psychologie und Pädagogik, die zu dieser Zeit bereits über große Mengen nicht integrierter, empirischer Daten verfügten, führten anfänglich diese Entwicklung von Metaanalysetechniken, vor allem für quantitative Studien, an. Primärstudien wurden in diesen Ansätzen als Ausgangsdaten für statistische Metaverfahren betrachtet (z.B. Hunter, Schmidt et al. 1982; Glass 1976). Inzwischen hat eine sehr breite Methodenentwicklung und selbstverständliche Anwendung von Meta-Analysen quantitativer Forschungsergebnisse eingesetzt, die nicht unkritisch von Glass (2000), anlässlich eines persönlichen 25-Jahre–Resümees, als eine „minor academic industry“ bezeichnet wird.

In den neunziger Jahren setzten in der medizinischen Forschung umfassende Entwicklungen zur systematischen Aggregation von Evidenz ein, die mittlerweile als “Health technology assessment” (vgl. z.B. Raum, Perleth 2003) und “Evidence-based medicine” (z.B. Mulrow, Cook 1998) international etabliert sind. Globale Kollaborationsnetze und Organisationen, wie die Cochrane collaboration (www.cochrane.org [Letzter Zugriff 14.08.09]) wurden entwickelt, um die *beste Evidenz* für klinische Entscheidungen zusammenzustellen. Die auf Evidenz basierende Ausrichtung weitete sich auf andere Forschungsbereiche aus, z.B. Krankenpflege, Sozialfürsorge. Im Jahr 2001 finanzierte das britische Economic and Social Research Council (ESRC) die Errichtung eines Evidenznetzes (www.evidencenetwork.org [Letzter Zugriff 14.08.09]) aus multidisziplinären Zentren, das spezifisch der Verbesserung der Evidenzbasis in den Sozialwissenschaften gewidmet war.

Dennoch stellt Solesbury (Solesbury 2002, p.92) nach wie vor eine Präferenz für Primärforschung in den Sozialwissenschaften gegenüber einer breiteren Nutzung vorhandener Forschungen fest:

> "Most research effort is expended on new primary research and yet, on virtually any topic you can name, there is a vast body of past research that may have some continuing value but mostly remains ignored. Social science is very bad at the cumulation and re-use of past research results."

Das in der Medizin bestehende Interesse an Evidenz hat hauptsächlich zur Entwicklung quantitativer Synthesemethoden geführt, die für die Synthese qualitativer Studien nicht oder wenig geeignet sind. Ein quantitativer Ansatz qualitative Ergebnisse übergreifend zu analysieren, schafft nach Weed (2005) zwei Hauptprobleme:

1. Die Reduktion qualitativer Ergebnisse auf statistische Maße führt zum Verlust vieler Ergebnisse der qualitativen Primärforschung.

2. Qualitativer Forschung wird gegenüber quantitativen Daten nur eine zweitrangige oder unterstützende Funktion zugeschrieben.[93]

Dennoch wurden auch methodische Ansätze entwickelt, die mit einem explizit reduktionistischen Zugang zu den Primärstudien versuchen, qualitative Forschungsergebnisse quantitativ zu aggregieren; z.B. entwickelten Margarete Sandelowski und Julie Barroso für ihren Ansatz des „metasummary" ein Forschungshandbuch (Thorne, Jensen et al. 2004, S.1357; Sandelowski, Barroso 2003) oder die „EPPIcentre method" (Thomas, Harden et al. 2004).[94] Die forschungstheoretischen und methodischen Fragen (und Diskussionen) solcher Quantifizierungen von qualitativer Forschung bzw. der Zusammenführung von quantitativen und qualitativen Forschungsergebnissen können hier nur angedeutet werden, da sie Grundfragen des seit Jahrzehnten geführten „Methodenstreits" zwischen quantitativer und qualitativer Forschung berühren.

In den neunziger Jahren entwickelte sich zunehmend eine eigenständige Methodendiskussion für die übergreifende Analyse qualitativer Ergebnisse und der Synthese komplexer Evidenzen im Zusammenhang mit Gesundheit und Medizin, insbesondere im kanadischen Journal "Qualitative Health Research" (Estabrooks, Field et al. 1994; Jensen, Allen 1996; Popay, Rogers et al. 1998) und in Großbritannien (z.B. Sandelowski, Docherty et al. 1997; Beard, Curry et al. 1997; National Coordinating Centre for Health Technology Assessment 1999). Inzwischen sind auch erste methodische Überblicksarbeiten (Dixon-Woods, Agarwal et al. 2005; Weed 2005; Thorne, Jensen et al. 2004) zur Synthese qualitativer Forschungsergebnisse entstanden, auf die hier im Besonderen eingegangen wird. Im deutschen Sprachraum scheinen bisher keine Arbeiten zur Methodik der Synthese qualitativer Forschungsarbeiten erschienen zu sein, sodass etwa in einer Schwerpunktausgabe des Forums Sozialforschung zur "Sekundäranalyse qualitativer Daten" (Mruck 2005) der

93 Besonders interessant sind demgegenüber Ansätze, die eine „Qualitivierung" von quantitativen Forschungsergebnissen versuchen (z.B. Tashakkori, Teddlie 1998). Dixon-Woods, Agarwal et al. (2005) verweisen in ihrer Übersichtsarbeit immer wieder auf solche Möglichkeiten, die jedoch noch nicht in reale Synthesearbeiten umgesetzt wurden.

94 Diese Ansätze werden hier nicht weiter verfolgt, weil in dieser Metastudie keine quantitative Auswertung der Diskursforschungsergebnisse durchgeführt wurde.

britische Sportwissenschaftler Mike Weed (2005) den Teil zur Synthese qualitativer Forschung übernommen hat.

Die methodische Entwicklungsarbeit steht noch am Anfang, auch wenn inzwischen eine Reihe von Methoden in unterschiedlichen Kontexten entwickelt bzw. in den erwähnten Überblicksarbeiten als potentiell geeignet für die Synthese qualitativer Forschung eingeschätzt wurde. Von mehreren Seiten wird der dringende Bedarf zur Entwicklung angemessener Methoden für die Synthese qualitativer Forschungen bzw. die gemeinsame Synthese von qualitativen und quantitativen Ergebnissen der Sozialwissenschaften festgestellt (z.B. Dixon-Woods, Agarwal et al. 2005, S.52). In dieser „era of metamadness“ (Sandelowski, M. in Thorne, Jensen et al. 2004, S.1357) sucht eine wachsende und begeisterte ForscherInnengemeinschaft methodische Standards und Differenzierungen, die die angemessene und systematische Produktion aggregierten Wissens erlauben.

Ziel dieses Teils der Arbeit ist es nicht, eine eigene Methodik zu entwickeln, sondern die für den Zweck der Synthese qualitativer Diskursforschung geeignetste Methodik aus Elementen entwickelter Methoden zusammenzustellen.[95]

4.2.1 Begriffsklärung und Grundunterscheidungen von Metastudien

Schon vorweg ist zu sagen, dass es an einer einheitlichen Terminologie mangelt.[96] Im Englischen wird als Überbegriff für alle (quantitative und qualitative) Verfahren der Akkumulation von Ergebnissen mehrerer Studien am häufigsten „Review“ verwendet, dem aber ein gebräuchliches deutsches Gegenüber fehlt, am ehesten noch „Übersichtsarbeit“. Ich entschied mich für den Begriff „Metastudie“ für die eigene Synthese-

---

95 Damit folge ich dem Anliegen von Dixon-Woods und Kolleg/innen (Dixon-Woods, Agarwal et al. 2005, S.51), die zur Verwendung der nützlichsten Elemente unterschiedlicher Synthesetechniken auffordern: „In the longer term, methods that incorporate the most useful elements of these approaches may be developed; it is important that future work builds on the existing approaches.“

96 Die Varianz an Ausdrücken, die sich in der Literatur findet, ist inzwischen breit und, wie es scheint, auch teilweise vom Motiv getrieben, ein unverwechselbares methodisches Produkt in die Diskussion/auf den Markt zu werfen, ohne unbedingt erkennbare, größere methodische Unterschiede zu anderen Ansätzen zu machen. Einige dieser Bezeichnungen werden im folgenden kurzen Überblick über unterschiedliche Ansätze genannt werden. Für eine kritische Auseinandersetzung empfiehlt sich Thorne, Jensen et al. (2004)

arbeit, da die griechischen Silbe „meta“ (dt. nach, zwischen) am ehesten die im „Nach“hinein aus und „zwischen“ den Primärstudien erstellte Studie beschreibt. „Metaanalyse“ schied als Alternative aus, da dieser Begriff inzwischen nahezu ausschließlich für quantitative Verfahren der Synthese quantitativer Ergebnisse unterschiedlicher Studien Verwendung findet. Der Ausdruck „Metastudie“ wurde darüber hinaus auch von einer Gruppe von Forscher/innen gewählt (Paterson, Canam et al. 2001, vgl. Kap. 7.2.3.7), die wie meine Synthesearbeit verschiedene Synthesemethoden verbindet. Im Folgenden werde ich diese Entscheidung mit Bezug auf bisher diskutierte methodische Differenzierungen weiter zu begründen versuchen.

Thorne, Jensen et al. (2004, S.1343) sehen auch die Problematik einer einheitlichen Terminologie, schlagen aber ihrerseits „metasynthesis“ als englischen Überbegriff vor und geben eine Definition, die für den hier verwendeten Grundansatz genauso gelten kann:

> „representing a family of methodological approaches to developing new knowledge based on rigorous analysis of existing qualitative research findings“

Noblit, Hare (1988) haben in einer der ersten Arbeiten, die explizit über Methoden der Synthese von qualitativer Forschung geschrieben wurden, vorgeschlagen, „integrative“ von „interpretativen“ Reviewtechniken zu unterscheiden. In dieser Definition haben integrative Methoden die Aggregation und Verknüpfung vergleichbarer Datensätze (wie z.B. in den statistischen Verfahren von Meta-Analysen) zum Ziel, während interpretative Methoden die Interpretation und Ableitung der konzeptuellen Grundlagen der Primärstudien in theoretische Konzepte höherer Ordnung zu erreichen suchen. Damit wären interpretative Reviews besser für die Synthese qualitativer Forschungen geeignet, während integrative Reviews primär für quantitative Forschungen nützlich wären.

Dixon-Woods, Agarwal et al. (2004, S.46) bauen auf dieser Grunddefinition auf, aber warnen davor, diese Unterscheidung simplifizierend als „integrativ = positivistisch = quantitativ“ zu verwenden. Vielmehr enthalten auch strenge Meta-Analysen immer auch interpretative Anteile und Theoriebildung. Etwa werden Wahrscheinlichkeiten für kausale Zusammenhänge und Generalisierbarkeit der Ergebnisse festgestellt.[97] Auf der anderen Seite sind interpretative Ansätze auch immer in den empirischen Daten der Primärstudien verankert, auch wenn ihr Schwerpunkt

---

97 Vgl. dazu auch Pawson (2002, S.341).

auf der Generierung von theoretischen Konzepten liegt. Interpretative Synthesemethoden enthalten immer kreative Prozesse, in denen aus ähnlichen oder zusammenhängenden Konzepten der Primärstudien neue theoretische Konzepte entwickelt werden. Auch Louise Jensen setzt die zentrale Unterscheidung für Synthesemethoden zwischen „interpretativen“ oder rein „akkumulierenden“ Verfahren, die den kleinsten gemeinsamen Nenner der Primärstudien zu finden suchen (Thorne, Jensen et al. 2004, S.1346). Aus dieser Unterscheidung kann die hier vorgelegte Metastudie klar als interpretativer Ansatz gewertet werden, in dem es um die Entwicklung einer neuen konzeptuellen Landkarte für das interaktive Handeln von Ärzt/inn/en geht. Gleichzeitig wird – im Sinne des integrativen Ansatzes - eine im Detail nachvollziehbare Verankerung in den Ergebnissen der Primärstudien versucht.

Weed (2005, Abs. 12 u. 27) bietet eine wenig weiterführende Unterscheidung von Synthesemethoden in „aggregative“ und „non-aggregative“ an, die sich hauptsächlich darauf stützt, ob die aggregierten Daten von denselben Forscher/inn/en („non-aggregative“) oder von anderen Forscher/innen („aggregative“) stammen.

Greenhalgh, Robert et al. (2005) haben mit Bezug auf Dixon-Woods, Agarwal et al. (2004) vorgeschlagen, zwischen “review” - als grundlegenden Begriff für jede Art von Zusammenfassung von bestehender Forschung – und „Synthese“ - als spezifischerer Technik, die mehr Wissen erzeugt als die Summe der von ihr zusammengefassten Primärstudien (Campbell, Pound et al. 2003) - zu unterscheiden. Dem folgend werde ich auch immer wieder über die vorliegende Arbeit als Synthese von Diskursforschungen sprechen.

Margarete Sandelowski (Thorne, Jensen et al. 2004, S.1360) schlägt vor, zwei grundlegende Typen der Integration qualitativer Forschung zu unterscheiden: 1. „metastudy“ mit dem Forschungsfokus auf Daten, Methoden und Theorien der Primärstudien und einer kritisch reflexiven Orientierung, die (auch) sozio-historische Zusammenhänge in der Forschung als Entwicklungen von Diskursen analysiert. 2. „research integration“ mit dem Forschungsfokus auf den Ergebnissen der Primärstudien und einer empirischen Orientierung auf den untersuchten Forschungsbereich mit dem Ziel der direkt nutzbaren Synthese von Evidenz.

Aus diesem Blickpunkt erfüllt diese Metastudie zwar Aspekte beider Forschungstypen: sie integriert vor allem die Ergebnisse, aber eben auch die jeweiligen Forschungskontexte, methodische und theoretische

Ansätze der Primärstudien. Da sie nicht darauf ausgerichtet ist, neue empirische Evidenz zu erzeugen, sondern an der Entwicklung einer neuen konzeptuellen Systematik interessiert ist, scheint mir auch aus Sandelowskis Perspektive die Bezeichnung als „Metastudie“ angemessen.

4.2.2 Abgrenzung von Synthesemethoden gegenüber anderen Metastudienmethoden

Für den Zweck dieser Arbeit, der Synthese von Ergebnissen der Diskursforschung, kann der grundlegend gewählte methodische Zugang gegenüber drei anderen Formen von Metastudien zunächst abgegrenzt werden:

1. Literaturübersicht („Narrative Summary“/„literature review“):
Wie bereits erwähnt, finden sich praktisch in allen Forschungsarbeiten deskriptive Zusammenfassungen des Standes der bisherigen Forschung in der einen oder anderen Form. Diese sind meist in ihrer methodischen Entstehung nicht beschrieben und daher für den Zweck einer systematischen Synthese von Forschung als intransparent zu kritisieren (für eine kritische Abgrenzung vgl. v.a. Thorne, Jensen et al. (2004). Diese Zusammenfassungen können auch explizite Reflexionen des Standes des Forschungsbereiches („integrative critical literature review“) sein, die eine höhere Abstraktion des Forschungsstandes und komplexere Zusammenhänge und Erklärungen aufzeigen, als bisher in der Literatur zu finden waren. Als solche hat eine Literaturübersicht auch im Rahmen einer Metastudie Bedeutung, um grundlegende Fragestellungen und Konzepte abzuleiten.[98] Mit Thorne, Jensen et al. (2004, S.1347) muss jedoch auf die Gefahr hingewiesen werden, dass von in qualitativer Forschung wenig erfahrenen Forscher/innen ohne klare methodische Regeln eine „metasoup“ vorgelegt wird, die keine verlässlichen Ergebnisse erzeugt.

---

98 Das Economic & Social Research Council Research Methods Programme. http://www.ccsr.ac.uk/methods [Letzter Zugriff 14.08.09] wollte hier methodische Richtlinien entwickeln, die bisher nur in ein Methodenlehrbuch Eingang gefunden haben (Wallace, Wray 2006).

2. Quantitative systematische Übersichtsarbeit: „Systematic review“ und Meta-Analyse

Die Entwicklung von systematischen Analyse- und Aggregationsverfahren für quantitative Daten aus mehreren oder vielen Primärstudien wurde bereits kurz charakterisiert. Der Begriff „Meta-Analyse“ hat sich zunehmend für die statistische Verarbeitung von Daten, die aus mehreren Primärstudien gewonnen wurden, durchgesetzt. Natürlich sind aus der inzwischen gut ausgearbeiteten Methodik für systematische Übersichtsarbeiten wichtige methodische Regeln auch für die Synthese von qualitativer Forschung abzuleiten und gleichzeitig kritisch zu hinterfragen. Dies wurde von anderen Autoren (vgl. z.B. Weed 2005, Abs. 16-22) bereits geleistet. Zu betonen ist an dieser Stelle, dass die Synthese von qualitativen und quantitativen Ergebnissen besondere methodische Schwierigkeiten mit sich bringt und z.T. auch grundlegende forschungstheoretische Fragen berührt (vgl. von Weed 2005; Dixon-Woods, Agarwal et al. 2005; Harden, Thomas 2005; Mays, Popay et al. 2004). In Zusammenhang mit der Synthese von qualitativer Diskursforschung kann hier ein Verweis auf diese zentralen und laufenden Diskussionen (Bryman 2006; Dixon-Woods, Booth et al. 2005) genügen.

3. Sekundäranalyse von Primärdaten

Gesonderte methodische Herangehensweisen erfordern die neuerliche Analyse von Primärdaten, die ursprünglich in anderen Studien gesammelt wurden. Re-Analysen dieser Art sollen hier von der Synthese von Primärstudien klar unterschieden werden (vgl. auch Dixon-Woods, Agarwal et al. 2005, S.46; Weed 2005, Abs. 8-9). Auf das Problem, dass der Forscher in der Sekundäranalyse ohne den vollen Kontext der Primärerhebung die Daten anders verstehen kann als der Autor der Primärstudie (Rantala, Hellström 2001, S.88), soll hier hingewiesen werden, weil dies für einige Synthesemethoden die Begründung ist, den Analysefokus von den Daten auf die Interpretationen der Primärstudien zu verschieben.

Eine Besonderheit der Synthese von Diskursforschung ist freilich, dass immer mehr oder weniger große Gesprächsausschnitte über Transkripte als interaktiver Kontext direkt zur Verfügung stehen. Damit kann präziser und kontextbezogener auf die Ergebnisse der Primärstudien zugegriffen werden als in anderen qualitativen Forschungen. Nicht zuletzt deswegen werden derzeit große Anstrengungen unternommen, linguistische Primärdaten systematisch für weitergehende Forschungen zur Verfügung zu stellen.[99]

4.2.3 Synthesemethoden in der qualitativen Forschung

Der folgende Überblick zu bisher entwickelten Synthesemethoden stützt sich v.a. auf die erwähnten Überblicksarbeiten. Die Zusammenstellung unterschiedlicher methodischer Ansätze erhebt keinen Anspruch auf Vollständigkeit, versucht aber alle relevanten Zugänge prinzipiell abzubilden. Es wird keine systematische Einführung in die jeweilige Methodik gegeben, sondern über eine selektive und kritische Beschreibung der methodischen Ansätze grundlegende Problemstellungen und notwendige Instrumentarien für die eigene Methodik im Kontext der Synthese von Diskursforschung identifiziert.

4.2.3.1 „Thematische Analyse" – „Thematic analysis"

Thematische Analysen[100] werden von Dixon-Woods, Agarwal et al. (2005) als eine Methodik beschrieben, die mit einfachen Literaturübersichten und Inhaltsanalysen viel gemeinsam hat. Sie sind dadurch gekennzeichnet, dass sie relevante Themen der Primärstudien identifizieren und in strukturierte Überblickstabellen zusammenfassen. Mays, Popay et al. (2004) betonen, dass in einem solchen formalisierten „narrative synthesis"-Verfahren durch den systematischen Einsatz von tabellarischen Zusammenfassungen und kognitiven Landkarten eine eigene Synthesetechnik entwickelt wurde. Im Besonderen könnten quantitative und qualitative Primärstudien als Text und Zahlen so gegenübergestellt werden.

Der Flexibilität steht eine Intransparenz der tatsächlichen Analyseschritte gegenüber. Auch werden wenige Anhaltspunkte gegeben, wie theoretische Kategorisierungen in diesem Zugang entwickelt werden. Dixon-Woods, Agarwal et al. (2005) kritisieren, dass die zwei prinzipiell möglichen Vorgehensweisen der Kategorienentwicklung, nämlich datengeleitet oder theorie-geleitet, in den meisten Arbeiten nicht explizit dargestellt werden.

---

99 Für die Gesprächsforschung des deutschen Sprachraumes sind beispielhaft das Repertorium „Deutsche Transkripte" (Glas, Ehlich 2000) und die bisher am weitesten entwickelte Datenbank Gesprochenes Deutsch (GDG) (vgl. Fiehler, Wagener 2005) am Institut für Deutsche Sprache in Mannheim zu nennen.

100 Vgl. Mays, Roberts et al. 2001.

Für die hier vorliegende Metastudie wird zunächst das Instrument von Überblickstabellen als methodisches Element übernommen, um einen guten Überblick über die aggregierten Ergebnisse aus den Primärstudien zu erhalten. Für die Ableitung der Kategorien wird die Kritik aufgegriffen und das Vorgehen der Kategorienbildung möglichst explizit gemacht. Das Vorgehen kombiniert den daten-geleiteten und theorie-geleiteten Zugang in einem abduktiven[101] Verfahren.

4.2.3.2 Systematic Narrative Review

Kip Jones (Jones 2005) will mit seinem Methodenvorschlag einen Beitrag zu einer vollständig in der qualitativen Forschungstradition stehenden Synthesemethodik für qualitative Forschung leisten. Er schließt an die gängige Methodik der traditionellen Literaturübersichten an und argumentiert mit Freeman (1984), dass „narratives"/erzählende Beschreibungen die besondere Form der menschlichen Bedeutungsproduktion ist, das rückblickende Ordnen der „Landkarte der Ereignisse". Eine Besonderheit der vorgeschlagenen Methodik ist die interaktive Durchführung der Analyse in einem „reflective team", das neben den Forscher/innen auch wesentliche Stakeholder des untersuchten Feldes (Nutzer, Dienstleister, politisch Verantwortliche) umfasst. Der Diskussionsprozess wird in Anlehnung an unterschiedliche Konsensbildungsverfahren (Delphi-Verfahren, „Nominal-Group", Brainstorming) gestaltet und soll kreative Offenheit für neue Interpretationen der Primärstudien eröffnen. Der Syntheseprozess wird als hermeneutische Interpretation beschrieben, in der sich die Gruppe zum Teil Zeile für Zeile durch die Primärtexte arbeitet, Hypothesen bildet und wieder am Text prüft. Jones grenzt seine Technik des Analyseprozesses methodisch von der Grounded Theory (vgl. Kap. 7.2.3.3) ab und stellt sie in die Tradition der „analytischen Induktion" („analytic induction" nach Florian Znaniecki). Er verweist dabei auch auf den abduktiven Charakter dieses Prozess, der iterativ von den Daten zur Hypothesenbildung und wieder zu den Daten zurückkehrt usw.

Jones (ebenda S.99) empfiehlt in Abgrenzung zum „golden standard" der quantitativen systematischen Reviewtechniken auch die Einbeziehung

---

101 Der Begriff der „Abduktion" wurde von Charles Sanders Peirce (vgl. z.B. Kap. 15 Peirce 1998) geprägt und hat einen eigenen Methoden- und Theoriediskurs begründet (vgl. z.B. Wirth 1995; Turrisi 1990; Reichertz 1999; Reichertz 1995), der auch in der Diskursforschung Anwendung gefunden hat (vgl. z.B. Wodak, De Cillia et al. 1998).

diverser „grauer Literatur“ nicht nur aus der Forschung, sondern auch Politikdokumente oder Berichte relevanter Organisationen im Feld. Zehn Ausgangspunkte für die Analyse und Reflexion der Primärliteratur werden angeführt, die im Besonderen auch den persönlichen, sozialen, ethischen und theoretischen Hintergrund der Arbeiten beleuchten.

Für diese Metastudie werden folgende methodische Anregungen übernommen:

➔ Die Bedeutung einer interaktiven Auseinandersetzung über die Interpretationen im Syntheseprozess, auch wenn dies im Kontext einer „einsamen“ Monographie, wie es diese Arbeit als Dissertation darstellt, nur über vielfältige Präsentationen der Zwischenergebnisse der Synthese umgesetzt werden kann.

➔ Die Berücksichtigung auch von „grauer“ Literatur, die ja im sozialwissenschaftlichen Forschungszusammenhang nicht so stark entwertet ist, wie in den medizinischen und naturwissenschaftlichen Forschungsdisziplinen, die von peer-reviewed, kommerziellen Journalen dominiert sind.

➔ Die zehn Reflexionsfragen für die Analyse der Primärliteratur wurden in das Datenentnahmeraster eingearbeitet, im Besonderen die Fragen zum Studienhintergrund.

➔ Die Bedeutung des Erzählens für die Sinnproduktion wird selbstreflexiv auf Teile dieser Metastudie angewendet. Eine Herausforderung, die nur bescheiden, von einem literarisch nicht begabten Autor, zu meistern ist.

4.2.3.3 Grounded Theory

Die Grounded Theory entwickelten Glaser und Strauss (Glaser, Strauss 1967) in den 1960er Jahren als Methode der qualitativen Primärforschung, um aus konkreten qualitativen Forschungsergebnissen grundlegende theoretische Konzepte systematisch ableiten zu können. Vielfach angewendet und in jahrzehntelanger Arbeit (Strauss, Corbin 1998; Glaser, Strauss 1998; Böhm 1994; Strauss 1987; Strauss 1991; Glaser 2002) weiterentwickelt wurde sie Teil des grundlegenden Methodenkanons der Soziologie. Die Vorgehensweisen der Grounded Theory eignen sich aber auch für die Synthese von qualitativer Forschung.

Im Besonderen sind die Prozesse des „theoretical samplings“ und der „constant comparative method“ für die Synthese qualitativer Forschung anwendbar, wie erste Arbeiten (vgl. z.B. Kearney 2001; Kearney, O'Sullivan 2003) zeigen. Margaret Kearney (Thorne, Jensen et al. 2004, S.1354) betont die Reflexivität im Prozess der Generalisierung bzw. Theorieentwicklung der Grounded Theory, in dem sowohl die Bedingungen der Primärstudien als auch die Bedingungen der Analyse in der Metastudie möglichst explizit gemacht und in die Interpretation und Synthese von Ergebnissen einbezogen werden. Dabei werden die Forschungspublikationen der Primärstudien selbst wie Daten behandelt. Im Besonderen hilft das „theoretical sampling" (bzw. theoretical saturation) mit dem Synthesefokus auf der Entwicklung theoretischer Konzepte höherer Ordnung, die Anzahl der zu untersuchenden Primärstudien sinnvoll einzuschränken. Damit stellen nicht mehr Repräsentativität oder Vollständigkeit des Samples die zentralen Kriterien der Auswahl der Primärstudien dar.

Dixon-Woods, Agarwal et al. (2005) kritisieren in der Anwendung der Grounded Theory als Synthesemethode (auch in der entwickelten Form) eine gewisse Intransparenz des Vorgehens, spezifischer das Fehlen von Hinweisen, welche Qualitätskriterien für den Einschluss von Primärstudien in die Synthese relevant wären. Auch die große Varianz in der tatsächlichen Anwendung („methodological anarchy") lässt Dixon-Woods und Kolleg/innen an der vollständigen Anwendung der Grounded Theory zu Zwecken der Synthese qualitativer Forschung zweifeln.

Für die hier vorliegende Metastudie wird insbesondere der Vorgang der Auswahl von Primärstudien im Sinne des „theoretical samplings" der Grounded Theory übernommen. Auch Weed (2005, Abs. 29) sieht hier eine besondere methodische Stärke für die Entwicklung seiner eigenen qualitativen Synthesemethodik („meta-interpretation" siehe unten). Er betont weiters die Bedeutung der Entwicklung einer „theoretical sensitivity" (Glaser 1978) am Beginn der Synthesearbeit. Die Forscher/innen müssen sich möglichst des gesamten Forschungsfeldes gewahr sein, um eine erste Auswahl von Primärstudien treffen zu können. Weed schlägt vor, etwa vier Studien für die erste Analyserunde auszuwählen, die eine maximale Variation[102] im Bezug auf die Fragestellung versprechen. Auch Miles, Huberman (1994, S.29), die Autoren einer Methodik des systematischen Fallvergleichs (siehe unten) gehen für ihre Methodik davon aus, dass die Auswahl der Fälle (= Primärstudien) in der Synthese nach konzeptuellen Gesichtspunkten und nicht auf Basis von Repräsentativität erfolgen muss.

102 Vgl. "maximum variation sampling" (Lincoln, Guba 1985, S.233).

Weiters wird die sorgfältige Beschreibung der eigenen (Ausgangs-) Bedingungen, unter denen die Metastudie entstanden ist (vgl. Kap. 4 und Kap. 11), als notwendiger Teil einer transparenten und relativierbaren Forschungsmethodik bestätigt.

4.2.3.4 Meta-Ethnografie

Meta-Ethnografie (Noblit, Hare 1988; Thorne, Jensen et al. 2004, S.1347ff) war eines der ersten methodischen Konzepte, die zunächst als qualitative Interpretationsmethode und dann zum Zweck der Synthese qualitativer Forschung entwickelt wurde.[103] Ähnlich wie in der Inhaltsanalyse werden zentrale Themen oder Konzepte als „interpretive metaphors" in jeder Primärstudie identifiziert und der Versuch unternommen, diese in die Konzepte der anderen Studien zu übersetzen („Reciprocal translational analysis"). Es ist hervorzuheben, dass nicht die Primärdaten der Primärstudien die Objekte der Synthese sind, sondern die Interpretationen und Konzepte der Primärstudien werden aggregiert und verglichen (Doyle 2003; Thorne, Jensen et al. 2004, S.1347), oder wie Noblit es formuliert „more interpretations of interpretations" (Thorne, Jensen et al. 2004, S.1348). Der jeweils spezifische soziale und theoretische Kontext der Primärstudien soll in diesem Verfahren möglichst gut abgebildet bleiben. Dennoch müssen sich Noblit, Hare (1988, S.36) in dieser Übersetzung einer „metaphoric reduction" bedienen, die für andere (vgl. Weed 2005, Abs. 26) nicht die Erhaltung des Kontextes in der Interpretation erlaubt. Es bleibt also eine offene Frage, wie der historische, intellektuelle und politische Kontext der Primärstudien tatsächlich systematisch in die Synthese einbezogen werden kann.

Ein zweites und als besonders wichtig von den Autoren eingeschätztes Syntheseverfahren der Meta-Ethnografie liegt in der Beschreibung von Widersprüchen zwischen den Themen/Interpretationen der einzelnen Primärstudien. Diese erfordern die Ableitung möglicher Erklärungen auf einer höheren konzeptuellen Ebene („Refutational synthesis"). Auf dieser Basis können als drittes Syntheseverfahren der Meta-Ethnografie generelle Argumentationslinien oder theoretische Strukturen entwickelt werden, die auf den Ergebnissen der Primärstudien aufbauen („Lines of argument synthesis"). Diese „third order interpretations" (Britten, Campbell et al. 2002) gehen über eine Zusammenfassung der Primärstudien

---

103 Für eine systematische Anwendung der Methodik vgl. z.B. Campbell, Pound et al. 2003.

hinaus, ohne dabei die Interpretationen dieser zum Verschwinden zu bringen.[104]

Dixon-Woods, Agarwal et al. (2005) kritisieren in der Meta-Ethnografie das Fehlen von ausgearbeiteten Prozeduren für die Auswahl und Bewertung der Primärstudien und auch den großen Aufwand des Verfahrens. Campbell, Pound et al. (2003) verweisen auf das spezifische Problem dieser Methodik, dass die Reihenfolge der Primärstudien in der Synthese im „reciprocal translational analysis“ Einfluss auf die Ergebnisse haben kann. Weed (2005, Abs. 23) erwähnt die Einschränkung, dass durch das reziproke und aufwändige Verfahren nur zwei bis fünf Primärstudien in einem Syntheseverfahren bearbeitet werden können. Er unterstreicht aber die Vorteile der Synthese von Interpretationen anstatt von Daten der Primärstudien. Interpretationen sind in den Publikationen der Primärstudien vollständig beschrieben, während die Primärdaten – wenn überhaupt – nur in Auszügen publiziert werden. Darüber hinaus enthalten Interpretationen mehr Kontextwissen aus den qualitativen Primärdaten, das in einer Sekundäranalyse der Daten allein verloren ginge und ggf. auch zu falschen Interpretationen führen könnte.

Für die hier vorliegende Metastudie werden neben dem generellen Vertrauen in die Synthetisierbarkeit von Interpretationen der Primärstudien, die Erhaltung des Kontextes in der Darstellung und Synthese der Primärstudien sowie der systematische und nachvollziehbare Umgang mit Widersprüchen als Arbeitsprinzipien übernommen. Ein letztes Argument von Noblit soll hier - vor dem Hintergrund der Nutzung der Ergebnisse für Patientenempowerment - unterstrichen werden: „we must also consider who is to be served by the knowledge and in what way" (Thorne, Jensen et al. 2004, S.1350).[105] Die Synthese von Wissen sollte auch mit Blick auf die Nutzer der Ergebnisse gestaltet und fokussiert werden; explizit verweist Noblit auf das Risiko, dass neues Wissen nicht Patient/inn/en nützt, sich besser im Gesundheitswesen zu orientieren, sondern umgekehrt das Gesundheitswesen noch mächtiger gegenüber Patient/inn/en macht.

---

104 Zur methodischen Diskussion über die Weiterentwicklung der Meta-Ethnografie vgl. Atkins, Lewin et al. 2008.

105 Vgl. auch das „credo“ bei Fishman (2000).

4.2.3.5 Interpretive phenomenological analysis (IPA)

IPA wurde von Smith (1996) im Bereich der Gesundheitspsychologie zur Analyse von Interviewdaten entwickelt. Weed (2005, Absatz 39-42) nimmt diesen stark auf Interpretation fokussierten qualitativen Analyseansatz in seine Methodenübersicht auf, weil der Prozess der Aggregation der Analysen von Einzelinterviews einer Gesamtinterpretation einer qualitativen Synthese mehrerer Primärstudien gleichkommt. Smith, Jarman et al. (1997) betont die Bedeutung der „doppelten Hermeneutik" dieses Interpretationsverfahrens, indem der Interviewte seine eigene Erfahrung interpretiert und mitteilt und der Forscher diese Interpretation erster Ordnung interpretiert. Zur Qualitätskontrolle dieses Verfahrens werden Interpretationsprozesse in „audit trails" dokumentiert, um die logische Qualität dieses Vorgehens nachvollziehbar zu machen. Die eigentliche Interpretation der Primärstudie kann nach Smith (2003, S.232ff) aber niemals vollständig nachvollziehbar gemacht werden, da dem Leser der vollständige Zugang zum Kontextwissens fehlt. Weed (2005, Absatz 41) verweist an dieser Stelle auf die Legitimität der „dreifachen Hermeneutik" einer Metastudie qualitativer Forschung, als Interpretation (durch die Metastudie) der Interpretation (der Primärstudie) der Interpretation (des Befragten oder der Interaktionspartner), und das grundlegende Problem der Synthese, dass die Differenziertheit der Primärstudien verloren geht.

Für die hier vorliegende Metastudie wird das Instrument eines „audit trail" in zweifacher Form übernommen:

1. in der detaillierten Beschreibung der Entwicklung der Methodik und des Vorgehens in der Metastudie (vgl. Kap. 7.3)
2. in der Dokumentation der Einzelanalysen der Primärstudien im Datenentnahmeraster (vollständige Dokumentation in Nowak 2007d).

4.2.3.6 Meta-Interpretation

Weed entwickelte "a method for the interpretive synthesis of qualitative research which, given the focus on interpretation, is termed *meta-interpretation"* (Weed 2005, Absatz 10). Dafür analysierte Weed acht bereits entwickelte Synthesemethoden vergleichend, und seine Einschätzungen sind wesentlicher Teil des hier vorgestellten Entwicklungsstandes zur Methodik von Metastudien. Weed beschreibt seine Methodik als ähnlich der Meta-Ethnografie, da beide nicht Primärdaten der Primärstudien zusammenführen, sondern als „Rohdaten" der Synthese die Interpretationen der Primärstudien wählen. Er grenzt seine Methodik v.a. als weniger reduktionistisch von der Meta-Ethnografie ab. Weiters übernimmt Weed den iterativen Prozess des „theoretical samplings“ der Grounded Theory in seine Methodik. Weed beschreibt fünf zentrale Merkmale seiner Methodik (ebenda Abs. 43):

1. Ein prozessualer („ideographic“, kein vorweg bestimmter) Zugang für die Entwicklung von Ausschlusskriterien
2. Ein Fokus auf Bedeutungsanalyse im Kontext
3. Interpretationen der Primärdaten sind die „Rohdaten“ der Metastudie
4. Ein iterativer Prozess des theoretical samplings bei der Auswahl von Primärstudien
5. Ein transparenter Bewertungspfad („audit trail“) als Absicherung der Integrität der Synthese

Weed sieht folgende Schritte für die „Meta-Interpretation“ als zentral:

1. Identifizieren des Forschungsgebietes
2. Erste Literatursuche und Auswahl eines ersten Sets von 4-5 möglichst breit gestreuten Primärstudien
3. Thematische Analyse der ersten Primärstudien (ggf. mit der Folge einer Erweiterung oder Einschränkung des Forschungsbereiches)
4. Entwicklung von vorläufigen Ausschlusskriterien für Primärstudien auf Basis einer genauen Dokumentation erster Ausschlüsse
5. Weitere Literatursuche und Analysen von Primärstudien auf Basis des saturation samplings
6. Laufende Überprüfung und Ergänzung von Ausschlusskriterien (ggf. mit der Folge eines Wieder-Einschlusses bereits ausgeschiedener Primärstudien)
7. Formulierung der Endergebnisse, inklusive einer genauen Beschreibung für welchen Bereich diese Ergebnisse gelten können,[106] und der Dokumentation des „audit trails“ (Yin 1989; Smith 2003, S.232ff)

Abschließend betont Weed (ebenda Abs. 52-53) die Aufgabe von Metastudien, tatsächlich neues Wissen zu erzeugen, das über die

106 Hier schließt Weed an Pawson (2002) an, der vorschlägt den Geltungsbereich einer Metastudie genau zu beschreiben und ggf. nicht passende Primärstudien aus inhaltlichen Gründen auszuschließen.

Summe der Ergebnisse der Primärstudien hinausgeht, und nicht mit der simplen Formel „mehr Forschung ist notwendig" zu enden.

Die hier vorliegende Metastudie folgt in großen Teilen dem von Weed vorgeschlagenen Gesamtprozess der Synthese. Im Besonderen wird die genaue Dokumentation des Gesamtverfahrens und der Analyse jeder einzelnen Primärstudie übernommen.

4.2.3.7 Metastudy

Der Begriff „Metastudy" wird von Paterson, Canam et al. (2001) verwendet, um die Integration von drei Syntheseprozessen über die Theorien, Methoden und Daten der Primärstudien zu bezeichnen. Das ForscherInnenteam baut in ihrer pflegewissenschaftlichen Untersuchung (Thorne, Paterson 2000) auf frühere soziologische Arbeiten von Ritzer (1991; Zhao 1991) auf. Für die „meta-data synthesis" (der Aggregation und Synthese der Ergebnisse/Daten der Primärstudien) empfehlen sie, andere eingeführte Methoden der Synthese zu verwenden (Grounded Theory, Meta-Ethnografie, thematische Analyse...). Die „Meta-method synthesis" stellt sich die Frage, wie die gewählten Erhebungsmethoden der Primärstudien die Ergebnisse beeinflussen. „Meta-theory synthesis" stellt eine kritische Untersuchung der konzeptuellen und theoretischen Rahmensetzungen der Primärstudien dar. Ziel der Integration dieser drei Syntheseprozesse ist die Entwicklung mittlerer theoretischer Konzepte, die direkte Anwendungsrelevanz für den untersuchten Forschungsbereich haben. Margaret Kearney (Thorne, Jensen et al. 2004, S.1354) sieht in dieser zeitintensiven Methode ein beispielhaftes Vorgehen, das den Kontext der Primärstudien auf breiter Basis in die Interpretationen und Synthese der Metastudie systematisch und sichtbar einbezieht.

Nach Einschätzung von Dixon-Woods, Agarwal et al. (2005) wird hier ein umfassender Ansatz mit Regeln für Studienauswahl (sampling), Bewertung/Selektion und Synthese gegeben. Die vorgeschlagenen Regeln stammen aus bereits beschriebenen Methoden und die Qualität der Syntheseergebnisse wäre daher von der Sorgfalt der Anwendung dieser dahinter stehenden Methoden abhängig. Dixon-Woods, Agarwal et al. (2005) kritisieren, dass kein expliziter Bezug zur Integration von qualitativen und quantitativen Daten gemacht wird und dass die beschriebenen Arbeitsprozesse sehr aufwändig sind.

Für die hier vorliegende Metastudie wird die explizite Unterscheidung der Analyse von theoretischen Konzepten, Methoden und Ergebnissen in den Primärstudien und deren systematische Integration in die Synthese aufgegriffen. In einer frühen Phase dieser Arbeit wurde - ähnlich wie in der „meta-method synthesis“ - auch eine Forschungsfrage zum Zusammenhang der in den Primärstudien verwendeten Methoden und der damit gewonnenen Analyseergebnisse formuliert. Doch wurde diese Frage zugunsten der fundierten Methodenentwicklung der Metastudie und der Konzeption der Systematik des interaktiven Handelns von Ärzt/inn/en wieder fallengelassen. Dennoch öffnet sich hier ohne Zweifel ein zukünftiges Forschungsfeld für die vergleichende, methodische Weiterentwicklung der Diskursforschung auf Basis von systematischen Metastudien.

4.2.3.8 Realist synthesis – realist review

Die Methodik der „realist synthesis“[107] (Pawson 2002) ist als angewandte Synthesemethode im Kontext der britischen Evaluationsforschung zu und für „evidence-based policy“ entstanden und deklariert sich explizit als theorie-geleiteter Ansatz (ebenda S.347). Die Komplexität von Systemveränderungen in Politik und Verwaltung (insbesondere im Gesundheitswesen) soll durch die Konzentration auf „Theorien“ sozialer Intervention nutzbringend reduziert werden (Pawson, Greenhalgh et al. 2004, Synopsis). Pawson und Kolleg/inn/en zeigen auch auf, warum konventionelle Reviewtechniken (systematic review, meta-analysis) im Kontext von komplexen Interventionen in komplexen sozialen Systemen keine befriedigenden Antworten geben können.

Erster Schritt der „realist synthesis“ ist eine grobe theoretische Analyse der Literatur (Entwicklung einer konzeptuellen Landkarte) nach wirksamen Mechanismen, beeinflussenden Kontexten und erzielbaren Ergebnissen eines bestimmten politischen Interventionsprogramms. Im zweiten Schritt werden Belege in unterschiedlichster Form (qualitative und quantitative Studien, Fallbeschreibungen, Medienberichte, persönliche Mitteilungen, administrative Berichte etc.) als Belege oder Widerlegungen des eingangs entwickelten theoretischen Konzepts („programme theory“) analysiert. Schrittweise in einem iterativen Prozess zwischen Theorieentwicklung und Suche nach Evidenz werden Einschlusskriterien für Primärstudien und die „programme theory“ weiterentwickelt bis zur

107 Später dann auch „realist review“ genannt (Pawson, Greenhalgh et al. 2004).

„theoretical saturation". Abschließend werden Schlussfolgerungen in enger Kooperation mit den Auftraggebern entwickelt.[108]

Ziel ist es, erfolgreiche und nicht erfolgreiche Konfigurationen von Mechanismen und Kontexten zu unterscheiden und zu akkumulieren. Pawson unterstreicht, dass für den Kontext des politischen Handelns diese dahinter liegenden Theorien mittlerer Ordnung[109] wesentlicher sind als empirische Evaluationsergebnisse, da politische Programme in hochkomplexen Kontexten durchgeführt werden, und daher weder als Programm direkt übertragbar sind noch kaum im Ergebnis ähnliche Auswirkungen in anderen Kontexten zeigen werden (Pawson 2002, S.349). Das „Realistische" an dem Ansatz ist also, nach Pawson, im Bereich der „evidence-based policy", Demonstrationsprojekte und darauf aufbauende systematische Reviews zu machen, aber keine umfangreichen (und teuren) Evaluationsprogramme mit zweifelhaftem Nutzen.

Eine Stärke dieser Synthesemethodik ist, neben dem relativ geringen Aufwand, die systematische Einbeziehung von Kontexten der Primärstudien in die Synthese. Pawson sieht jedoch auch, dass die Publikationsgepflogenheiten vieler wissenschaftlicher Zeitschriften gerade einer Analyse der Wirkmechanismen und Kontexte sowie von fehlgeschlagenen Programmen im Weg stehen, weil häufig diese aus Platzgründen nur angedeutet oder ganz der Darstellung von Ergebnissen (erfolgreicher Programme) geopfert wird (ebenda S.357).

Zentral ist im Syntheseprozess für Pawson, dass vergleichbare Programme mit einem ähnlichen oder gleichen Wirkmechanismus im ersten Schritt identifiziert werden und nicht versucht wird, „Äpfel mit Birnen" zu vergleichen (ebenda S.344; Greenhalgh 1998). In dieselbe Richtung geht auch die Aufforderung, dass im Falle einer Widerlegung des ursprünglich gewählten Ansatzes durch eine Primärquelle entweder die Theorie verändert werden kann oder aber auch diese Primärquelle aus der Synthese auszuschließen ist, weil sie außerhalb des ursprünglich gewählten Theorierahmens steht (ebenda S.346). Mit Dixon-Woods,

---

108 Für einen detaillierteren Überblick der Forschungsschritte siehe Pawson, Greenhalgh et al. (2004, S.29).

109 Pawson zitiert hier Merton (1968, S.39) mit einer Definition von Theorien mittlerer Ordnung: „Theories that lie between the minor but necessary working hypotheses that evolve in abundance during day-to-day research and the all-inclusive systematic efforts to develop a unified theory that will explain all the observed uniformities of social behaviour, social organization and social change."

Agarwal et al. (2005, S.49) kann kritisiert werden, dass die Umstände nicht geklärt sind, unter denen widersprüchliche Evidenz durch Weiterentwicklung des theoretischen Rahmens oder durch Ausschluss der Primärquelle aufzulösen ist. Weed (2005, Abs. 37) sieht dennoch darin ein legitimes Ausschlusskriterium für Primärstudien, um die interne Konsistenz der Synthese abzusichern. Dixon-Woods, Agarwal et al. 2005 kritisieren an dieser Stelle, dass damit der Erhaltung des theoretischen Ansatzes gegenüber der zugänglichen Evidenz der Vorzug gegeben wird.

Weiters sehen Dixon-Woods, Agarwal et al. (2005) als problematisch, dass tendenziell alle Primärquellen als gleichgewichtige Belege genommen werden. Pawson, Greenhalgh et al. (2004, S.37ff) sehen selbst drei Einschränkungen ihrer Methode:

1. Dieses Vorgehen ist nicht standardisierbar und daher auch nicht reproduzierbar (sollte aber nachvollziehbar sein).
2. Als Ergebnis der Synthese stehen keine einfachen Antworten. Einfache wenn–dann-Schlussfolgerungen sind in komplexen Systemen nicht zu finden.
3. Diese Methodik ist nichts für Anfänger, da sie viel Erfahrung im Umgang mit Theorie, Evidenz und praktisch Betroffenen und Beteiligten erfordert.

Für die hier vorliegende Metastudie wird die Notwendigkeit einer am Beginn der Metastudie zu entwickelnden kognitiven Landkarte oder theoretischen Annäherung an das Forschungsfeld und des Festlegens von Regeln zum Umgang mit widersprüchlichen Ergebnissen der Primärstudien bzw. zum Ausschluss von Primärstudien abgeleitet.

4.2.3.9 Meta-narrative Review

Die meta-narrative Reviewmethodik (Greenhalgh, Robert et al. 2005) wurde entwickelt, um große Mengen von komplexer Evidenz in einer Synthese zusammenzuführen. Die Autor/inn/en charakterisieren ihren Ansatz als nahe verwandt dem „Realist Review“ (Pawson, Greenhalgh et al. 2004). Unterschiedlichste methodische Designs und qualitative sowie quantitative Daten sollen integrierbar sein. Greenhalgh, Robert et al. (2005, S.420) beschreiben ihre Methodik in sechs Phasen, wobei sie anmerken, dass diese Phasen sich im tatsächlichen Analyseprozess überschneiden und ineinandergreifen (ebenda S.419):

1. Planungsphase

Nach ersten Abstimmungen mit den Auftraggebern über Ziele der Synthese entwickeln Greenhalgh, Robert et al. (2005) eine vorläufige Forschungsfrage. Der Beginn einer Synthese komplexer Evidenz wird generell als schwierig beschrieben. Dies hat mehrere Gründe: Schlüsselbegriffe sind noch unklar, „gute" Literatur ist am Anfang schwer zu finden und einzuschätzen, ein weiter Blick auf den Forschungsbereich ist erforderlich, um nicht gleich am Beginn relevante Literatur auszuschließen. Greenhalgh, Robert et al. (2005) bedienen sich dafür einer informellen und unstrukturierten Suche in allen möglichen relevanten Bereichen, um ein „Gefühl" für den gesamten Forschungsbereich zu entwickeln. Insbesondere werden regelmäßige Präsentationen von Zwischenergebnissen und deren Diskussion mit unbeteiligten Kolleg/inn/en (auch in späteren Arbeitsphasen) als sehr hilfreich eingeschätzt.

2. Suchphase

Die in der Planungsphase begonnene Suche wird nach Standardregeln der Literatursuche systematisiert. Die gefundene Literatur wird nach einfachen Kriterien eingeschätzt (ausgewiesene Expertise der Forscher/innen bzw. der jeweiligen Forschungseinrichtung, Verständlichkeit der Publikation und Beitrag zur folgenden Diskussion).

3. Konzeptionsphase („Mapping")

Schlüsselkonzepte des Forschungsbereiches[110] werden mit einem vorläufigen Frageraster aus zentralen Publikationen des Forschungsbereiches extrahiert und in einem iterativen Prozess auch in den nachfolgenden Arbeitsphasen in eine kognitive Landkarte des Forschungsbereiches weiterentwickelt. Das Kernstück dieser Methodik - die „narratives"[111] - werden durch eine chronologische Ordnung der zentralen Publikationen und der Darstellung ihrer Vorläufer und weiterführenden Forschungen aufgebaut. Schrittweise werden in diesem Prozess auch die Analysekategorien für Primärstudien sowie grundlegende und fachspezifische Ein- und Ausschlusskriterien entwickelt und ausdifferenziert. Zwei Forscher/innen extrahieren aus jeder Studie parallel die

110 Die Schlüsselkonzepte entsprechen in ihrer Entwicklung und Verwendung im Syntheseprozess den „programme theories" im „realist synthesis"-Ansatz (Pawson, Greenhalgh et al. 2004).

111 Die „narratives", die wesentliche Zusammenhänge im Forschungsfeld beschreiben, scheinen hier eine ähnliche Funktion wie die „lines of arguments" in der Meta-Ethnografie (Noblit, Hare 1988) zu haben.

Kernkonzepte. Z.T. wird weitere Literatur aufgrund der ersten Analysen gezielt gesucht und ergänzt.

4. Bewertungsphase („Appraisal“) und Analysephase

De facto werden hier Bewertung und Analyse der Primärstudie in einem Prozess durchgeführt. Greenhalgh, Robert et al. (2005) legen Wert darauf, dass Primärstudien (neben wenigen grundlegenden Kriterien; ebenda S.241) im Rahmen ihrer eigenen Forschungsdisziplin zu bewerten sind. Für die Dokumentation der Bewertung und der Analyseergebnisse wird ein „data extraction form“ entwickelt.[112] Die Bewertung und Auswertung erfolgen auch parallel durch zwei Forscher/innen.[113]

5. Synthesephase

Die eigentliche Synthesephase wird durch Kernfragen (wie z.B. Was sind Gemeinsamkeiten und Unterschiede zwischen den Primärstudien?) entlang der identifizierten Schlüsselkonzepte in einer neuerlichen Analyse der Primärstudien durchgeführt. Greenhalgh, Robert et al. (2005) weisen hier auf die Bedeutung von widersprüchlichen Ergebnissen zwischen den Primärstudien als Ausgangspunkt der Erzeugung neuen Wissens hin. Sie folgen hier Prinzipien für den Umgang mit widersprüchlichen Ergebnissen in der Primärforschung, wie sie von Denzin, Lincoln (1994) formuliert wurden, in denen Widersprüche als Daten höherer Ordnung gesehen werden und aus den unterschiedlichen Kontexten der Primärstudien zu erklären sind.

6. Schlussfolgerungen

In der abschließenden Reflexionsphase über die Ergebnisse sollen im gesamten Team die zentralen Botschaften der Ergebnisse im Hinblick auf die Forschungsfragen formuliert und Schlussfolgerungen für unter-

---

112 Greenhalgh et al. greifen hier selbst auf Vorarbeiten des „EPPI-Centre“ (London, http://eppi.ioe.ac.uk) zurück, das seit 1997 Richtlinien für Beurteilungen von Primärstudien und auch Data extraction forms entwickelt hat (vgl. Peersman, Oliver et al. (1997); weiter diskutiert in Oakley (2000)).

113 Die parallele Kodierung durch zwei Forscher/innen ist eine gängige Qualitätssicherungsmaßnahme in vielen Rating-Prozessen konnte aber für diese Metastudie als eigenständige Dissertation nicht angewandt werden. Die Absicherung gegen eine eingeschränkte Sichtweise des „flying solo“ (Greenhalgh, Robert et al. 2005, S.428) in komplexen Analyseprozessen wird in dieser Metastudie über das regelmäßige Feedback von Kolleg/innen unterschiedlicher Disziplinen (Konferenzen, Privatissimum, Dissertationsbetreuung, LBIMGS-interner Forschungsaustausch) realisiert.

schiedliche Stakeholdergruppen (Praxis, Politik, Forschung) erzeugt werden.

Greenhalgh, Robert et al. (2005) schlagen zusammenfassend fünf Prinzipien für die „meta-narrative“ Technik vor:

1. Pragmatismus: In der anfänglichen Phase der Synthese eines weiten Forschungsfeldes kann die Suche nach relevanten Primärstudien nicht systematisch erfolgen, sondern folgt einem explorativen durch viele subjektive Entscheidungen geformten Prozess, der immer wieder durch Diskussionen im Forschungsteam und mit Zielgruppen des Reviews auf die Ziele und Forschungsfragen abgestimmt werden muss. Hier schließen sie eng an Pawson´s „realist synthesis“ an.
2. Pluralismus: Es gibt keine einfache, universelle, formelartige Lösung für die Forschungsfrage. Vielmehr ist die Herausforderung die Spannungen, Unterschiedlichkeit und Komplexität der Ergebnisse darzustellen. Ein Punkt den Thorne, Jensen et al. (2004) für entscheidend für die Qualität einer qualitativen Metastudie halten.
3. Historizität: Ein „narrative“/eine Geschichte stellt zeitliche Zusammenhänge zwischen Ereignissen her. Daher sollen die Ergebnisse eines „meta-narrative reviews“ in ihrem historischen Entstehungsprozess verstanden und dargestellt werden. Eine gute Geschichte soll erzählt werden (vgl. auch Jones 2005).
4. Auseinandersetzung: Heterogenität und Unvereinbarkeit der Primärstudien und ihrer Theorien, Fragen, Methoden und Ergebnisse ist für sich schon ein Ergebnis, fordert neue Erklärungen und erlaubt Interpretationen auf einer höheren Ebene in der Synthesephase.
5. Peer review: Kolleg/inne/n, die nicht Teil des Forschungsteams sind, sollen im gesamten Verlauf der Metastudie zur kritischen Prüfung eingeladen werden.

Das grundlegende Vorgehen überschneidet sich über weite Strecken mit der Vorgangsweise von Weed (2005) und wird adaptiert für die hier vorliegende Metastudie übernommen. Als spezifische methodische Instrumentarien werden folgende Elemente übernommen:

➔ Die Arbeit mit Landkarten von Schlüsselkonzepten, wobei für diese Metastudie drei Typen von Schlüsselkonzepten von Bedeutung sind: Grundkonzepte zur Arzt-Patient-Interaktion (Paternalismus etc.), Systematiken/Vorstrukturierungen des interaktiven Handelns und Kriterienlisten zur Analyse und Bewertung von Primärstudien. Diese werden in einem iterativen Prozess im gesamten Verlauf der Metastudie weiterentwickelt.

➔ Einsatz eines „data extraction form“ für die Dokumentation der Einzelanalysen

➔ Regelmäßige informelle und formelle Präsentationen und Diskussionen der Zwischenergebnisse mit Kolleg/inn/en und Vertreter/inn/en der Zielgruppe der Metastudie

➔ Eine ergänzende (quantitative und qualitative) Auswertung der erzeugten Literatursammlung für eine historische Überblicksbetrachtung der Gesprächsforschung im Bereich der Arzt-Patient-Interaktion wurde angedacht. Was waren die großen Forschungslinien in diesem Bereich? Hat sich der Fokus in den annähernd vier Jahrzehnten verschoben?

4.2.3.10 Vergleichende Fallanalysen - Cross-case comparison

Hier werden mehrere methodische Ansätze zusammengefasst, die sich die vergleichende Analyse von Fallstudien zur Aufgabe gestellt haben. Gemeinsam haben sie das Erstellen von Meta-Matrizen, die die untersuchten Fallstudien nach vorweg entwickelten Kriterien vergleichend darstellen. In einer Anwendung der Miles and Huberman´s cross-case techniques (Miles, Huberman 1994) beschreiben Dixon-Woods, Agarwal et al. (2005), wie schrittweise aus einer ersten Startliste von groben Beschreibungskategorien im Verlauf der Kodierung der einzelnen Fallstudien schrittweise zusätzliche Kategorien eingeführt werden. Diese ergänzen oder spezifizieren die ursprünglichen Kategorien. Jede einzelne Fallstudie wird separat analysiert und dokumentiert. Anschließend werden alle Fälle in einer Meta-Matrix zusammengeführt und vergleichend analysiert.

Einzelne dieser vergleichenden Methoden nutzen sehr strenge Kodierungsverfahren, um systematisch aus qualitativen Primärstudien quantifizierbare Daten zu gewinnen und diese anschließend auch statistisch zu verarbeiten (z.B. „Case survey“: Yin, Heald 1975; Yin 1989; Larsson 1993). Ein Problem dieser Verfahren ist der Bedarf an sehr vielen Fallstudien, um diese dann statistisch verarbeiten zu können. Zentral ist gerade in diesen Verfahren das Problem des Kontextverlustes für die Synthese. Daher sind diese Methoden nach Dixon-Woods, Agarwal et al. (2005, S.50) besser verwendbar, wenn es um einen einfachen Ergebnisvergleich geht. Auch Weed (2005, Abs. 34) warnt vor einer allzu reduktionistischen Zusammenfassung der Ergebnisse der einzelnen Fallstudien, da der spezifische Kontext und damit eine angemessene Bewertung der Ergebnisse verloren gehen.

Die „Qualitative comparative analysis method“ (Ragin 1987; Rantala, Hellström 2001) versucht das Berücksichtigen von Ursachen bestimmter Ergebnisse durch die Anwendung systematischer logischer Prozesse („Boolean logic“) in den Syntheseprozess zu integrieren. Damit können kausale Prozesse rekonstruiert (bzw. auch ausgeschlossen werden). Freilich bleiben auch hier komplexe Kontexte und Bedeutungen vieler qualitativer Forschungen aus der Synthese ausgeschlossen (Weed 2005, Abs. 34). Dixon-Woods, Agarwal et al. (2005) verweisen zusätzlich auf das Problem, dass in diesem Verfahren das Fehlen von Evidenz als Evidenz des Fehlens interpretiert wird, was vielfach für qualitative Forschungen nicht gelten kann.

Ergänzend sei hier angemerkt, dass Dixon-Woods, Agarwal et al. (2005) auch Inhaltsanalyse als Synthesemethode von qualitativen (und quantitativen) Primärstudien anführen. Inhaltsanalyse ist eine gut entwickelte und weithin gebrauchte Methodik in den Sozialwissenschaften, für die inzwischen mehrere Softwarepakete angeboten werden. Ähnlich wie die gerade beschriebenen Methoden der vergleichenden Fallanalysen kann Inhaltsanalyse für die Quantifizierung von Ergebnissen qualitativer Primärstudien verwendet werden (vgl. z.B. Fitzgerald, Evans 2002). Dixon-Woods, Agarwal et al. (2005) kritisieren aber Inhaltsanalyse als Synthesemethode, da sie immanent reduktionistisch ist und kaum Interpretationen der Primärstudien verarbeiten kann. Im Besonderen kann das Auszählen von Häufigkeiten von Begriffen fehlleiten, weil diese nicht die Wichtigkeit von Inhalten oder Interpretationen der Primärstudien wiedergibt.

Für die hier vorliegende Metastudie wird zunächst das Instrument der Meta-Matrix für die Entwicklung der Systematik des interaktiven Handelns von Ärzt/inn/en übernommen. Die Aufmerksamkeit wird auch auf die heikle Balance zwischen selektiver Datenentnahme aus den Primärstudien und ausreichender Berücksichtigung des jeweiligen Erhebungskontextes gerichtet. Durch das direkte Zitieren der Transkriptpassagen aus den Primärstudien wird zumindest der direkte interaktive Kontext in die Meta-Matrix mit aufgenommen. Weiters wird die Vorgehensweise übernommen, zunächst mit groben Startkategorien[114] zu beginnen und schrittweise die Systematik auszudifferenzieren.

4.2.3.11 Critical Interpretive Synthesis

Die Synthese komplexer, qualitativer und quantitativer Forschung führte Mitglieder einer britischen Forschungsgruppe um Mary Dixon-Woods zur Entwicklung der *Critical Interpretive Synthesis* (CIS), die aktuell als eine der bestentwickelten qualitativen Synthesemethoden eingeschätzt werden kann (Dixon-Woods, Cavers et al. 2006). Die Autor/inn/en argumentieren, dass bei Forschungsfragen, die vorhandene konzeptuelle Annahmen in Frage stellen bzw. sich Theoriebildung auf Basis gegebener Evidenz zum Ziel gesetzt haben, eine systematische und kritische Synthesemethodik erforderlich ist. Wenn also nicht die Aggregation vorhandener Evidenz angestrebt wird, sondern eine kritische Distanzierung zum gängigen Diskurs gesucht wird, bedarf es spezifischer methodischer Vorgehensweisen. Die wissenschaftliche Literatur wird in diesem Ansatz selbst zum Untersuchungsobjekt, stellt die Konventionen „normaler Forschung" in Frage und anerkennt auch Ergebnisse angrenzender Forschungsgebiete, um einen neuen Blick auf das Feld zu erhalten.

Ähnlich wie im Meta-narrative Review bleibt die Forschungsfrage im CIS zunächst offen für Veränderungen im Forschungsprozess (vgl. auch Eakin, Mykhalovskiy 2003). Auch die Suchstrategie wird nicht mechanistisch nach den gewählten Einschlusskriterien durchgeführt, sondern sollte offen für nicht präzise passende Publikationen bleiben. Jede Art von Forschung (quantitative, qualitative und theoretische Arbeiten) wird berücksichtigt. Der/die Forscher/in nimmt eine kritische Haltung gegenüber den Annahmen der Primärstudien ein und versucht seine/ihre eigene Position reflektierend und explizit deutlich zu machen. Schon während der Literatursammlung wird mit der Theoriebildung begonnen, sodass ein iterativ zirkulärer Prozess der schrittweisen Entwicklung von Literatursuche, Literaturanalyse und Synthese entsteht. Die Synthese wird auf der Ebene von mittleren theoretischen Konzepten gesucht. In einer CIS ist der entscheidende Schritt die Entwicklung neuer „synthetic constructs" (Dixon-Woods, Cavers et al. 2006, S.9), in dem sich das Syntheseverfahren kritisch von den Konzepten und theoretischen

114 In dieser Metastudie waren dies z.B. die fünf zentralen Komponenten des Handlungsschemas für die Arzt-Patient-Interaktion nach Spranz-Fogasy (2005, S.21ff).

Annahmen der Primärstudien abhebt und eigenständige, kreative Theoriearbeit leistet.

Für die hier vorliegende Metastudie wird insbesondere die Offenheit und iterative Zirkularität des gesamten Forschungsprozesses abgeleitet und auch die kritische Kreativität in der Entwicklung neuer konzeptueller Konstrukte aufgegriffen.

4.2.3.12 Bayes'sche Metaanalysemodell - Bayesian meta-analysis

Der Bayes'sche Ansatz ist ein statistisches Verfahren das in Metaanalysen eingesetzt wird, um mit vorweg angenommenen Wahrscheinlichkeitsverteilungen Unsicherheiten durch unbekannte Größen (z.B. fehlende Daten aus Primärstudien) zu quantifizieren. In einem Bayes'schen Modell werden also Apriori-Annahmen der Forscher zunächst als Wahrscheinlichkeitsverteilungen formuliert, mit empirischen Daten verknüpft und als neue Verteilung in Synthese gebracht. Roberts, Dixon-Woods et al. (2002) haben vorgeschlagen, qualitative Studien als Grundlage für die Apriori-Annahmen einzubringen und so eine Synthese von qualitativen und quantitativen Studien sinnvoll durchführen zu können. Ähnlich wie in sozialwissenschaftlichen Grundlagenforschungen werden also qualitative Verfahren genutzt, um Variablen für quantitative Verfahren zu generieren.[115] Das Verfahren ist in Entwicklung, und nach Dixon-Woods, Agarwal et al. (2005) sind methodische Fragen, etwa die Auswahl der Annahmen und der Primärstudien, nicht gelöst. Weed (2005, Absatz 7) kritisiert diesen Ansatz in zwei Punkten: 1. Sei er zu reduktionistisch und mache aus Ergebnissen der qualitativen Forschung Wahrscheinlichkeitsannahmen, die den Ergebnissen nicht mehr gerecht würden. 2. Weise dieser Zugang der qualitativen Forschung nur eine sekundäre, unterstützende Rolle gegenüber der quantitativen Forschung zu.

Für die hier vorliegende Metastudie spielt diese Methodik keine Rolle, da die quantitative Auswertung von Diskursforschungen nicht Ziel der Arbeit ist. Freilich könnten sich für weiterführende Arbeiten neue Perspektiven für eine stärker quantifizierende Betrachtung von Arzt-Patient-Interaktion eröffnen, z.B. um Diskursforschung in der Instrumentenentwicklung für Patientenbefragung nutzen zu können.

---

115 Vgl. z.B. die umfangreichen qualitativen Analysen, die zur Entwicklung des Patientenfragebogens des Picker-Instituts geführt hat (Gerteis, Edgman-Levitan et al. 1993; Cleary, Edgman-Levitan et al. 1991).

4.2.3.13 Weitere Synthesemethoden

Der hier gegebene Überblick über Synthesemethoden will alle wesentlichen Methoden beinhalten, die bisher für Fragen im Gesundheitswesen eingesetzt wurden. Es gibt weitere Synthesemethoden, die hier nicht ausgeführt werden, weil sie entweder „nur" Elemente hier bereits beschriebener Synthesemethoden verwenden (z.B. „Meta-needs assessment" Gaber 2000) oder in ganz anderen Forschungsbereichen entwickelt wurden (z.B. „Meta-evaluation" Woodside, Sakai 2001).

4.2.4 Grundlegende Anforderungen an eine systematische Synthesemethodik für qualitative Forschung

Nach der Diskussion der vorliegenden Synthesemethoden im Hinblick auf für diese Metastudie nutzbare Instrumentarien und Vorgehensweisen sollen grundlegende Anforderungen an eine Metastudie definiert werden.

Louise Jensen (Thorne, Jensen et al. 2004, S.1346) schlägt sieben grundlegende methodische Ziele/Qualitätskriterien vor, die in einer (quantitativen) Metastudie erfüllt werden sollten:

1. Ein spezifisches Ausgangsproblem/Forschungsfrage ist definiert
2. Einschlusskriterien sind expliziert
3. Ein Auswahlprozess für Primärstudien ist identifiziert
4. Charakteristika der Primärstudien werden nach einem einheitlichen Schema gemessen
5. Ergebnisse sind identifiziert, klassifiziert und kodiert
6. Ergebnisse sind aggregiert und Indizes für die Effektgröße sind kalkuliert
7. Ergebnisse werden in neue Konzepte transformiert

Die Analysen von Dixon-Woods, Agarwal et al. (2005), aber auch die Schlussfolgerungen von Campbell, Pound et al.(2003, S.683) machen deutlich, dass zur Beantwortung dieser Fragen bzw. zur Erreichung dieser Ziele zumindest vier zentrale Prozesse sorgfältig geplant, systematisch umgesetzt und nachvollziehbar beschrieben werden müssen: Mapping, Sampling, Bewertung und Synthese der Primärstudien(ergebnisse).

4.2.4.1 Erkunden und Formulieren von Forschungsfragen - Mapping

Forschung beginnt immer mit einem – mehr oder weniger explizit reflektierten und dokumentierten - Prozess des Erkundens des Forschungsfeldes, der Entwicklung erster theoretischer Konzepte/kognitiver Landkarten, der Formulierung eines Ausgangsproblems oder eines Forschungsfokus und dem Schärfen der Forschungsfragen. Dieser Prozess muss offensichtlich für sehr komplexe Forschungsbereiche (vgl. Pawson, Greenhalgh et al. 2004; Greenhalgh, Robert et al. 2005) unsicherer, ausführlicher und systematischer erfolgen, als für relativ eingegrenzte Forschungsbereiche. In jeden Fall scheint ein offener Beginn den beteiligten Forscher/inne/n die Möglichkeit zu geben, auch den breiteren Kontext des Forschungsfeldes besser zu verstehen und gegebenenfalls im Verlauf der Synthese Randbereiche zu berücksichtigen bzw. in der Formulierung der Schlussfolgerungen darauf Bezug zu nehmen. Jensen, Allen (1996) weisen darauf hin, dass dieser Prozess des Zuspitzens und Identifizierens von Forschungsfragen – wie in qualitativer Sozialforschung generell – im gesamten Verlauf der Forschung anhalten kann, da die Definitionen schrittweise aus den Daten gewonnen werden können.

Eine sorgfältige Beschreibung des Entstehungszusammenhangs und des Erkundungsprozesses am Beginn der Metastudie sollte Teil der Methodendarstellung einer Metastudie sein. Häufig werden hier wesentliche Vorannahmen der Metastudie explizit, nachvollziehbar und überprüfbar (oder eben nicht, wenn diese nicht explizit gemacht werden).

4.2.4.2 Suche und Auswahl der Primärstudien - Sampling

Nicht nur die Auswahl der Primärstudie, sondern auch die Systematik der Literatursuche kann für die Aussagekraft einer Metastudie entscheidend sein (Booth 2005). Neben einer breiten Suche über unterschiedliche Verfahren (vgl. z.B. Greenhalgh, Robert et al. 2005) und einer anschließenden systematischen Auswahl kann auch eine zweckorientierte Suche „purposive sampling“ (Pawson, Greenhalgh et al. 2004, S.20) durchgeführt werden, die gezielt nach Antworten oder Belegen für spezifische Fragen sucht und auswählt. Die Begrenzung der Anzahl von Primärstudien wird häufig de facto durch die Forschungsressourcen vorgegeben. Dennoch sind die inhaltlichen Überlegungen zentral, mit wie vielen Primärstudien relevante Aussagen zu treffen sind. Dies hängt von unterschiedlichen Faktoren (Qualität und Vergleichbarkeit der Primärstudien, Enge der Fragestellung,...) ab und muss für jede Metastudie spezifisch beantwortet werden. Sandelowski, Docherty et al. (1997) schlagen vor, ab zehn Primärstudien die Einschlusskriterien enger auf den Zweck der Metastudie zu formulieren und damit die Anzahl der Primärstudien eingeschränkt zu halten. Für andere (Sherwood 1999) bleibt bei einer so starken Einschränkung der Studienzahl die Sorge, ob so tatsächlich alle relevanten Daten inkludiert werden.

Zumindest sollte in einer Metastudie eine Beschreibung des Suchverfahrens und der eingangs angelegten Einschlusskriterien vorgelegt werden. Nicht zu unterschätzen sind freilich die vielen nicht dokumentierten Einzelentscheidungen in der Vorauswahl der Primärstudien, die auch in streng durchgeführten systematic reviews neben den formulierten Einschlusskriterien eine Rolle spielen (Pawson, Greenhalgh et al. 2004). Viel Erfahrung in Literatursuche und eine breite Kenntnis des Forschungsfeldes bei den Forscher/inne/n sind hier wesentliche Voraussetzungen für gute methodische Qualität. Wie beschrieben, greifen die meisten qualitativen Synthesemethoden in der Auswahl der Primärstudien auf das Verfahren des „saturation samplings“ der Grounded Theory zurück. Für eine nachvollziehbare Vorgangsweise im saturation sampling ist eine chronologische Darstellung der eingeschlossenen Primärstudien und der jeweiligen Begründung des Einschlusses im Sinne der erwähnten „audit trails“ (Smith, Jarman et al. 1997; Smith 1996) eine Möglichkeit, den Auswahlprozess transparent zu halten. In jedem Fall sind Ausschlüsse von Primärstudien zu begründen.

Zu beachten ist für ein „saturation sampling“-Verfahren, dass zumindest bei der Anwendung der „reciprocal translation“ die Reihenfolge, in der die Analysen der Primärstudien durchgeführt werden, Einfluss auf die Ergebnisse der Metastudie haben können (Campbell, Pound et al. 2003).

4.2.4.3 Bewertung der Qualität der Primärstudien bzw. die Ein- und Ausschlusskriterien für Primärstudien - Appraisal

Die Qualitätsbewertung von qualitativen Primärstudien, um begründete Ein- und Ausschlussentscheidungen für eine Metastudie zu ermöglichen, wird generell als schwierig eingestuft (Dixon-Woods, Shaw et al. 2004). Bisher besteht kein klarer Konsens über generelle Kriterien der Bewertung bzw. des Ausschlusses von Primärstudien. Einige Forscher/innen warnen auch davor, wichtige Studien wegen oberflächlicher Fehler auszuschließen. Stattdessen legen sie nahe, darauf zu achten, dass ein Ausschluss nur aufgrund von „fatal mistakes“ erfolgt, die die Ergebnisse der betroffenen Studie eindeutig als falsch bewertbar machen (Jensen,

Allen 1996; Sandelowski, Docherty et al. 1997). Andererseits können bisher für qualitative Forschungen kaum generell fatale Fehler definiert werden, sondern diese müssen im Kontext der jeweiligen theoretischen und methodischen Perspektive festgestellt werden (Dixon-Woods, Shaw et al. 2004, S.224).

Auch Greenhalgh, Robert et al. (2005, S.421) argumentieren, dass die Qualitätsbewertung der Primärstudien aus der jeweiligen Forschungsdisziplin kommen muss, aus der die Primärstudien stammen, denn nur dort kann über die spezifischen Kriterien fundiert entschieden werden. D.h. für den Kontext dieser Metastudie, dass die Bewertung der Primärstudien aus dem methodischen und theoretischen Kontext der Diskursforschung abgeleitet werden muss.

Dixon-Woods, Shaw et al. (2004, S.224) schlagen sieben generelle Bewertungsfragen für qualitative Primärstudien im Kontext eines Syntheseprozesses vor:

1. Are the research questions clear?
2. Are the research questions suited to qualitative inquiry?
3. Are the following clearly described?
   - sampling
   - data collection
   - analysis
4. Are the following appropriate to the research question?
   - sampling
   - data collection
   - analysis
5. Are the claims made supported by sufficient evidence?
6. Are the data, interpretations, and conclusions clearly integrated?
7. Does the paper make a useful contribution?

Diese wurden für den Forschungsgegenstand Arzt-Patient-Interaktion adaptiert und in das Datenentnahmeraster übernommen (vgl. Kap. 7.1.4.2). Darüber hinaus wurde in Anschluss an Weed (2005) eine offene Liste von Ausschlusskriterien angelegt, die im Verlauf der Analyse der Primärstudien um die dort hervortretenden Kriterien ergänzt werden sollte.[116]

116 Letztlich wurde kein zusätzliches Ausschlusskriterium formuliert und keine der gewählten Primärstudien ausgeschlossen.

4.2.4.4 Analyse- und Syntheseprozess

Zunächst ist zu klären (und zu dokumentieren), in welcher Reihenfolge die Analysen von Primärstudien durchgeführt werden sollen. Dies hängt auch von der gewählten Synthesemethode ab. De facto werden die ersten Analysen von Primärstudien häufig schon in der ersten Phase der Erkundung des Forschungsbereiches und unsystematisch explorativ durchgeführt (vgl. Greenhalgh, Robert et al. 2005). Die so explorativ analysierten Primärstudien müssen meist in der eigentlichen Analyse- und Synthesephase noch einmal analysiert werden, weil sich die Forschungsfragen und das Beobachtungsraster durch die dazwischen liegenden Arbeitsprozesse weiterentwickelt haben.

Die real angewendete Analyse- und Synthesemethodik ist, wie bereits erwähnt, am schwierigsten zu beschreiben, da sie offensichtlich komplexe und kreative Wahrnehmungs-, Selektions-, Abstraktions- und Beschreibungsprozesse der Forscher/innen beinhalten muss. Dixon-Woods, Agarwal et al. (2005, S.48) schlägt, unter Verweis auf Lincoln, Guba (1985), eine grundlegende Unterscheidung der hermeneutischen und der dialektischen Aspekte der Synthese vor: Die Analyse der Primärstudien wird als ein selektiver und hermeneutischer Prozess der Gewinnung von (Meta-)Daten aus den Primärstudien deutlich unterschieden vom zweiten wesentlichen Teil der Synthese - dem dialektischen Prozess des Vergleichens und der Synthese dieser Daten zu neuem Wissen. Das Ergebnis dieses Prozesses muss jedenfalls mehr als die Summe der Ergebnisse der Primärstudien sein und neue Zusammenhänge erkennen lassen, um als Synthese gelten zu können.

Der zentrale Prozess der Synthese kann als kreativer Modellentwicklungsprozess gesehen werden, der als solcher auch unter den einmaligen Bedingungen des Datenmaterials und des Analysierenden zu beschreiben ist. Margaret Kearney (Thorne, Jensen et al. 2004, S.1354) legt großen Wert auf die sorgfältige Beschreibung der Begrenztheit dieses Zugangs und warnt vor allzu überschwänglichen Generalisierungen:

> The analyst creates, albeit carefully and systematically, an artistic explanation that works for now, a model created on the basis of limited materials and a specific, situated perspective within known and unconscious limits of representation.

Im Prinzip ist dies nichts Ungewöhnliches für qualitative Forschung im Generellen. Dennoch lassen sich einige methodische Werkzeuge finden, die diesen Kernprozess einer Metastudie besser nachvollziehbar machen.

Louise Jensen (Thorne, Jensen et al. 2004, S.1346) schlägt fünf Grundfragen vor, die durch methodische Regeln einer systematische Synthese zu beantworten sind. Diese sollen im Hinblick auf den hier gewählten methodischen Zugang im Folgenden beantwortet werden. Die Details werden im folgenden Kapitel vollständig wiedergegeben.

1. Wie werden Widersprüche in den Ergebnissen der Primärstudien gelöst?

In der Entwicklung einer Systematik sprachlichen Handelns von Ärzt/inn/en sollen die in den Primärstudien entwickelten Kategorisierungen zunächst für die einzelne Primärstudie dokumentiert werden. Im zweiten Schritt werden diese Kategorien in einer Metamatrix (vgl. Kap. 7.1.5) zusammengeführt. An dieser Stelle treten Unvereinbarkeiten auf, die durch die Übersetzung in bereits integrierte Kategorien zu lösen versucht werden (vgl. „Reciprocal translational analysis" in der Meta-Ethnografie Noblit, Hare 1988). Gelingt dies nicht, wird versucht, eine Integration auf einer höheren Ebene zu erreichen, indem neue Kategorisierungen eingeführt werden. Lässt sich auch dies nicht sinnvoll entwickeln, werden diese „widerspenstigen" Ergebnisse zunächst unter einer offenen Kategorie „Sonstige" sprachliche Handlungen dokumentiert und schrittweise in den Analysen weiterer Primärstudien in die Systematik integriert.

2. Wie wird die eingeschränkte Sicht ("bias") des analysierenden Forschers reduziert?

Das übliche Vorgehen wäre über eine parallele Analyse von zwei Begutachter/inn/en eine eingeschränkte Analyseperspektive auszuschließen (vgl. z.B. Greenhalgh, Robert et al. 2005). Dies ist im Fall dieser Forschung als Dissertationsprojekt nicht möglich. Es wurden daher zwei methodische Strategien eingeführt, um den „bias" sowohl einzuschränken als auch transparent zu machen:

- Die Zwischenergebnisse der Analysen wurden in regelmäßigen Abständen in unabhängigen Kontexten präsentiert und der kollegialen Kritik ausgesetzt.
- Eine explizite Formulierung der eigenen persönlichen, disziplinären, theoretischen, Ausgangspunkte (und ihrer Beschränkungen) wird in der Einleitung (vgl. Kap. 4 und ausführlich Kap. 11) und in der Darstellung der Methodenentwicklung (vgl. Kap. 7.3) vorgelegt. Damit

wird mein Ausgangspunkt auch für eine Überprüfung der Ergebnisse transparent (vgl. Margaret Kearney in Thorne, Jensen et al. 2004, S.1354).

3. Wie werden Ergebnisse der Primärstudien selektiert bzw. zusammengefasst? Wie werden die theoretischen Konzepte, die Methoden und die Ergebnisse der einzelnen Primärstudien methodisch unterstützt entnommen?

Die Entwicklung eines eigenen „Datenentnahmerasters" (vgl. Greenhalgh, Robert et al. 2005), der die systematische Entnahme von theoretischen Konzepten, Methoden und Ergebnissen der einzelnen Primärstudien unterstützt (vgl. Kap. 7.1.4). Dennoch bleibt der reale Selektions- und Zusammenfassungsprozess im Bewusstsein des Forschers ein Verarbeitungsprozess komplexer kognitiver Vorerfahrungen, der nur in Teilen regulierbar und nie vollständig nachvollziehbar bleiben wird.

Im Besonderen soll hier auch auf die Erfahrung von Sally Thorne und Kolleg/inn/en (Thorne, Jensen et al. 2004, S.1357) als Warnung für den Forscher hingewiesen werden

> As we discovered, the more thoroughly you have examined the methodological, disciplinary, and theoretical underbelly of the existing body of knowledge about a phenomenon, the more difficult it can become to make definitive claims about its nature (Thorne 2001).

Diese Erfahrung kann auch mit Baecker als „kollabierende Unterscheidungen" beschrieben werden, die unverzichtbar als Referenzpunkt bei weiterer Analyse dennoch nicht endgültig definierbar bleibt (Baecker 2005b, S.80).

4. Wie werden Ergebnisse integriert und interpretiert? Wie werden Vergleiche zwischen den Studien methodisch unterstützt?

Zentrales Instrument der Integration ist die Verwendung einer Meta-Matrix, die die analysierten Ergebnisse schrittweise in eine Gesamtsystematik des sprachlichen Handelns von Ärzt/inn/en integriert (vgl. Kap. 7.1.5).

5. Wie werden Ergebnisse synthetisiert?

Zunächst soll mit Margarete Sandelowski (Thorne, Jensen et al. 2004, S.1359ff) unterstrichen werden, dass Metastudien „zum Punkt kommen" sollen, tatsächlich eine Synthese, d.h. Schlussfolgerungen und Generalisierungen erzeugen sollen, auch wenn diese, wie jedes wissenschaftliches Ergebnis, vorläufig sein müssen. Die Gefahr, „EINE" Wahrheit zu verkünden und die multiperspektivischen Unterschiede in der Synthese zu übersehen oder unangemessen zu vereinfachen, soll nicht dazu führen, dass keine weiterführenden (und nutzbaren) Ergebnisse formuliert werden.

Eine umfassende Verankerung in unterschiedlichen Forschungsdiskursen bildet die Grundlage und den Bezugspunkt für die abschließende Synthese der Ergebnisse. Die gewählten Interpretationen sollen dabei die Variation und den Kontext der Variation des Forschungsfeldes zeigen und erklären können (Margaret Kearney, in Thorne, Jensen et al. 2004, S.1355). Zwei Ebenen der Variation sollen dabei erklärt werden können: die Variation des untersuchten Phänomens und die Variation der verwendeten Primärstudien.

Letztlich wird auch diese Forschung auf das narrative Erzählen als Produktionsprozess von Bedeutung (Jones 2005; Greenhalgh, Robert et al. 2005, S.427) zurückgreifen.

Schließlich sollen die Schlussfolgerungen die Forderung von Thorne, Jensen et al. (2004, S.1362) nach ehrlicher Bescheidenheit in den aus Synthesen qualitativer Forschung entwickelten Wissensansprüchen berücksichtigen, die die immanente Komplexität sozialer Phänomene nicht aus den Augen verlieren sollten.

4.3 Ein Reisebericht – ein Blick auf die Schärfung des Blickes im Prozess des Überblickens – der Entwicklungsprozess der Methodik dieser Metastudie

Einleitend soll vorausgeschickt werden, dass zu dem Zeitpunkt, als dieses Kapitel erstmals vollständig ausformuliert wurde, bereits vielfältige Entwicklungsprozesse der theoretischen Fundierung, der methodischen Festlegung und erste Analyseschritte stattgefunden hatten. Die folgenreichste Entscheidung war die noch zu beschreibende Umorientierung von einer Gesamterhebung zu einem methodischen Pionierprojekt, die weitreichende Folgen in der Vorgangsweise und in der Gewichtung der einzelnen Teile der Metastudie zur Folge hatte. Kurz gesagt, hatte ich mich statt für einen breiten Überblick nun für den präzisen Blick auf den Prozess des Überblickens und Verstehens entschieden.

Bei der Durchsicht der ursprünglichen methodischen Konzepte wurde deutlich, dass sich durch diese Entwicklungsprozesse vieles verändert und jedenfalls alles wesentlich ausdifferenziert hatte. Methodische Festlegungen waren getroffen worden, für die in den alten Konzepten keine genauen Begrifflichkeiten gefunden waren. Die groben Grundvorstellungen und großzügigen Forschungsfragen des Beginns waren einer differenzierteren Konzeption von Definitionen und Analyseprozessen gewichen, die es galt, strukturiert und nachvollziehbar zu beschreiben.

Dies war mühsamer als erwartet, zu vergleichen einem Reisebericht, der durch einige Fotos und Tagebucheinträge unterstützt ist und auch auf lebhafte Erinnerungen zurückgreifen kann. Aber erst im Erzählen der Geschichte und Zeigen der Bilder wird deutlich, dass ganze Stücke der Reise nicht dokumentiert, Erlebnisse in ihrer Chronologie nicht mehr rekonstruierbar und Bewertungen von Ereignissen im Nachhinein ganz andere waren als an Ort und Stelle.

4.3.1 Ein erster Überblick über die methodische Entwicklungsarbeit

Die methodische Vorgehensweise dieser Arbeit hat sich vom naiven Beginn bis zum Abschluss der Arbeit wesentlich verändert, ohne dass dies für mich am Beginn der Arbeit absehbar gewesen wäre. Den Anstoß für das Heraustreten aus dem einfachen deskriptiven Zugang am Beginn boten zunächst mehrere informelle Präsentationen und Diskussionen im Kontext des Privatissimums des Instituts für Sprachwissenschaft, am Ludwig Boltzmann Institut für Medizin- und Gesundheitssoziologie und mit den Betreuern dieser Arbeit. Schrittweise wurde die Notwendigkeit einer ausgefeilteren und v.a. reflektierteren Methodik sichtbar, die, wie zu sehen sein wird, den Charakter dieser Arbeit grundlegend veränderte. Entscheidend waren die eingehende Auseinandersetzung mit der methodischen Literatur zur Synthese qualitativer Forschung, aber auch der Rückbezug auf eigene – länger zurückliegende – qualitative Analyseerfahrungen.Die folgende Abbildung gibt einen ersten Überblick über die Entwicklung der Metastudie, die in elf Hauptschritten beschrieben und im Detail erläutert werden wird. Wie Greenhalgh und Kolleg/inn/en (Greenhalgh, Robert et al. 2005, S.418) festhalten, ist das zentrale Charakteristikum eines systematischen Reviews (auch in der qualitativen Forschung), dass dieser entsprechend einer expliziten, strengen und transparenten Methodik durchgeführt wird. Die folgenden Ausführungen sollen das entwickelte methodische Verfahren explizit und transparent machen und die angewendete Strenge belegen. Ebenso soll schon zu Beginn betont und über die Grafik sichtbar gemacht werden, dass hier kein linearer, sondern ein mehrfach zirkulär verwobener Prozess beschrieben wird, wie er auch von Greenhalgh, Robert et al. (2005) in ihrer Arbeit gewählt wurde.

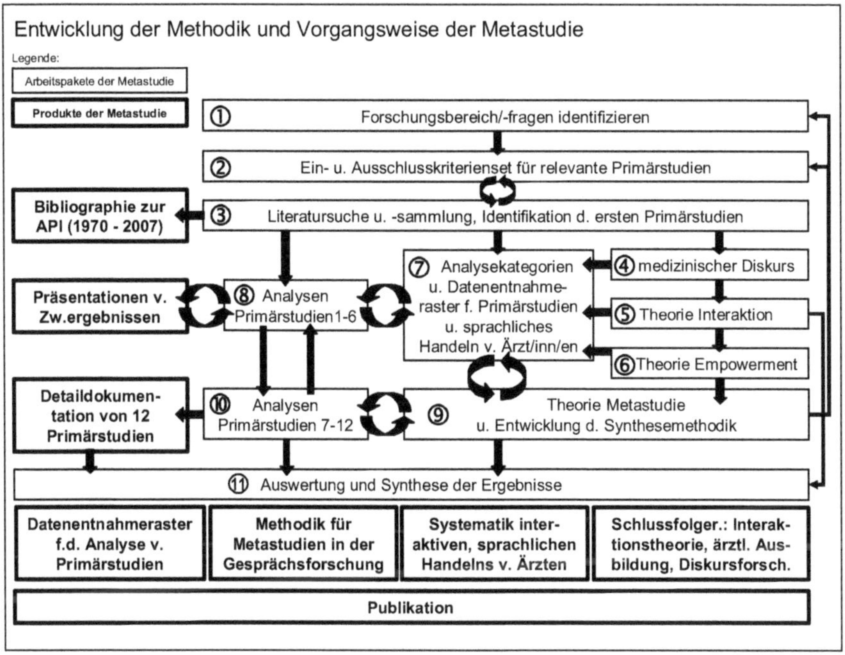

4.3.2 Schritt 1: Forschungsbereich und -fragen identifizieren

4.3.2.1 Warum zuerst Forschungsfragen?

Die explizite Formulierung von Forschungsfragen am Beginn einer Forschungsarbeit ist nicht in allen Traditionen der qualitativen Sozialforschung selbstverständlich bzw. wird u.a. als Voreingenommenheit kritisiert.[117] Dennoch habe ich mich für die explizite, aber auch vorläufige Formulierung von Forschungsfragen zur Fokussierung des Forschungsbereiches gleich zu Beginn meiner Arbeit aus drei Gründen entschieden:

117 Schon Glaser/Strauss haben in ihrer Entwicklung der „Grounded Theory" darauf hingewiesen, dass die Forschungsinhalte schrittweise aus den Daten hervortreten können und besser nicht die Voreingenommenheit von vorweg gestellten Forschungsfragen die Sicht auf das Neuzuentdeckende verstellt (Glaser, Strauss 1967). Auch die Forschungstradition der Ethnomethodologie beschreibt diese initiale Offenheit als zentralen Teil ihrer Methodik (vgl. z.B. Bergmann 1999; Psathas 1973).

1. Für die Leser/innen aus der qualitativen Forschungstradition, halte ich es für meine Person (wie auch für die meisten Forscher/innen) für illusorisch zu glauben, dass ich ohne Vorannahmen und Fragen an diese Forschung herangehe. Ich hatte diese Fragen ohnedies vage in meinen Kopf, so war es im Sinne der Transparenz, Reflexivität und Nachvollziehbarkeit meines Forschungsinteresses und -prozesses unabdingbar, diese Fragen auch explizit zu formulieren, wenn auch als sich verändernde Perspektive, die Objekt der konzeptuellen Entwicklung der Arbeit bleiben sollte.[118]

2. Baut diese Arbeit auf einer Reihe von Vorarbeiten auf, die bereits Ergebnisse und Fragen entwickelt haben. Doch der spezifische Fokus und das besondere Interesse dieser Arbeit sollten von Beginn an explizit umrissen und sichtbar werden.

3. Legt die Tradition der quantitativen Reviewforschung großen Wert auf explizit formulierte Forschungsfragen, die helfen, vergleichbare Populationen, Themen etc. zu identifizieren, und damit einen systematischen Vergleich in der quantitativen Forschung, aber auch von qualitativen Studien erlauben (z.B. Estabrooks, Field et al. 1994).

4.3.2.2 Die Vorgeschichte

Der Forschungsfokus dieser Arbeit beruht in Teilen seines Entstehungszusammenhangs auf Aspekten meiner persönlichen Biografie, wie sie in der Einleitung dieser Arbeit (vgl. Kap. 4 und Kap. 11) in wesentlichen Zügen nachgezeichnet wurden.

Ein zweiter Entstehungszusammenhang kommt aus meinen ersten linguistischen Forschungsarbeiten, in denen einerseits bereits die Frage nach der Sprache als therapeutisches Instrumentarium gestellt wurde (Nowak 1984; Nowak 1987a; Nowak 1987b), und anderseits erste eigene diskursanalytische Auseinandersetzungen mit Arzt-Patient-Interaktion

---

118 Margaret Kearney (Thorne, Jensen et al. 2004, S.1354) legt großen Wert auf die sorgfältige Beschreibung der eigenen Perspektive des Analysierenden, um die Bedingungen des Entstehens des jeweiligen neuen Wissens verstehen und damit auch einordnen zu können. Diese stellt auch den Ausgangspunkt für die Berücksichtigung des „Paradox of Parallax“, wie es Sally Thorne (Thorne, Jensen et al. 2004, S.1356) in Anlehnung an das methodische Problem der Paralaxe in der Astronomie nennt. Die Paralaxe beschreibt hier die scheinbare Verschiebung von Objekten aufgrund der permanenten Verschiebung des Beobachters, der ja im Falle der Astronomie mit der Erde selbst durch den Weltraum flitzt.

und der Lehrbarkeit von kommunikativen Verfahren für Ärzte/Ärztinnen auf Basis von linguistischen Analysen im Mittelpunkt standen (Hein, Hoffmann-Richter et al. 1985a; Hein, Hoffmann-Richter et al. 1985b; Hein, Hoffmann-Richter et al. 1985c; Wimmer-Puchinger, Bronneberg et al. 1987; Wimmer, Nowak 1987a; Wimmer, Nowak 1987b; Nowak, Wimmer-Puchinger 1988; Wimmer-Puchinger, Bronneberg et al. 1988; Bronneberg, Wimmer-Puchinger et al. 1989; Lalouschek, Nowak 1989; Wimmer-Puchinger, Bronneberg et al. 1989; Nowak, Wimmer-Puchinger 1990; Menz, Nowak 1992).

Eine dritte Grundlage bildete die jahrelange Beteiligung an der konzeptuellen und praktischen Entwicklung von Gesundheitsförderung (WHO 1986) im Krankenhaus,[119] die die Bedeutung von Empowerment (u.a. von Patient/inn/en, vgl. Pelikan, Dietscher et al. 2005) für die Stärkung von Gesundheit betont. Die Frage wie weit die Interaktion mit Ärzt/inn/en tatsächlich ein Prozess ist, „in dem Personen [Patient/inn/en] größere Kontrolle über Entscheidungen und Handlungen erlangen, die ihre Gesundheit beeinflussen",[120] muss vor diesem umfassenden Gesundheitsförderungsansatz teilweise kritisch beantwortet werden. Gleichzeitig können diese Interaktionen als zentral für die Gesundheitsförderung von Patient/inn/en eingeschätzt werden.[121]

Ein Forschungsprojekt[122] im Rahmen des Österreichischen Netzwerks Gesundheitsfördernder Krankenhäuser (www.oengk.net [Letzter Zugriff

---

119 Im Besonderen die siebenjährige Beteiligung am WHO-Modellprojekt „Gesundheit und Krankenhaus" vgl. Pelikan, Nowak et al. 1990; Nowak, Grossmann 1992; Daniel, Ettmüller et al. 1993; Pelikan, Lobnig et al. 1993; Pelikan, Nowak et al. 1995; Lobnig, Pelikan et al. 1996; Lobnig, Pelikan et al. 1996; Nowak, Stieger et al. 1996; Pelikan, Krajic et al. 1996; Grundböck, Nowak et al. 1997; Nowak, Lobnig et al. 1998; Nowak, März 1998; Pelikan, Nowak 1998; Lobnig, Nowak et al. 1999; Nowak, Lobnig et al. 1999; Nowak, Pelikan 1999.

120 "In health promotion, empowerment is a process through which people gain greater control over decisions and actions affecting their health", World Health Organization 1998.

121 „The emphasis in this definition on empowerment through partnership, and on the mobilization of resources draws attention to the important role of health workers and other health activists acting as a catalyst for health promotion action, for example by providing access to information on health, by facilitating skills development, and supporting access to the political processes which shape public policies affecting health.", World Health Organization 1998.

122 „Koproduktion durch Empowerment: Qualitätsverbesserung der PatientInnenbetreuung und des Postoperativen Gesundungsprozesses in der Chirurgie" im Auftrag des österr. Bundesministerium für Gesundheit und Soziales (2000-2001); Trummer, Nowak et al. 2001.

14.08.09]) hatte sich daher auch die empirische Frage gestellt, ob durch Maßnahmen des Empowerments von Patient/inn/en verstärkte Koproduktion von Patient/inn/en und Krankenhauspersonal im Behandlungs- und Gesundungsprozess zu erreichen wäre und dadurch auch verbesserte Gesundheitsergebnisse erzielt werden können. Es konnten tatsächlich klinische Nachweise geführt werden, dass insbesondere dort, wo eine umfassende Neuorientierung der ärztlichen Kommunikation umgesetzt wurde, dies sich auf die Schnelligkeit des postoperativen Gesundungsprozesses positiv auswirkt (Trummer, Müller et al. 2006). Ohne eine genaue Analyse der Arzt-Patient-Interaktion konnte jedoch nichts darüber ausgesagt werden, welche kommunikative Verfahren oder Kontextvariablen der Interaktionen diese ermutigenden Ergebnisse bewirkten.

Bereits im Rahmen dieses Projektes waren drei wesentliche Vorarbeiten für diese Metastudie begonnen worden:

1. Zunächst trug die vorbereitende und begleitende Literaturanalyse eine Reihe von Studien[123] zusammen, die bereits klinische Belege für Gesundheitsauswirkungen von edukativen und kommunikativen Interventionen zeigten. Einige dieser Studien analysieren auch im Besonderen Arzt-Patient-Interaktion und ihre möglichen Auswirkungen auf Gesundung: Stewart (1995); Kim, Kaplowitz et al. (2004); Griffin, Kinmonth et al. (2004); Ong, Visser et al. (2000). Es wurde offensichtlich, dass auch im Kernbereich der biomedizinisch ausgerichteten Medizin Interesse und Forschungsfragen zu Auswirkungen der Arzt-Patient-Interaktion entstanden waren. Im Besonderen waren es zwei alte Probleme der Medizin, für deren Lösung eine genauere Kenntnis der kommunikativer Verfahren in der Arzt-Patient-Interaktion ein Schlüssel sein könnte: der Placebo-Effekt und das Compliance-Problem.[124]
   Diese Studien sind jedoch mehr an den (Gesundheits-)ergebnissen interessiert und weniger an den kommunikativen Verfahren, die entsprechend vage als „patientenorientiert" oder als „context" (Di Blasi,

123 U.a. Wimmer, Pelikan 1984a; Iversen, Daltroy et al. 1998; Pinna-Pintor, Torta et al. 1992; Breemhaar, Van-Den-Borne 1991; Mahler, Kulik et al. 1999; Kulik, Mahler 1993; Bunzel, Wollenek 1994; Wright, Strang 1997; Meredith, Wood 1998.

124 Vgl. insbesondere Di Blasi 2003; Uexküll, Langewitz 2003;Lutfey, Wishner 1999; Roter, Hall et al. 1998; Cecil, Killeen 1997; The Royal Pharmaceutical Society of Great Britain 1997; Cameron 1996; Hirsch 1995; Raymond 1984.

Kleijnen 2003; Di Blasi, Harkness et al. 2001) beschrieben werden. In der letzten Veröffentlichung zum Projekt werden daher qualitative linguistische Gesprächsanalysen gefordert (Trummer, Müller et al. 2006, S.305).

2. Mit der weiterführenden Konzeption von „Health literacy" (Levin-Zamir, Peterburg 2001; Nutbeam, Kickbusch 2000; Nutbeam 2000; Ratzan 2001; Sihota, Lennard 2004; Kickbusch, Wait et al. 2006; Kickbusch 2004) trat in der Studie neben den eher gesundheitspolitisch bzw. gemeindepsychologisch geprägten Begriff des Empowerments ein stärker an sprachliche und kognitive Fähigkeiten anschließendes Konzept,[125] das den Zusammenhang von Kommunikation und Gesundheit detaillierter beleuchtet.

3. Schließlich zeigte die Auseinandersetzung mit der (medizinischen) Literatur die Bedeutung von systematischen Reviewtechniken für eine gute Akzeptanz der Ergebnisse und einen weitreichenden Impact im medizinischen Diskurs. Klar wurde jedoch auch, dass zu diesem Zeitpunkt fast nur klinische Ergebnisse in systematischen Literaturreviews zusammengetragen und übergreifend analysiert wurden, aber die kommunikativen Prozesse dahinter nicht beschrieben oder nur angedeutet wurden.

Eine letzte Grundlage hatte die Formulierung der Forschungsfrage dieser Metastudie in einer verstärkten Auseinandersetzung mit Qualitätsmanagement im Gesundheitswesen über mehrere Forschungsprojekte des LBIMGS,[126] die im Besonderen die vergleichende Messbarkeit

---

125 Trummer, Nowak et al. (2001, S.9): „Die Entwicklung von Health Literacy meint die Eröffnung des Zugangs von Personen zu Gesundheitsinformationen und den Aufbau ihrer Fähigkeiten, diese Informationen effektiv zu nutzen. Ein Resultat des Aufbaus von Health Literacy ist verbessertes Gesundheitsverhalten, das im Weiteren zu einer Verbesserung der Gesundheit führt.".

126 „Qualität im Krankenhaus . Ein Kooperationsprojekt der Strukturkommission" im Auftrag des österr. Bundesministerium für Gesundheit und Soziales (1997-2000); www.univie.ac.at/qik [Letzter Zugriff 14.08.09]; Nowak, Novak-Zezula et al. (1999); Novak-Zezula, Nowak et al. (2001).
„Patient/inn/enorientierung in österreichischen Krankenanstalten" im Auftrag des österr. Bundesministerium für Gesundheit und Soziales (2000-2003); www.univie.ac.at/patientenorientierung [Letzter Zugriff 14.08.09] Trummer, Novak-Zezula et al. (2004).
„Studie zur technischen Durchführbarkeit eines bundesweiten Qualitätsmonitoring von PatientInnenorientierung in der intramuralen Leistungserbringung" im

und Umsetzung von Patientenorientierung im Krankenhaus untersuchten. Dabei wurde klar, dass Patientenorientierung als wesentlicher Entwicklungsbereich der Qualität der Krankenbetreuung auf Arzt-Patient-Interaktion als eine zentrale Qualitätsdimension aus Patientensicht verweist. Die Überprüfung der Qualität der Arzt-Patient-Interaktion ist selbstverständlicher Standard für alle quantitativen Messverfahren zur Patientenorientierung (Coulter, Magee 2003). Dennoch sind diese Verfahren nur geeignet die durchschnittliche „Kommunikationskultur" einer Einrichtung und ihre Wirkung auf die Patient/inn/en quantitativ vergleichbar zu machen. Aber sie geben keinen Aufschluss, welches kommunikative Handeln von Ärzt/inn/en in welchen Interaktionen zu diesen oder jenen Ergebnissen in den Patientenbefragungen geführt hat. Diese Untersuchungen haben zu Tage gebracht, dass die Qualität der Kommunikation für Patient/inn/en ein zentraler Qualitätsmaßstab für ein Krankenhaus ist (vgl. auch Picker Institute Europe 2005b)

Den eigentlichen Anlass für diese Metastudie bot schließlich eine grundlegende Diskussion des Forschungsprogramms des LBIMGS im Jahr 2004. In mehreren Klausuren des Teams der senior scientists wurde versucht, den gemeinsamen theoretischen und methodischen Rahmen für die bisher laufenden Forschungsvorhaben und die Ausrichtung für das zukünftige Forschungsprogramm des Instituts neu zu formulieren. Dieser Rahmen konnte verkürzt mit dem Begriff „Gesundheitskommunikation" umrissen werden, der sich hier auf die grundlegende Konzeption von Kommunikation in der soziologischen Systemtheorie stützt. Kommunikation über Gesundheit und mit dem Zweck der Gesundheitsförderung in unterschiedlichen Funktionssystemen der Gesellschaft sollte den Rahmen für zukünftige Forschungsarbeiten stellen. Ihre Forschungsfragen und Anwendungen sollten sie auf der Ebene der Gesamtgesellschaft und ihrer Funktionssysteme, von Organisationen und ihren Rollenträgern sowie auf der Ebene des Personensystems in der persönlichen Interaktion finden.

Vor diesem Hintergrund entstand die Idee, meine zwanzigjährige Forschungserfahrung in der Diskursforschung über Arzt-Patient-Interaktion, in der Umsetzung von Gesundheitsförderung und mit einem systemtheoretischen Zugang zu nutzen. Auf dieser Basis sollten die in der Medizin und in der Qualitätsbewegung gestellten Fragen über die Effekte der Arzt-Patient-Interaktion mit Methoden eines systematischen Synthese-

---

Auftrag des österr. Bundesministerium für Gesundheit und Frauen (2004); Trummer, Novak-Zezula et al. (2005).

verfahrens beleuchtet werden. Die zunächst formulierte Forschungsfrage war: Was haben die qualitativen linguistischen Diskursforschungen über interaktives Handeln (Interventionen) von Ärzt/inn/en in deutschsprachigen Arzt-Patient-Interaktionen und über die Auswirkungen dieses ärztlichen Handelns auf die Patient/inn/en herausgefunden?

4.3.2.3 Der Beginn

Eine erste Vorrecherche und Gespräche mit Kolleg/inn/en hatten schnell deutlich gemacht, dass tatsächlich für den Bereich der Diskursforschung über deutschsprachige Arzt-Patient-Interaktion keine übergreifenden Analysen vorliegen, sondern nur eine Reihe von Sammelbänden,[127] die unter unterschiedlichen Gesichtspunkten und jeweils aktuellen historischen Bedingungen ausgewählte Studien versammeln.

Zunächst wurde der Forschungsbereich mit folgenden fünf Fragen abgegrenzt:

1. Welche Gesprächsanalysen/Studien zum sprachlichen Handeln von Ärzt/inn/en in deutschsprachiger Arzt-Patient-Interaktion liegen vor?
2. Wie werden Elemente/Verfahren des verbalen Handelns von Ärzt/inn/en in der Arzt-Patient-Interaktion und ihre Auswirkungen in diesen Analysen theoretisch gefasst, kategorisiert?
3. Welche Formen des sprachlichen Handelns von Ärzt/inn/en in der Arzt-Patient-Interaktion wurden beobachtet, beschrieben, analysiert?
4. Welche Auswirkungen werden diesem sprachlichen Handeln von Ärzt/inn/en jeweils zugeschrieben?
5. Welche Schlussfolgerungen können aus den Analyseergebnisse gezogen werden, insbesondere im Hinblick auf
   - Möglichkeiten der quantitativen Operationalisierung des sprachlichen Handelns von Ärzt/inn/en in der Arzt-Patient-Interaktion
   - Möglichkeiten der Verbesserung der kommunikativen Aus- und Fortbildung von Ärzt/inn/en

---

127 Siegrist, Hendel-Kramer 1979; Köhle, Raspe 1982; Löning, Sager 1986; Ehlich, Koerfer et al. 1990; Löning, Rehbein 1993; Redder, Wiese 1994; Brünner, Gülich 2002; Neises, Ditz et al. 2005.

- Möglichkeiten des Patientenempowerments in der Arzt-Patient-Interaktion: Welche „empowernden" Formen sprachlichen Handelns von Ärzt/inn/en werden beschrieben?
- eine Weiterentwicklung einer Theorie der Arzt-Patient-Interaktion (Interaktion generell)

Damit war der Einstieg in eine Forschungsreise gefunden, den ich im Nachhinein betrachtet mit Sally Thorne (Thorne, Jensen et al. 2004, S.1355) charakterisieren würde als:

> [...] with the sincere (but naive) intention of being able to make definitive claims about "what is known" [...]

Die weiteren Entwicklungsschritte der Arbeit führten mich viel tiefer und weiter in die methodische und theoretische Komplexität des Forschungsprozesses selbst und des Phänomens Arzt-Patient-Interaktion, als ich damals ahnte.

4.3.3 Schritt 2: Entwicklung eines Sets von Ein- und Ausschlusskriterien für relevante Primärstudien

Ein Qualitätskriterium einer Metastudie sind klare und qualitätssichernde Ein- und Ausschlusskriterien von Primärstudien, und auch bei einem so weit gesteckten Rahmen für den Einschluss von Primärstudien und zur Anleitung der Literatursuche mussten explizite Festlegungen gemacht werden. Da bis dato keine Metastudien im Bereich der Diskursforschung vorlagen, mussten alle methodischen und inhaltlichen Ein- und Ausschlusskriterien selbst erstellt werden. Zunächst schien dies recht einfach: Es sollte möglich sein, am Beginn der Arbeiten und anhand einer vorweg vorliegenden Literaturliste[128] diese Kriterien festzulegen.

Als Grundsample an Primärstudien zur Untersuchung der Fragestellungen wurde angenommen, dass alle diskursanalytischen Studien über

---

128 Diese Literaturliste umfasste unspezifisch gesammelte Forschungsarbeiten aus sehr unterschiedlichen Forschungstraditionen (Medizin, Medizinische Psychologie, Medizinsoziologie, Diskursforschung etc.) mit dem Fokus auf Arzt-Patient-Kommunikation und wurde vom Autor im Zuge von Vorprojekten, der Beobachtung internationaler medizinischer Zeitschriften und aufgrund von Anfragen im Rahmen des Diskussionsforums Gesprächsforschung (http://www.gespraechs forschung.de/liste.htm [Letzter Zugriff 14.08.09]) in den Jahren 2001 bis 2004 erstellt. Zu Beginn dieser Metastudie (Sommer 2004) umfasste die Liste etwa 150 Literaturzitate.

deutschsprachige Arzt-Patient-Interaktion, die bisher[129] erstellt wurden, zusammenzutragen und vollständig in die Metastudie aufzunehmen wären. Dabei sollten die Ein- und Ausschlusskriterien inhaltlich genügend einschränken, um die Vergleichbarkeit der Primärstudien und die Machbarkeit der Metastudie abzusichern.

4.3.3.1 Methodische Einschlusskriterien

Zwei[130] methodische Kriterien wurden formuliert, damit Arbeiten inkludiert werden, die sich an zentralen Aspekten diskursanalytischer Forschungsmethodik orientieren:

1. Eigenständige Diskursforschungen mit definierten Forschungsfragen, die von linguistisch ausgebildeten Forscher/inne/n durchgeführt wurden.
   ➔ Ausgeschlossen wurden primär medizinisch, psychologisch oder medizinsoziologisch angeleitete Arbeiten.
2. Datenbasis: Tonband- oder Videoaufnahmen und Transkripte
   ➔ Ausgeschlossen wurden Studien, die nur teilnehmende Beobachtung oder Befragungen von Interaktionsteilnehmer/inn/en als alleinige Untersuchungsmethode verwenden

4.3.3.2 Inhaltliche Einschlusskriterien

Vier inhaltliche Kriterien wurden formuliert, damit Diskursforschungen über reale Arzt-Patient-Interaktionen im Behandlungskontext inkludiert wurden. Die Interaktionen sollten keine systematischen Verzerrungen durch einen artifiziellen Kontext oder durch sprachliche Einschränkungen der Interaktionsteilnehmer/innen aufweisen. Diese inhaltlichen Kriterien wurden zunächst streng gewählt, um die Anzahl der Studien im machbaren Rahmen zu halten:

---

129 Die ersten Studien erschienen in den 1970er Jahren z.B. Froehlich, Bishop 1973; Knoepfel 1974; Ahrens 1975; Rassek, Paar et al. 1975; Begemann-Deppe 1976; Siegrist 1977; Steinmann 1977; Nothdurft 1978; Urban, Köhle et al. 1978; Witfeld 1978.

130 Ein drittes Kriterium war ursprünglich formuliert worden: „Einheitliches (qualitatives) methodisches Design, in dem eine explizite Analyse von verbaler Interaktion durchgeführt wurde", das sich aber als nicht differenzierend für die Auswahl von Primärstudien herausstellte und daher fallengelassen wurde.

1. mündliche, deutschsprachige Interaktion zwischen Ärzt/inn/en und Patient/inn/en
   - ➔ Ausgeschlossen wurden Studien, die nur Gespräche mit Medizinstudent/inn/en, Pflegepersonal, Angehörigen untersuchen
   - ➔ Ausgeschlossen wurden Untersuchungen, die sich der Analyse schriftlicher Arzt-Patient-Kommunikationen (Arztbriefe, Infoblätter, Aufklärungsbogen etc.) vorgenommen hatten
2. alle Interaktions-/Gesprächstypen in allen Organisationskontexten, außer
   - ➔ psychotherapeutische Gespräche
   - ➔ spezielle Beratungsgespräche (AIDS, Gentests etc.)
   - ➔ psychiatrischer Kontext
   - ➔ gedolmetschte Arzt-Patient-Interaktionen
   - ➔ Arzt-Eltern-Interaktion im Rahmen der Behandlung von Kindern
3. Realinteraktionen im Behandlungskontext
   - ➔ keine gespielte Kommunikation, z.B. Talkshow
   - ➔ keine Gespräche aus Lehr- oder Trainingskontexten
   - ➔ keine Gespräche, die zum Zweck der (medizinischen) Forschung geführt wurden
4. Analysefokus der Primärstudie sollte ärztliches Sprechverhalten sein
   - ➔ keine Studien, die ihren Fokus auf nonverbale Kommunikation richteten[131]

---

131 Unter verbaler Kommunikation ist hier akustisch wahrnehmbare Kommunikation gemeint und nicht im engeren Sinn „verbal“. Der Vorteil der akustisch wahrnehmbaren Kommunikation ist eine sehr nahe an der Sinneswahrnehmung der Beteiligten reproduzierbare Dokumentation der Interaktion. Ausgeschlossen werden „nonverbale“ Aspekte der Interaktion soweit sie in der visuellen, taktilen oder Geruchswahrnehmung bleiben. Diese Wahrnehmungen (auch die visuellen) können nicht in der Weise dokumentiert werden, wie die Beteiligten die Interaktion wahrnehmen (die Kamera müsste im Auge der Beteiligten sich befinden und mitbewegen; wohin schaut der Patient oder der Arzt gerade wirklich? Oder starrt er nur in die Luft, weil er nachdenkt oder sich in Gedanken verliert?). Auf Probleme der Generalisierbarkeit von Analyseergebnissen, die ausschließlich auf akustischen Daten beruhen, verweisen Schegloff, Sacks (1973, S.323,

➔ keine Studien, die nur Sprechverhalten von Patient/inn/en im Analysefokus hatten

Die vorläufige Auswahl der Primärstudien im Rahmen der Literatursuche erfolgte anhand der Studientitel bzw., soweit vorhanden, aufgrund von Abstracts.

4.3.3.3 Weiterentwicklung der Ein- und Ausschlusskriterien

Die Literatursuche und die ersten Analysen von Primärstudien zeigten rasch, dass die Festlegung von Ein- und Ausschlusskriterien ein anhaltender, iterativer Prozess begleitend zur Analyse von Primärstudien sein musste (und schließlich auch grundlegend im Sinne eines „saturation samplings“ verändert wurde, siehe unten).

1. Erweiterung der inhaltlichen Einschlusskriterien

Zur Entwicklung und Erprobung der Ausschlusskriterien und der Analysemethodik schienen rezente Studien mit sehr unterschiedlichen Forschungsfragen und –designs am geeignetsten (vgl. "maximum variation sampling" Lincoln, Guba 1985, p.233). In dieser anfänglichen Analyse von sechs Primärstudien wurde klar, dass eine Reihe vorweg ausgeschlossener Studien sehr wertvolle Ergebnisse zum interaktiven Handeln von Ärzt/inn/en in der Arzt-Patient-Interaktion enthalten. Diese Studien schienen schon bei einer ersten Durchsicht v.a. für die Kategorisierung von ärztlichem Sprechverhalten hilfreich bzw. beinhalteten trotz eines Fokus auf andere Gesprächstypen einzelne Hinweise auf sprachliche Verfahren von Ärzt/innen und ihre Auswirkungen auf Patient/innen. So waren etwa in Untersuchungen über Patientenberichte zu epileptischen Anfällen auch Hinweise auf das Frageverhalten und die interaktiven Reaktionen der behandelnden Ärzt/innen zu finden.

Anm. 20; zitiert nach Hausendorf 1992a, S.18f). Hausendorf argumentiert seinerseits für die Integration von nonverbaler Kommunikation in Gesprächsanalysen.

Über die Bedeutung nonverbaler Aspekte der Kommunikation in der Arzt-Patient-Interaktion kann wenig Zweifel bestehen (vgl. für einen Überblick Morgan 2003, S.62), doch wurden in der Diskursforschung bis dato kaum detaillierte Analysen dieser Aspekte vorgelegt.

Insbesondere wurden daher folgende inhaltlichen Ausschlusskriterien wieder aufgehoben, d.h. folgende Primärstudien wieder in das zu analysierende Sample aufgenommen.[132]

➔ Studien, die vorwiegend Gespräche mit Medizinstudent/inn/en, Pflegepersonal, Angehörigen untersuchen

➔ Studien, die vorwiegend gedolmetschte Arzt-Patient-Interaktionen untersuchen

➔ Studien, die vorwiegend Arzt-Eltern-Interaktion im Rahmen der Behandlung von Kindern untersuchen

➔ Studien, die vorwiegend Gespräche aus Lehr- oder Trainingskontexten untersuchen

➔ Studien, die vorwiegend Gespräche, die zum Zweck der (medizinischen) Forschung geführt wurden, untersuchen

➔ Studien, die vorwiegend Sprechverhalten von Patient/inn/en im Analysefokus hatten

2. Laufende Verfeinerung methodischer Ausschlusskriterien
Die anfangs formulierten methodischen Einschlusskriterien gaben kaum Anhaltspunkte für die methodische Qualität der Primärstudien. Da dies die erste Metastudie im Bereich der Diskursforschung darstellt, mussten Qualitätskriterien für den Einschluss und Ausschluss von Primärstudien für diesen Forschungsbereich erst entwickelt werden.[133] Eine schrittweise Weiterentwicklung und Verfeinerung des Ausschlusses methodisch zweifelhafter Primärstudien wurde daher über die Aufnahme einer eigenen Bewertungsdimension im Datenerhebungsblatt im Analyseprozess strukturell implementiert. Dort sollten in einem iterativen Prozess der Analyse von Primärstudien und Kriterienentwicklung[134] alle Hinweise auf mögliche methodische Schwächen einer Studie nachvollziehbar

---

132 Vgl. auch Weed (2005) zur Möglichkeit des Wieder-Einschlusses von Primärstudien im Verlauf eines „theoretical sampling"-Prozesses.

133 Dies folgt der Aufforderung von Dixon-Woods, Shaw et al. (2004) für spezifische qualitative Methoden und Forschungsdisziplinen Kriterien für „fatal flaws" (also Ausschlusskriterien) aus der jeweiligen Disziplin selbst zu entwickeln.

134 Pawson, Greenhalgh et al. (2004) fassen dieses Prinzip der Qualitätsbeurteilung mit den Worten zusammen „the worth of studies is established in synthesis", d.h. Ausschlusskriterien werden in einem solchen qualitativen Syntheseverfahren schrittweise im gesamten Verlauf der Analyse weiterentwickelt.

dokumentiert werden, um ggf. einen Ausschluss der Primärstudie explizit argumentieren zu können.

4.3.3.4 Von der Gesamterhebung zum methodischen Pionierprojekt

Die radikalste Entscheidung für den Ein- und Ausschluss von Primärstudien in dieser Metastudie war das Abwenden vom Ziel einer Gesamtanalyse der bis dato vorliegenden Diskursforschungen im Bereich der deutschsprachigen Arzt-Patient-Interaktion. Diese Entscheidung hatte zwei Gründe:

Erstens zeigte die Analyseerfahrung mit den ersten sechs Primärstudien (siehe unten) klar, dass die sorgfältige Analyse der Primärstudien wesentlich aufwändiger, aber auch „ertragreicher" war als angenommen.

Zweitens wurde durch diese Analysen deutlich, dass eine explizite und systematische Methodik für diese Metastudie zu entwickeln war, um nachvollziehbare und verlässliche Ergebnisse vorlegen zu können. Die folgende Phase der Suche nach angemessenen, methodischen Instrumenten zeigte, dass sich hier ein relativ neuer Methodendiskurs entwickelt hatte, der erste allgemeine, methodische Anleitungen anbieten konnte, aber kein ausgearbeitetes Methodenset, das einfach übernehmbar wäre. Erste Präsentationen dieser Arbeit zeigten gleichzeitig, dass größtes Interesse in der Diskursforschung für die Entwicklung dieser Methodik bestand und gerade auch im methodischen Teil ein wertvoller Beitrag dieser Arbeit zur Weiterentwicklung der Diskursforschung zu erwarten war.

Um eine gute Methodenentwicklung zu ermöglichen, mussten große Teile der Energie genau da investiert und diese Metastudie in den laufenden Diskurs über Methoden der Synthese von Ergebnissen vieler, unterschiedlicher qualitativer Studien eingebracht werden. Dies musste also zunächst aus zeitökonomischen Gründen zu radikalen Einschränkungen in der Analyse und damit in der Auswahl der Primärstudien führen. Die damit mögliche extensive Auseinandersetzung mit dem Methodendiskurs über qualitative Metastudien lieferte dann auch ein zentrales methodisches Argument für diese Einschränkung: Validität einer qualitativen Metastudie entsteht für die meisten Autor/inn/en nicht aus einem umfassenden oder repräsentativen Sample, sondern am Punkt der „theoretical saturation". Auf gewisse Weise nahm ich an diesem Punkt des Forschungsprozesses Abschied von einem anfänglichen, unreflektierten quantitativen Grundzugang.

4.3.3.5 Das neue Set von Ein- und Ausschlusskriterien

Ein neues Set von Ein- und Ausschlusskriterien musste entwickelt werden, das als Ziel auch die optimale Verwendung der Analyseressourcen inkludieren musste. Optimal wofür? Hier mussten der Fokus und die Prioritäten der Studie verschoben werden. War die Arbeit zunächst darauf angelegt herauszufinden, was denn 30 Jahre Diskursforschung über das sprachliche Handeln von Ärzt/inn/en herausgefunden hatte, traten nun die methodischen Fragen in den Vordergrund.

Der grundlegende methodische Zugang zur Auswahl der Primärstudien wurde nun in der „Grounded Theory“ (Strauss, Corbin 1998; Glaser, Strauss 1998) im Sinne eines „saturation sampling“ gewählt. Die Studien sollten schrittweise nach zwei Grunddimensionen ausgewählt werden:

Erstens sollte die endgültige Auswahl der Primärstudien möglichst das gesamte Spektrum des sprachlichen Handelns von Ärzt/inn/en belegen, um auf dieser Basis die angestrebte Systematik sprachlichen Handelns entwickeln zu können und eine Kategorisierung dieser sprachlichen Verfahren für weiterführende Forschungen anbieten zu können. Vor dem Hintergrund der breiten Einbeziehung des medizinischen Diskurses zur Arzt-Patient-Interaktion, der theoretischen Auseinandersetzung mit Patientenempowerment und mit der systemtheoretischen Interaktionssoziologie (siehe unten) war eine Reihe von Hinweisen auf möglicherweise wichtige sprachliche Handlungsmuster von Ärzt/inn/en zusammengetragen worden. Dies trug neben der Analyse der Primärstudien selbst dazu bei, einen konzeptuellen Hintergrund oder eine „theoretical sensitivity“ für das zu haben, was gerade salopp „das gesamte Spektrum des sprachlichen Handelns von Ärzt/inn/en“ genannt wurde. So konnte ich z.B. nach der Analyse der ersten sechs Primärstudien feststellen, dass die meisten Grundfunktionen des sprachlichen Handelns von Ärzt/inn/en bereits durch vielfältige Textbeispiele abgedeckt waren.

Es galt zweitens die Auswahl von Primärstudien an einer möglichst breiten methodischen Streuung von Primärstudien zu erproben, um für eine zukünftige umfassendere Analyse der Diskursforschungen gute Ein- und Ausschlusskriterien entwickeln zu können. Ein "maximum variation sampling" (Lincoln, Guba 1985, p.233) von Studien, die die beste "opportunity to learn" (Stake 2000) für die Anwendung der Analysemethodik zu bieten haben, wurde gesucht. Zunächst nahm ich an, dass folgende Differenzen im Forschungskontext der Primärstudien und im Gesprächskontext der darin untersuchten Gespräche mit ihren extremen

Ausprägungen vertreten sein sollten, um ein möglichst breit gestreutes Sample an Primärstudien zu konstituieren:

1. Forschungsarbeiten aus vier Jahrzehnten (-79; 80-89; 90-99; 00-)
2. Primärstudien aus allen wesentlichen Sammelbänden sollten enthalten sein
3. Unterschiedliche Forschungsdiskurse und Analysetraditionen sollten vertreten sein: medizinsoziologische, konversationsanalytische, Erzählforschung, Metapherntheorie etc.
4. Unterschiedliche Forscherpersönlichkeiten
5. Forschungsarbeiten mit wenigen und mit vielen untersuchten Gesprächen
6. eine breite Varianz der Personenmerkmale von Ärzt/inn/en und Patient/inn/en sollte vertreten sein: Geschlecht, Alter, Bildung
7. alle relevanten Gesprächssettings sollten vertreten sein: Anamnese, Visite, Aufklärungsgespräch, Entlassungsgespräch
8. alle relevanten Organisationskontexte sollten vertreten sein: Krankenhausstation, Ambulanz, Hausarztordination
9. Behandlungs-, Lehr-, und Forschungskontext sollten inkludiert werden (es sollten aber „reale“ Patient/inn/en mit „realen“ Ärzt/inn/en sprechen; keine gestellten oder gespielten Gespräche)
10. Dyadische und triadische Gesprächssettings (Visiten; gedolmetschte Gespräche; Eltern-Kind-Arzt) sollten inkludiert werden

Jede einzelne Primärstudie musste aufgrund der hohen Anzahl an möglichen Ausprägungen nach Möglichkeit mehrere Ausprägungen repräsentieren können. Die Zuordnung wurde in einer Gesamtmatrix (vgl. umseitige Tabelle) aller angestrebten Ausprägungen und aller Studien schrittweise dokumentiert. Diese spezifischeren Einschlusskriterien wurden als Inputkriterien für die Auswahl der Primärstudien verwendet, die als nächstes in die Analyse aufgenommen werden sollten. In einem iterativen Prozess von Analyse und Synthese wurden bis zur (vorläufig) vollständigen Abdeckung („theoretical saturation“) aller angestrebten Ausprägungen von Primärstudien weitere Studien inkludiert. Tatsächlich wurden schließlich zwölf Primärstudien analysiert (vgl. folgende Tabelle).

Tabelle: Gesamtmatrix der Kriterien, aller angestrebten Ausprägungen und aller Studien (in der Reihung der Analyse)

Auswahlkriterien Primärstudie: Titel; Autor/inn/en	**Publikations-datum**	**Forschungs-diskurs, -interesse**	**Anzahl Gespräche**	**Personen-merkmal Arzt/Ärztin**	**Personen-merkmal Patient**	**Gesprächs-setting**	**Organisations-kontexte**	**Primärer Gesprächszweck**	**Beteiligte Personen**
Verfahren der Veranschaulichung in der Experten-Laien-Kommunikation; Brünner, Gülich	2002	Medizinische Diagnostik und Experten-Laien-Kommunikation	n=104	Primar/OA	M und F	Anamnese	Krankenhausstation: Chefvisiten und Ambulanz	Behandlung	A und P
Krankheitserzählungen; Gülich	2005	Erzählter Schmerz	n=1	F; Primar;	F; alt	Anamnese / Zweitgespräch	Krankenhausstation	Behandlung	A und P
Geschlechtsspezifische Unterschiede bei der Beschreibung von Brustschmerzen; Menz, Lalouschek et al.;	2002	Medizinische Diagnostik	n=101; 24 ausgewählt	F; FA	M und F; Alt und jung	---	Krankenhausstation	Forschung	A und P
Kommunikatives Selbst-Coaching im beruflichen Alltag. Ein sprachwissenschaftliches Trainingskonzept am	2004	Kommunikationstraining	n=ca. 20; 4 ausgewählt	M und F; Student	M und F; Alt und jung	Anamnese	Krankenhausstation u. niedergelassene Arztpraxis	Lehre	A und P

Auswahlkriterien Primärstudie: Titel; Autor/inn/en	**Publikations-datum**	**For-schungs-diskurs, -interesse**	**Anzahl Gesprä-che**	**Personen-merkmal Arzt/Ärztin**	**Perso-nen-merkmal Patient**	**Gesprä-chs-setting**	**Organisa-tions-kontexte**	**Primärer Gesprä-chszweck**	**Beteili-gte Perso-nen**
Beispiel der klinischen Gesprächsführung; Lalouschek									
Kommunikatives Handeln in ärztlichen Gesprä-chen; Spranz-Fogasy	2005	linguisti-sche Gesprächs-analyse	n=60	5 F und M (nicht genauer be-schrieben)	k.A.	Anam-ne-se/Erstg espräch	niedergel. Arztpraxis: Allg.medizi n, Interne Medizin, Urologie	Behand-lung	A und P
Medizinische Konzepte und ärztliche Ge-sprächsführung – am Beispiel der psychosomatischen Anamnese; Lalouschek	2005(b)	Psycho-somatik	k.A.	k.A.	k.A.	Anam-nese	Kranken-hausstation	Behand-lung	A und P
Frageaktivitäten von Patienten in Visitengesprächen: Konversa-tionstechnische und diskursstrukturelle Bedingungen; Quasthoff	1982	Diskurs-analyse, Konversa-tionsanaly-se	n=2	2; M und F	M und F Alt Unter-schied-liche Bildung	Visiten	Kranken-hausstation	Behand-lung	A und P

Auswahlkriterien Primärstudie: Titel; Autor/inn/en	**Publikationsdatum**	**Forschungsdiskurs, -interesse**	**Anzahl Gespräche**	**Personenmerkmal Arzt/Ärztin**	**Personenmerkmal Patient**	**Gesprächssetting**	**Organisationskontexte**	**Primärer Gesprächszweck**	**Beteiligte Personen**
Psychische Betreuung als kommunikatives Problem: Elizitierte Schilderung des Befindens und ‚ärztliches Zuhören' in der onkologischen Fachpraxis; Löning	1993	Diskursanalyse, Psychoonkologie	n=1	1 M; FA	F; 50J.;	Fachärztliches Folgegespräch	Fachärztl. Gemeinschaftspraxis	Behandlung	A und P und Famulantin
Zur Gestaltung der Arzt-Patient-Beziehung im stationären Bereich; Raspe, Siegrist	1979	Medizinsoziologisch (psychosomatisch)	n=ca. 500	Keine Angabe	Keine systematischen Angaben	Visite	Krankenhausstation (tlw. Psychosomatisch)	Behandlung	A,P und andere (Pflegepersonal, andere Ärzte)
Medizinische Aufklärungsgespräche – Struktur und Zwecksetzung aus diskursanalytischer Sicht; Meyer	2000 (b)	handlungstheoretisch, Dolmetschen im Krankenhaus	n=1	1 F; AssA; Anfang 30 J.	M; 70 J.; Hilfsarbeiter	Diagnostisches Aufklärungsgespräch	Interne Krankenhausstation	Behandlung	A, P und Dolmetscherin (Nichte v. P)
Konfliktaustragung in einer schwierigen "therapeutischen" Visite; Bliesener	1982	gesprächsanalytisch	n=1	1M,	M, 17J.; Krebserkrankung	Visite	Interne Krankenhausstation	Behandlung	A und P

Auswahlkriterien Primärstudie: Titel; Autor/inn/en	**Publikationsdatum**	**Forschungsdiskurs, -interesse**	**Anzahl Gespräche**	**Personenmerkmal Arzt/Ärztin**	**Personenmerkmal Patient**	**Gesprächssetting**	**Organisationskontexte**	**Primärer Gesprächszweck**	**Beteiligte Personen**
Information und Beratung von Krebspatienten im Krankenhaus; Wimmer	1993	medizinpsychologisch, medizinsoziologisch	n=Ca. 3	1 M; OA; ev. mehrere M	M, 64 J. F, 40 J. M, 66 J.	Visite, Ertgespr., Entlassungsgespr.	Chirurgische Abteilung	Behandlung	A und P

4.3.4 Schritt 3: Literatursuche und -sammlung, Identifikation der ersten Primärstudien

Die Literatursuche wurde in mehreren Schritten durchgeführt und begleitete die gesamte Metastudie. Ausgangspunkt der Literatursuche war die bereits erwähnte Literaturliste zur Arzt-Patient-Kommunikation, die vom Autor in den Jahren 2001 bis 2004 erstellt worden war. Zu Beginn dieser Metastudie (Sommer 2004) umfasste diese Liste etwa 150 Literaturzitate aus sehr unterschiedlichen Forschungstraditionen und -disziplinen.

In einem ersten Suchschritt wurde die Literaturdatenbank des Ludwig Boltzmann Instituts für Medizin- und Gesundheitssoziologie nach folgenden Keywords durchsucht: Arzt-Patient-Beziehung; Arzt-Patienten-Beziehung; Arzt-Patienten-Kommunikation; Gespräch; Gesprächsausbildung; Gesprächsführung; Gesprächskompetenz; Kommunikationsfähigkeit; Kommunikationsforschung; Kommunikationsprozess; Kommunikationsstörung; Kommunikationstraining. Die gefundenen Literaturzitate wurden anhand des Titels bzw., falls vorhanden, anhand eines Abstracts für eine mögliche Aufnahme in konzeptuelle Grundlagenliteratur dieser Metastudie oder Primärstudien eingeteilt. Das Ergebnis waren weitere ca. 250 Literaturzitate unterschiedlichster Art, von Pressemitteilungen bis zu Standardwerken der Medizinsoziologie, aber auch Publikationen aus potentiellen Primärstudien.

Einen zweiten Suchschritt bildete eine Internetrecherche, die zusätzlich zu den genannten Suchbegriffen auch die englischen Termini „doctor“, „provider“, „patient“, „communication“ und „interaction“ in allen Kombinationen verwendete. 17 häufig in dieser Recherche gefundene, internationale Zeitschriften,[135] die über einen Internetauftritt mit Archivsuchfunktion verfügten, wurden extra nach diesen Suchbegriffen analysiert. Ergänzt wurde diese Suche durch eine „snowballing“-Suche (vgl. Greenhalgh, Robert et al. 2005, S.421): Bei offensichtlich besonders relevanten Artikeln werden mit elektronischem „citation tracking“ (d.h. Suche nach

---

135 V.a. aus Medizin und diversen Sozialwissenschaften: Annals of Internal Medicine; British Medical Journal (BMJ); The Cochrane Library; Discourse & Society; Family Practice; Gesprächsforschung - Online-Zeitschrift zur verbalen Interaktion; Health Communication; Journal Health and Social Behaviour; Journal of Health Psychology; Journal of the American Medical Association (JAMA); Journal of the Canadian Medical Association (CMAJ); The Lancet; Medical Care; Patient Education and Counseling; Psychotherapie und Sozialwissenschaft - Zeitschrift für Qualitative Forschung; Sociology of Health & Illness; Social Science & Medicine;

Arbeiten, die diese Publikation später zitieren) und der Analyse der dort zitierten Literatur („references of references") weitere Literaturzitate identifiziert. Es war nicht überraschend, dass hier v.a. Artikel (ca. 270) gefunden wurden, die als konzeptuelle Grundlage für die Kategorisierung ärztlichen Sprechverhaltens und der (medizinischen) Auswirkungen dieses Verhaltens dienen konnten. Aber nur sehr wenige Artikel waren als Primärstudien im Sinne der Einschlusskriterien zu verwenden.[136] An diese erste Sammlung von ca. 700 Literaturzitaten wurden nun erstmals die ursprünglich formulierten Einschlusskriterien angewandt und 215 Publikationen, die möglicherweise über Primärstudien berichten, identifiziert. Diese Publikationen wurden so weit wie möglich beschafft.

Im dritten Suchschritt wurden in den Literaturlisten dieser Vorauswahl von Primärstudien - soweit zugänglich[137] und machbar - mögliche weitere Primärstudien identifiziert und in die Literaturliste aufgenommen. In diesem Schritt konnten ca. 65 mögliche, weitere Primärstudien identifiziert werden. Als vierter Schritt wurden die vollständigen Publikationslisten (soweit öffentlich zugänglich) von Autor/inn/en der bis dahin gefundenen Primärstudien nach weiteren Gesprächsforschungen zu Arzt-Patient-Interaktionen analysiert. Damit konnten ca. 20 weitere, mögliche Primärstudien identifiziert werden.

Parallel dazu wurde einerseits einzelnen Hinweisen von Kolleg/innen auf (eigene) Primärstudien nachgegangen bzw. folgte aus der weiteren Beobachtung der aktuellen Publikationen und der detaillierten Analyse der eingeschlossenen Primärstudien eine Erweiterung der Literaturbasis. Bis Ende 2005 waren 300 Publikationen (1969 bis 2005) als mögliche Primärstudien identifiziert und in einer erster Literaturliste (Nowak 2005c) dokumentiert worden. Damit stand ausreichend Literatur zur Verfügung, um im Sinne des „theoretical samplings" eine fundierte Entscheidung über die auszuwählenden Primärstudien zu machen.

---

136 Von den 16 in den zwei deutschsprachigen Zeitschriften veröffentlichten Artikeln, die sich auf mögliche Primärstudien bezogen, waren alle bereits aus anderen Quellen bekannt. Analysen von deutschsprachigen Gesprächen werden mit seltenen Ausnahmen (z.B. Vodopiutz, Poller et al. 2002) bis dato nicht in englischen Zeitschriften veröffentlicht.

137 Am Ende dieses ersten Literatursuchprozesses (November 2005) waren von den 300 Primärstudien 49 nicht beschaffbar (Stand 5.2.2006). Es wurde nicht systematisch versucht, über die Autor/innen Belegexemplare zu erhalten, damit sind v.a. manche unveröffentlichte Forschungsberichte und Artikel in Zeitschriften, die inzwischen nicht mehr erscheinen, nicht zugänglich gewesen.

Im weiteren Verlauf der Metastudie schien es mir dennoch von Bedeutung durch die weitere Beobachtung der internationalen Diskussion und Hinweise von Kolleg/inn/en die Bibliografie zur Arzt-Patient-Interaktion weiterzuführen. Eine Anfrage von Prof. Spranz-Fogasy (Institut für Deutsche Sprache in Mannheim) zeigte mir, dass nicht nur ich den Bedarf nach einer umfassenden Literaturdokumentation für Lehre und weitere Forschung sah. In Kooperation mit Prof. Spranz-Fogasy konnte die Bibliografie wesentlich erweitert und im Online-Diskussionsforum Gesprächsforschung (http://www.gespraechsforschung.de/liste.htm [Letzter Zugriff 14.08.09]: Nowak, Spranz-Fogasy 2007) veröffentlicht werden. Bis Ende April 2007 waren insgesamt 493 Publikationen und Berichte zu potentiellen Primärstudien identifiziert und ca. 2150 zusätzliche Literaturzitate zur Arzt-Patient-Interaktion gesammelt worden.

Als weitere Suchstrategie war eine Anfrage über das Online-Diskussionsforum Gesprächsforschung geplant, in der nach weiteren Primärstudien bzw. nicht erhältlichen Belegexemplaren für identifizierte Primärstudien gesucht worden wäre. Durch die in der Zwischenzeit neu gesetzte Fokussierung auf die methodischen Aspekte dieser Metastudie wurde der Anspruch auf eine vollständige Rekonstruktion und Beschaffung aller jemals im Sinne der Einschlusskriterien durchgeführten Diskursforschungen aufgegeben. Zumal schätzungsweise 95% der Publikationen als Primärstudien identifiziert wurden. Darüber hinaus war inzwischen ein auf dieser Metastudie aufbauendes Forschungsvorhaben „Metastudie und Forschungsdatenbank zum sprachlichen Handeln von Ärzt/inn-/en in der Diskursforschung" mit Unterstützung der Österreichischen Nationalbank im November 2006 angelaufen. Dieses Forschungsvorhaben hat sich zum Ziel gesetzt, tatsächlich alle publizierten Diskursforschungen zur deutschsprachigen Arzt-Patient-Interaktion zu identifizieren, zu sammeln und einer ersten groben Analyse zu unterziehen. [138]

4.3.5 Schritt 4: Einbeziehung des medizinischen Diskurses zur Arzt-Patient-Interaktion

Ziel dieses Arbeitspaketes der Metastudie war es, in einer ersten Phase eine Orientierung über laufende Diskurse im Medizinsystem zur Arzt-Patient-Interaktion zu finden, um erstens Hinweise für mögliche Kategorisierungen des sprachlichen Handelns von Ärzt/inn/en zu finden und

---

138 Vgl. http://www.univie.ac.at/linguistics/florian/api-on/index.htm [Letzter Zugriff 31.08.09]

zweitens in der abschließenden Phase der Formulierung von Schlussfolgerungen auf diese Bezug nehmen zu können.

Die Auseinandersetzung mit dem medizinischen Diskurs über Arzt-Patient-Interaktion begann schon vor dem Beginn dieser Metastudie. U.a. durch kontinuierliche Beobachtung über mehrere Jahre von zwei Leitmedien der Medizin (British Medical Journal, JAMA) wurde deutlich, dass Fragen der Arzt-Patient-Interaktion nach wie vor die Medizin beschäftigten, wenn sie auch nicht im Zentrum der medizinischen Forschung stehen. Die vorliegende Arbeit sollte an den aktuellen medizinischen Diskurs anschließen können, nicht zuletzt um linguistische Ergebnisse auf einer breiten Basis in diesen Diskurs einbringen zu können. Daher stand relativ früh im Verlauf der Studie eine erste explorative Analyse des medizinischen Diskurses zur Arzt-Patient-Interaktion auf Basis der in der anfänglichen Internetrecherche und Zeitschriftenanalyse gewonnenen Literatur.

Dieses erste Vordringen in den medizinischen (und medizin-nahen) Wissenschaftsdiskurs zeigte ein vielfältiges Spektrum mehr oder weniger verbundener, z.T. auch sich überschneidender Diskussionszusammenhänge oder „Meta-narratives“ (Greenhalgh, Robert et al. 2005), die über Jahre oder auch Jahrzehnte bestehen und z.T. auch ihre eigenen Medien und Subsysteme im Medizinsystem entwickelten. Sie griffen Konzepte der Arzt-Patient-Interaktion auf, setzten sie in spezifische Zusammenhänge und suchten sie weiterzuentwickeln. Einzelne dieser Diskurse sind sehr spezifisch und stehen im Überschneidungsbereich mit anderen Disziplinen (v.a. Psychologie und Soziologie).

Folgende Diskussionszusammenhänge bzw. Spezialdiskurse konnte ich - mit Erschrecken - identifizieren (in Klammer exemplarische Artikel aus diesen Diskursen):

1. Die „Arzt-Patient-Beziehung“: Eine starke, psychologisch geführte, Diskussion kreist um Kernkonzepte, wie „Vertrauen“, „Empathie“, belegt auch mit einzelnen empirischen Studien (Larson, Yao 2005; Kim, Kaplowitz et al. 2004)
2. Arztrolle, Patientenrolle und Partnerschaft - Paternalistische Medizin, die „Götter in Weiß“ (Coulter 1999; Thomasma 1983; Quill 1983; Brody 1980; Parsons 1951)
3. Entscheidungsprozesse: Informed Consent, Shared decision making, Concordance (Klemperer 2003; Scheibler, Pfaff 2003; Charles, Gafni

et al. 1999; Charles, Redko et al. 1998; Gafni, Charles et al. 1998; Charles, Gafni et al. 1997)

4. Patientenorientierte, -zentrierte Medizin (Cooper, Roter et al. 2003; Brown, Stewart et al. 2001)

5. Qualitätsmanagement, Patientenzufriedenheit und ihre Messung (Coulter 1999)

6. Medizinethik, Patientenrechte, Patientenbeteiligung, Konsumentenbewegung (Baggott, Allsop et al. 2005; Coulter 2002;; Irvine 2002; Emanuel 2000)

7. Compliance und Concordance (Weiss, Britten 2003, Lutfey, Wishner 1999; Roter, Hall et al. 1998; Cecil, Killeen 1997; The Royal Pharmaceutical Society of Great Britain 1997; Cameron 1996; Hirsch 1995; Raymond 1984; Hulka, Cassel et al. 1976; Sackett, et al. 1975; Davis 1966)

8. Die "Droge Arzt" (Balint 1983, S.19)

9. Patientenschulung, –erziehung, -beratung und Hilfe zur Selbsthilfe (eigene Zeitschrift: Patient Education und Counseling)

10. Health Literacy, Medikamentenverschreibung und Patientenmitarbeit (Trummer, Müller et al. 2006; Wait et al. 2006; Kickbusch, Kickbusch 2004; Sihota, Lennard 2004; Tones 2002; Levin-Zamir, Peterburg 2001; Ratzan 2001; Nutbeam 2000; Nutbeam, Kickbusch 2000)

11. Aufklärung und die Übermittlung „schlechter" Nachrichten (insbesondere in der Onkologie; Block, Bugno et al. 2003; Maynard 2003; Rosenwasser, Rosenwasser 2003; Gillotti, Thompson et al. 2002; Baile, Buckman et al. 2000; Holland, Almanza 1999; Buckman 1992; Maguire, Faulkner 1988)

12. Terminale Betreuung (Kutner, Steiner et al. 1999)

13. Somatopsychosoziale, biopsychosoziale und ganzheitliche Betreuung, „Mind-Body Medicine" (Astin, Shapiro et al. 2003; Larivaara, Kiuttu et al. 2001; Engel 1977)

14. Patientenempowerment, psychiatrische Versorgung und Gesundheitsförderung (Coulter, Magee 2003; Coulter 1999; Johnston Roberts 1999; Entwistle, Sheldon et al. 1998; Feste, Anderson 1995; Schulz, Israel et al. 1995)

15. Placebo, Scharlatanerie, Alternativ- und Komplementärmedizin (Paterson, Dieppe 2005; Shang, Huwiler-Müntener et al. 2005; Zubieta, Bueller et al. 2005; Di Blasi, Kleijnen 2003; Di Blasi, Harkness et al. 2001;)
16. Psychosomatik und medizinische Psychologie (Wesiack 1992; Uexküll, Wesiack 1988)
17. Medizinerausbildung (Dacre, Richardson et al. 2004; Makoul 2001; Makoul, Schofield 1999) und im Besonderen das Erlernen der Anamneseführung
18. Schmerzdiagnostik (Hadjistravropoulos, Craig 2002)
19. Frauen als Patient/inn/en und Ärzt/inn/en (Hall, Roter 2002)
20. Professionspolitik (Project of the ABIM Foundation 2002)
21. Interkulturalität, Migranten, Übersetzung und die Behandlung von Kindern (Johnson, Roter et al. 2004; Gould, Madan et al. 2003; Gerrish 2001; Brach, Fraser 2000)

Offensichtlich sind hier kognitiv unbefriedigende und z.T. provokante Zusammenführungen und Reihungen gesetzt. Dies soll das Bild illustrieren, das sich mir im Rahmen des ersten Eindringens in das Feld bot: Eine erdrückende Fülle von verwirrenden, nicht einschätzbaren, unklaren Daten und Informationen, die in hunderten Artikeln und Büchern nur eines gemeinsam hatten, dass sie Arzt-Patient-Interaktion als wichtigen Teil ihrer Ausführungen (z.B. in dem dies als Keyword angeführt wurde) bezeichneten. Erst viel später in der Aufarbeitung der Methodik von Metastudien fand ich den treffenden Begriff für diese Erfahrung: „Der Sumpf" (Greenhalgh, Robert et al. 2005, S.421). Offensichtlich ein notwendiges Stadium, wenn man sich an die Aufarbeitung von komplexer und umfangreicher Evidenz heranwagt. Es fehlten mir klare, differenzierte Forschungsfragen an die Literatur, d.h. viele Diskussionen erschienen ununterscheidbar als relevant. Gleichzeitig wurde deutlich, dass Arzt-Patient-Interaktion tatsächlich in vielfältiger Weise ein Thema des medizinischen Diskurses ist.

In der ersten Phase der Annäherung wurden einzelne dieser Diskurse grob zusammengefasst,[139] die als konzeptuelle Grundlage für die Kategorisierung von sprachlichem Handeln von Ärzt/inn/en bzw. von ihren Auswirkungen als relevant erschienen:

➔ Die „Arzt-Patient-Beziehung“

➔ Arztrolle, Patientenrolle und Partnerschaft - Paternalistische Medizin

➔ Entscheidungsprozesse: Informed Consent, Shared decision making

➔ Aufklärung und die Übermittlung „schlechter“ Nachrichten

➔ Patientenorientierte, -zentrierte Medizin

➔ Health Literacy

➔ Patientenempowerment

Einzelne Arbeiten (Hadjistravropoulos, Craig 2002; Kim, Kaplowitz et al. 2004) stellten auch Wirkungsmodelle von Kommunikation vor, die für eine erste einfache Fassung eines eigenen solchen Modells aufgegriffen wurden.

Andere Diskurse wurden für die spätere Phase der Formulierung von Schlussfolgerungen gekennzeichnet, um sie wieder aufzugreifen und zu den Ergebnissen der Metastudie in Beziehung zu setzen:

➔ Qualitätsmanagement, Patientenzufriedenheit und ihre Messung

➔ Medizinerausbildung und Kommunikationstraining

Schließlich wurde der Diskurs über die ärztliche Gesprächsführung mit Migrant/inn/en und Kindern für eine Aufarbeitung von triadischen Gesprächssituationen als Exkurs zur Systematik des sprachlichen Handelns von Ärzt/inn/en vorgesehen.

4.3.6 Schritt 5: Soziologische und linguistische Grundlagen einer Theorie der Interaktion

Ziel dieses Arbeitspaketes der Metastudie war es, theoretische Grundlagen für die zu entwickelnde Systematik des sprachlichen Handelns von Ärzt/inn/en zu schaffen. Zunächst bot sich mir – ungewöhnlich für

---

139 Dies folgt den Empfehlungen der „realist synthesis“ die Synthesearbeit zunächst mit der Entwicklung einer ersten kognitiven Landkarte des Forschungsbereiches zu beginnen (Pawson, Greenhalgh et al. 2004)

Linguisten[140] - die soziologische Systemtheorie nach Niklas Luhmann als eine naheliegende Theoriebasis an, da sie das theoretische Bindeglied der Forschungen am LBIMGS ist und fast ausschließlich von Kommunikation handelt. Dennoch ist über „Interaktion“ praktisch nur eine systematische Arbeit aus diesem Wissenschaftsdiskurs geschrieben worden: Kieserlings „Interaktion unter Anwesenden“ (Kieserling 1999) bietet eine umfassende Aufarbeitung zum Thema, die es auch leicht macht der angemessenen Exegese der Werke des „Meisters“ (N.L.) zu entgehen. Eine zweite systemtheoretische Arbeit bot dann doch noch zusätzliche Anregungen: Baeckers „Kommunikation“ (Baecker 2005b). Neben seinen klaren Definitionen und Ableitungen, die Eingang in die Theorieentwicklung fanden, war es v.a. sein überzeugender historischer Zugang zur Entwicklung philosophischer Fragestellungen, der anregte, die vorliegende Arbeit möglicherweise durch eine Geschichte der Diskursforschung über Arzt-Patient-Interaktion (vgl. Kap. 7.3.10.5) zu ergänzen.

Die Aufarbeitung der Systemtheorie sollte sowohl ein theoretisch solides Grundverständnis von Interaktion als soziales System ermöglichen als auch im zweiten Schritt Hinweise auf konkrete Ansatzpunkte für die geplante Systematik bieten. Diese Aufarbeitung wurde zunächst als exemplarische Anwendung der systemtheoretischen Interaktionssoziologie auf die Arzt-Patient-Interaktion formuliert, die unverbunden neben den ersten Ansätzen einer Systematik des ärztlichen Sprechhandelns stehen blieb. Erst in der Synthesephase sollten diese theoretischen Grundlagen in einem abduktiven Prozess mit der empirisch gewonnenen Systematik verbunden werden.

Der zweite theoretische Zugang zur (Arzt-Patient-)Interaktion sollte aus der Linguistik selbst kommen. Auch hier bot sich zunächst mit der Kritischen Diskursanalyse (Fairclough, Wodak 1997) ein theoretischer Zugang an, der den sozialen Kontext und seine Wirkung ins Zentrum der Aufmerksamkeit rückt. Dennoch war dies wenig ergiebig für diese Arbeit, da die Kritische Diskursanalyse mehr eine Anleitung für eine gesellschaftskritisch motivierte Forschungspraxis zu sein scheint als eine Theorie der Interaktion. Insgesamt war in dieser ersten Phase der Erarbeitung theoretischer Grundlagen der Eindruck entstanden, dass die Linguistik über keine eigene Interaktionstheorie verfügt, sondern ein vielfältiges Repertoire von Theoriestücken zu unterschiedlichen sprachli-

140 Wie Kieserling (1999) richtig feststellt, ist die soziologische Systemtheorie bisher praktisch nicht in der Linguistik rezipiert worden, einzig Hausendorf (Hausendorf 1992a; Hausendorf 1992b) machte bis dato die Ausnahme.

chen und interaktiven Phänomenen. Geplant war auch eine Aufarbeitung der Konversationsanalyse als allgemeine theoretische Grundlage. Dies wurde aber auf eine spätere Arbeitsphase verschoben, z.T. aus Enttäuschung über die Unergiebigkeit der Kritischen Diskursanalyse und z.T. weil die Primärstudien selbst mit linguistischen Theorie(teilen) arbeiten und schrittweise im Syntheseprozess in die linguistische Theoriebildung zur Interaktion einfließen sollten.[141] Ein möglicherweise relevanter theoretischer Zugang der Linguistik wurde in der Theorie des sprachlichen Handelns identifiziert, aber nicht weiter eingearbeitet, sondern der Synthese der Theorieansätze der Primärstudien der Vorzug gegeben.

4.3.7 Schritt 6: Einbeziehung von Grundkonzepten zu Patientenempowerment

Von den vielen möglichen Auswirkungen von sprachlichem Handeln von Ärzt/inn/en wollte ich einen besonderen Schwerpunkt der Analyse auf Patienten(dis)empowerment legen. Diese Schwerpunktsetzung beruhte auf vielen Gründen und Annahmen, von denen hier nur die wichtigsten aufgezählt werden sollen:

1. Das Gesundheitsförderungskonzept der WHO (WHO 1986) stellt eine starke Verbindung von Gesundheit und Empowerment her: Die Möglichkeit und Fähigkeit, die Faktoren, die auf die eigene Gesundheit wirken, selbst zu bestimmen, wird als Grundbedingung für Gesundheit konzipiert, und eine diesbezügliche Re-Orientierung der Gesundheitsdienstleistungen wird gefordert.

2. Die medizinische Behandlung ist eine riskante Angelegenheit (Committee on Quality of Health Care in America, Institute of Medicine - National Academy of Science 2000) und sollte immer so weit wie möglich von dem Menschen entschieden werden, der die direkten Konsequenzen zu tragen hat. Dafür müssen den Patient/inn/en Entscheidungsmacht und Entscheidungsgrundlagen gegeben werden und dies wird zu großen Teilen im Rahmen der Arzt-Patient-Interaktion (nicht) realisiert.

3. Traditionelle Asymmetrien in der Arzt-Patient-Interaktion (Paternalismus, Expertokratie) scheinen neuen Modellen der Partnerschaft (Coulter, Magee 2003) zu weichen, die der Selbstbestimmung der

---

141 Diese Vorgehensweise des „meta-theorizing" ist methodisch am klarsten im „meta-study"-Ansatz von Paterson, Canam et al. (2001) ausgearbeitet worden.

Patient/inn/en mehr Raum geben. Dennoch gibt es auch Zweifel, ob hier nicht die alten Machtverhältnisse im neuen Gewand auftreten (Salmon, Hall 2003; Irvine 2002; George Noblit in Thorne, Jensen et al. 2004, S.1350); dass sogar gerade unter dem Titel des „Patientenempowerments" eine Verkehrung der Welt stattfindet, die Patient/inn/en ganz unter ärztliche Kontrolle stellt.

4. Die Forschung zu Empowerment wurde bisher fast ausschließlich der (Gemeinde-) Psychologie (Stark 1996) überlassen, nicht ganz unberechtigt. Aber es scheint, dass Soziologie und Linguistik (Soziolinguistik) etwas beizutragen hätten. Denn Empowerment ist in erster Linie ein interaktives Phänomen, in jedem Fall ein soziales und sicher nicht nur ein innerpsychisches oder gesundheitspolitisches.

Ziel dieses Arbeitspaketes der Metastudie war es, eine konzeptuelle Aufarbeitung von Patientenempowerment durchzuführen, die dann als Beobachtungsfolie/„theoretical sensitivity" in der Analyse der Primärstudien ermöglichen sollte, auch implizite Hinweise auf Patienten(dis)empowerment zu identifizieren und herauszuarbeiten. Die Diskursforschung hat bis heute das Empowerment-Konzept praktisch nicht aufgegriffen und so war anzunehmen, dass kaum explizite Hinweise oder gar systematische Analysen des Empowerments vorliegen werden.

In der Aufbereitung der Empowermentkonzepte konnte ich auf umfangreiche Vorarbeiten des LBIMGS[142] zurückgreifen, insbesondere lagen mehrere Literaturrecherchen vor, die die Grundkonzepte gut abdeckten. Eine aktuelle und spezifisch auf Arzt-Patient-Interaktion ausgerichtete Literaturrecherche ergänzte diese Literaturbasis. Ergebnis dieser Aufbereitung sollte eine Grunddarstellung unterschiedlicher Perspektiven in diesem Diskurs und eine Auflistung möglicher sprachlicher Ausdrucks-

142 Spätestens seit dem WHO-Modellprojekt „Gesundheit und Krankenhaus" waren unterschiedliche Forscher/innen des Instituts an Fragen des Empowerments von Patient/inn/en, aber auch in Schulen oder Betrieben interessiert. Exemplarisch soll hier nochmals auf das Projekt „Koproduktion durch Empowerment: Qualitätsverbesserung der PatientInnenbetreuung und des Postoperativen Gesundungsprozesses in der Chirurgie" (Trummer, Müller et al. 2006) und das europaweite Projekt „Migrant friendly hospital" (http://www.mfh-eu.net/public /home.htm [Letzter Zugriff 14.08.09] Krajic, Novak-Zezula et al. 2005; Krajic, Karl-Trummer et al. 2005) hingewiesen werden, die zentrale Vorarbeiten für die Entwicklung der Grundkonzepte zu Patientenempowerment in dieser Arbeit bereitgestellt haben. Auch die Arbeiten von Wolfgang Dür und Kolleg/inn/en im Bereich des Empowerments von Schüler/inne/n im Schulsetting haben hier beigetragen (vgl. z.B. Dür, Griebler 2005).

formen für Empowermentprozesse sein, die dann in der Systematik des sprachlichen Handelns von Ärzt/inn/en und deren Auswirkungen auf Patient/inn/en berücksichtigt werden sollen. Möglicherweise könnte aber das Ergebnis auch eine Entmutigung sein, da in den Vorarbeiten deutlich werden könnte, dass Empowermentprozesse eben doch nicht in der Interaktion von Dritten beobachtet werden können, wie dies die Diskursforschung tut, sondern nur über Beobachtungen der aus der Interaktion resultierenden, tatsächlichen Health Literacy, self efficacy, des Gesundheitsverhaltens etc. Erst nach Abschluss dieser Metastudie konnten in einer kleinen konzeptuellen Arbeit Grundthesen zum Patientenempowerment in der Arzt-Patient-Interaktion formuliert werden (Nowak 2008).

4.3.8 Schritt 7: Entwicklung eines Analyseverfahrens für die Primärstudien

Ziel dieses Arbeitspaketes war die Entwicklung eines Analyseverfahrens und gut handhabbarer Analyseinstrumente, die nachvollziehbar für meine Forschungsfragen relevante Ergebnisse der Primärstudien auswählen und beschreiben können. Damit soll die Grundlage für die Synthese einer Systematik des interaktiven, sprachlichen Handelns von Ärzt/inn/en geschaffen werden. Zu Beginn dieser Arbeit erschien es einfach in der Analyse einem intuitiv gewählten Verfahren zu folgen, das sich auf frühere Analyseerfahrungen in der qualitativen Forschung stützen konnte.

Mit Dixon-Woods, Agarwal et al. (2005, S.48) geht die hier entwickelte Methodik von der grundlegenden Unterscheidung der Analyse der Primärstudien - als einen selektiven und hermeneutischen Prozess der Gewinnung von (Meta-)Daten – gegenüber dem dialektischen Prozess des Vergleichens und der Synthese dieser Daten zu neuem Wissen aus. Im von mir gewählten Verfahren werden beide Prozesse ineinander verschränkt, indem sofort nach der Analyse jeder Primärstudie die gewonnenen Ergebnisse in eine erste Synthese in die aktuelle Fassung der Systematik sprachlichen Handelns von Ärzt/inn/en integriert werden.

4.3.8.1 Definition von Schlüsselbegriffen

Für die Vorbereitung der Analyse von Primärstudien, und wie sich zeigte, im gesamten Verlauf der Metastudie, mussten zunächst einige Grundbegriffe dieser Arbeit geklärt werden. Wie Greenhalgh, Robert et al. (2005, S.418) feststellen, sind am Anfang der Synthese komplexer

Evidenz notwendigerweise Schlüsselbegriffe der Metastudie noch vage oder auch widersprüchlich. Greenhalgh, Robert et al. stützen sich hier in ihrem theoretischen Zugang auf Kuhn 1962 „The Structure of Scientific Revolution". Kuhn konnte zeigen, dass wissenschaftlicher Fortschritt einem vorhersehbaren Muster in drei Phasen folgte: 1) eine kreative, ausprobierende prä-paradigmatische Phase; 2) eine paradigmatische Phase des gesicherten, methodischen und theoretischen Forschens; 3) eine Verfallsphase, in der wenig geforscht wird und die Forschungsergebnisse widersprüchlich und schlecht erklärt werden können. Diese Metastudie ist, wie sich für mich langsam herausstellte, eine prä-paradigmatische Forschung, die erstmals verschiedenste theoretische Zugänge (soziologische Systemtheorie, Gesprächsforschung, diverse medizinische Diskurse, Empowerment) und noch nicht etablierte Methoden der Synthese komplexer, qualitativer Forschungsergebnisse zu verbinden versucht, um ganz neue Wege in der Entwicklung von Wissen über interaktives, sprachliches Handeln von Ärzt/inn/en zu bahnen.

So hat die Entwicklung einer Definition des Forschungsbereiches „interaktives, sprachliches Handeln von Ärzt/inn/en und ihrer Auswirkungen" vielfältige Wandlungen durchgemacht. „Verbale Prozesse", „sprachliche Verfahren", „kommunikative Interventionen", „Kommunikationsprozesse", „Interaktion", „Handlungsschemata von Gesprächen", „Gesprächsprozesse", „verbale Kommunikationselemente", „interaktive Spielräume" sind einige Beispiele für Definitionen, die im Verlauf der Arbeit diesen Kern der Metastudie umschreiben sollten.

Eine erste klärende Unterscheidung lieferte schon die erste Analyse einer Primärstudie: Nicht „isolierte sprachliche Mittel, sondern kommunikative Verfahren" (Brünner, Gülich 2002, S.24), die von zentraler Bedeutung in der Arzt-Patient-Interaktion sind, sollten untersucht werden. Die weitere Auseinandersetzung mit den unterschiedlichen Theorieansätzen und die Analyse der Primärstudien selber führten schließlich zu den Grunddefinitionen, die an anderer Stelle ausgeführt werden (vgl. Kap. 8.2).

Für die Analyse der Primärstudien musste unerwarteterweise auch die Untersuchungseinheit dieser Analyse definiert werden. Schon in der ersten Analysephase der ersten sechs Primärstudien wurde klar, dass (Primär-)„Studien" nicht immer mit Publikationen gleichzusetzen sind. Auch wurde nicht in jeder Publikation auf ein klar definiertes Forschungsprojekt oder eine „Studie" Bezug genommen. Es gab mehrere Publikationen aufgrund *eines* Forschungsprojektes, die in unterschiedlicher Form und z.T. mit unterschiedlichem Fokus publiziert wurden (Forschungsbericht, Artikel in unterschiedlichen Zeitschriften, Buchkapitel eines Sammelbandes); oder mehrere Studien wurden in einer Publikation neu zusammengefasst. In einzelnen Fällen werden dieselben Transkripte unterschiedlicher Studien mit unterschiedlichen Forschungsfragen zugrunde gelegt (vgl. z.B. Menz 1991a).

Die für diese Metastudie zunächst entwickelte Arbeitsdefinition von „Primärstudie" lautete schließlich: „Studie" meint hier: eine eigenständige Gesprächsanalyse mit definierten Forschungsfragen und einem einheitlichen methodischen Design.

Zunächst versuchte ich daher für manche Primärstudien eine Reihe von Publikationen als Analysematerial heranzuziehen und auch z.T. einen übergreifenden Titel für diese Primärstudie zu entwickeln, weil weder die Einzelpublikationen noch das dahinterstehende Forschungsprojekt einen instruktiven Titel für das gesamte Opus darstellte.[143] Durch die Weiterentwicklung des Analyserasters und die gestiegene Komplexität der Einzelanalyse wurde dieses Vorgehen in der zweiten Analysephase revidiert und nur jeweils eine Publikation als „Primärstudie" definiert und analysiert.

4.3.8.2 Entwicklung des Datenentnahmerasters

Mein Syntheseinteresse war nicht auf die gesamte Primärstudie gerichtet, was wohl nur selten in Metastudien der Fall, wenn nicht überhaupt unmöglich, ist. Die relative Perspektive des (Meta-)Beobachters bringt in jeden Fall eine Beschränkung oder Verschiebung des Blickwinkels, der die unverzerrte und vollständige Wahrnehmung einer Primärstudie prinzipiell unmöglich macht.[144] In Anerkennung einer multiperspektivischen Sicht von Wirklichkeit war mein Zugang zur Analyse bewusst selektiv. Daher sollte, ausgehend von den Forschungsfragen, ein ursprünglich als „Analyseraster" (vgl. Kasten unten) bezeichnete inhaltliche Vorstrukturie-

---

143 Das ist nicht ganz überraschend, weil Forschungsprojekte ihren Titel zu einem Zeitpunkt erhalten, zu dem die Ergebnisse der Forschung noch nicht bekannt sind, und die Titelwahl sich daher am aktuellen Diskurs oder an der Opportunität einer guten Finanzierung orientieren. Andererseits werden für Publikationen häufig Teilergebnisse ausgewählt, für die ein neuer Titel gefunden wird, oder der Titel muss sich an der Redaktionslinie der Zeitschrift orientieren, um akzeptabel zu sein.

144 Vgl. das „Paradox of Parallax"; die "Paralaxe" Perspektivenverschiebung der Astronomie wird hier von Sally Thorne als Bild gebraucht (Thorne, Jensen et al. 2004, S.1356)

rung der Analyse der Primärstudien entwickelt werden, die die Primärstudien, die darin enthaltenen Ergebnisse zum sprachlichen Handeln von Ärzt/inn/en und dessen Auswirkungen auf die Patient/inn/en nachvollziehbar beschreiben lässt. Später, nach der Auseinandersetzung mit der Methodendiskussion über Metastudien von qualitativer Forschung - bezeichnete ich in Anlehnung an das „data extraction form" von Greenhalgh, Robert et al. (2005 S.421) dieses Analyseinstrument als „Datenentnahmeraster".[145] Dieses Raster und die genaue Beschreibung des Analyse- und Syntheseprozesses sollten mit Sally Thorne formuliert sein (Thorne, Jensen et al. 2004, S.1356):

> [...] „guidelines for search and retrieval, for creating an analytic dialogue, and for interpreting the findings deriving from a diverse set of studies into one another and into the possibilities of a coherent new whole."

Das ursprüngliche Analyseraster

1. Quantitative Beschreibung der jeweiliegen Studie („Quantitativer Überblick")
   - 1.1. Zitat
   - 1.2. Wie viele/welche Patient/inn/en im Sample?
   - 1.3. Wie viel/welche Ärzt/innen im Sample?
   - 1.4. Welcher Organisationskontext?
   - 1.5. Welche Gesprächssituation?
   - 1.6. Welches Transkriptionsverfahren wurde gewählt?
2. Analyse der konzeptuellen Grundlagen derstudien
   - 2.1. Welches Forschungsinteresse motiviert die Studie?
   - 2.2. Welcher theoretische Zugang / (implizite) Interaktionstheorie bzw. Kommunikationsmodell (Wirkungsmodell) wird gewählt?
   - 2.3. Welches methodische Vorgehen/Analyseverfahren wurde gewählt?

145 „Daten" meint hier alle dokumentierbaren Informationen, die zum Zweck der Synthese aus der Primärstudie „herausgelesen" werden, d.h. in jeden Fall: Theorien, Methoden und Ergebnisse.

3. Analyse der Studienergebnisse
   3.1. Welche interaktiven, sprachlichen Handlungen der Ärzt/inn/en werden beschrieben?
   3.2. Mit welchen Auswirkungen beschrieben?
   3.3. Hinweise auf Empowerment?
4. Bewertung der Plausibilität der Ergebnisse (bzw. Qualität der Studie)?
   4.1. Gibt es Zweifel an der Plausibilität der Studie? Welche sind das? → z.B. die Ergebnisse werden nicht durch (plausible) Textbeispiele belegt?
   4.2. Muss die Primärstudie insgesamt aus der Metastudie genommen werden und warum?

Im ersten Schritt wurden Fragen an die Primärstudien auf Basis der grundlegenden Forschungsfragen der Metastudie abgeleitet. Dieses Set von Fragen sollte sowohl einen groben, quantitativen Überblick über die analysierten Primärstudien geben können als auch die eigentliche Wissenssynthese über das interaktive, sprachliche Handeln von Ärzt/inn/en und der beschriebenen Auswirkungen dieses Handelns (im Besonderen auch im Hinblick auf Patientenempowerment) nachvollziehbar machen. Teil des ursprünglichen Fragesets war auch die Frage nach den konzeptuellen Grundlagen/dem zugrunde liegenden theoretischen Ansatz der Primärstudien. Damit sollten auch Rückschlüsse auf den Zusammenhang von methodischem Zugang bzw. theoretischen Kontext und beschriebenen Ergebnissen möglich werden. Die Synthese der konzeptuellen Grundlagen sollte auch Antworten für zwei theoretische Forschungsfragen erlauben: 1. Welche(s) Interaktionsmodell(e) kann Arzt-Patient-Interaktion gut beschreiben bzw. erklären? 2. Welcher Wirkmechanismus ist den Effekten des sprachlichen Handelns von Ärzt/inn/en in der Arzt-Patient-Interaktion zugrunde zu legen?

Eine erste Weiterentwicklung erfuhr das Datenentnahmeraster im Verlauf der ersten Analysen von Primärstudien. Es wurden Umstrukturierungen, Ergänzungen und Präzisierungen des Analyserasters laufend durchgeführt, um eine genauere und übersichtlichere Auswahl und leichter handhabbare Dokumentation der Konzepte, Methoden und Ergebnisse der Primärstudien zu ermöglichen.

Über die Auseinandersetzung mit der methodischen Diskussion zu qualitativen Metastudien erfolgten eine Reihe weiterer Ergänzungen: Es wurden die drei Ebenen von Fragen zu Theorien, Methoden und Ergebnissen (vgl. Paterson, Canam et al. 2001) explizit in das Datenentnahmeraster eingeführt. Damit sollte v.a. eine angemessene Einbeziehung des sozialen und methodischen Kontextes der Primärstudien abgesichert werden (Thorne, Jensen et al. 2004). Weitere Ergänzungen wurden über die Reflexionsfragen von Kip Jones (Jones 2005) und die Analyse der „data extraction form“ von Greenhalgh, Robert et al. (2005) gewonnen.

4.3.8.3 Das Problem der Qualitätsbewertung der Primärstudien - Appraisal

Die Qualitätsbewertung von Primärstudien soll in Metastudien vier Zwecken dienen:

1. dem Ausschluss „fatal“ schlechter Studien,
2. der Plausibilitätsprüfung der Ergebnisse der Primärstudien,
3. der Einschätzung der Vergleichbarkeit von Primärstudien, insbesondere im Fall von widersprüchlichen Ergebnissen und
4. der Einschätzung der Generalisierbarkeit der Ergebnisse.

Der erste Entwurf des Fragesets hatte neben den beiden im Kasten dokumentierten Grundfragen zur Plausibilität und zum Ausschluss einer Primärstudie auf Basis allgemeiner Annahmen drei weitere spezifische Fragen zur methodischen Qualität der Primärstudien. Diese mussten schon vor Analysebeginn aus unterschiedlichen Gründen im Kontext der Diskursforschung als nicht aussagekräftig wieder herausgenommen werden:

➔ „Liegen vollständig publizierte Transkripte vor?“
Da die wenigsten Verleger, insbesondere in Zeitschriften, dem vollständigen Abdruck von Transkripten nur im Ausnahmefall zustimmen können,[146] sind gerade die guten und angesehenen publizierten Arbeiten ohne vollständige Transkripte. Demgegenüber sind in der „grauen Literatur“ der Forschungsberichte durchaus große Transkriptausschnitte oder vollständige Transkripte dokumentiert.

➔ „Wird auf den (zum Zeitpunkt der Studiendurchführung) aktuellen Forschungsstand Bezug genommen?“
Die Rekonstruktion des jeweils aktuellen Forschungstandes musste

---

146 Im Schnitt bedarf eine Stunde Gesprächszeit 20 – 30 Druckseiten Transkript. Für eine Studie mit 100 ausführlichen Anamnesen wäre dann der Transkriptband an die 1000 Seiten stark.

als zu aufwändig zurückgestellt werden. Dies hätte zumindest die Kenntnis der historischen Entwicklungen der Diskursforschung, aber auch anderer Bereiche der Linguistik der letzten 40 Jahre vorausgesetzt.

➔ „Liegen Peer-reviewed-Publikationen aus dieser Primärstudie vor?" Die Diskursforschung ist eine relativ junge und kleine Forschungsdisziplin, die aus ihrem Gegenstand heraus bisher eng an Sprachräume gebunden war. D.h. es sind kaum internationale Wissenschaftszeitschriften zur Gesprächsforschung[147] entwickelt, die sich ein systematisches Peer-review-Verfahren leisten könnten. Das Qualitätskriterium der „peer-review publication", wie es in den Naturwissenschaften, der Medizin, aber auch in der Psychologie und Soziologie zur Anwendung kommt, kann daher hier keine Qualitätsunterschiede differenzieren: Es gab diese Publikationen nicht!

Der Mut zur Qualitätsbewertung der Primärstudien verließ mich angesichts der offensichtlichen Schwierigkeiten, gut operationalisierbare Kriterien zu finden.[148] Auch analysierte ich in der ersten Analysephase nach meinem intuitiven Qualitätsverständnis für qualitative Forschung ausschließlich sehr überzeugende Primärstudien, die keine Zweifel an der Plausibilität der Ergebnisse oder gar Erwägungen über einen Ausschluss aufkommen ließen. Die Auseinandersetzung mit der Methodendiskussion zu Metastudien zeigte, dass ich an einem „cutting-edge" dieser Diskussion angelangt war. Die Qualitätsbewertung von qualitativen Primärstudien wird generell als schwierig eingestuft (Dixon-Woods, Shaw et al. 2004) und wird von Thorne, Jensen et al. (2004, S.1361ff) als einer der zukünftigen Entwicklungsbereiche der Methodenentwicklung für Metastudien formuliert.

Dennoch haben Dixon-Woods, Shaw et al. (2004, S.224) sieben generelle Bewertungsfragen für qualitative Primärstudien im Kontext eines Syntheseprozesses vorgeschlagen. Diese und einzelne Reflexionsfragen von Kip Jones (Jones 2005) wurden für den Forschungsbereich der Arzt-

---

147 Die einzige sich in der Literaturrecherche dieser Metastudie als relevant erwiesene, internationale Zeitschrift war „Discourse & Society".

148 Der Grundgedanke überhaupt Qualitätskriterien für Primärstudien systematisch einzuführen, kam aus meiner Beobachtung der vom quantitativen Forschungsparadigma geprägten Methodendiskussion in klinischen Studien und in der evidence based medicine. Diese in den Kontext der Diskursforschung zu übernehmen, musste spätestens an diesem Punkt meines Forschungsprozesses als naive Simplifizierung verworfen werden.

Patient-Interaktion teilweise spezifiziert und als Leitfragen für die Einschätzung der Plausibilität der Ergebnisse jeder Primärstudie im Datenentnahmeraster vorgegeben. Für weitere Bewertungsfragen siehe auch Critical Appraisal Skills Programme (CASP) (2006)

Greenhalgh, Robert et al. (2005) schlagen weiters vor, die Bewertung der Primärstudien aus dem methodischen und theoretischen Kontext der jeweils zugrunde liegenden Forschungsdisziplin, in diesem Fall der Diskursforschung, abzuleiten. Es war einerseits einfach, die Primärstudien auf anerkannte Diskursforscher/innen einzuschränken. Nur eine Handvoll Forscher/innen haben sich mit deutschsprachiger Arzt-Patient-Interaktion empirisch auseinandergesetzt, und diese kennen sich untereinander (was eine unabhängige Qualitätsbeurteilung nicht einfacher macht). Andererseits ist die Diskursforschung keine einheitliche Forschungsdisziplin und die methodische Diskussion scheint wenig geführt. Jedenfalls standen keine konsensuierten Bewertungskriterien für Primärstudien aus der Diskursforschung zur Verfügung. Als Alternative sollten in der zweiten Analysephase diskursforschungsspezifische Qualitätskriterien aus der Analyse selbst gewonnen werden (vgl. Ausschlusskriterien oben) und die aus der Methodendiskussion zu Metastudien übernommenen Kriterien sich als Unterscheidungsinstrument in diesem Kontext bewähren.

Zur prozessualen Positionierung der Qualitätsbewertung der Primärstudien schlagen Greenhalgh, Robert et al. (2005) zwei Stufen vor: zunächst im Rahmen der Literaturrecherche sehr grob und dann spezifischer in einer in Anlehnung an quantitative Review-Verfahren genannten „appraisal phase“. Im Kontext qualitativer Forschung (auch bei Greenhalgh und Kolleg/inn/en) ist jedoch diese Bewertungsphase praktisch mit der Erstanalyse der Primärstudie identisch. In quantitativen Verfahren sind relativ einfach erkennbare Qualitätsindikatoren (Designelemente, statistische Prüfverfahren etc.) definiert, die meist schon beim Lesen des Abstracts oder beim Überfliegen der Arbeit bewertet werden können. Im Kontext qualitativer Forschung gibt es weder die Standards noch die einfachen Qualitätsindikatoren, sondern Texte/„narratives“, die erst in ihrer Gesamtheit mögliche Schwächen offenbar werden lassen. So wird auch in dieser Metastudie, die Bewertung der Primärstudie im Rahmen der Erstanalyse durchgeführt, auf die Gefahr hin, sich lange mit „Unbrauchbarem“ beschäftigt zu haben.

4.3.8.4 Ein Analyseprozessstandard für die einzelne Primärstudie

Schon in der Frage der Qualitätsbeurteilung wurde auf erste prozessuale Fragen der Analyse eingegangen. Die Definition des Arbeitsprozesses soll einen systematischen, vergleichbaren und effizienten Umgang mit allen Primärstudien unterstützen. Dem folgend wurde ein Prozessstandard für die Analyse einer Primärstudie konzipiert (vgl. Kasten unten),

Ursprünglicher Prozessstandard für die Analyse einer Primärstudie

1. Für jede Primärstudie wird ein Datenentnahmeraster angelegt, der als Grunddokumentation begleitend zu folgenden Analyseschritten mit genauen Verweisen und Zitaten versehen ausgefüllt wird und eine vollständige Nachvollziehbarkeit jeder Einzelanalyseeiner Primärstudie gewährleisten soll.
2. Lesen der einleitenden Publikationsteile: Diese liefern zumeist eine Darstellung der Forschungsinteressen, theoretischen Grundlagen und methodischen Vorgangsweise.
3. Lesen der Zusammenfassung: Diese liefert zumeist einen Überblick über die Ereignisse. (analysiert kommunikative Verfahren und deren Analyse)
4. Durchsicht der zitierten Literatur: Hier wird nach Hinweisen auf Vorgängerpublikationen bzw. –studien gesucht, die entweder als weitere Publikationen für die Analyse derselben Primärstudie herangezogen werden können oder als weitere (neue) Primärstudien in die Metastudie einbezogen werden sollten.
5. Durchsicht aller weiteren Textteile der Publikationen, um Details des sprachlichen Handelns von Ärzt/innen und deren Auswirkungen im Datenentnahmeraster zu ergänzen.
6. Dort wo es zur Einschätzung der Plausibilität der Ergebnisse notwendig erscheint, werden abschließend Anmerkungen zur methodischen Qualität der Analyse gemacht.

um vom Überblick über die Primärstudie zu den Details der Ergebnisse und der konkreten Datenentnahme fortzuschreiten. Er war vor dem Hintergrund der Heterogenität der Primärstudien nicht als strenge Vorgabe, sondern als praktikabler Leitfaden für ein halb-standardisiertes Vorgehen gedacht.

Im Lauf der Analyse der ersten sechs Primärstudien hat sich gezeigt, dass es eher günstig war, die Publikation zunächst einmal von Anfang bis zum Ende durchzugehen und begleitend das Datenentnahmeraster stichwortartig zu füllen, dann systematisch die Publikation nach fehlenden Daten auf Einzelfragen des Datenrasters zu durchsuchen bzw. diese zu überprüfen und abschließend die Endformulierungen der Primärstudiendokumentation vorzunehmen.

4.3.8.5 Qualitätssicherung durch Diskussion von Zwischenergebnissen – „checks and balances“ [149]

Grundsätzlich sind für die Qualitätssicherung komplexer Selektionsprozesse, wie es diese Datenentnahme aus den Primärstudien darstellt, die parallele Analyse durch zwei Forscher/inn/en zu empfehlen. Da diese Metastudie als klassisches Dissertationsprojekt eines Einzelforschers durchgeführt wurde, konnte keine zweite Ratingperson eingesetzt werden. In dieser Arbeit realisierte ich die notwendige Qualitätssicherung des Analyse- und Syntheseprozesses über die bereits erwähnten informellen und formellen Präsentationen und Diskussionen von Zwischenergebnissen im Kontext des Privatissimums des Instituts für Sprachwissenschaft, am Ludwig Boltzmann Institut für Medizin- und Gesundheitssoziologie und mit den Betreuern dieser Arbeit. Im Besonderen waren auch die Präsentationen auf mehreren internationalen Konferenzen und Arbeitstreffen (Nowak 2007a; Nowak 2007c; Nowak 2006a; Nowak 2006b; Nowak 2006c; Nowak 2006d; Nowak 2005a) und die in diesem Zusammenhang mit Forscher/inn/en unterschiedlicher wissenschaftlicher Disziplinen geführten Diskussionen eine wesentliche Ermutigung und wertvolle Unterstützung in der Weiterentwicklung der Methodik und der Synthese der vorliegenden Ergebnisse.

4.3.9 Schritt 8: Analysen der ersten sechs Primärstudien

Ziel war es, den Analyseprozess selbst aus den ersten Analyseerfahrungen weiterzuentwickeln, einen ersten Eindruck über die Qualität des Datenentnahmerasters sowie über die Aussagekraft der gewonnenen Daten aus den Primärstudien zu erhalten. Die Auswahl der Primärstudien erfolgte zunächst intuitiv, da zu diesem Zeitpunkt noch die Absicht bestand, eine Analyse aller gefundenen Primärstudien durchzuführen, und daher die Auswahl nicht systematisch erfolgen musste.

Letztlich wurden in dieser ersten Analysephase sechs Studien[150] aufgenommen. Diese Grenze wurde aus rein pragmatischen Gründen

---

149 Dixon-Woods, Cavers et al. 2006, S.10.

gewählt: Die geplante Arbeitszeit für diese Arbeitsphase war verstrichen. Die Detailanalysen der Primärstudien nahmen wesentlich mehr Zeit in Anspruch als vorhersehbar war. Jede Studie wurde, wie erwähnt, zwei Mal durchgearbeitet und für jede Studie wurde eine drei- bis sechsseitige Analysedokumentation erstellt. Gleichzeitig waren die Ergebnisse sehr vielversprechend: 50 Handlungstypen mit insgesamt 140 Einzelhandlungen waren identifiziert und ließen sich zum größten Teil gut in die sich rasch entwickelnde Gesamtmatrix integrieren.

Die Ziele dieser Arbeitsphase waren damit erfüllt:

➔ Der Analyseprozess war eine Freude, die Ergebnisse der Primärstudien ließen sich gut integrieren bzw. schien es in den meisten widersprüchlichen Fällen einfach, das Kategorienraster so weiterzuentwickeln, dass eine elegante und plausible Integration möglich wurde. Die Kategorie „Sonstige", die die widerspenstigen, nicht-integrierbaren sprachlichen Phänomene umfasste, wurde mit jeder weiteren Studie kleiner, da die folgenden Primärstudien Erklärungen für noch ungelöste „Problemkinder" anboten.

➔ Das Datenentnahmeraster entwickelte sich zu einem gut handhabbaren Instrument, mit einer Ausnahme: Die Qualitätsbewertung der Studien blieb unbefriedigend. Wie erwähnt, schienen mir diese sechs Studien allesamt methodisch qualitätsvoll und doch war es mir nicht möglich, diese Qualität zu beschreiben.

---

150 Es waren folgende Primärstudien, die hier mit dem von mir gewählten oder generierten Studiennamen und den analysierten Publikationen aufscheinen:

1. Verfahren der Veranschaulichung in der Experten-Laien-Kommunikation; Brünner, Gülich 2002
2. Krankheitserzählungen; Gülich 2005
3. Geschlechtsspezifische Unterschiede bei der Beschreibung von Brustschmerzen; Menz, Lalouschek et al. 2002; Menz, Lalouschek 2005
4. Kommunikatives Selbst-Coaching im beruflichen Alltag. Ein sprachwissenschaftliches Trainingskonzept am Beispiel der klinischen Gesprächsführung; Lalouschek 2004
5. Kommunikatives Handeln in ärztlichen Gesprächen; Spranz-Fogasy 2005
6. Medizinische Konzepte und ärztliche Gesprächsführung – am Beispiel der psychosomatischen Anamnese; Lalouschek 2005b.

Aber auch überraschend kritische Aspekte tauchten in den vorläufigen Analyse Ergebnissen der ersten sechs Primärstudien auf:

➔ Wenige Studien hatten eine explizite theoretische Basis (vgl. Greenhalgh, Robert et al. 2005, S.418), und wenn theoretische Konzepte angesprochen wurden, waren kaum Bezüge zu einer systematischen Interaktionstheorie, sondern zu theoretischen Teilkonzepten (z.B. zum Erzählen, zur Theorie der Metapher, zur Experten-Laien-Kommunikation, etc.) zu finden.

➔ Der Bezug auf andere Forschungsarbeiten und deren Ergebnisse war gering. Hinweise für einen aufeinander aufbauenden/kontroversiellen Diskurs waren nicht zu finden.

➔ Es waren nur wenige Hinweise auf die Forschungsinteressen, die hinter den Studien stehen, zu finden.

➔ Einheitliche Begriffe zu sprachlichen Phänomenen der Arzt-Patient-Interaktion fehlen.

➔ Es fanden sich praktisch keine expliziten Hinweise auf Empowerment, aber einige Hinweise auf unterstützende, interaktive Handlungen der Ärzt/inn/en, die als empowernd interpretiert werden können, z.B. transparente und gemeinsam ausgehandelte Orientierung über Gesprächszweck und –ablauf; eine offene Eröffnungsinitiative; „aktives Zuhören“ (Nowak 2006d).

Für die Analyse- und Synthesearbeit wurde jedoch auch klar, dass eine systematische Reflexion und Beschreibung der methodischen Vorgangsweise die Validität und Transparenz der Syntheseergebnisse wesentlich stärken würde.

4.3.10 Schritt 9: Entwicklung einer Methodik für Synthese von Diskursforschung

Bestärkt durch die ersten Ergebnisse und das begeisterte Feedback von Kolleg/inn/en, das deutlich machte, dass gerade auch die Entwicklung der Metastudien-Methodik in der Diskursforschung ein zentraler Beitrag dieser Arbeit sein könnte, begann ich Literatur zur Synthese qualitativer Forschung im Kontext des Medizinsystems zu suchen. Eine Internetrecherche, das Weiterverfolgen von Referenzen und Zitierungen der gefundenen Artikel brachte mir einen etwa Mitte der 1990er Jahre begonnenen Diskurs näher, der sich um und zwischen einigen britischen, US-amerikanischen und kanadischen Forscher/innen entwickelt hatte. Insbesondere waren in den letzten beiden Jahren erste methodische Überblicksarbeiten (Dixon-Woods, Agarwal et al. 2005; Weed 2005; Thorne, Jensen et al. 2004) zur Synthese qualitativer Forschungsergebnisse entstanden, die ergänzt durch einzelne, besonders gut ausgearbeitete und reflektierte Methodenvorschläge (Greenhalgh, Robert et al. 2005; Jones 2005; Pawson, Greenhalgh et al. 2004), die Grundlage für eine ganz neue Entwicklung meiner Arbeit bildeten. Eine direkte Nachfrage bei Trisha Greenhalgh steuerte einerseits das von ihrer Gruppe verwendete Instrument „data-extraction form" bei und brachte andererseits die Bestätigung, dass ich auch aus Greenhalghs Sicht die relevante Literatur berücksichtigt hatte.

4.3.10.1 Die Metamatrix als Syntheseinstrument für die Entwicklung einer Systematik des interaktiven, sprachlichen Handelns von Ärzt/inn/en

Ich begann die Analyse der ersten Primärstudien zunächst ohne eine Absicherung der methodischen Vorgangsweise im laufenden Diskurs über Synthesemethoden. Wie sich im Verlauf der Aufarbeitung dieses Methodendiskurses jedoch herausstellte, folgte ich intuitiv bzw. auf grundlegende Kenntnisse der qualitativen Forschung zurückgreifend arbeitstechnischen Regeln und Instrumenten, die vergleichbar mit anderen qualitativen Synthesemethoden waren.

Aber zurück an den Anfang: Die Arbeit an einer Systematik war schon Teil der ersten Überlegungen zu dieser Untersuchung. Hier sei mir erlaubt, eine kleine Geschichte zum Beginn dieser Entwicklungsarbeit zu erzählen.

Im Spätsommer 2004 begann ich auf einer Zugreise, meiner Kollegin CD von meinen ersten Ideen zum geplanten Dissertationsprojekt zu erzählen. Wir hatten gerade gemeinsam einen Workshop zu Gesundheitsförderung im Krankenhaus geleitet und Fragen des Empowerments von Patient/inn/en waren uns beiden präsent. Ich berichtete meiner Kollegin also, dass die Diskursforschung sehr viele Untersuchungen zur Arzt-Patient-Interaktion vorgelegt hätte, aber die medizinische Diskussion zum Empowerment von quantitativen Patientenbefragungen und oberflächlichen, vagen klinischen Studien zum „Compliance"-Problem dominiert würde. Auf der Mikroebene der Interaktion müssten doch die Ergebnisse der Diskursforschung einen relevanten Beitrag machen können, der über einfache psychologische Konzepte, wie Vertrauen und

Empathie in der Arzt-Patient-Interaktion, hinausgehen könnte. Ein angeregtes Gespräch über problematisch empfundene, ärztliche Kommunikationsstile entwickelte sich. An einer Stelle dieser Unterhaltung unterbrach uns ein Mitreisender und begann sich über mein Forschungsvorhaben genau zu erkundigen. Es stellte sich heraus, dass er existenzanalytisch-logotherapeutisch[151] arbeitender Psychiater war, der einen breiten Schatz an gut reflektierter Gesprächserfahrung hatte. Seine Anmerkungen schienen mir so interessant, dass ich begann, ihn systematisch zu interviewen, was er für „wirksame kommunikative Elemente der Arzt-Patient-Kommunikation" hielt, wie ich dies damals noch formulierte. Ich dokumentierte hier entstandenen Ideen mit meinem Notebook und erstellte so meine erste noch unsystematische Sammlung von Elementen des interaktiven, sprachlichen Handelns von Ärzt/inn/en.

Die Liste führte ich weiter und ergänzte sie, wo auch immer ich auf Hinweise auf sprachliches Handeln von Ärzt/inn/en stieß. Im Besonderen ergänzte ich sie im Verlauf der ersten breiten Auseinandersetzung mit dem medizinischen Diskurs. Die Versuche, die unterschiedlichsten sprachlichen Phänomene in einer Liste zu ergänzen, zeigten mir die Notwendigkeit, eine offene und strukturierende Systematik zu entwickeln. Diese einfache Liste von Stichworten wurde zur Fingerübung und zum Ausgangsmaterial meiner ersten Strukturierungsversuche.

Ausgehend von Spranz-Fogasy (2005), ergänzt um Roter (2000)[152] und Silverman, Kurtz et al. (1998),[153] entwickelte ich zunächst eine erste

---

151 Eine von Viktor Frankl entwickelte Form der Psychotherapie; vgl. z.B. Frankl 2002.

152 Diese Arbeit fasst vorwiegend die Ergebnisse einer früheren „Meta-analysis" zum ärztlichen Sprachhandeln, v.a. aus einer (medizin-)psychologischen Sicht zusammen (Hall, Roter et al. 1988), in der ca. 250 „communication elements" auf fünf, breite, übergreifende Kategorien reduziert wurden:
I. Information giving (A. Information content: 1. Biomedical; 2. Psychosocial; B. Information manner: 1. Aggravated; 2. Mitigated)
II. Question asking (A. Question content: 1. Biomedical; 2. Psychosocial; 3. Compliance-related; B. Question format: 1. Closed; 2. Open)
III. Partnership-building (A. Active enlistment; B. Lowered dominance)
IV. Rapport-building (Emotionally-responsive talk)
V. Socioemotional talk (A. Positive; B. Negative; C. Social conversation)

153 Silverman et al. berücksichtigen neben den folgenden sechs „communication tasks" auch physical examination in ihrem „Expanded framework" (ebenda S.19), aber führen diese nicht als eigene Grundkomponente ein, sondern inkludieren Aspekte davon: „relationship building", „providing structure" und „expla-

konzeptuelle Grobstrukturierung/ein Handlungsschema/eine zeitliche, funktionale Grundstruktur des interaktiven, sprachlichen Handelns in der Arzt-Patient-Interaktion mit acht Komponenten.[154] Nach dem Abschluss der ersten Synthesearbeiten ergänzte ich noch zwei Strukturierungsversuche als konzeptuellen Hintergrund: Eine der ersten Versuche dieser Art von Byrne & Long (1976)[155] und eine Strukturierung, die für die rasche Orientierung der Ärzt/inn/en im ärztlichen Gesprächsalltag nicht zuletzt auch auf Basis von Diskursforschungen entwickelt wurde (Köhle, Koerfer et al. 2005; Köhle Koefer et al. 2007).

Die Tabelle am Ende des Kapitels gibt einen Überblick über die konzeptuellen Zuordnungen und die Integration der zugrunde gelegten Strukturierungsversuche zu den hier entwickelten Grundkomponenten des ärzt-

---

nation“. Die beiden Grundkomponenten “relationship building” und “providing structure” sehen sie dabei als gesprächsbegleitende Aktivitäten.

1. Initiating the session (establishing the initial rapport and identifying the reason(s) for the consultation)
2. Gathering information (exploring the problem, understanding the patients' perspective, providing structure to the consultation)
3. Providing structure to the interview
4. Building the relationship (developing rapport and involving the patient)
5. Explanation and planning (providing the appropriate amount and type of information, aiding accurate recall and understanding, achieving a shared understanding and planning)
6. Closing the session

154 Der Begriff der „Komponenten“ eines Handlungsschemas wurde von Spranz-Fogasy (2005, S.21) übernommen.

155 Diese sechs Gesprächsphasen der bahnbrechenden Untersuchung von Byrne, Long (1976) sind in ihrer Formulierung stärker am medizinischen Inhalt der Interaktion orientiert als die am sprachlichen Handeln orientierten Systematiken:

1. “The doctor establishes a relationship with the patient“
2. “The doctor attempts to discover, or actually discovers the reasons for the patient's attendance”
3. “The doctor conducts a verbal or physical examination, or both” (Information erfragen & Zuhören)
4. “The doctor, or the doctor and the patient, or the patient (in that order of probability) consider the condition”
5. “The doctor and patient agree and detail further treatment or investigation if necessary”
6. “The consultation is terminated (usually by the doctor)”

lichen Gespräches. Es wird in dieser Übersicht deutlich, dass stärker psychologisch ausgerichtete Forschungstraditionen (insbesondere Roter 2000) zu anderen Kategorisierungen kommen, als die am sprachlichen Handeln orientierten Konzepte, und daher schwer integrierbar bleiben.

Es scheint sinnvoll, die ursprünglich acht Gesprächskomponenten durch eine neunte Komponente „Körperliche Untersuchung“ zu ergänzen, die wir auch bei Byrne & Long (1976) finden. Neuere US-amerikanische Arbeiten konnten zeigen, dass die meist nach einem ersten Gespräch durchgeführte Untersuchung von Kommentaren der Ärzt/inn/en und kurzen Interaktionssequenzen begleitet wird, die wesentlich für das Verständnis der Patient/inn/en für die eigene Erkrankung sind (vgl. z.B. Heath 2006; Mangione-Smith, Stivers et al. 2003). Bisher scheint diese Komponente der Arzt-Patient-Interaktion im deutschsprachigen Raum nicht untersucht zu sein.

In der Orientierungsphase über die medizinischen Diskurse zur Arzt-Patient-Interaktion wurden mögliche Kategorisierungen interaktiver, sprachlicher Handlungsmuster von Ärzt/inn/en zusammengetragen und in diese Grobstrukturierung mit genauem Literaturverweis eingeordnet, soweit dies plausibel erschien. Für „unordentliche“ sprachliche Verfahren, die sich als „widerspenstig“ erwiesen, legte ich eine offene Liste von „Sonstigen“ an. In dieser ersten Entwicklung einer kognitiven Landkarte des Forschungsfeldes wurde deutlich, dass sich die Mehrzahl der beschriebenen Phänomene leicht in einer hierarchisierten Struktur verbinden ließ.[156] Im Verlauf der Synthesearbeit an den Primärstudien entwickelte ich drei weitere Ordnungsebenen, die die Komponenten weiter differenzieren und für die bereits Arbeitsdefinitionen gegeben wurden (vgl. Kap.7.1).

Die Entwicklung dieser Systematik ist also als abduktiver Forschungsprozess konzipiert, der iterativ zwischen Theorieentwicklung und Analysen von Primärstudien zur weiteren Vervollständigung und Verfeinerung der Kategorien für die Analyse und der theoretischen Konzepte führen sollte. Wie sieht dieser Syntheseprozess im Einzelnen aus? Wie wird sichergestellt, dass die Differenziertheit der Primärstudien erhalten bleibt und doch Vergleich und Synthese möglich werden?

---

156 Die Gepflogenheit, viele unterschiedliche Phänomene in hierarchisierten Systematiken zu strukturieren, ist eine Leidenschaft, die ich schon als Jugendlicher und angehender Zoologe mit großer Zähigkeit verfolgte. Die zoologische Systematik der Arten steht wohl auch hier noch Pate und findet ihre Grenzen an der systemischen Verwobenheit von Interaktion.

Tabelle: Integration unterschiedlicher Strukturierungsversuche zur Identifikation von Grundkomponenten des ärztlichen Gesprächs

Nowak (2007)	Byrne, Long (1976)	Silverman, Kurtz et al. (1998)	Roter (2000)	Spranz-Fogasy (2005)	Köhle, Koerfer et al. (2005)
Gesprächseröffnung	Establishing a relationship	Initiating the session	Social conversation	Begrüßung und Gesprächseröffnung	Beziehung aufbauen
Eröffnungsinitiative	Attempting to discover patient's concern	Building the relationship	Partnership building	Beschwerdenschilderung und Beschwerdenexploration	Anliegen anhören Emotionen zulassen (Vorwissen klären)[157]
(Nicht-)„Zuhören"		Gathering information	Rapport-Building		
Informationen erfragen	Verbal examination		Question asking		Details explorieren (Informationsbedürfnis erk.)
Orientierung über den Gesprächsverlauf geben		Providing structure to the interview			
Information geben	Considering the condition	Explanation and planning	Information giving	Diagnosestellung	(Wissen vermitteln) (Emotionen aufn.)
Gemeinsame Planung und Entscheidung	Agreement and detailing further steps			Therapieplanung und -entwicklung	Vorgehen abstimmen (Vorgehen vereinbaren)
Gesprächsabschluss	Terminating the consultation	Closing the session	Social conversation	Gesprächsbeendigung und Verabschiedung	Resümee ziehen (Vorgehen vereinbaren)
Körperliche Untersuchung	Physical examination	(Physical examination)			

157 Köhle, Koerfer et al. (2005) formulieren spezifische Gesprächskomponenten für die „Diagnosemitteilung", diese werden in Klammern zusätzlich angeführt. Für eine Beschreibung der Manual-Verwendung vgl. Koerfer, Thomas et al. (1999).

4.3.10.2 Die Synthesematrix des interaktiven, sprachlichen Handelns von Ärzt/inn/en

Arbeitstechnisch wurden die in den Einzelanalysen „gewonnenen" sprachlich, interaktiven Handlungen in eine Gesamtmatrix eingetragen. Diese Matrix ermöglicht die vielen beschriebenen Einzelbeobachtungen so weit zu strukturieren, dass ein direkter Vergleich und die Synthese der Primärstudien möglich werden. Gleichzeitig wird damit eine vollständige Nachvollziehbarkeit der Synthese ermöglicht. Dieser Teil des Vorgehens folgt damit dem methodischen Vorgehen der cross-case-comparison (Miles, Huberman 1994).

Die Matrix hat folgende Spalten:

Spalte 1 „Nr.":
enthält eine entsprechend den Kategorieebenen Handlungstypen und Einzelhandlungen gegliederte Nummerierung, die hilft, die Orientierung in der Matrix zu halten. Diese ermöglicht auch jederzeit im Syntheseprozess einen quantitativen Überblick über die Anzahl der bisher entwickelten Handlungstypen und Einzelhandlungen.

Spalte 2 „Kategorie":
enthält die von mir gewählten bzw. aus den Primärstudien übernommenen Bezeichnungen der Komponenten, der Handlungstypen und der ihnen zugeordneten Einzelhandlungen, siehe Beispiel

Nr.	Kategorie
	Gesprächseröffnung
1.	Vorstellung
1.1.	Keine Vorstellung des Arztes mit Namen und Funktion

Spalte 3 „Genauere Beschreibung":
enthält eine detaillierte eigene Beschreibung der jeweiligen Kategorie, wenn diese nicht durch die Bezeichnung der Kategorie ausreichend definiert scheint. Diese Beschreibung versucht die unterschiedlichen Beschreibungen der Primärstudien zusammenzufassen. Gelingt dies nicht widerspruchsfrei, wird versucht, neue, widerspruchsfreie Kategorien zu bilden.

Spalte 4 „Textbeispiel aus den Primärstudien (Zitat)"
versammelt alle in den Primärstudien gefundenen Transkriptauszüge zu der jeweiligen Kategorie mit genauer Referenz auf die Publikation, der sie entnommen wurden.

Spalte 5 „Gesprächstyp“
verortet die gefundenen Textbeispiele grob im Kontext der Gesprächssituationen: Visite, Aufnahmegespräch, Anamnese, Aufklärungsgespräch, Entlassungsgespräch,... Diese Spalte wurde in der zweiten Analyseperiode (vgl. Kap.7.3.11) nach Hinweisen von Kolleg/inn/en eingeführt, um für eine Synthese der Ergebnisse die Generalisierbarkeit über Gesprächstypen einschätzen zu können.

Spalte 6 „Beschriebene Auswirkung“
gibt eine kurze Definition aller in den Primärstudien beschriebenen Auswirkungen des jeweiligen Handlungstyps oder der Einzelhandlung.

Die Zeilen der Matrix werden durch die gegliederten Komponenten, Handlungstypen und Einzelhandlungen definiert. Für bestimmte Einzelhandlungen liegen detaillierte Analysen von Realisierungsvarianten (und Subvarianten) vor, die, soweit ihnen unterschiedliche Wirkungen auf den Patienten/ die Patientin zugeschrieben wurden,[158] in eigene Zeilen eingetragen wurden. Die Nummerierung wurde dann weiter hierarchisiert, sodass die Gliederung die von mir gesehenen Zusammenhänge repräsentiert, z.B.

2.	Eröffnungsinitiative
2.1.	als Frage formuliert
2.1.1.	als Entscheidungsfrage
2.1.2.	als inhaltliche Frage
2.1.3.	als offene Frage
2.1.3.1.	als rituell-offene Frage
2.1.4.	als Frage nach dem Einlieferungsprocedere

4.3.10.3 Kann interaktives, sprachliches Handeln von Personen kategorisiert werden?

Mit der (zunächst naiven[159]) Idee, eine „Systematik des interaktiven, sprachlichen Handelns von Ärzt/inn/en“ zu entwickeln, näherte ich mich auch unversehens Grundfragen der Diskursforschung. Der Versuch „verbale Kommunikationselemente/sprachliche Verfahren“ als generell

158 Die Analyse geht also von einer grundlegend interaktiven Abgrenzung der sprachlichen Handlungen aus: Unterschiedliche interaktive Wirkungen definieren die Grenzen unterschiedlicher Handlungen.

159 Beeindruckt von der simplifizierenden, quantitativen Forschungslogik von Patientenbefragung und klinischen Studien und geprägt von der pragmatisch interventionistischen Logik der Organisationsentwicklung und Gesundheitsförderung.

wirksames interaktives Handeln des Arztes/der Ärztin zu definieren, ist theoretisch heikel.

Gibt es kommunikative Verfahren, die im Prinzip ohne den Kontext, in dem sie beobachtet wurden, ohne die jeweilige Interaktion, in der sie auftraten, ohne das Erleben der beteiligten Bewusstseine verstehbar und auf andere Interaktionen (insbesondere mit anderen beteiligten Personen bzw. Themen) übertragbar sind und dort ähnliche oder die gleichen Effekte erzielen?

Ist nicht Interaktion, als kurzfristiges soziales System begriffen, immer eine jeweils einmalige Koproduktion/Kokonstruktion der anwesenden Interaktionspartner, wie es die Konversationsanalyse, aber auch eine systemische Interaktionssoziologie nahelegt (vgl. Kieserling 1999)? Kann daher ein einseitiger Fokus auf die Redebeiträge von Ärzt/inn/en sinnvoll sein oder gerät dadurch der Beitrag der Patient/inn/en in der Interaktion unangemessen außer Sicht der Forschung und werden nicht noch vielmehr dadurch die selbstbestimmten Grenzen des Interaktionssystems ignoriert? Wird dadurch nicht das asymmetrische Machtverhältnis zwischen Arzt und Patient in der Metastudie reproduziert?[160] Werden dadurch von vornherein Antworten auf eine Fragestellung dieser Arbeit, nämlich der nach den Bedingungen des Patientenempowerments in der Arzt-Patient-Interaktion, ausgeschlossen, wenn die Beiträge der Patient/inn/en nicht zentral analysiert werden.

Ist der Widerspruch zwischen der zirkulär konstruktivistischen Sichtweise von Interaktion und der linear-kausalen „Sprache und ihre Wirkung"-Logik auflösbar? Ganz grundlegend können wir eine Problematik annehmen, wie sie Baecker (2005b) als (die) Grundfrage der Ästhetik analysiert hat: Beides gilt offensichtlich: Einerseits ist Interaktion und die Verwendung von sprachlichen Verfahren immer einzigartig und von außen nicht vollständig verstehbar, nicht generalisierbar. Andererseits sind interaktive Verfahren offensichtlich allgemein verstehbar, kategorisierbar, in Regeln fassbar, übertragbar und sinnbringend erlernbar. Dennoch werden sich diese Regeln und Kategorien bei sorgfältiger Betrachtung nie als vollständig abgrenzbar, belegbar, eindeutig erweisen und gewissermaßen sich ungreifbar im Nebel oder auch in der Klarheit der Einzigartigkeit der interaktiven Ereignisse auflösen. Unterscheidun-

160 Im Sinne der „herrschaftsstabilisierenden Funktion" einer naiven Sozialwissenschaft (vgl. Lamnek 1988, S.11).

gen dieser Art werden von Baecker immer als „kollabierend“, aber unverzichtbar als Referenzpunkt beschrieben (Baecker 2005b, S.80).

Baecker gibt weiters einen Rat aus seiner systemtheoretischen Grundperspektive, wie (nicht nur im wissenschaftlichen Kontext) mit diesem Problem umzugehen sei: weitere Kommunikation über die Probleme der Kommunikation.[161] Also blieb ich in Kommunikation mit der Grundidee, mit den Primärstudien, mit diversen Theoriediskursen, mit Kolleg/inn/en und diesem Text. Ich hoffe, dass nicht nur ich, sondern auch die Leser/inn/en die grundsätzliche Unabgeschlossenheit des wissenschaftlichen Diskurses akzeptieren und mir das Fehlen von spezifischen, theoretischen Antworten auf diese spannenden Fragen an dieser Stelle verzeihen.

4.3.10.4 Die Entwicklung einer ersten theoretischen Position zur Beschreibung des interaktiven, sprachlichen Handelns von Ärzt/inn/en

Von diesem vorsichtigen Ausgangspunkt wollte ich dennoch in der theoretischen Sichtweise des interaktiven, sprachlichen Handels von Ärzt/inn/en erste bescheidene Schritte setzen, um auch in der Theorieentwicklung der Forderung von Margarete Sandelowski (Thorne, Jensen et al. 2004, S.1360) nachzukommen,

> „to produce knowledge that is accessible to researchers, clinicians, and the general public, and that can be translated for practice.“

Ausgegangen war ich zunächst von der Annahme einer asymmetrischen Grundposition des Arztes/der Ärztin und des Patienten/der Patientin[162]

---

161 Baecker war nicht der erste, der in diese Richtung dachte. Richard Rorty scheint, eine ähnliche Lösung des Dilemmas vorzuschlagen:

> To keep the conversation going is a sufficient aim of philosophy, to see wisdom as consisting in the ability to sustain a conversation, is seeing human beings as generators of new descriptions rather than beings one hopes to be able to describe accurately. (Rorty, 1979:378)

162 Als wesentliche Gründe dieser Annahme wurden von mir folgende Punkte formuliert (Nowak 2006):

- Ärzte/Ärztinnen sind viele Jahre ausgebildet worden (üblicherweise nicht in Kommunikation!)
- Ärzte/Ärztinnen werden für ihre Arbeit bezahlt.
- Ärzte/Ärztinnen haben tausende Stunden Erfahrung in Arzt-Patient-Interaktion (nach Lipkin, Frankel et al. (1995) werden im Verlauf eines „Pra-

(vgl. auch Maynard 1991), in der für den Arzt/die Ärztin als professionell Handelnde/n auch seine/ihre Interaktion mit den Patient/inn/en als ein zentrales Behandlungsinstrument verstanden wird. Tatsächlich ist ja ein Großteil ärztlichen Handelns kommunikativer Natur (nicht nur in Bezug auf Patient/inn/en, vgl. die Entwicklung der „Narrative Medicine"; Charon 2001) und das partnerschaftliche Berufsbild des Arztes eher mit professionellen Fachberater/inne/n zu vergleichen als mit anderen Bildern, wie „Künstler" oder „Handwerker", die traditionell im Selbstbild der Profession verankert sind. Demgegenüber ist (hoffentlich) der einzelne Patient/die einzelne Patientin in der Arzt-Patient-Interaktion nur selten involviert. Mit Ausnahme chronisch Kranker ist es nicht sinnvoll zu erwarten, dass Patient/inn/en Kommunikation mit den Ärzt/inn/en erlernen und interaktive Prozesse professionell einsetzen. Daher die asymmetrische Fokussierung auf das interaktive Handeln von Ärzt/inn/en.

Könnten wiederholbare und erlernbare verbale Kommunikationselemente/kommunikative Verfahren wissenschaftlich identifiziert und beschrieben werden, so könnte dies vielfach genutzt werden (vgl. Kap. 9). Eine, wenn auch nicht dominante, Lehrtradition in der ärztlichen Ausbildung als auch ein vielfältiges Angebot an Kommunikationstrainings für Ärzt/-inn/en legen nahe, dass dies scheinbar möglich ist. Wenige dieser Trainings waren bisher auf linguistischen Textanalysen gegründet (Becker-Mrotzek, Brünner 2004; Lalouschek 2004; Nowak, Wimmer-Puchinger 1990; Menz, Nowak 1992). Dies könnte mit einer „Systematik des interaktiven, sprachlichen Handelns" anders werden.

Eine erste Herangehensweise an dieses Dilemma entwickelte ich in meiner Auseinandersetzung mit der systemtheoretisch fundierten Interaktionssoziologie: Patient/in, Arzt/Ärztin, wie auch die gemeinsame Interaktion beider sind als DREI Systeme zu betrachten, für die die anderen jeweils Umwelt sind (vgl. folgende Abb.).[163] Daher sind sprachliche Handlungen des Arztes/der Ärztin selbstreferentiell und irritieren den Arzt/die Ärztin und den Patienten/die Patientin als unabhängige Systeme. D.h. der Fokus dieser Metastudie sind kommunikative Spielräume

---

xislebens" von einem Arzt / einer Ärztin durchschnittlich 140.000 – 160.000 Arzt-Patient-Gespräche geführt,) während selbst chronisch kranke Patient/inn/en im Schnitt nicht über 30 Min. pro Vierteljahr kommen.

- Ärzte/Ärztinnen haben Entscheidungsmacht, den formalen Zugang zum Patientenstatus zu vergeben (Krankenstand, Pflegegeld, andere finanzielle Unterstützungen, ...), zur Behandlung und Medikation, zu Patientenschulungen und medizinischem Wissen.

163 Symbolismus der Grafik entstammt: Maturana, Varela 1992

und Handlungen der Ärzt/inn/en in der Arzt-Patient-Interaktion (in der Abbildung hervorgehoben), in denen die Interaktion, der Arzt/die Ärztin selbst und der Patient/die Patientin mit ihren interaktiven Beiträgen als relevante Umwelten zu sehen sind. Als solche werden die Redebeiträge der Patient/inn/en und andere beobachtbare Auswirkungen der Arzt-Patient-Interaktion als reagierende Umwelt in den Analysen gesehen.

Arzt, Patient und Interaktion als (soziale) Systeme

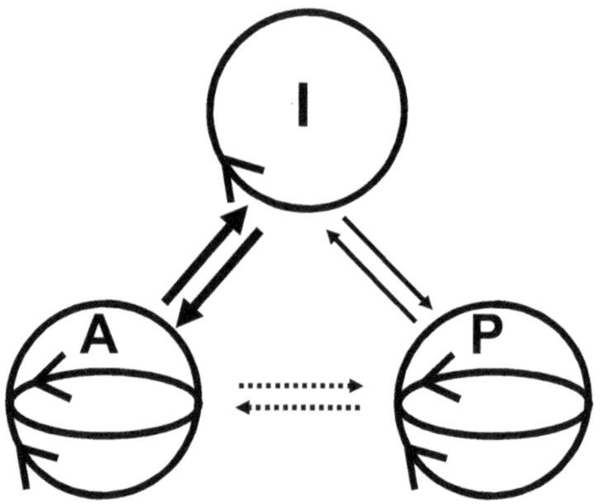

Dennoch bleibt die Frage vorerst offen, wie ohne einseitiges, simplifizierendes, kausales Steuerungsverständnis von Interaktion und auf Basis eines system(theoret)ischen, koproduktiven Interaktionsverständnisses die Beiträge von Ärzt/inn/en in der Arzt-Patient-Interaktion sinnvoll isoliert und beschrieben werden können.

4.3.10.5 „Die ungeborenen Kinder“

An dieser Stelle sollen ergänzend bisher nicht integrierbare, weitere Forschungsideen dokumentiert werden, die in diesem Entwicklungsprozess entstanden sind. Deutlich wurde der Bedarf, eine Zusammenfassung über den Stand und die Entwicklung der Diskursforschung als Teil der Einleitung zu ergänzen, um den Beitrag dieser Arbeit im Forschungsprozess besser verorten zu können. Auch die eigene Kritik an der Unverbundenheit der bisherigen Diskursforschung zur deutschsprachigen Arzt-Patient-Interaktion wäre damit mit mehr Festigkeit vertretbar. Insgesamt wurde mir ein Theoriedefizit in der Diskursforschung (und in meiner Person) deutlich. Die Diskursforschung scheint so anwendungsorientiert zu agieren, dass wenige Ressourcen für Theorieentwicklung bleiben. Auf Basis meines systemtheoretischen Interaktionsverständnisses und der Synthese der theoretischen Teilkonzepte der Primärstudien hoffe ich, in den abschließenden Schlussfolgerungen einen kleinen Beitrag dazu leisten zu können.

Eine daran anschließende Idee war, eine grobe Geschichte der Diskursforschung zur Arzt-Patient-Interaktion zu rekonstruieren. Diese entstand in der Auseinandersetzung mit Greenhalgh, Robert et al. (2005) und dem parallel perzipierten Baecker (2005b). Die historische Entwicklung wissenschaftlicher Diskurse spielt in beiden Arbeiten eine zentrale Rolle: bei Greenhalgh et al. als Rekonstruktion einer Publikations- und Perzeptionsgeschichte als „meta-narrative", bei Baecker als philosophische Ableitung, die bis in die antike Philosophie Griechenlands zurückgeht. Ich hatte ja bereits über zweihundert Studien zur deutschsprachigen Arzt-Patient-Interaktion gesammelt und hätte gern zumindest einen einfachen quantifizierenden Überblick über die Publikationsgeschichte gemacht.

Meine erste Umsetzungsidee sah etwa so aus: Die gesammelten Literaturzitate sollten in vier Typen grob kategorisiert werden:

1. Graue Literatur (Forschungsberichte etc.)
2. Qualifikationsarbeiten (Magister- und Doktorarbeiten)
3. Zeitschriften- und Buchartikel (letztere mit Ausnahme von Artikeln in Sammelbänden zur Arzt-Patient-Interaktion)
4. Publizierte Monographien zur Arzt-Patient-Interaktion (inkl. Sammelbände).

Anschließend sollten die kategorisierten Publikationen nach Erscheinungsjahr auf einer Zeitschiene in Zweijahresschritten zusammengefasst werden (vgl. Greenhalgh, Robert et al. 2005, S.419).

Auch eine inhaltliche Analyse des Gesamtsamples von identifizierten Primärstudien im Sinne der „meta-narratives" von Greenhalgh und Kolleg/inn/en hätte mich interessiert. Forschungsfragen zur Verschiebung zentraler Forschungsschwerpunkte in der historischen Entwicklung des Feldes fanden mein Interesse, mussten aber zurückgestellt werden, um die Arbeit nicht zu überfrachten. Was aber gelungen ist, ist, einen ersten Schritt zur inhaltlichen Aufarbeitung des gesamten Forschungsbereiches zu konzipieren. Ein auf dieser Arbeit aufbauendes Forschungsprojekt wurde gemeinsam mit Florian Menz (Menz, Nowak et al. 2008) entwickelt, das unter dem Titel „Metastudie und Forschungsdatenbank zum sprachlichen Handeln von Ärzt/inn/en in der Diskursforschung“ die zurückgelassene „Vollerhebung“ aller hier identifizierten (und vielleicht noch zu entdeckenden) Primärstudien durchführte und als internetfähige Datenbank weiteren Forschungen zugänglich machte.[164]

4.3.11 Schritt 11: Die zweite Analysephase der Primärstudien 7-12

Die methodischen Vorbereitungen und Vorgangsweisen (Selektion der Primärstudien, Analyseinstrumente und –prozess; Syntheseinstrument und –prozess) wurden schon ausgearbeitet und beschrieben. Im Folgenden wird ein kurzgefasstes Forschungstagebuch präsentiert, das versucht, sowohl die Auswahl der Studie (im Sinne eines schrittweisen samplings) als auch die Lerneffekte für die Methodik transparent zu machen. Dieses Tagebuch wurde jeweils vor Beginn der Auswahl als auch nach Abschluss der Analyse der Primärstudie verfasst.

4.3.11.1 Primärstudie 7:

Die Durchführung der zweiten Analysephase begann mit der Frage, welche Primärstudie zunächst auszuwählen wäre. Klar war, dass

- es sich um eine relativ alte Arbeit handeln sollte
- die Arbeit von einem/r bisher nicht im Sample vertretenen Autor/in stammen sollte
- die untersuchte Gesprächssituation eine Visite sein sollte, da die Visite eine zentrale Gesprächssituation ist und bisher nur Anamnesegespräche im Sample enthalten waren.

Die Entscheidung fiel auf Quasthoff (1982).

---

164 Vgl. http://www.univie.ac.at/linguistics/florian/api-on/index.htm [Letzter Zugriff 28.08.09].

Das Datenentnahmeraster und der Analyseprozess bewährten sich und wurden nur in technischen Details ergänzt. Die Integration der Analyseergebnisse aus der Primärstudie zeigte mehr Entwicklungsbedarf bei der Gesamtmatrix der Systematik ärztlichen Handelns. Ergänzt/verändert wurden:

- Abgrenzung der Spalte „Textbeispiel“ auf Zitate aus den Primärstudien, um die Qualität der Belege besser nachvollziehbar zu machen. Ein Eintrag erfolgt nur, wenn tatsächlich ein reales Gesprächstranskript aus der Primärstudie als Beleg vorliegt. Überlegungen oder Rückschlüsse der Autor/inn/en zu nicht durch Textbeispiele belegten Verfahren werden nur unter Erläuterung zitiert
- Einführung einer Spalte zur „Gesprächssituation“, um deutlich zu machen, in welchen Gesprächssituationen (Visiten, Anamnesen, ...) ein Verfahren bisher belegt ist.

Die Arbeit mit der Gesamtmatrix war zunächst schwierig, weil

1. sie zu einer Größe und Komplexität angewachsen war, die es schwer machte, den Überblick zu bewahren und die Einzelverfahren gut zu gruppieren bzw. zuzuordnen.
   ➔ Als Orientierungshilfe wurden die Gesprächskomponenten als Zwischenüberschriften formatiert
   ➔ eine Teilung der (oder einzelner) Komponenten in Subkomponenten wurde angedacht
2. sich die Möglichkeiten von Doppelzuordnungen und die Überschneidung unterschiedlicher konzeptueller Rahmensetzungen der einzelnen Autor/innen deutlicher zeigten. Die Struktur der Matrix wurde zweifelhaft und unübersichtlich.
   ➔ Zunächst versuchte ich weiterhin, die Analyseergebnisse aus den neuen Primärstudien in der linearen Gesamtmatrix so gut es ging zu positionieren.
   ➔ Eine vollständige Restrukturierung der Matrix wurde nach der Analyse von ca. sechs weiteren Primärstudien ins Auge gefasst.[165]
   ➔ Auch ein Strukturierungsversuch mit einer Mindmapping-Software wurde geplant

---

165 Hier wurde mir die Einsamkeit des dissertierenden Einzelforschers besonders schmerzlich, diese Restrukturierungsleistung hätte ich viel lieber (und wohl besser) im Team mit kompetenten und interessierten Kolleg/inn/en gemacht.

Die Ergänzung der Literaturliste wurde weitergeführt und alle relevant erscheinenden Zitate des bearbeiteten Sammelbandes wurden ergänzt.

4.3.11.2 Primärstudie 8:

Auswahlkriterien:

- Die Studie sollte aus einem bisher nicht berücksichtigten Sammelband, aus einem bisher nicht berücksichtigten Jahrzehnt und von einer/m bisher nicht berücksichtigten Autor/in stammen
- die Studie sollte Gespräche aus dem niedergelassenen Bereich oder einer Ambulanz untersuchen
- Die untersuchten Gespräche sollten der Aufklärung oder der Entlassung dienen

Die Entscheidung fiel auf Löning (1993).

Die Studie erfüllte tatsächlich die ersten beiden Kriterien, aber stellte sich nicht als Aufklärungsgespräch, wie erwartet, heraus, sondern war ein Folgegespräch im Rahmen eines kontinuierlichen Behandlungsprozesses. Erstmals gelang eine differenzierte und kritischere Einschätzung der Qualität der Studie, indem u.a. auch Hypothesen zum „bias“ der Autorin formuliert wurden. Die Einordnung der Ergebnisse der Primärstudie in die Gesamtmatrix der Systematik interaktiven Handelns von Ärzt/inn/en fiel überraschend leicht. Die Ergebnisse ergänzten und differenzierten vorhandene Einträge in eleganter Weise.

Als neues Auswahlkriterium für weitere Primärstudien wurde überlegt, sehr häufig zitierte Arbeiten auszuwählen. Weiters schien es ratsam, die noch kommenden Analysen an einfachen Publikationen durchzuführen und nicht komplexe Primärstudien mit überschneidenden Publikationen zu wählen, um möglichst viele unterschiedliche Autor/inn/en(-gruppen) berücksichtigen zu können.

4.3.11.3 Primärstudie 9:

Auswahlkriterien:

- Die Studie sollte sehr alt (aus der Frühzeit der Arzt-Patient-Kommunikationsforschung) sein und von einer/m bisher nicht berücksichtigten Autor/in stammen und viel zitiert sein.

- Die Studie sollte viele Gespräche analysieren
- Die Studie sollte im engeren Sinn nicht diskursanalytisch ausgerichtet sein, sondern am ehesten medizinsoziologisch
- Die untersuchten Gespräche sollten (wenn möglich) der Aufklärung oder der Entlassung dienen

Die Entscheidung fiel auf Raspe, Siegrist (1979).

Die Studie erfüllte tatsächlich die ersten drei Kriterien, war aber eine Analyse zu Visitengesprächen. Dennoch wird das Problem der Aufklärung und Information des Patienten/ der Patientin ausführlich medizinsoziologisch zusammengefasst.

Die Studie ist eine Zusammenfassung mehrerer Vorarbeiten. Diese werden in erster Linie mit ihren Ergebnissen dargestellt. Die jeweilige Methodik wird nur unsystematisch angedeutet, sodass die meisten Kriterien zur Transparenz der Methodik nicht erfüllt werden.

Die Analyse von Gesprächsabläufen wird nur in einem kleinen Teil der Publikation referiert. Sie dient als wesentlicher Teil einer medizinsoziologischen Ableitung der Notwendigkeit von patientenzentrierter Visitenführung. Daher ist nur ein Teil der referierten interaktiven Verfahren mit Textbeispielen belegt. Für die Arbeit mit dem Datenentnahmeraster bedeutete dies, dass die viel umfangreicheren medizinsoziologischen Konzepte und Ergebnisse zumindest in Kurzfassung aufgenommen werden mussten, um die Studie einigermaßen angemessen abbilden zu können.

Nach wie vor waren in der Systematik die Gesprächskomponenten des „Informationen- Gebens" und des „Entscheidungen-Treffens", die typisch für Aufklärungsgespräche sind, wenig differenziert belegt und sollten daher in der Auswahl der nächsten Studie Priorität erhalten.

4.3.11.4 Primärstudie 10:

Auswahlkriterien:

- Die untersuchten Gespräche sollten der Aufklärung dienen.
- Die Studie soll interaktive Verfahren des „Informationen-Gebens" und des „Entscheidungen-Treffens" untersuchen.
- Die Studie sollte als „graue Literatur" erschienen sein.

Die Entscheidung fiel auf Meyer (2000b).

Die Studie erfüllte tatsächlich alle Kriterien, mit der Ausnahme, dass das in der Arbeit untersuchte Gespräch nur der "diagnostischen Aufklärung" diente. Daraus folgend waren Entscheidungsprozesse zwar theoretisch aufgearbeitet, aber es konnten keine expliziten Beispiele dokumentiert werden. Diese Gesprächskomponente blieb also noch unbelegt.

Die Studie war Teil eines größeren Projektes im Rahmen eines großen Forschungsprogramms, das in die Analyse nicht einbezogen wurde. Es stellt sich generell die Frage, ob nicht doch für weitere Metastudien in diesem Bereich, Einzelpublikationen als Primärstudien betrachtet werden sollten, da damit ein vereinfachtes und leichter nachvollziehbares Vorgehen ermöglicht wird.

Auffällig ist ein fast durchgängiges Fehlen von systematischen Beschreibungen des methodischen Vorgehens in den Primärstudien. Als Qualitätskriterium für eine Primärstudie scheint eine klare Beschreibung der Analysemethodik und/oder systematische Literaturverweise auf die spezifische Methodendiskussion gerade im Kontext qualitativer Methoden zentral.

4.3.11.5 Primärstudie 11:

Auswahlkriterien:

- Die Studie soll interaktive Verfahren des „Entscheidungen-Treffens“ untersuchen.
- Die Studie könnte auch Gespräche analysieren, die der Übermittlung von Befundergebnissen/„schlechter Nachrichten“ und der folgenden Beratung dienen.
- Die Studie sollte aus dem medizinpsychologischen Kontext stammen.
- Die Studie sollte bisher nicht berücksichtigte Autor/inn/en haben.

Die Entscheidung fiel auf Bliesener (1982).

Die Studie hat die ersten drei Auswahlkriterien nicht in erwarteter Weise erfüllt, aber gewissermaßen schon, weil es um die Analyse eines Konflikts (eben keiner Entscheidungsmöglichkeit) ging, der letztlich als Werben des Arztes um Akzeptanz für eine schlechte Nachricht gesehen werden kann.

Es wird deutlich, dass die Komplexität der Gesamtmatrix der Systematik langsam an die Grenze kommt, an der ich die gesamte Struktur nicht mehr im Geist halten kann, um Neues sinnvoll einordnen zu können. Der beabsichtigte Systematisierungsprozess (im Rahmen der abschließenden Synthese, siehe unten) wird bald notwendig.

Nach wie vor keine Analyse von Entscheidungsprozessen zwischen Patient/inn/en und Ärzt/inn/en gefunden! Gibt es die nicht?

Ergänzend könnte auch noch nach Beratungsgesprächen gesucht werden, die eine Verbindung von emotionaler Unterstützung, Information geben und Entscheidungsfindung sein könnten.

4.3.11.6 Primärstudie 12

Auswahlkriterien:

- Die Studie soll interaktive Verfahren des „Entscheidungen-Treffens" und/oder der Beratung untersuchen.
- Die Studie könnte auch Gespräche analysieren, die der Übermittlung von Befundergebnissen/„schlechter Nachrichten" dienen.
- Die Studie sollte bisher nicht berücksichtigte Autor/inn/en haben.

Die Entscheidung fiel auf Wimmer (1993)

Die Studie hat die Kriterien 2 und 3 erfüllt.

Echte Entscheidungsprozesse sind nicht dokumentiert. Langsam stellt sich die Frage, ob das Fehlen von dokumentierten Entscheidungsprozessen eine Lücke in der Forschung oder in der Praxis der Arzt-Patient-Interaktion ist? In Hinblick auf die zunehmende Bedeutung von „shared decision making", „informed consent" etc. tut sich hier ein zukünftiges Forschungsfeld auf. Meine Hypothese ist, dass tatsächlich kaum Entscheidungsprozesse interaktiv zwischen Arzt/Ärztin und Patient/Patientin stattfinden.

Bei der Integration der Analyseergebnisse in die Gesamtmatrix, finden sich mehr und mehr Bestätigungen bereits aufgenommener interaktiver Verfahren, aber auch mögliche Doppelzuordnungen, insbesondere im Hinblick auf die diskursstrukturelle Einordnung des Verfahrens bzw. auf die thematische und funktionale Zwecksetzung des Verfahrens. D.h. die

Metastudie nähert sich einer „saturation“ und die Restrukturierung der Gesamtmatrix wird dringlich.

Vorerst wird diese Restrukturierung vorgezogen, da zunächst auch Feedback von Kolleg/inn/en notwendig ist und das Weiterarbeiten mit einer vollständig überarbeiteten Matrix leichter ist. Darauf folgt die Re-Analyse der ersten sechs Primärstudien und erst dann kann die Entscheidung gefällt werden, ob und welche weitere Primärstudien in das Sample aufgenommen werden müssen.

4.3.11.7 Berücksichtigte Sammelbände

Der Grundgedanke, die vorliegenden deutschsprachigen Sammelbände zur Arzt-Patient-Interaktion als Auswahlkriterium für Primärstudien zu wählen, kommt aus der Annahme, dass diese wesentliche Entwicklungsphasen des gesamten Forschungsdiskurses abbilden. Zum jeweiligen Zeitpunkt haben die Herausgeber aus ihrer persönlichen Sicht und Zielsetzung, aber auch aus sozialen, institutionellen und historischen Zusammenhängen versucht, einen Überblick über den Stand der Forschung mit wechselnden thematischen Schwerpunkten zu geben. Damit bilden diese Publikationen einen roten Faden durch die historische Entwicklung des Forschungsfeldes, bilden im Sinne von Greenhalgh, Robert et al. (2005) die Eckpfeiler der „Meta-Narratives“ der Diskussion ab. Von den acht bisher erschienenen Sammelbänden zur deutschsprachigen Arzt-Patient-Interaktion wurden schließlich fünf berücksichtigt.

Erscheinungsjahr	**Herausgeber, Zitat**	**berücksichtigt**
1979	Siegrist, Hendel-Kramer (1979)	✓
1982	Köhle, Raspe (1982)	✓
1986	Löning, Sager 1986)	
1990	Ehlich, Koerfer et al. (1990)	
1993	Löning, Rehbein (1993)	✓
1994	Redder, Wiese (1994)	
2002	Brünner, Gülich (2002)	✓
2005	Neises, Ditz et al. (2005)	✓

4.3.11.8 Zu berücksichtigende Forscher/inn/en

Der Grundgedanke, auch zentrale[166] Forscherpersönlichkeiten zum Auswahlkriterium von Primärstudien zu machen, ist, über diese Personen wesentliche Forschungszugänge abbilden zu können, und damit eine maximale Divergenz in den Untersuchungsmethoden zu berücksichtigen. Die Alternative wäre, zentrale Forschungseinrichtungen als Ausgangs- und Kristallisationspunkt von Lehr- und Forschungstraditionen in den Mittelpunkt zu stellen. Daher werden auch die Forschungseinrichtungen, an denen die Studien entstanden sind, dargestellt. Ich legte die folgende Liste an, um die mir wesentlich erscheinenden Forscher/inn/en, jeweils bei der Auswahl der nächsten Primärstudie präsent zu haben. 13 von 19 Forscher/inn/en wurden berücksichtigt.

Name	Forschungseinrichtung (zum Zeitpunkt der Publikation)	berücksichtigt
Bliesener, Thomas	Institut für Kommunikationsforschung und Phonetik, Universität Bonn; Supervisor in freier Praxis	✓
Brünner, Gisela	Universität Dortmund	✓
Bührig, Kristin	Germanisches Seminar, Universität Hamburg	
Fiehler, Reinhard	Institut für deutsche Sprache, Mannheim	
Gülich, Elisabeth	Universität Bielefeld	✓
Lalouschek, Johanna	Inst. f. Sprachwissenschaft, Universität Wien	✓
Menz, Florian	Inst. f. Sprachwissenschaft, Universität Wien	✓
(Meyer, Bernd)	Germanisches Seminar, Universität Hamburg	✓
Nowak, Peter	Inst. f. Sprachwissenschaft, Universität Wien; Ludwig Boltzmann Inst. Health Promotion Research	
Quasthoff, Uta M.	Freie Universität Berlin, Fachbereich Germanistik Universität Bielefeld; Germanistik	✓
Raspe, Hans-Heinrich	Inst. f. Medizinsoziologie, Universität Marburg	✓
Redder, Angelika	Universität Hamburg	
Rehbein, Jochen	Universität Hamburg: Germanisches Seminar	
Siegrist, Johannes	Inst. f. Medizinsoziologie, Universität Marburg	✓
Spranz-Fogasy, Thomas	Institut für deutsche Sprache, Mannheim	✓
Wimmer, Helga	Ludwig Boltzmann Inst. f. Medizin- und Gesundheitssoziologie, Wien; Freie Praxis	✓
Wiese, Ingrid	Universität Leipzig	
Wodak, Ruth	Inst. f. Sprachwissenschaft, Universität Wien	

166 „zentral" meint hier über mehrere Jahre forschend und publizierend im Bereich der Arzt-Patient-Interaktion tätig. Alle Auslassungen seien der Unwissenheit des Autors zuzuschreiben und NICHT als persönliche Zurücksetzung oder Kränkung zu verstehen! Ich bitte präventiv um Entschuldigung für meine Dummheit!

4.3.12 Schritt 9 – da capo: Re-Analyse der ersten sechs Primärstudien

Wie gezeigt wurde, hat sich das analytische Vorgehen und meine „theoretical sensitivity" (Glaser 1978) zwischen den beiden Analysephasen (Primärstudien 1-6 und Primärstudien 7-12) wesentlich weiterentwickelt. Damit wurde es notwendig, die ersten sechs Primärstudien zu reanalysieren bzw. die bisher dokumentierten Ergebnisse zu ergänzen und zu überprüfen. Damit kann auch ein möglicher „bias", der durch die historische Reihenfolge der Einzelanalysen entstanden sein kann (vgl. dazu Campbell, Pound et al. 2003), weitestgehend ausgeschlossen werden.

Die Re-Analyse der ersten sechs Primärstudien erbrachte vor allem in folgenden Bereichen neue Ergebnisse bzw. Ergänzungen:

- Beschränkung auf die Analyse von jeweils EINER Publikation und keine Rekonstruktion von Primärstudien aus mehreren miteinander zusammenhängenden Publikationen
- Details und erweiterte Transkriptausschnitte der entnommenen interaktiven Verfahren
- Methodische Details
- Systematischere Qualitätseinschätzung der Arbeit.

Damit nähert sich die Metastudie mit diesem Arbeitsschritt dem Verfahren der „reciprocal translational analysis" der Meta-Ethnografie (Noblit, Hare 1988; Thorne, Jensen et al. 2004). Es zeigt sich auch die praktische Einschränkung dieser reziproken und aufwändigen Verfahren, die Weed (2005, Abs. 23) erwähnt; nämlich dass nur sehr wenige Primärstudien in einem vertretbaren Rahmen integrierbar scheinen. Aus dieser Sicht ist die hier geleistete Integration von zwölf Studien bemerkenswert.

4.3.13 Schritt 12: Auswertung und Synthese der Ergebnisse

In dieser abschließenden Phase der Interpretation, Synthese und Dokumentation wurden die zusammenfassenden Produkte dieser Metastudie erarbeitet: ein Methodenüberblick und Leitfaden für Metastudien in der Diskursforschung (vgl. Nowak 2007e), spezifische Analyse- und Syntheseinstrumentarien für die Integration von Primärstudien über Arzt-Patient-Interaktion, eine zusammenfassende (und wie immer vorläufige)

Systematik des interaktiven, sprachlichen Handelns von Ärzt/inn/en , Schlussfolgerungen für die Entwicklung der Praxis der Arzt-Patient-Interaktion (Patientenempowerment, Kommunikationsausbildung, Qualitätsmessung) und der Theorie der (Arzt-Patient-)Interaktion.

Die zentralen Arbeitsschritte der abschließenden Synthese sind:

1. Die vollständige Überprüfung der Struktur der Systematik, um interaktive Verfahren neu zu gruppieren und bisher in der während der Einarbeitung der Ergebnisse der Primärstudien nicht erkannte Zusammenhänge zwischen den Verfahren in der Strukturierung abzubilden. Dies erfordert in einzelnen Fällen eine letzte Überprüfung der Zuordnung anhand der jeweiligen Primärstudien. Weiters wird neben der linear hierarchischen Struktur der Systematik auch eine Rekonstruktion in einer „Mind-Map-Logik“ versucht, die besser geeignet ist, komplexe Vernetzungen zwischen den Verfahren sichtbar zu machen. Die größte Herausforderung ist hier, einen sinnvollen Überblick über die Vielzahl der Befunde zu behalten und relevante Unterscheidungen und Zusammenhänge in angemessener Komplexität nachvollziehbar zu machen.

2. Hier wurde das kritische Feedback von Kolleg/inn/en als Absicherung gesucht.

3. Darauf aufbauend wurde im Hinblick auf die Forschungsfragen und theoretischen Vorarbeiten diese Systematik einer abschließenden Interpretation der rekonstruierten Zusammenhänge unterzogen und die zentralen Ergebnisse zusammengefasst.

4. Schließlich wurden Schlussfolgerungen für die Praxis der Arzt-Patient-Interaktion und die weitere Forschung formuliert.

Beachtenswert ist aus dem Blickpunkt der qualitativen Forschung, dass die schrittweise durch die Analysen der Primärstudien entstehende Gesamtmatrix zur Systematik des interaktiven, sprachlichen Handelns von Ärzt/inn/en hier selbst Analyseobjekt wird. In Anlehnung an Weed (2005, Abs. 41) könnte hier von einer vierfachen Hermeneutik gesprochen werden: Dieser letzte Interpretationsschritt ist die Interpretation meiner in der Gesamtmatrix dokumentierten Interpretationen der in den Primärstudien enthaltenen Interpretationen der vom Primärforscher/in beobachteten sich interaktiv gegenseitig interpretierenden Ärzte/Ärztinnen und Patient/inn/en. Mit Dirk Baecker und seiner Rezeption (vgl. z.B. Baecker 2006) des Spencer-Brown'schen Formen-Kalküls (Spencer

Brown 1969) könnte diese vierfache Hermeneutik gut so dargestellt werden.

Die vierfache Hermeneutik der „Interpretation der Interpretation der Interpretation der Interpretation“ einer Metastudie in der Diskursforschung über Arzt-Patient-Interaktion

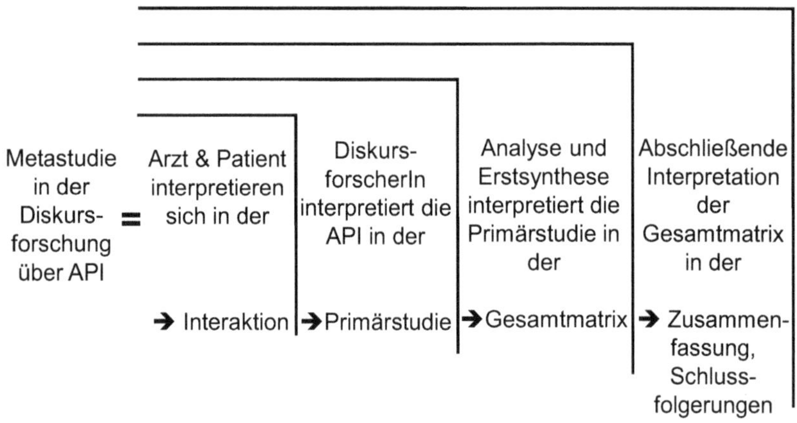

Damit lagen die Ergebnisse dieser Metastudie vor, die nun zunächst auf der Ebene der Einzelanalysen anhand einer Primärstudie präsentiert werden und anschließend in der Systematik des interaktiven Handelns von Ärzt/inn/en ausgeführt werden. Schließlich werden Schlussfolgerungen im Hinblick auf zukünftige Methodenentwicklungen, auf die Diskursforschung, auf die Erforschung der Arzt-Patient-Interaktion und auf Anwendungsbezüge in der Medizin gezogen.

4.4 Beispiel einer Einzelanalyse einer Primärstudie

Die Analyse der Primärstudien wurde in dieser Metastudie über ein halbstandardisiertes Analyseverfahren und die Verwendung eines „Datenentnahmerasters“ (vgl. Kap.7.1.4) strukturiert und angeleitet. Die

Dokumentation dieser Einzelanalysen der zwölf Primärstudien wurde vollständig in der ursprünglichen Originalarbeit (Nowak 2007d) publiziert, da sie wesentlich mehr Ergebnisse präsentiert, als dann in den Aggregations- und Syntheseprozess aufgenommen wurden.

Für den Kontext dieser Buchveröffentlichung wurde jedoch auf die vollständige Publikation aller Einzelanalysen aus Raumgründen verzichtet. Exemplarisch ausgewählt wurde die zeitlich als erstes analysierte Primärstudie.[167]

Primärstudie 1 „Verfahren der Veranschaulichung in der Experten-Laien-Kommunikation" (2002)

4.4.1 Eckdaten der Studie („Quantitativer Überblick")

Quelle der analysierten Publikation	Brünner, Gülich 2002
Peer reviewed Publikation	Buchartikel in Brünner, Gülich 2002. Ein Hinweis auf ein formelles Reviewverfahren findet sich nicht, aber die Beiträge wurden in unterschiedlichen Kontexten wiederholt dargestellt und diskutiert (ebenda S.9)
Zugrunde liegendes Forschungsprojekt und weiterführende Literatur	Titel; „Linguistische Differentialtypologie epileptischer und anderer anfallsartiger Störungen: diagnostische und therapeutische Aspekte"; Leitung: Elisabeth Gülich, Martin Schöndienst, Peter Wolf; Laufzeit: 1999-2001; weitere Publikationen: Gülich, Schöndienst 1999Schwabe 2004; Wolf, Schöndienst et al. 2000; Gülich, Schöndienst 2000; Furchner, Gülich 2001; Schöndienst 2001a; Schöndienst 2001b; Surmann 2002; Furchner 2002; Gülich, Furchner 2002; Wolf 2002; Schöndienst 2002a; Schöndienst 2002b; Gülich, Schöndienst et al. 2003; Surmann 2004; Schöndienst 2005;Gülich 2005); http://www.uni-bielefeld.de/lili/projekte/epiling/ [Letzter Zugriff 24.08.09]
Organisationskontext der Studie	Universität Bielefeld; Epilepsie-Zentrum Bethel

167 Eine vollständige Dokumentation der Primärstudien kann beim Autor gerne eingefordert werden.

4.4.2 Analyse des Forschungskontextes und der konzeptuellen Grundlagen - Theorie

4.4.2.1 Wie transparent sind der Ursprung, Hintergrund, die Vorannahmen der Forscher/inn/en? Werden Beschränkungen/„biases" der Perspektive offengelegt?

Die Forscherinnen verweisen explizit auf das dahinterstehende Forschungsprojekt und dessen Ziele. Sie legen den anfänglich intuitiven Zugang zur Analyse offen. Als Voraussetzung für die Analyse wird von der Annahme ausgegangen, dass auch die Laien spezifisches Wissen über ihre Erkrankung haben (Brünner, Gülich 2002, S.21 u. 80). Die Perspektive der analysierenden Forscherinnen wird explizit eingeführt, um sie mit Kommentaren der Beteiligten integrieren zu können.

4.4.2.2 Welches (persönliche) Forschungsinteresse motiviert die Studie?

Die Autorinnen haben sich zum Ziel gesetzt, zu klären „wie die Wissensvermittlung in der medizinischen bzw. gesundheitsbezogenen Experten-Laien-Kommunikation sprachlich-kommunikativ gestaltet wird und fragen auch danach, wie sie verbessert werden kann." (ebenda S.18). Patient/inn/en werden auch in ihrer Expertenrolle gesehen, die ihr spezifisches Wissen über ihre Erkrankung umfasst.

Die Studie umfasst mehrere Textsorten, von denen nur der Teil über Anfallskrankheiten der Arzt-Patient-Interaktion im Sinne dieser Metastudie eingeschlossen werden kann. Für den hier bearbeiteten Teil zu den Anfallskrankheiten gilt jedoch die Einschränkung, dass das besondere Interesse der Autorinnen den Patientenäußerungen gilt. Das Textkorpus zu den Anfallskrankheiten stammt aus dem Forschungsvorhaben „Linguistische Differentialtypologie epileptischer und anderer anfallsartiger Störungen: diagnostische und therapeutische Aspekte". Zum Forschungsinteresse in diesem Projekt wird festgehalten (ebenda S.54):

> Es geht darum herauszufinden, ob die Formulierungs- und Darstellungsverfahren, auf welche sie bei der Lösung dieser kommunikativen Aufgabe [P stellen ihre Anfälle dar] rekurrieren, in irgendeiner Weise mit der Anfallserkrankung zusammenhängen, also Hinweise darauf geben können, ob es sich um epileptische oder dissoziative Anfälle handelt, ob ggf. eine fokale oder eine generalisierte Epilepsie vorliegt.

4.4.2.3 Wer war der Auftraggeber, Finanzier der Studie?

Das dahinterstehende Forschungsprojekt wurde von der Deutschen Forschungsgemeinschaft finanziert.

4.4.2.4 Welcher persönliche, historische, intellektuelle und politische Kontext lässt sich für die Studie festmachen?

Die Studie bezieht sich im Besonderen auf den steigenden Wunsch von Patient/inn/en, mehr mit ihren Ärzt/inn/en reden zu können. Auch die Forderungen nach steigender Autonomie, Verantwortung und Mitarbeit von Patient/inn/en werden als Hintergrund einer „kommunikativen Wende" in der Ärzteschaft (nach Koerfer, Köhle et al. 1994, S.53) gesehen.

4.4.2.5 Was ist der vorherrschende theoretische Zugang (Interaktions-theorie/ Kommunikationsmodell)?

Auf zwei grundlegende theoretische Zugänge wird verwiesen:

Arzt-Patient-Interaktion als Experten-Laien-Kommunikation (ELK)

ELK wird allgemein durch differierende Wissensbestände der Gesprächspartner charakterisiert, z.B. professionelles, wissenschaftliches Wissen vs. nicht-professionelles Wissen (Rehbein, Löning 1995). Das nicht-professionelle Patientenwissen enthält insbesondere „subjektive Krankheitstheorien" (Verres 1991), die für die Verständigung in der Arzt-Patient-Interaktion wesentlich sind. Gerade bei chronisch erkrankten Menschen kann sich daraus „semi-professionelles" oder „pseudo-professionelles" Wissen entwickeln (Rehbein, Löning 1995; Löning 1994; Rehbein 1994).

Experten-Status und Laien-Status bieten nur grobe Orientierung (Gülich 1999). Vielmehr sind diese relativ (Furchner 1999) und werden als interaktiv hergestellt verstanden (Brünner, Gülich 2002, S.24):

> Wir arbeiten empirisch an Corpora authentischer mündlicher Kommunikation; wir beschreiben nicht isolierte sprachliche Mittel, sondern kommunikative Verfahren; diese betrachten wir aus interaktiver Perspektive, d.h. entweder in face-to-face-Interaktionen oder unter dem Aspekt der Adressatenorientierung; wir untersuchen den Einsatz dieser Verfahren in beiden Richtungen, was u.a. heißt, dass wir die Rollen von Experten und Laien/Nicht-Experten nicht einfach als gegeben ansehen, sondern als auch interaktiv konstituiert

Kognitive Metapherntheorie nach Lakoff, Johnson (1998; 1999)

Metaphorische Ausdrucksweisen werden bei Lakoff, Johnson als sprachliche Instanzen metaphorischer Konzepte verstanden, die Wahrnehmung, Denken, Handeln und Sprache strukturieren. Metaphern sind selektiv und implizieren eine besondere Perspektive. Den Autorinnen ist dieser Zugang wichtig, da er Zugang zu den Vorstellungen, Perspektiven und Orientierungen der Interaktionspartner verspricht. (Brünner, Gülich 2002, S.23)

Differenziert werden vier Formen der Veranschaulichung:

- Metaphern, Vergleiche und Analogien
- Beispiele und Beispielerzählungen
- Konkretisierungen
- Szenarios (nach Brünner 1987)

Die Grundhypothese der Studie kann etwa so formuliert werden: Verständigungsproblemen wird mit Veranschaulichungen begegnet: seitens der Ärzte/Ärztinnen zur Erklärung und seitens der Patient/inn/en zur Darstellung von Krankheitserfahrungen.

➔ Wird der theoretische Zugang von Anfang an explizit gemacht?

Ja, einleitend wird der „theoretisch-methodische Rahmen“ zusammengefasst.

4.4.2.6 Was sind die zentralen Forschungsfragen der Studie?

Die zentralen Forschungsfragen sind verstreut an mehreren Orten der Publikation formuliert, u.a. an folgenden Stellen:

> Wir fragen, wie medizinische Expert/inn/en Teile ihres professionellen Wissens veranschaulichen und verständlich machen und wie sie sich an Adressatengruppen orientieren. (ebenda, S.21)
>
> Wir untersuchen, welches die häufigsten und wichtigsten Verfahren der Veranschaulichung sind, wie sie in den Diskurs eingebracht werden, welche Funktionen sie erfüllen und wie sie rezipiert und ggf. interaktiv weiterverarbeitet werden. (ebenda, S.22)

➔ Steht das interaktive Handeln der/s Ärztin/Arztes im Forschungsfokus?

Nein, die interaktive Rolle von Ärzt/inn/en wird „nur am Rande behandelt" (ebenda, S.21). Für den hier bearbeiteten Teil zu den Anfallskrankheiten gilt das besondere Interesse der Autorinnen den Patientenäußerungen (v.a. Veranschaulichungsverfahren der Patient/inn/en). Dennoch werden im Sinne der interaktiven Betrachtung von Patientenäußerungen immer wieder Analysen der Arztbeiträge vorgelegt.

4.4.3 Analyse des methodischen Vorgehens – Methoden

4.4.3.1 Eckdaten des Samples und der Datengewinnung

Ausgewählter Organisationskontext der Arzt-Patient-Interaktion	Epilepsiezentrum, v.a. auf der von M. Schöndienst geleiteten psychotherapeutischen Modellstation
Patient/inn/en im Sample	Anfallskrankheiten [168]
Ärzt/inn/en im Sample	??
Gespräche im Sample	Anzahl: 115; Gesprächslänge: 10-45 Min; Gesprächssituation: KH-Station: Chefvisiten und KH-Ambulanz; Andere Besonderheiten der Gespräche: Ärzt/inn/en haben „ein grundsätzliches Interesse an den subjektiven Wahrnehmungen und Empfindungen... geben den Patient/inn/en hierfür im Gespräch relativ viel Raum" (Brünner, Gülich 2002, S.54)
Dokumentation der Interaktionen	Tonband- und Videoaufzeichnung; Transkriptionsverfahren: Für Corpus Anfallskrankheiten: Bielefelder System (Brünner, Gülich 2002, S.92); (Herz-Corpus – HIAT); Publizierte Transkripte: Es wird auf vollständige Transkripte der analysierten Interaktionen verwiesen, die nicht publiziert waren.
Zusätzlich eingesetzte Erhebungsmethoden	nein

168 Herz-Kreislauf-Erkrankungen werden zwar analysiert, aber nicht anhand eines Korpus von Arzt-Patient-Interaktion im Sinne dieser Untersuchung, sondern anhand von Vorträgen, Fernsehsendungen etc.

4.4.3.2 Wie wurde die Datenerhebung durchgeführt?

Für Angaben wird auf die Projektkonzeption (Gülich, Schöndienst 1999) verwiesen.

4.4.3.3 Welche spezifische Methodik der Gesprächsanalyse wird verwendet?

Die Autorinnen wählen ein gesprächsanalytisches Vorgehen (Brünner, Gülich 2002, S.21), das zusammenfassend auch als „diskurs- bzw. konversationsanalytischer Ansatz" bezeichnet wird (ebenda, 80). Zentrales Charakteristikum des diskursanalytischen Ansatzes der Autorinnen ist die Berücksichtigung der Verwendung von Veranschaulichungsverfahren „im Kontext und der Interaktion zwischen ‚Experten' und ‚Nicht-Experten' (wobei diese Bezeichnungen nicht an soziale Rollen wie Arzt oder Patient gebunden sind)" (ebenda, S.70f).

Ergänzt wird die Analyse der Veranschaulichungsverfahren durch eine Analyse der „accounts" (vgl. z.B. ten Have 1999; Bergmann 1981), d.h. wie weit die Interaktionsteilnehmer/innen Veranschaulichungsverfahren auch interaktiv als solche darstellen. Damit wird der Nachweis geführt, dass die Veranschaulichungsverfahren tatsächlich auch aus Sicht der Interaktionsteilnehmer/innen solche sind, und welche Funktion ihnen in der Interaktion zugeschrieben wird.

4.4.3.4 Welche Analyseschritte wurden durchgeführt?

(ebenda S.24 f. u. S.80f):

1. Intuitives Vorverständnis von Veranschaulichung
2. Zunächst die Corpora nach Verfahren durchgesehen, mit denen die Beteiligten krankheitsbezogenes Wissen und medizinische Sachverhalte vermitteln.
3. Zwei Gruppen von Verfahren identifiziert:

- Reformulierungen, Paraphrasierungen, Explizierungen und Erklärungen (v.a. von Fachlexik)
- Veranschaulichungen durch sprachliche Bilder

4. Material nach Veranschaulichungen durchsucht

5. Aus dem Material/den Belegen nach inhaltlichen und formalen Kriterien Einteilungskategorien herausgearbeitet, differenziert und klassifiziert
6. Ausgeklammert werden standardisierte metaphorische Redewendungen (Phraseologismen u.ä.) in unauffälliger Verwendung, die sich nicht auf die Erkrankung/medizinisches Wissen beziehen
7. Die Analyse erfolgte nach Krankheiten getrennt und wurde mit unterschiedlichem Fokus auf Experten und Nicht-Experten durchgeführt und im Hinblick auf die Verwendungsweise von Veranschaulichung im Diskurs und in der Interaktion analysiert
8. Prüfung, ob Veranschaulichung von den Beteiligten auch als konversationelle Aufgabe präsentiert wird bzw. die Kategorien auch als Teilnehmer-Kategorien aufgefasst werden (ebenda S.84ff).
9. Rekonstruktion der interaktiven Aufgaben der Beteiligten für die Veranschaulichungen eingesetzt werden
10. Abschließende Thematisierung von Anwendungsaspekten der Studie.

4.4.3.5 Wie bzw. warum wurden die Analysetexte ausgewählt?

Siehe oben, die Arbeitsschritte 2 bis 6.

4.4.3.6 Transdisziplinarität: Wie wurden Vertreter/innen des Forschungsfeldes (Ärzt/inn/en, Patient/inn/en, ...) in die Studie einbezogen?

Durch die Analyse der „accounts“ wird die Perspektive der Interaktionsteilnehmer/innen auf die Veranschaulichungsverfahren rekonstruiert (ebenda, S.84 ff). In Folge (ebenda, S.87), werden Ergebnisse und Ausschnitte aus früher geführten Interviews mit Ärzt/inn/en zitiert, die die Ergebnisse zur Verwendung von Veranschaulichungsverfahren bestätigen.

4.4.3.7 Anwendungsbezug: Ist Verbreitung oder Anwendung der Ergebnisse Teil der Forschung? Wurde das Feedback der Anwender in die Studie einbezogen?

Es wird abschließend (ebenda, S.88) auf Probleme und die praktische Handlungsrelevanz von Metaphernsystemen in der ELK eingegangen.

Insbesondere werden interdisziplinäre Bemühungen zur Entwicklung einer für die Praxis adäquaten Metaphorik empfohlen.

4.4.4 Analyse der Ergebnisse

4.4.4.1 Welche interaktiven Verfahren werden mit welchen Auswirkungen beschrieben?

Ein zentrales Ergebnis der Analyse ist die Unterscheidung von drei Gruppen von konversationellen Aufgaben von Veranschaulichungsverfahren (ebenda, S.81):

I. komplizierte Sachverhalte einfach bzw. verständlich zu vermitteln; geeignete Verfahren dafür sind besonders Metaphern und Vergleiche;
II. Alltagsbezug herzustellen; geeignete Verfahren sind hier vor allem Beispiele und Konkretisierungen;
III. Adressatenbezug herzustellen; geeignete Verfahren sind Beispielerzählungen und Szenarios.

Es folgt eine differenziertere Zusammenfassung der sozialen Funktionen der unterschiedlichen Veranschaulichungsverfahren (ebenda, S.82).

Generell wird darauf hingewiesen, dass die unterschiedlichen interaktiven Verfahren nicht von allen Ärzt/inn/en gleich genutzt werden (ebenda, S.83).

	interaktives Verfahren	**Zitat/Beispiel**	**Auswirkung**
1	Veranschaulichungsverfahren (allgemein) des Arztes/der Ärztin (auch der Patient/in) als interaktives Darstellungsverfahren oder „Methode“ zur Bewältigung einer als schwierig empfundenen Formulierungs- und Vermittlungsaufgabe (Brünner, Gülich 2002, S.71, 77, 81 u. 82)		➔ Besserem kognitiven Verstehen komplexer Inhalte bei Patient/inn/en ➔ Patient/in fühlt sich vom Arzt/von der Ärztin verstanden ➔ Motivation von Patient/inn/en (Brünner, Gülich 2002, S.71, 77, 81 u. 82)
1.1	Metaphern und Vergleiche (Lakoff, Johnson		➔ können Erfahrungen strukturieren helfen

	interaktives Verfahren	Zitat/Beispiel	Auswirkung
	1999, S.72)		➔ einfache bzw. verständliche Vermittlung komplizierter Sachverhalte und Abläufe ➔ Relevantsetzungen von Inhalten (Brünner, Gülich 2002, S.81 u. 82)
1.2	Beispiele und Konkretisierungen		➔ Herstellung von Alltagsbezug und einer gemeinsamen Wissensbasis ➔ Aktualisierung geteilten Wissens ➔ Übermittlung von Erfahrungen (Brünner, Gülich 2002, S.81 u. 82)
1.3	Beispielerzählungen und Szenarios		➔ stellen Adressatenbezug her ➔ Vermittlung von Betroffenheit ➔ Motivierung der Adressaten ➔ Anleitung zu bestimmten Verhaltensweisen (Brünner, Gülich 2002, S.81 u. 82)
2	Arzt/Ärztin macht deutlich, dass er/sie der unmittelbaren mündlichen Darstellung der Patient/inn/en großen Wert beimisst	" P: also WANN die anfälle warn - was es für anfälle warn und ungefähr - wie VIELE ne A: mhm P: und die stärke das hab ich also alles mit aufgeschrieben – wenn sie s gebrauchen können is gut A: - - ja das is natürlich hilfreich - - ähm - - trotzdem – äh – wärs schön wenn sie JETZT nochma - - was sie SELBST im moment von den anfällen mitbekomm - - beschreiben würden"	

	interaktives Verfahren	Zitat/Beispiel	Auswirkung
		(Brünner, Gülich 2002, S.55);	
3	Wiederaufgreifen von Patientenausdrücken (Metaphern) durch den Arzt/die Ärztin	„A: bißchen FAHRIG - - P: ja so daß ich so spreche und den faden verliere so ne - A: hm P: ham sie das nich mal (lacht) A: doch ANDAUERND aber - - ehm (gemeinsames Lachen) P: Ja - - hm - - A: aber bei mir wächstes sich halt nich in diese - ehm nahezu halbtagelangen - ausnahmezustände aus“ (Brünner, Gülich 2002, S.74) „P: jedenfalls WEISS ich nich dass irgendwie das ausgelöst wurde durch irgendwas und - - merk ich das vorher schon so dass irgendwie – ja wie son – tiefes loch is das so wenn ich so AUFstehe schon so – kann ich gar nich beschreiben – ich merks sofort – A: wie son tiefes loch P: ja – aber ich ich hab ja n laden da und ich muß dann ich denk immer ich muß ja runter aber das – mach ich jetzt nich mehr so [...]“ (Brünner, Gülich 2002, S.75)	➔ Sicherung des Verstehens durch den Arzt/die Ärztin; insbesondere ermöglicht es Patient/inn/en das Verstehen vom Arzt von der Ärztin zu korrigieren bzw. zu konkretisieren
4	Zusammenfassung des Gehörten durch das Angebot einer Metapher	„P: ich hab also - äh einen . den Ersten GROSSEN anfall gehabt das war im - sechsundachtzig - den hab das / da bin ich vor ner telefonzelle umgekippt das war eindeutig das (lacht kurz) das war also nich irgendwie - - - das konnt ich / da war ich / dann hab ich mich halt in einem kranken-	➔ kommuniziert Verständnis für die Situation des Patienten/der Patientin ➔ Metaphern können das subjektive Erleben strukturieren ➔ Metaphern können die diagnostische Verarbeitung des subjektiven Erlebens

	interaktives Verfahren	**Zitat/Beispiel**	**Auswirkung**
		haus wiedergefunden das war dann A: da ham sie gar nichts gemerkt davor das kam aus heiterem himmel oder P: eindeutig das kam - aus HEITEREM himmel das heißt - ich hab mich da zu der zeit auf mein - theologie-examen vorbereitet [...]" (Brünner, Gülich 2002, S.67);	des Patienten/der Patientin erleichtern (Brünner, Gülich 2002, S.78)
4.1	Gemeinsame interaktive Entwicklung einer Metapher als Zusammenfassung	„A: und das lähmt sie dann auch oder da könnse dann ähm etwas – leichter mit umgehen – P: lähmt nich in dem maße aber äh - - son bißchen wie n kaninchen komm ich mir schon vor ne – das so vorm abschuss steht A: (?..) schlange der – in der luft liegenden aura P: hm" (Brünner, Gülich 2002, S.68) (weitere ausführliche Beispieltranskripte: Brünner, Gülich 2002, S.68-69 u. 75-76)	➔ interaktive Bedeutungskonstitution gibt den Veranschaulichungen einen besonderen Stellenwert (Brünner, Gülich 2002, S.77)
5	Nachfragen des Arztes/der Ärztin während Patientenerzählungen	„P: ja und das Andere sind so sekunden blackouts - - A: hm hm P: (8 Sek) wusst ich selber eigentlich GAR nischt mehr – davon (5. Sek) A: wie fängt das an – P: ja – hm - - kein vorgefühl nix – GAR nix (7 Sek.) hm - - ja und dann dann ble / also WIE ein und ausschalten - - (leiser) is das - - A: hm hm" (Brünner, Gülich 2002, S.60)	➔ Konkretisierung von Schilderungen durch den Patienten/die Patientin (mehr Veranschaulichungsverfahren, Modifikationen und Präzisierungen von Symptomschilderungen) ➔ genauere Selbstwahrnehmung und adäquatere Reaktion auf Risikosituationen durch den Patienten/die Patientin werden ermöglicht (Brünner, Gülich 2002,

	interaktives Verfahren	Zitat/Beispiel	Auswirkung
			S.78)
5.1	Reformulierung einer Patientenäußerung und Nachfragen nach konkretem Detail	„A: sie spüren sich nich äh oder wie muss man sich das VORstellen P: die ganze feinfühligkeit – das is alles weg auch wenn ich koche ich muss zu den anderen sagen also – ich hoffe jetz is es gut ich SCHMECKE auch nichts -“ (Brünner, Gülich 2002, S.65)	
6	Wiederholtes Nachfragen des Arztes/der Ärztin, um eine konkrete Patientenschilderung zu initiieren	„P: es könnte vielleicht sein dass es – inner bestimmten situation schlimmer is wenn ich zum Beispiel in gesell-schaft bin oder so aber das is A: vielleicht fällt ihnen dann irgendne bestimmte situation ein - - - P: (leise) nee A: wos besonders blöd war (7 Sek.) P: Ja – klar wenn man in gesellschaft is dann kriegt das hinterher immer ne andere wertung A: erzählen sie davon - - P: ja wenn ich mich in in gesellschaft ne aura bekomme ne isolierte aura und äh dann bekommt das natürlich ne andere wertung ich ich A: ja – ich hab so den eindruck sie sie denken an ne bestimmte situation und wär ihnen dankbar – äh wenn sie nochmal kurz – P: ja da warn [...]“ (Brünner, Gülich 2002, S.63)	➔ Konkretisierung von Schilderungen durch den Patienten/die Patientin (mehr Veranschaulichungs-verfahren, Modifikatio-nen und Präzisierun-gen von Symptom-schilderungen) ➔ genauere Selbst-wahrnehmung und adäquatere Reaktion auf Risikosituationen durch den Patien-ten/die Patientin werden ermöglicht (Brünner, Gülich 2002, S.78)

Bestimmte Metaphernsysteme fokussieren bestimmte Bedeutungen und haben mit ihren Konnotationen u.U. auch unerwünschte Wirkungen oder provozieren nicht intendierte Vorstellungen bei den Patient/inn/en.

4.4.4.2 Hinweise auf Patientenempowerment?

Generell sehen die Autorinnen eine wichtige Rolle von Veranschaulichungsverfahren in der „Anleitung zu Handlungs- und Verhaltensweisen und bei der Motivation zu Verhaltensänderungen" (ebenda, S.81)

Die Autorinnen verweisen insbesondere im Zusammenhang mit genauem Nachfragen von Ärzt/inn/en nach unklaren Patientenäußerungen und den daraus folgenden Konkretisierungen durch die Patient/inn/en darauf, dass dieses Nachfragen zu genauerer Selbstbeobachtung der Patient/inn/en führen kann. Auf einer solchen Sensibilisierung kann ein adäquateres Risikoverhalten des Patient/inn/en aufbauen. (Brünner, Gülich 2002, S.78)

Wirkungsmodell nach Brünner, Gülich 2002:

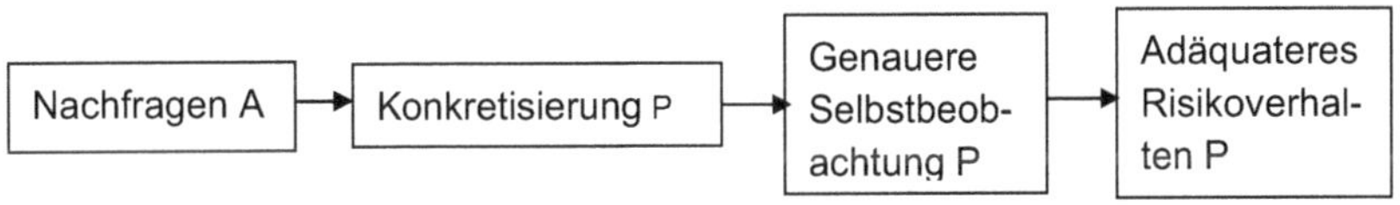

4.4.4.3 In welcher Weise sind die Ergebnisse überraschend, interessant oder zweifelhaft?S

Überraschend war, dass trotz eines anderen Forschungsschwerpunkts eine Reihe von interaktiven Verfahren von Ärzt/inn/en identifiziert werden konnte. Interessant scheint mir für zukünftige Interventionsforschung das spezifische Wirkungsmodell, das Auswirkungen von Nachfragen des Arztes/der Ärztin auf das Risikoverhalten der Patient/inn/en (und damit auf Gesundheit) konstatiert.

4.4.5 Einschätzung der Qualität der Primärstudie

4.4.5.1 Sind die Forschungsfragen klar?

Ja, wenn auch im Text verstreut dargestellt.

4.4.5.2 Sind zentrale Schritte des Forschungsprozesses klar beschrieben?

Der gesamte Forschungsprozess, die Auswahl der Gesprächssituationen, die Analysemethodik und die Transkriptionsmethode werden sehr knapp, aber sehr präzise und differenziert dargestellt (Brünner, Gülich 2002, S.24ff).

4.4.5.3 Wurden die Gespräche systematisch analysiert?

Ja, siehe Forschungsschritte.

4.4.5.4 Sind die Schritte des Forschungsprozesses für die Forschungsfragen angemessen?

Ja.

4.4.5.5 Werden auch Fehler, Umwege und Störungen im Forschungsprozess beschrieben?

Nein.

4.4.5.6 Reflexivität. Sind mögliche Einschränkungen/„biases“ der Perspektive der Autor/inn/en im Forschungsprozess berücksichtigt?

Sie legen den anfänglich intuitiven Zugang zur Analyse offen. Die Perspektive der analysierenden Forscherinnen wird explizit eingeführt, um sie mit Kommentaren der Beteiligten integrieren zu können. Die Analyse der „accounts“ wird explizit eingeführt, damit die analysierenden Linguistinnen nicht an den Beteiligten „vorbei analysieren“.

4.4.5.7 Sind die formulierten Ergebnisse durch ausreichende Gesprächsanalysen belegt?

Ja.

4.4.5.8 Sind der theoretische Zugang, die Gesprächsausschnitte, die Interpretationen und die Schlussfolgerung klar integriert?

Ja.

4.4.5.9 Wie wurde mit widersprüchlichen Ergebnissen umgegangen?

Keine Belege gefunden.

4.4.5.10 Wie gut ist die „Geschichte“ der Studie erzählt?

Sie ist sehr wechselnd im Stil, in den theoretisch-methodischen Teilen und der Zusammenfassung ausgesprochen knapp und in den Analysen der Diskursausschnitte zum Teil episch breit und etwas weitschweifig. Man wünscht sich ein Stück mehr Integration der unterschiedlichen Ergebnisse.

4.4.5.11 Trägt die Studie neue Erkenntnisse zum Wissen über interaktives Handeln von Ärzt/inn/en bei?

Die Studie hat nicht die Untersuchung des interaktiven Handelns von Ärzt/inn/en zum Ziel, analysiert aber sehr genau die Bedeutung des ärztlichen Fragens und von Reformulierungen durch Ärzte/Ärztinnen in diesem Zusammenhang.

5 Ergebnis – Eine Systematik sprachlichen Handelns von Ärzt/inn/en in deutschsprachigen Arzt-Patient-Interaktionen und ihre Auswirkungen auf Patient/inn/en

5.1 Wozu eine Systematik?

Am Ausgangspunkt dieser Systematik stand in Kenntnis der vielfältigen Ergebnisse der Diskursforschung zur Arzt-Patient-Interaktion zunächst ein großes (hier sehr kritisch formuliert) Unbehagen:

1. Die wissenschaftliche Diskussion dieses Gesprächstyps scheint international von einem weitgehend simplifizierenden und einseitig psychologisch ausgerichteten Diskurs dominiert: Konzepte wie „Vertrauen", „Empathie", „Beziehung", „Respekt", „Sympathie" dominieren die Forschungslandschaft. Ebenso einfache Ratingverfahren wurden entwickelt, vermischen unsystematisch innerpsychische Phänomene mit sprachlichen, interaktiven Prozessen und werden zunehmend als „objektive" Messverfahren der Patientenorientierung, der Effektivität und Qualität der Arzt-Patient-Interaktion angewandt.
2. Der medizinische Diskurs zur Arzt-Patient-Interaktion steckt in vagen Beschreibungen und Konzepten von „Kontexteffekten", „Compliance", „Concordance, „Partnerschaft", „Patientenorientierung" oder „shared decision making", die mit Ausnahme der Psychosomatik kaum Bezug auf linguistische Forschungen nehmen.
3. Eine weitere Seite des Unbehagens bereiteten die theoretisch abgeleiteten Konzepte der soziologischen Systemtheorie zu Interaktion, Kommunikation und Sprache. Als abstraktes Regelwerk treten sie elegant in Erscheinung und werden von ihren Autoren (es scheinen sich fast ausschließlich Männer dieser Denkweise zu verpflichten) vor allem auf die anderen Vertreter dieses Theoriezugangs bezogen. Wenn sie überhaupt an andere Wissenschaften anschließen, dann gerne an (Sprach-)Philosophie und Mathematik. Aber über exemplarische und anekdotische Einzelbelege aus den persönlichen Erfahrungen der Forscher kommt die empirische Seite dieser Forschung bisher nicht hinaus.
4. Schließlich hat die Diskursforschung selbst bisher keine Versuche unternommen, ihre vielfältigen empirischen Untersuchungen übergreifend zu integrieren und daraus systematische und detailreiche Beschreibungen oder gar grundlegende theoretische Erklärungszusammenhänge für die Arzt-Patient-Interaktion abzuleiten.

Die hier vorgelegte Systematik will nun in Umkehrung dieses Unbehagens beginnen, diese Forschungslücken zu schließen und das Fundament für eine detailreiche und systematische Beschreibung der Arzt-Patient-Interaktion legen. Die im Folgenden ausgeführte Systematik versteht sich nicht als abschließende Zusammenfassung des Forschungsbereiches, sondern als erster Schritt und hoffentlich auch Ausgangspunkt von weitreichenden Forschungsprogrammen. Vielfältige Anschlüsse sind denkbar und sollen in den abschließenden Schlussfolgerungen (Kap.9) weiter ausgeführt werden. Die direkte Fortführung würde eine methodisch abgesicherte Zusammenführung (Metastudie) weiterer bisher vorliegender Diskursforschungen zum interaktiven Handeln von Ärzt/inn/en in der Arzt-Patient-Interaktion darstellen. Damit könnten insbesondere auch spezifische empirische Forschungslücken in diesem Bereich der Diskursforschung identifiziert und gezielt geschlossen, aber auch die notwendige interdisziplinäre Theoriediskussion zur Interaktion angestoßen werden.

Systematik meint in dieser Metastudie ein konsistentes Ordnungssystem empirisch beobachteter Phänomene – eine Phänomenologie also, die aus der Synthese der konzeptuellen Unterscheidungen der Primärstudien schrittweise entwickelt wurde. Es ist zunächst keine theoretisch fundierte, kognitive Struktur, sondern will u.a. die Grundlage für weitergehende empirische und theoretische Analysen bieten.

Beispiele für solche Systematiken sind aus vielen Forschungsbereichen bekannt und wurden meist über viele Forschergenerationen entwickelt. Sie unterscheiden sich erheblich im Grad ihrer theoretischen Fundierung. Sehr gut theoretisch begründete und nach oberflächlichen Kennzeichen geordnete Systematiken stehen in den folgenden Beispielen nebeneinander:

- Periodensystem der Elemente in der Chemie
- Systematik der Arten in der Zoologie
- Kartographie des Weltalls in der Astronomie
- Lexika und Wörterbücher der natürlichen Sprachen
- Nomenklaturen von Erkrankungen (ICD-Code) in der Medizin

Systematiken dieser Art erfüllen in den unterschiedlichen Forschungsdiskursen und den daran angeschlossenen Anwendungspraktiken sehr unterschiedliche Funktionen. Eine besondere Stärke ist ihre Funktion in der nachvollziehbaren Bearbeitung von Komplexität und dem Herstellen von konzeptuellen Anschlüssen im Forschungsdiskurs und in der transdisziplinären Diskussion von Forschungsergebnissen. Damit wird eine forschungspraktische Weiterentwicklung der Diskursforschungen zur Arzt-Patient-Interaktion wesentlich erleichtert. Ein besonderes Anliegen der Entwicklung dieser Systematik war es, einen systematischen Ausgangspunkt für die inter- und transdisziplinäre Analyse und empirische Erforschung von Wirkungszusammenhängen innerhalb der Interaktionen, zwischen der Interaktion und den beteiligten Personen (Bewusstseinen) und ihrer Gesundheit sowie zwischen Interaktion und den beteiligten Organisationen zu liefern.

5.2 Was sind die Grenzen und Einheiten der Systematik?

Systematiken haben immer das Problem der Abgrenzung nach außen und der Differenzierung nach innen. Welche Phänomene sollen eingeschlossen und in welchen Aspekten sichtbar gemacht werden? Mit Dirk Baecker und seiner Rezeption (vgl. z.B. Baecker 2006) des Spencer-Brown'schen Formen-Kalküls (Spencer Brown 1969) sollen im Folgenden in erster Linie die eingeschlossenen Phänomene charakterisiert werden und nur dort, wo es notwendig erscheint, auch das Ausgeschlossene thematisiert werden. Die Umwelt des Ausgeschlossenen ist wie immer viel größer als das hier Eingeschlossene.

Diese Systematik schließt interaktive, verbale Verfahren ein, die im Kontext der Arzt-Patient-Interaktion vom Rollenträger Arzt/Ärztin benutzt werden. Eingeschlossen sind auch alle anderen akustisch wahrnehmbaren Phänomene der Interaktion und ausgewählte nicht-sprachliche Handlungen von Ärzt/inn/en, die in diskursanalytischen Untersuchungen üblicherweise auch transkribiert und in den Analysen der Primärstudien berücksichtigt werden.

Die Einheiten dieser Systematik sind also interaktive, verbale Verfahren, die sich gegenüber „isolierten, sprachlichen Mitteln" (Brünner, Gülich 2002, S.24) abgrenzen, wie sie etwa im Lexikon der deutschen Sprache beschrieben werden. Der Begriff „Verfahren" verweist auf zwei wesentliche Merkmale der hier eingeschlossenen, interaktiven Phänomene: die Funktionalität in der Interaktion und der Prozesscharakter einer sich im zeitlichen Verlauf entwickelnden Interaktion.

Vergleichbar mit Zellen in der Biologie, sind die Einheiten der Systematik nicht umfassende autonome Organismen, diese wären Interaktionstypen, wie organisierte Interaktion vs. gesellige Interaktion (Kieserling 1999), oder Diskurstypen, wie Erzählung, Interview, Diskussion, Beratung, Vortrag etc. Vielmehr werden hier einzelne verbale Handlungen in ihrem interaktiven Kontext differenziert und systematisiert. Man könnte aus einer systemtheoretischen Perspektive von „sozialen Mikroeinheiten" sprechen, die ihre eigenen sprachlichen Charakteristika (interne Ausdifferenzierung) haben, die in bestimmten Kontexten und mit unterschiedlichen, aber auch charakteristischen, interaktiven Wirkungen oder Funktionen auftreten.

Beim genauen Lesen werden nach wie vor einzelne Zuordnungsprobleme in der Systematik auffallen. Teilweise ist dies darauf zurückzuführen, dass einzelne kommunikative Formen unterschiedliche interaktive Funktionen übernehmen können und daher an mehreren Stellen der Systematik auftauchen. Zum anderen unterscheiden sich die hier berücksichtigten Primärforschungen im Differenzierungsgrad der Analyse und in der Forschungsperspektive, sodass Konzepte und Kategorien sehr unterschiedlichen Charakters zu integrieren waren. Hier wurde ein schwieriger (und hoffentlich „goldener") Mittelweg eingeschlagen, auf dem übergreifende Kategorisierungen formuliert werden, aber die ursprünglichen Konzeptionen der Primärstudien weitgehend sichtbar bleiben sollten.[169] Dies geht nicht widerspruchsfrei und stellt einen ersten Versuch dar, der vor allem weiterführende Diskussionen anregen will, um langfristig zu einer theoretisch besser fundierten sowie forschungspraktisch und didaktisch nutzbaren Systematik zu führen.

5.3 Struktur und Kriterien der Unterscheidung der Systematik

Unterschieden werden die beschriebenen verbalen Verfahren in erster Linie in ihrer interaktiven Funktionalität, d.h. welche Aufgabe in der Arzt-Patient-Interaktion für sie beschreibbar ist. Aus einer diskursanalytischen Perspektive sollten diese Funktionsunterscheidungen auch „Teilnehmerkategorien"[170] sein. Sie sollten also von Ärzt/inn/en und Patient/inn/en, die ihre Interaktion reflektieren und begründen können, etwa mit den Worten „Ich sage das, damit ..." oder „Es ist passiert, weil das und das gesagt wurde" prinzipiell beschreibbar sein.

Die Vielzahl und Komplexität der Merkmale der hier systematisierten Verfahren (und möglicherweise die weiterhin noch fehlende analytische

169 Vgl. dazu auch die Ausführungen von Weed (2005, Absatz 41), der dies als Grunddilemma der Synthese qualitativer Forschung sieht.

170 Hier im Sinne der „members' categories" von Harvey Sacks (1995).

Durchdringung dieser Phänomene) lassen bisher keine linear hierarchische Strukturierung zu, wie sie durch sehr einfache Ordnungskriterien (z.B. alphabetische Reihung) herstellbar wären. Wahrscheinlich erscheint, dass dies nie möglich sein wird, da die Komplexität der hier analysierten Phänomene und ihre noch komplexeren Zusammenhänge und Interdependenzen zu anderen Systemebenen (Körper, Bewusstsein, Organisation, Gesellschaft) immer viele Beobachtungsperspektiven und damit Unterscheidungen zulassen werden.

Dem handlungstheoretischen Ansatz von Spranz-Fogasy (2005, S.18ff), der Arzt-Patient-Interaktion als Handlungsschema begreift, folgend, hat die Systematik auf der obersten Ebene eine zeitlich funktionale Grundstruktur. Hier werden neun zentrale Komponenten des interaktiven, sprachlichen Handelns in der Arzt-Patient-Interaktion unterschieden, die dann weiter in „Handlungstypen", „Einzelhandlungen" und Varianten dieser differenziert werden (für eine weitere Begründung dieser Unterscheidungen vgl. Kap. 7.1).

Die Einträge in diese Systematik wurden also zunächst zeitlich und funktional unterschieden und einer der Gesprächskomponenten zugeordnet. Auch die zweite Unterscheidungsebene in „Handlungstypen" erfolgt zunächst entsprechend der interaktiven Funktionalität des beschriebenen Verfahrens. Die Unterscheidungen von Funktionen der interaktiven Verfahren werden zumeist den Analysen der Primärstudien entnommen. Nur in Einzelfällen werden eigene Zuordnungen der Funktionalität getroffen, wo sich solche durch die fortschreitende Integration mit Ergebnissen aus anderen Primärstudien anbietet.

Erst auf der dritten und vierten Ebene treten Differenzierungen entsprechend der inhaltlichen und sprachlichen Merkmale der Verfahren stärker in den Vordergrund und differenzieren „Einzelhandlungen" und deren Varianten.

5.4 Was sind die Dimensionen der Beschreibung in der Systematik? – Eine kleine Leseanleitung

Die im Folgenden beschriebene Systematik der interaktiven Verfahren bietet zunächst für jede Gesprächskomponente eine Grundbeschreibung mit Anschlüssen zu weiterführender Literatur, einen grafischen Überblick über jede identifizierte verbale Handlung dieser Gesprächskomponente und eine tabellarische Detailbeschreibung aller verbalen Handlungen mit

Transkriptbeispielen und den in den Primärstudien beschriebenen interaktiven Wirkungen dieser Handlungen auf die Patient/inn/en.

In den tabellarischen Detailbeschreibungen werden Kurzcharakterisierungen der Handlungstypen aus den Primärstudien bzw. aus der dort als weiterführende Literatur zitierten Arbeiten in der Spalte „Genauere Beschreibung" wiedergegeben. Einzelhandlungen und ihre Varianten sollten im Allgemeinen über ihre Bezeichnung (Spalte „Kategorie") und die vorgestellten Transkriptausschnitte ausreichend charakterisiert sein und werden im Sinne einer Beschränkung des Textumfangs nur in Ausnahmefällen weitergehend beschrieben.

Die Transkriptausschnitte werden als Beispiele für verbale Handlungen von Ärzt/inn/en nur herangezogen, wenn sie in den Primärstudien als verbale Handlungen dieses Typs analysiert wurden. Es wurden also keine eigenen Gesprächsanalysen an den Originaltranskripten durchgeführt. In einigen Fällen werden von den Autor/inn/en nur allgemeine Beispiele oder Formulierungsvorschläge für verbale Handlungen angeführt und keine eigenen Transkripte vorgelegt. Diese „allgemeinen Beispiele" sind jeweils als solche gekennzeichnet. Wurde in einer Primärstudie kein Textbeispiel sondern nur eine Bezeichnung oder Beschreibung einer verbalen Handlung gegeben, wurde diese Beschreibung in die Spalte „Genauere Beschreibung" inhaltlich eingearbeitet und die Publikation dort zitiert. Die Transkripte wurden zur besseren Lesbarkeit für den Gebrauch in der Synthesematrix vereinfacht (insbesondere ohne Partiturschreibweise) und nach einem einfachen HIAT-Verfahren (Rehbein, Grießhaber et al. 1993) vereinheitlicht (z.B. in der Groß- und Kleinschreibweise).

Für jedes identifizierte interaktive Verfahren wird weiters der Gesprächstyp, in dem es in der Primärstudie analysiert wurde, angegeben (Spalte „G.typ"; für die Definitionen der Gesprächstypen und ihre Akronyme siehe unten). Soweit die Primärstudien über interaktive Wirkungen der jeweiligen sprachlichen Handlung berichten, werden diese in der Spalte „Beschriebene Auswirkungen" von mir kurz zusammengefasst.

5.4.1 Grunddefinition der Gesprächstypen der Arzt-Patient-Interaktion und eine erste Annäherung an die Systematik

Grundlegende Gesprächstypen der Arzt-Patient-Interaktion werden im Folgenden kurz definiert und in der Systematik des interaktiven, sprachlichen Handelns von Ärzt/inn/en unterschieden, um weiterführende

Interpretationen der in der Matrix dokumentierten interaktiven Verfahren zu ermöglichen. Der handlungstheoretischen Kategorie der „Konstellation“[171] folgend, könnten damit Handlungspotentiale mit einer spezifischen Vorstrukturiertheit des Handlungsprozesses im jeweiligen Gesprächstyp für weitere Analysen zugrunde gelegt werden. Die Abkürzungen in der Klammer werden in der Matrix zur Identifizierung des Gesprächstyps verwendet.

5.4.1.1 Anamnese, Erstgespräch, Aufnahmegespräch (A)

Definition von Lalouschek (2005b, S.52):

> Eine Anamnese ist das Erstgespräch, das mit Patienten bei der Aufnahme in eine Abteilung eines Krankenhauses oder beim Arztbesuch durchgeführt wird. Sie wird benötigt, um die Personalien und die beschwerderelevanten Informationen zu erheben, eine Diagnose zu stellen und entsprechende therapeutische Maßnahmen einleiten zu können.

Eine ausgezeichnete diskursanalytische Grundbeschreibung der Anamnese als Gespräch findet sich bei Lalouschek (2004, S.144). Lalouschek (2005b) unterscheidet zwei Grundtypen der Anamnese:

1. biomedizinische Anamnese (Lalouschek 2005b, S.53; Schettler, Nüssel 1984).
2. psychosomatische Anamnese (Lalouschek 2005b, S.62, Morgan, Jr., Engel 1976; Adler, Hemmeler 1986; Helmich, Hesse et al. 1991).

5.4.1.2 Visitengespräch, Hausbesuch (V)

Nach dem Roche Medizin Lexikon (2003) wird Visite definiert als:

> „regelmäßig am Krankenbett stattfindende Gespräche des behandelnden Arztes u./oder des Pflegepersonals mit dem Pat. Dient zur Weitergabe von Beobachtungen, Darstellung des Krankheitsverlaufs, Befragung u. Untersuchung des Pat., Besprechung des weiteren Vorgehens, Abstimmen der pflegerischen u. med. Planung.“

5.4.1.3 Aufklärungsgespräch (AK)

Meyer (2000, S.6) gibt folgende Definition für das Aufklärungsgespräch:

> Aus der hier vertretenen Sicht ist die Bezeichnung „Aufklärungsgespräch“ nur für die Aufklärung über medizinische Methoden und ihre Risiken zu

---

171 Vgl. z.B. Rehbein (1977, S.265) und Bührig (1992, S.9-10).

> verwenden. Die Information von Patienten über Diagnosen und Prognosen findet in Befundgesprächen statt, die eine andere Zwecksetzung haben und deshalb gesondert betrachtet werden müssen. „Aufklärungsgespräche“ finden vor der Anwendung diagnostischer und therapeutischer Methoden statt, letztere sind meist Operationen (aber nicht immer: z.B. sind auch Chemotherapien aufklärungspflichtig).

Meyer unterscheidet auf Basis handlungstheoretischer Überlegungen „diagnostische Aufklärungsgespräche“ (vor diagnostischen Eingriffen; nicht zu verwechseln mit Befundbesprechungen!) von „therapeutischen Aufklärungsgesprächen“ (vor therapeutischen Eingriffen), die in Teilen unterschiedliche Gesprächsstrukturen aufweisen. Diese Unterscheidung wird hier für diese Überblicksarbeit nicht übernommen, obwohl sie für eine detaillierte Analyse von Aufklärungsgesprächen sinnvoll erscheint.

5.4.1.4 Befundgespräch (B)

Meyer (2000, S.6) gibt folgende Definition für das Befundgespräch:

> Die Information von Patienten über Diagnosen und Prognosen findet in Befundgesprächen statt, die eine andere [als des Aufklärungsgesprächs; Anm. P.Nowak] Zwecksetzung haben und deshalb gesondert betrachtet werden müssen.

5.4.1.5 Entlassungsgespräch (E)

Eine verbindliche Definition des „Entlassungsgesprächs“ wurde von mir nicht gefunden. Dies ist wohl darauf zurückzuführen, dass dieses Gesprächssetting erst in den letzten Jahren im Zuge der Entwicklung von strukturiertem Entlassungsmanagement bzw. in der Diskussion von integrierten Versorgungskonzepten schrittweise in einigen Kliniken etabliert wurde. „Entlassungsgespräche“ können vom Pflegepersonal und/oder Ärzt/inn/en meist am letzten Tag des Krankenhausaufenthalts durchgeführt werden und dienen der abschließenden Einschätzung der stationären Behandlung sowie der Vorbereitung der Patient/inn/en auf die zukünftige Behandlung und den erwarteten Gesundungsprozess. Dieser Gesprächstyp ist nur in wenigen Kliniken fixer Bestandteil der Ablauforganisation.[172]

---

172 Vgl. Peninhaupt, Nowak et al. 2004

5.4.1.6 Folgegespräch, Zweitgespräch (F)

Als Folge- oder Zweitgespräch werden hier alle Gespräche zusammengefasst, die in einer laufenden Behandlung eines/r Patienten/ Patientin nach dem Erstgespräch stattfinden und nicht Teil der Visite sind bzw. einen spezifischen Aufklärungsfokus haben.

5.4.2 Überblick über die Gesprächstypen und ihre wesentlichen Gesprächskomponenten

Die beschriebenen Unterschiede der Gesprächstypen können auch als Matrix des Auftretens der neun hier unterschiedenen Gesprächskomponenten zusammengefasst werden. Gesprächskomponenten, die einen interaktiven Schwerpunkt des Gesprächstyps darstellen sind mit „◎“ gekennzeichnet, optionale Gesprächskomponenten mit „O“ und Standardkomponenten von institutionellen Gesprächen mit „•“.

Gesprächs-komponente	Anamnese, Erstgespräch	Folgegespräch	Visite	Befundbesprechung	Aufklärungsgespräch	Entlassungsgespräch
Gesprächseröffnung	◎	•	•	•	•	•
Eröffnungsinitiative	◎	O	O			
Information erfragen	◎	◎	O	O	O	O
Zuhören	◎	◎	O	◎	◎	O
Orientierung geben	•	•	•	•	•	•
Information geben	O	O	O	◎	◎	◎
Planung u. Entscheidung	O	◎	O	◎	◎	O
Gesprächsabschluss	•	•	•	•	•	◎
Körperliche Untersuchung	O	O	O			

Dieser Überblick zeigt die allgemeine Einschätzung des Autors über die spezifischen kommunikativen Funktionen der unterschiedlichen Gesprächstypen, ist aber nicht Ergebnis dieser Metastudie. Es wäre eine lohnende Aufgabe, mit zukünftigen Metastudien von Diskursforschungen das unterschiedliche Auftreten einzelner Handlungstypen in organisational unterschiedenen Gesprächstypen zu untersuchen und damit ihre differenzierten und überschneidenden interaktiven Funktionen sichtbar zu machen.

An dieser Stelle soll dieser Überblick dem/der Leser/in helfen, eine erste Orientierung über das weite Feld der Arzt-Patient-Interaktion zu gewinnen und eine erste Annäherung an die folgende Systematik zu ermöglichen.

5.5 Die Systematik auf einen Blick

Die im Folgenden differenziert beschriebenen Syntheseergebnisse dieser Metastudie soll zunächst als „Gesamtlandkarte" vor Augen geführt werden. Die 46 in den Primärstudien identifizierten Handlungstypen werden den neun Gesprächskomponenten zugeordnet. Dabei repräsentiert die unterschiedliche Ausdifferenziertheit, wie zu zeigen sein wird, vor allem die analytischen Schwerpunkte der eingeschlossenen Primärstudien, aber auch die Komplexität der interaktiven Prozesse in den jeweiligen Gesprächskomponenten. In der ersten Überblicksgrafik wird gezeigt, welche Handlungstypen durch Transkriptbeispiele (nicht) belegt werden konnten.[173]

173 Auch in den folgenden Grafiken der einzelnen Gesprächskomponenten werden interaktive Handlungen, die nicht durch ein Transkriptbeispiel oder allgemeines Beispiel belegt war, hellgrau markiert und mit Stern versehen. Darüber hinaus wird innerhalb der Grafiktexte auf die geschlechtsneutrale Formulierung aus Platzgründen verzichtet. Alle Angaben gelten sinngemäß in männlicher und weiblicher Form.

5.5.1 Die Systematik des sprachlichen Handelns von Ärzt/inn/en: Grafischer Überblick

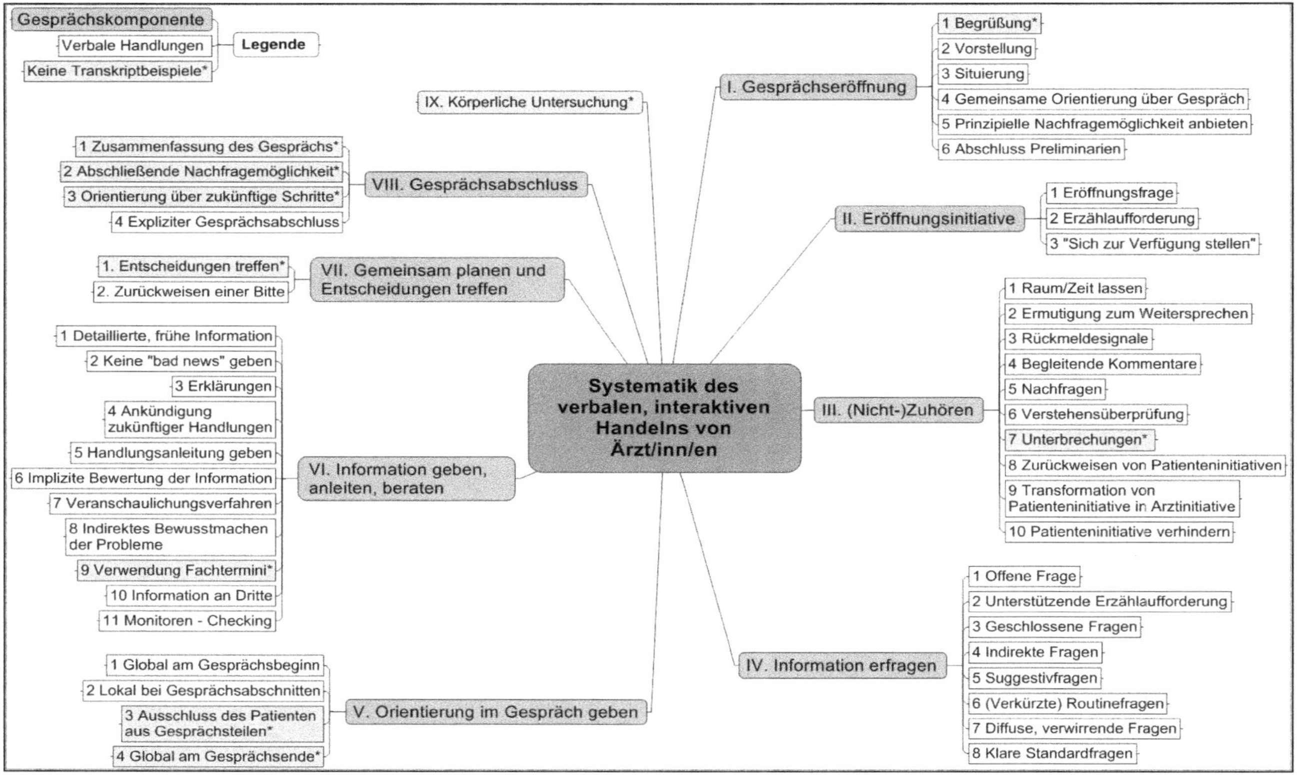

5.6 Gesprächseröffnung

Die Gesprächseröffnung[174] wird in Lehrbüchern zur Arzt-Patient-Interaktion (vgl. z.B. Silverman, Kurtz et al. 2005, S.35) als zentral für den Aufbau eines „Rapports"/einer Beziehung zum Patienten/zur Patientin gesehen. Auch wenn hier häufig nur wenige Worte vom Arzt/von der Ärztin gesprochen werden, werden mit dem Gelingen dieser ersten Interaktionsphase weitreichende Konsequenzen für das gesamte folgende Gespräch beschrieben. Dieses „setting the stage" (Makoul 2001) wird in den meisten Modellen der ärztlichen Gesprächsführung in sehr ähnliche Handlungstypen zerlegt. Im Gegensatz zu diesen Modellen[175] wird hier die „Eröffnungsinitiative" als eigene Gesprächskomponente und nicht als Teil der Gesprächseröffnung eingeführt, da diese Initiative als eigenständige zentrale Weichenstellung für die folgende Interaktion gesehen wird.

Auffällig ist das Fehlen von Forschung zum ersten Schritt der Gesprächseröffnung – der Begrüßung. Die Vorstellung und die Klärung der Rolle des Arztes/der Ärztin scheinen häufig von diesen vernachlässigt zu werden, interessanterweise insbesondere bei Medizinstudent/inn/en im Krankenhauspraktikum (Menz 1991 b; Maguire, Rutter 1976). Zunehmend als kritischer Punkt wird die Identifizierung des Patienten/der Patientin gesehen. Die Analyse von Behandlungsfehlern zeigte, dass die Verwechslung von Patient/inn/en einer der Hauptursachen für schwerwiegende „Kunstfehler" ist. Die „Save 100 000 Lives Campaign" (Berwick, Calkins et al. 2006) in den USA und die WHO in ihrer „World Alliance for Patient Safety"[176] haben die Patientenidentifizierung zu einer der Hauptstrategien für eine sichere Krankenbehandlung gemacht.

In den hier analysierten Primärstudien konnten sechs Handlungstypen unterschieden und durch Transkriptbeispiele belegt werden (siehe unten):

1. Begrüßung
2. Vorstellung des Arztes /der Ärztin
3. Situierung

---

174 Spranz-Fogasy (2005, S.23) verwendet hier auch den Ausdruck „Preliminarien".

175 Vgl. z.B. Silverman, Kurtz et al. 2005.

176 Vgl. http://www.who.int/patientsafety/solutions/patientsafety/en/index.html [Letzter Zugfriff 24.08.09]; WHO 2006.

4. Globale Orientierung über den Gesprächszweck und Gesprächsverlauf
5. Prinzipielle Nachfragemöglichkeit anbieten
6. Interaktiver Abschluss der Präliminarien

Die Textbeispiele stammen fast ausschließlich aus Erstgesprächen. Die Begrüßung wurde nur generell beschrieben, aber nicht durch Transkripte belegt. Die anfängliche „Globale Orientierung“ im Gespräch ist auch als Teil der weiter unten beschriebenen Gesprächskomponente „Orientierung geben“ zu verstehen. Diese ist insbesondere von Lalouschek (2004 u. 2005) detailliert analysiert worden. Entsprechend differenziert erscheint auch dieser Teil der Gesprächseröffnung in der Systematik.

Erstmals sind in dieser Gesprächskomponente „nicht durchgeführte“ oder „mangelnde“ verbale Handlungen als eigene Typen von Einzelhandlungen identifiziert. Dabei folgt die Synthese den Interpretationen der jeweiligen Primärstudien, die dies auch mit Blick auf die Wirkungen solcher „Nicht“-Handlungen als gesonderte interaktive Phänomene analysieren.

Der (verbale) Handlungstyp der „Situierung“ verweist in erster Linie auf nonverbale Handlungen der Positionierung im physischen Raum, die hier nicht beschrieben sind. Aber es werden verbale Begleithandlungen zur Situierung bzw. Unterbrechungen der verbalen Interaktion durch diese Handlungen diskutiert. An dieser Stelle soll ergänzend auf die wiederholt formulierte Bedeutung der Positionierung der Gesprächspartner/inn/en im Raum und nonverbale Gestik (vgl. z.B.: Roter, Frankel et al. 2006; Köhle, Koerfer et al. 2005; Neises 2005; Silverman, Kurtz et al. 2005, S.41 u. 122ff; Griffith, Wilson et al. 2003) sowie ihre Auswirkungen (Gallagher, Hartung et al. 2005; Frankel 1983; Sommer 1971) hingewiesen werden. Die grundlegende Öffnung des Gesprächs für den Patienten/die Patientin bzw. das emotionale Willkommen-Heißen (Silverman, Kurtz et al. 2005, S.134), das vorwiegend auch von nonverbalen Kommunikationsaspekten getragen wird, wird als Grundlage für einen empathischen Gesprächsstil und für den Beziehungsaufbau zwischen den Gesprächspartner/inne/n beschrieben.

Insgesamt kann aus den beschriebenen Auswirkungen der verbalen Handlungen der Gesprächseröffnung abgeleitet werden, dass diese Gesprächskomponente für die Herstellung ähnlicher Erwartungen an das Gespräch bei den Gesprächspartner/inne/n entscheidend ist. Dies betrifft die inhaltliche Ebene, die Ebene der Interaktionsprozesse und der psychosozialen Beziehung zwischen den Gesprächspartner/inne/n gleichermaßen. Eine optimal durchgeführte Gesprächseröffnung fördert damit Klarheit der folgenden Redebeiträge, gegenseitige Verständlichkeit und Vertrauen, reduziert Unsicherheit und unnötige Wiederholungen, hilft den Patient/inn/en eine aktive, koproduktive Gesprächsrolle zu übernehmen.

5.6.1 Gesprächseröffnung: Grafischer Überblick

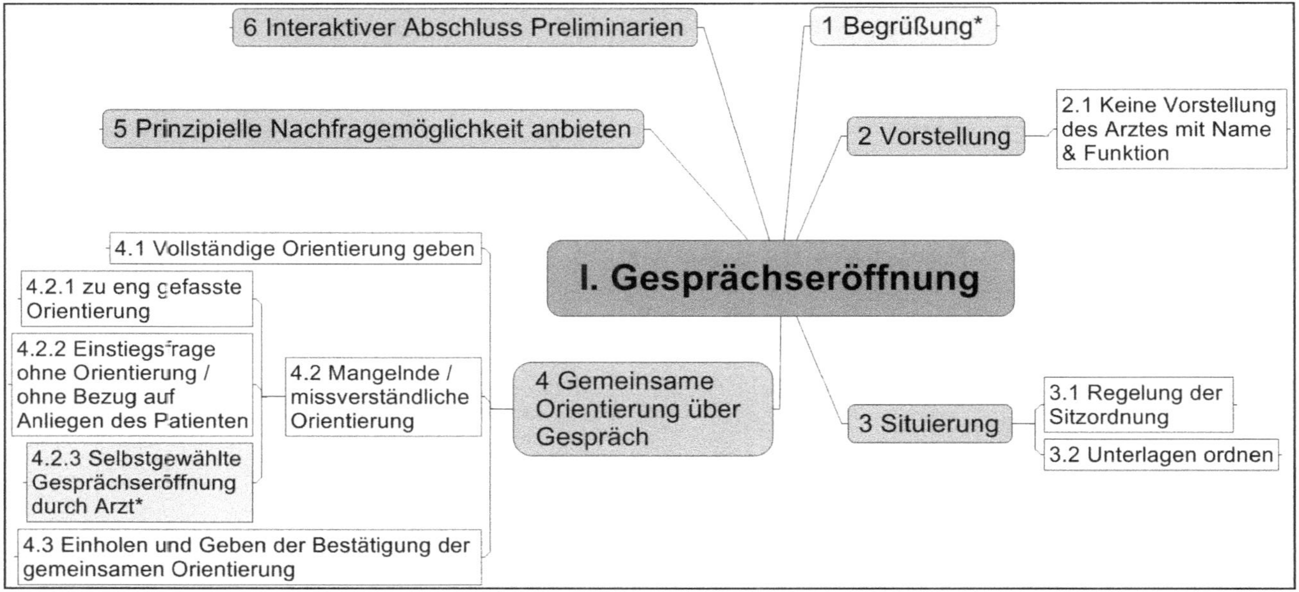

5.6.2 Gesprächseröffnung: Syntheseergebnis im Detail

Nr.	Kategorie	Genauere Beschreibung	Textbeispiel aus den Primärstudien	G. typ	Beschriebene Auswirkung
1	Begrüßung	(vgl. Lalouschek 2004, S.144) In der Begrüßung verwendet der Arzt/die Ärztin idealerweise nicht nur eine Grußformel, sondern stellt Blickkontakt her, nennt den Patienten/die Patientin beim Namen und gibt die Hand		A	
2	Vorstellung	Mit Namen und Funktion (Lalouschek 2004, S.154)	„A: meine Name ist XX, ich bin Medizinstudent – und ich mach jetzt grade ein Praktikum hier in der Praxis und wenn Sie nix dagegen ham dann würd ich gern – Ihnen schon mal ein paar Fragen stellen bis der Arzt kommt P: ja, okay“ (Lalouschek 2004, S.154)	A	
2.1	Keine Vorstellung des Arztes/der Ärztin mit Namen und Funktion		„A: So Herr PM also unterhalten wir uns schön P: bitte A: < setzt sich, ordnet die Unterlagen> was haben sie denn für Kinderkrankheiten gehabt“ (Lalouschek 2005b, S.54);	A	➔ stellt einseitige Interaktionsbedingungen her

Nr.	Kategorie	Genauere Beschreibung	Textbeispiel aus den Primärstudien	G. typ	Beschriebene Auswirkung
3	Situierung	Generell wird auf die positive Wirkung vom Gespräch im Sitzen (nicht im Stehen), auf die Herstellung von angemessener Bequemlichkeit und Nähe/Distanz für die Gesprächspartner/innen und auf das Einnehmen einer gesprächsbereiten, aufmerksamen Körperhaltung hingewiesen			
3.1	Regelung der Sitzordnung		„A: so naa – was führt sie denn hierher – [2 sek. Pause] P: guten morgen A: setzen sie sich aml – mh P: ich bin mit mei“ (Spranz-Fogasy 2005, S.23) „A: der ist kaputt – der Stuhl P: der is kaputt A: der – nee der is der is kaputt und den kansch nehmen“ (Spranz-Fogasy 2005, S.26)	A	➔ Insbesondere beim Erstgespräch eine wichtige erste Orientierung für den Patienten/die Patientin
3.2	Unterlagen ordnen	Hier handelt es sich offensichtlich um kein verbales Handeln, kann aber begleitend vom Arzt/von der Ärztin kommentiert werden. Diese Handlung wird auf	„A: So Herr PM also unterhalten wir uns schön P: bitte A: < setzt sich, ordnet die Unterlagen> was haben sie denn für Kinderkrankheiten gehabt“	A	

Nr.	Kategorie	Genauere Beschreibung	Textbeispiel aus den Primärstudien	G. typ	Beschriebene Auswirkung
		Grund seiner potentiellen kommunikativen Wirkung angeführt werden	(Lalouschek 2005b, S.54);		
4	Globale Orientierung über den Gesprächszweck und Gesprächsverlauf	Gesprächsziele verdeutlichen und Zeitrahmen mitteilen			
4.1	Vollständige Orientierung geben	führt den Patienten/die Patientin beim Erstgespräch (ggf. auch im Folgegespräch) zunächst in die Rolle des Erzählers/der Erzählerin ein und informiert, dass im späteren Gesprächsverlauf der Arzt/die Ärztin Fragen stellen wird	Allgemeines Beispiel: „Ich möchte mit Ihnen jetzt ein (ausführliches/kurzes) Gespräch über Ihre aktuellen Beschwerden und Ihre bisherigen Krankheiten führen. Darum möchte ich zuerst mit Ihnen sprechen, danach werden Sie untersucht“ (Lalouschek 2004, S.154) „A: ich hab / wir ham ne dreiviertel / gute dreiviertel Stunde Zeit für das Gespräch – und ich mach es gerne so dass ich mir erst mal erzählen lasse mit welchem – Konflikt oder Problem sie kommen – und dass ich dann auch – die Fragen ergänze – wo mir auch dann Informationen fehln ja P: mhm - Problem is“ (Lalouschek 2005b, S.63);	A	➔ beide Gesprächspartner befinden sich im gleichen Interaktionsmuster ➔ mehr Klarheit; fördert Verständlichkeit, zusammenhängende Schilderungen und spezifische Antworten ➔ hilft dem Patienten/der Patientin, die Ausführlichkeit und Angemessenheit seiner/ihrer Redebeiträge zu planen und sich auf die Darstellung seines/ihres Problems zu konzentrieren ➔ geringere Zahl von Unklarheiten, Kollisionen, Wieder-

Nr.	Kategorie	Genauere Beschreibung	Textbeispiel aus den Primärstudien	G. typ	Beschriebene Auswirkung
					holungsschleifen, Missverständnissen und unspezifischen Darstellungen ➔ gibt dem Patienten/der Patientin die Möglichkeit, den Arzt/die Ärztin einzuschätzen. Dies erzeugt eine Vertrauensbasis (Lalouschek 2005b, S.63)
4.2	Mangelnde oder missverständliche Orientierung über den Gesprächszweck und –ablauf		„A: So Herr PM also unterhalten wir uns schön P: bitte A: < setzt sich, ordnet die Unterlagen> was haben sie denn für Kinderkrankheiten gehabt“ (Lalouschek 2005b, S.54); „Erzählen Sie mir einfach“ (Lalouschek 2005b, S.63)	A	➔ unterbindet die aktive Beteiligung des Patienten/der Patientin ➔ zeitlich aufwändige indirekte Aushandlung der Gesprächsbedingungen ➔ schwierige, missverständliche Interaktionsprozesse ➔ erzeugt kein Vertrauensverhältnis und kein tragfähiges Arbeitsbündnis (Lalouschek 2005b, S.54)

Nr.	Kategorie	Genauere Beschreibung	Textbeispiel aus den Primärstudien	G. typ	Beschriebene Auswirkung
4.2.1	Fehlende, zu eng gefasste Orientierung über den Gesprächszweck und -verlauf		„A: und ich fang jetzt dann einfach mit der Befragung an – ok Ihr Name is?“ (Lalouschek 2004, S.147)	A	→ der/die Patient/in erhält eine zu enge Vorstellung über das folgende Gespräch → der Gesprächszweck bleibt unklar (Lalouschek 2004, S.147)
4.2.2	Einstiegsfrage ohne vorherige Orientierung, ohne Verbindung zum aktuellen Anliegen des Patienten/der Patientin	die sich an der Wissenslogik/am Ablaufschema des Arztes/der Ärztin orientiert (z.B. nach früheren Krankenhausaufenthalten – dient dem Arzt/der Ärztin zur Orientierung, ob eine alte Krankengeschichte vorliegt)	„A: sind Sie zum ersten Mal bei uns P: ja A: <schreibt 5 Sek.> gibt's in der Familie irgendwelche auffälligen Krankheiten“ (Lalouschek 2005b, S.54)	A	→ ist in der Funktion für den Patienten/die Patientin intransparent → weist dem Patienten eine passiv-reaktive Gesprächsrolle zu → Patient/in versucht, sein/ihr Anliegen immer wieder indirekt und an anderen Stellen einzubringen, was zu einem chaotischen Gesprächsverlauf führt (Lalouschek 2005b, S.54)
4.2.3	Selbstgewählte Gesprächseröffnung durch den Arzt/die	Ohne Textbeispiel (Raspe, Siegrist 1979, S.128)		V	→ ermöglicht dem Arzt/der Ärztin, den Ablauf und Inhalt des

Nr.	Kategorie	Genauere Beschreibung	Textbeispiel aus den Primärstudien	G. typ	Beschriebene Auswirkung
	Ärztin				Gesprächs zu kontrollieren (Raspe, Siegrist 1979, S.128) ➔ verhindert Patienteninitiativen (Quasthoff 1982, S.75)
4.3	Einholen und Geben der Bestätigung der gemeinsamen Orientierung	Am Ende der orientierenden Einleitung erfragt der Arzt/die Ärztin die Bestätigung durch den/die Patient/in. Erst wenn der/die Patient/in diese Bestätigung gibt, ist *gemeinsames* Verständnis interaktiv hergestellt	„A: ich hab / wir ham ne dreiviertel / gute dreiviertel Stunde Zeit für das Gespräch – und ich mach es gerne so dass ich mir erst mal erzählen lasse mit welchem – Konflikt oder Problem sie kommen – und dass ich dann auch – die Fragen ergänze – wo mir auch dann Informationen fehln *ja* P: *mhm* - Problem is“ (Lalouschek 2005b, S.63; [Hervorhebung PN])	A	
5	Prinzipielle Nachfragemöglichkeit anbieten		Allgemeines Beispiel: „Wenn Sie etwas genauer wissen wollen, Ihnen etwas unklar ist, können Sie mich gerne fragen.“ (Lalouschek 2004, S.154)	A	
6	Interaktiver Abschluss der Präliminarien und Überleitung zur Eröffnungsinitiative	durch Gliederungssignale deutlich markiert	Allgemeine Beispiele: „so“, „na“, „gut“ oder direkte Anrede (Spranz-Fogasy 2005, S.23)	A	➔ Einleitende Fokussierung der Aufmerksamkeit auf die Aufgabe des Gesprächs

5.7 Eröffnungsinitiative

Die tatsächliche Offenheit der Eröffnungsinitiative des Arztes/der Ärztin ist zentral für die Frage, ob die Anliegen der Patient/inn/en im folgenden Gespräch zur Sprache kommen bzw. ausreichend Aufmerksamkeit erhalten. Sie strukturiert patientenseitig die Erwartungen an das Gespräch und an die Interaktionsrolle weiter (Heritage, Robinson 2006; Lalouschek 2004). Offene Fragen in der Eröffnungsinitiative sind mit höherer Zufriedenheit und verbesserter Beziehungsqualität korreliert (Robinson, Heritage 2006). Die Forderung nach einem offenen Gesprächsbeginn steht daher im Zentrum vieler Anleitungen für das ärztliche Gespräch (vgl. z.B. Köhle, Koerfer et al. 2005; Silverman, Kurtz et al. 2005). Dabei ist davon auszugehen, dass Patient/inn/en zumeist mehr als ein explizit vorformuliertes Anliegen ins Gespräch mitbringen (McKinley, Middleton 1999) und häufig das medizinisch wichtigste Problem nicht zuerst angesprochen wird (Beckman, Frankel 1984). Eine Studie über Gespräche mit älteren, an Diabetes erkrankten Patient/inn/en konnte zeigen, dass aus Sicht der Patient/inn/en ihr drittes Anliegen zumeist das wichtigste war (Rost, Frankel 1993). Einige Studien zeigen, dass Patientenanliegen häufig nicht oder nur zum Teil zur Sprache kommen[177] (z.B. Bell, Kravitz et al. 2001; Barry, Bradley et al. 2000; Stewart, McWhinney et al. 1979) bzw. dass Patient/inn/en nicht dieselben Anliegen als „chief complaint" sehen wie ihre Ärzt/inn/en (Burack, Carpenter 1983; Starfield, Warap et al. 1981). Auch die hier analysierten Primärstudien zeigen für die beschriebenen Einzelhandlungen der Eröffnungsinitiative verhindernde bzw. befördernde Auswirkungen auf Patienteninitiativen.

Insbesondere den Analysen von Spranz-Fogasy (2005, S.25ff) folgend, werden in den analysierten Primärstudien drei grundlegende Handlungstypen unterschieden und durch Transkriptbeispiele belegt:

1. Eröffnungsfrage
2. Erzählaufforderung
3. „Sich zur Verfügung stellen"

Die Textbeispiele stammen aus Erstgesprächen wie auch aus Folgegesprächen. Im Folgegespräch ermöglicht das Vorwissen des Arztes/der

177 Patient/inn/en, die ihre Anliegen nicht zur Sprache bringen können, sind eher jung, Frauen, weniger gebildet, unverheiratet und „non-white" (Bell, Kravitz et al. 2001).

Ärztin andere Handlungsspielräume in der Eröffnungsinitiative als im Erstgespräch. Wobei auch für Folgegespräche auf eine angemessene Offenheit der Eröffnung hingewiesen wird, da unerwartete Anliegen der Patient/inn/en aktuell sein könnten (vgl. Silverman, Kurtz et al. 2005, S.44).

5.7.1 Eröffnungsinitiative: Grafischer Überblick

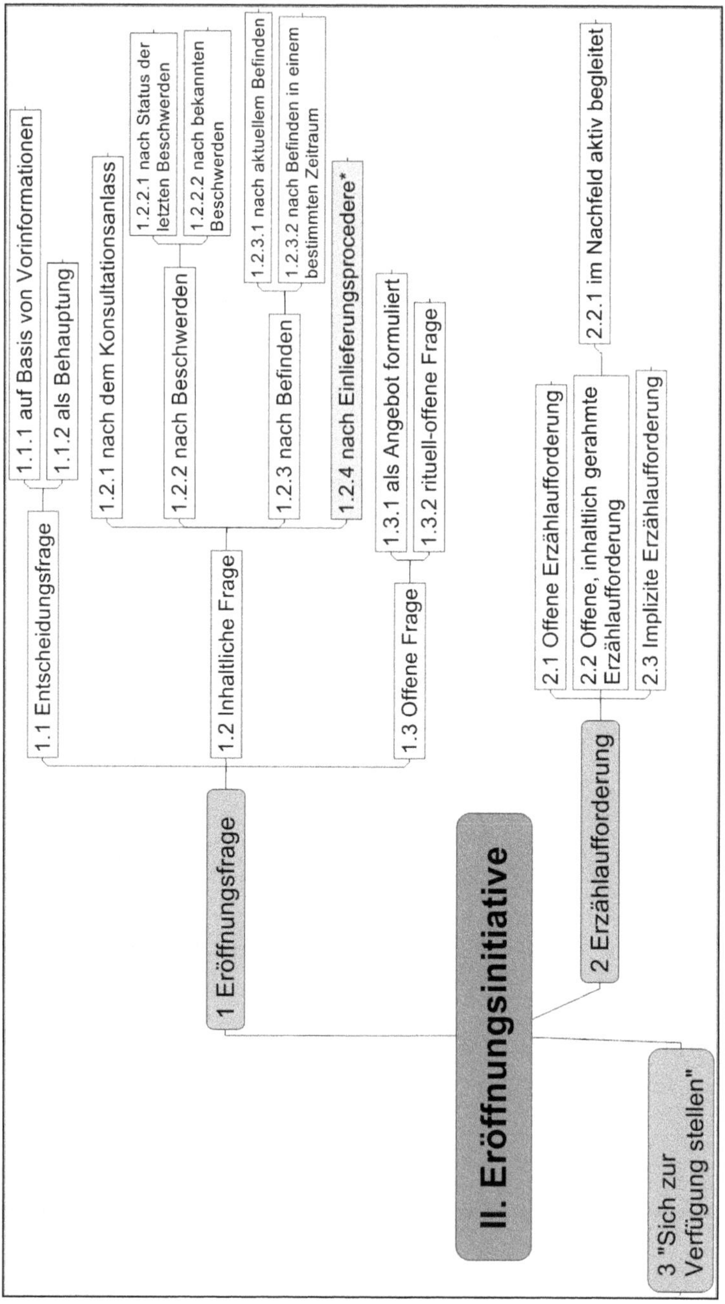

5.7.2 *Eröffnungsinitiative: Syntheseergebnis im Detail*

Nr.	Kategorie	Genauere Beschreibung	Textbeispiel aus den Primärstudien	G. typ	Beschriebene Auswirkung
1	Eröffnungsfrage				
1.1	Entscheidungsfrage				
1.1.1	Entscheidungsfrage auf Basis von Vorinformationen	wenn der Arzt/die Ärztin auf Vorinformationen (auch äußerer Anschein des Patienten/der Patientin) zurückgreift, insbesondere auch in Folgegesprächen	„A: gibts irgendwas neues heute oder äh - kommen sie wegen der alten Sache ne P: ich komm wegen ner anderen Sache [...]" (Spranz-Fogasy 2005, S.25) Allgemeines Beispiel: „Sie kommen wegen Ihrer Rückenbeschwerden?" (Spranz-Fogasy 2005, S.26)	A	➔ Patientin muss u.U. den Arzt/die Ärztin neu orientieren und gegen die bereits gefassten Vermutungen vorgehen.
1.1.2	Entscheidungsfrage, die den Satzbau einer Behauptung hat	Eine indirekte Einladung an den Patienten/die Patientin zum genannten Thema zu sprechen (Bliesener 1982, S.252)	„A: Tja. [räuspert sich] Dir geht's nicht so gut? P: Noi. [unverständlich] Ich möchte fragen, ob ob i' heim komm weil A: Mhm P: ob's net geht, wenn i', dass i' heimkommen tät und no vielleicht jeden zweiten Tag zum Blutnehma herkommen tät" (Bliesener 1982, S.264)	V	➔ Der Arzt/die Ärztin zeigt, dass er/sie schon Vorkenntnisse mitbringt, vom Patienten/von der Patientin aber weitergehende Erläuterungen, Begründungen erwartet.
1.2	Inhaltliche Frage	Ärztliche Elizitierungsstrategie			
1.2.1	Inhaltliche Frage nach dem Konsulta-	nach dem Anliegen des Patienten/der Patientin	„Was führt Sie zu mir / ins Krankenhaus?"	A	

Nr.	Kategorie	Genauere Beschreibung	Textbeispiel aus den Primärstudien	G. typ	Beschriebene Auswirkung
	tionsanlass		(Lalouschek 2004, S.154) „A: so naa – was führt sie denn hierher – [2 sek. Pause] P: guten morgen A: setzen sie sich aml – mh P: ich bin mit mei“ (Spranz-Fogasy 2005, S.23)		
1.2.2	inhaltliche Frage nach Beschwerden	die explizit auf den Beschwerdesachverhalt zielt	Allgemeines Beispiel: „Was haben Sie denn für Beschwerden?“ (Spranz-Fogasy 2005, S.25)	A	➔ konkreter Antwortzwang mit inhaltlicher Einengung
1.2.2.1	Frage nach dem Status der aus dem letzten Gespräch bekannten Beschwerden	„ Wie geht es denn mit ‚Beschwerden X‘?“ (Löning 1993, S.201; aber nicht aus dieser Studie)		F	
1.2.2.2	Eingangsfrage, die die Bestätigung bekannter akuter Beschwerden sucht	die keine Aufforderung enthält, eine eigenständige Darstellung zu liefern	„A: ja und sie sagen seit gestern – haben sie dann auch die Herzbeschwerden P: seit / Herzbeschwerden - ja“ (Lalouschek 2005b, S.56)	A	➔ Arzt/Ärztin weist dem Patienten/der Patientin eine passiv-reaktive Gesprächsrolle zu.
1.2.3	inhaltliche Frage nach dem Befinden			F	Löning 1993, S.202: ➔ gibt dem Patienten/der Patientin die Möglichkeit, zeitlich ausgedehnte Erzählungen zu beginnen und der freie Wahl der

Nr.	Kategorie	Genauere Beschreibung	Textbeispiel aus den Primärstudien	G. typ	Beschriebene Auswirkung
					Präsentationsform
1.2.3.1	Frage nach dem aktuellen Status des Befindens	„Wie geht es Ihnen?“ (Löning 1993, S.201; aber nicht aus dieser Studie)	„A: Jetzt erzählen Sie einmal bitte, wie es Ihnen geht! P: [1.sec. Pause] Ja, an un für sich geht s mir immer so ganz – gut. Ich vertrag ja auch die Infusionen ganz gut. A: Hmhm. [schreibt] P: Aber - - man wird ja doch – also so [seufzt] vom Gemüt her, nich, A: Ja. [schreibt] P: is es also recht... - - Da muß ich – doch immer viel [1,5 sec. Pause] kämpfen, dass ich also [1,5 sec. Pause] mich hängen lasse, wissen Sie? – Das is doch irgendwo ... – A: [seufzt]“ (Löning 1993, S.204)	F	
1.2.3.2	Frage nach dem Status des Befindens in einem bestimmten Zeitraum	(z.B. seit dem letzten Gespräch) „Wie ist es denn gegangen?“ (Löning 1993, S.201; aber nicht aus dieser Studie)		F	
1.2.4	Frage nach dem Einlieferungsprocedere				➔ bringt inhaltlich sehr produktive Patientenerzählungen
1.3	offene Frage			A	➔ globaler Antwortzwang, inhaltlich offen
1.3.1	offene Frage als		Allgemeines Beispiel: „Was kann ich		

Nr.	Kategorie	Genauere Beschreibung	Textbeispiel aus den Primärstudien	G. typ	Beschriebene Auswirkung
	Angebot formuliert		für Sie tun?“ (Spranz-Fogasy 2005, S.25)		
1.3.2	rituell-offene Frage		„A: so -- wie gehts denn so im Moment P: och im Moment ganz gut nur die Luft“ (Spranz-Fogasy 2005, S.25); Allgemeines Beispiel: „Wie geht es Ihnen?“ (Spranz-Fogasy 2005, S.25 u. 26)	A	➔ ambige Aufforderung, nämlich als Begrüßungsformel oder als Aufforderung zur Beschwerdeschilderung
2	Erzählaufforderung				
2.1	Offene Erzählaufforderung		Allgemeines Beispiel: „Nun erzählen Sie mal!“ (Spranz-Fogasy 2005, S.25)	A	➔ globaler Antwortzwang, inhaltlich offen
2.2	Offen inhaltlich eingerahmte Erzählaufforderung	die komplexe Antworten erfordert oder zumindest ermöglicht (Gülich 2005, S.89)	Allgemeine Beispiele: „Würden Sie mir Ihre Beschwerden bitte genau schildern?“ „Erzählen Sie mir bitte, wie das mit den Beschwerden begonnen hat“ „Gut Jetzt möchte ich gerne, dass Sie mir genau erzählen, weswegen Sie heute zu uns gekommen sind!“ (Lalouschek 2004, S.152 u. 154) „A: Frau Trecker jetzt schildern sie mir n / nochmal – ihre schmerzen die sie JETZT haben P: ja ich rede HIER drüber aber normal mag ich da gar nicht gerne	F	➔ regt ausführliche Darstellung des Patienten/der Patientin an

Nr.	Kategorie	Genauere Beschreibung	Textbeispiel aus den Primärstudien	G. typ	Beschriebene Auswirkung
			drüber reden ne – SO siehts aus A: ja“ (Gülich 2005, S.79)		
			Allgemeines Beispiel: „Erzählen Sie doch, warum Sie hier sind!“ (Spranz-Fogasy 2005, S.26); „A: Wenn Sie mir dann vielleicht als erstes einfach mal von Ihren Hauptbeschwerden erzählen. Weshalb sind Sie heute in die Klinik gekommen P: ja äh vielleicht fang ich am Anfang an? Das vor einigen Wochen äh fing es mit Bauchschmerzen an ähm die ich erst nicht erklären konnte [...]“ (Lalouschek 2004, S.147)	A	➔ globaler Antwortzwang, inhaltlich offen ➔ erzählungsfördernd, Evozieren von ausführlichen Darstellungen
2.2.1	Offen inhaltlich eingerahmte Erzählaufforderung, die im Nachfeld aktiv begleitet wird	aktiv begleitet Hörersignale, Bestätigungen und kurze Nachfragen oder weitere offene Fragen	„A: also Frau PW erzähln Sie mir einmal warum Sie jetzt ins Spital kommen P: weil ich so mit dem Herz / ah Herzschmerzen hatte und – zufällig hat mich die Frau Doktor <Name> nachdem ich bei ihr in Behandlung bin A: das ist die Zahnärztin ja P: das ist die Zahnärztin. Die hat angerufen wies mir geht – aber nur wegen dem Zahn nicht A: nur so ja	A	➔ unterstützt systematische und ausführliche Erzählungen ➔ übergibt dem Patienten/der Patientin die Rolle des primären Sprechers und dem Arzt/der Ärztin die Rolle des Zuhörers für die Dauer der Erzählung

Nr.	Kategorie	Genauere Beschreibung	Textbeispiel aus den Primärstudien	G. typ	Beschriebene Auswirkung
			P: nur so zufällig und ich / sie sagt warum haben sie so eine leise Stimme sag ich mir ist gar nicht gut und ich hab so starke Herzschmerzen – ham Sie das öfter ja das hab ich öfter weil ich das muss ich dazu sagen weil ich Angina pectoris habe nicht und das kommt immer wieder / bitte ich muss dazusagen ich hab eine etwas große Wohnung und bin ein bissl pedant und plag mich sehr mit dieser blöden Wohnung A: is ihnen zu viel Arbeit ja“ (Lalouschek 2005b, S.60)		
2.3	Implizite Aufforderung	(meist nur intonatorisch markiert)	Allgemeines Beispiel „Na, Frau Müller?“ (Spranz-Fogasy 2005, S.26)	A	➔ globaler Antwortzwang, inhaltlich offen
3	„Sich-zur-Verfügung-stellen“:	Arzt/Ärztin zeigt sich gesprächsbereit und aufmerksam, z.B. durch Blickkontakt und Gesprächspause	„A: der ist kaputt – der Stuhl P: der is kaputt A: der – nee der is der is kaputt und den kansch nehmen P: ah ja – [5 sek. Pause] - <hustet> – [2 sek. Pause] – tja -- <lacht> – [7 sek. Pause] – A: tja lacht P: und zwar ich komm weils mir im Moment – seit drei tagen – total komisch geht [...]“ (Spranz-Fogasy 2005, S.26)	A	➔ macht den Patienten/die Patientin u.U. unsicher, aber lässt ihm/ihr alle Initiativen

5.8 „Zuhören“ und „Nicht-Zuhören“

Das Zuhören, Zulassen von und Eingehen auf Patientenäußerungen ist eine vielfach und sehr differenziert in den Primärstudien untersuchte Gesprächskomponente. Entsprechend differenziert und vielfältig ist die folgende Systematik. Aufmerksames Zuhören wird in diesen und allen Untersuchungen und Anleitungen zum ärztlichen Gespräch nicht als eine passive Aufnahme von Information von ärztlicher Seite, sondern als „aktives Zuhören“ beschrieben. Dem Zulassen und der interaktiven Unterstützung von ununterbrochenen Patientenschilderungen, insbesondere am Beginn eines Gesprächs, wird größte Bedeutung für das Gelingen des diagnostischen Prozesses und der therapeutischen Beziehung zugeschrieben. Demgegenüber wurde aber seit Beginn der Erforschung des ärztlichen Gesprächs (schon bei Byrne, Long 1976) in vielen Untersuchungen belegt, dass dies keinesfalls selbstverständlich ist. So wurde zum Beispiel in einer vielzitierten Arbeit von Beckman und Frankel (1984) festgestellt:

- ➔ Ärzt/inn/en unterbrechen die anfängliche Problemschilderung der Patient/inn/en im Durchschnitt innerhalb von 18 Sekunden.
- ➔ Nur 23% der Patient/inn/en können ihre anfängliche Problemschilderung abschließen.
- ➔ Nur 1 Patient unter 51 Patient/inn/en konnte seine anfänglich unterbrochene Problemschilderung später vollenden.
- ➔ 94% aller Unterbrechungen endeten mit dem Rederecht auf ärztlicher Seite.
- ➔ Je länger Ärzt/inn/en mit der Unterbrechung der Patient/inn/en zuwarteten, desto mehr Beschwerden kamen zur Sprache.
- ➔ Die Reihenfolge der Patientenbeschwerden entspricht nicht der klinischen Bedeutung.
- ➔ Wurde die anfängliche Beschwerdeschilderung nicht unterbrochen, war sie zumeist nicht länger als eine Minute und keine dauerte länger als 150 Sekunden.

Marvel, Epstein et al. (1999) wiederholten die Untersuchung im niedergelassenen Bereich und kamen 15 Jahre später zu einer kaum besseren Einschätzung. Langewitz, Denz et al. (2002) veränderten dieses Untersuchungsdesign in einer Schweizer Internen Ambulanz, indem sie die Ärzt/inn/en anwiesen, nicht zu unterbrechen und aktiv zuzuhören. Es zeigt sich trotz sehr komplexer Beschwerdesituationen, dass die Patient/inn/en im Schnitt 92 Sekunden für ihre Beschwerdeschilderung benötigten und dass 78% aller Patient/inn/en innerhalb von zwei Minuten ihre Schilderung abgeschlossen hatten. Patient/inn/en brauchen also nicht viel Zeit, um ihre Anliegen zu schildern. Selbst wenn der Arzt/die Ärztin eigenständige Beschwerdeschilderungen zulässt, scheint es oft für sie schwierig, die Hinweise der Patient/inn/en für die relevanten Inhalte zu verstehen und positiv auf diese zu reagieren. Levinson, Gorawara-Bhat et al. (2000) zeigten, dass in der Chirurgie nur 38% solcher Patientenhinweise von ihren Chirurg/inn/en positiv aufgegriffen wurden und gar nur 23% in der niedergelassenen Allgemeinpraxis.

Auch die Diskursforschung von deutschsprachiger Arzt-Patient-Interaktion hebt die Bedeutung des „Aktiven Zuhörens" und von zusammenhängende Erzählungen fördernden und Verständnis sichernden Strategien (Köhle, Koerfer et al. 2005) hervor. Insbesondere wird auch die interaktive Unterstützung der genauen Beschreibung bestimmter Beschwerdebilder (z.B. für Schmerzen; Lalouschek 2004; Spranz-Fogasy 2005) und bei bestimmten Patientengruppen (z.B. für Frauen; Menz, Lalouschek et al. 2002, S.363) für eine erfolgreiche Diagnostik als wesentlich beschrieben.

In den hier analysierten Primärstudien konnten zehn Handlungstypen unterschieden und durch Transkriptbeispiele belegt werden (siehe unten):

1. Raum/Zeit geben
2. Ermutigung zum Weitersprechen
3. Rückmeldesignale
4. Begleitende Kommentare
5. Nachfragen
6. Verstehenssicherung
7. Unterbrechungen
8. Zurückweisen von Patienteninitiativen
9. Transformation von Patienteninitiativen in eine Arztinitiative
10. Patienteninitiativen verhindern

Die zentrale Bedeutung, die die Diskursforschung dieser Gesprächskomponente gibt, wird nicht zuletzt darin deutlich, dass alle Primärstudien Analysen von verbalen Handlungen von Ärzt/inn/en und Transkriptbeispiele zur Systematik hier beitragen. Auffällig ist auch, dass die neueren Studien sich auf verbale Handlungen konzentrieren, die

Patientenschilderungen unterstützen, während die frühen Arbeiten die Möglichkeiten des „Nicht-Zuhörens“ und des „Nicht-Zulassens“ von eigenständigen Patientenäußerungen in den Mittelpunkt stellen. Die zum Teil stark konversationsanalytisch ausgerichteten früheren Arbeiten fokussieren dabei stark auf die „Patienteninitiative“, d.h. die von Patient/inn/en selbständig platzierte (oder lancierte) Eröffnung eines neuen thematischen Fokus im Gesprächsverlauf.

Auffällig ist das Fehlen von Gesprächsbeispielen zu ärztlichen Unterbrechungen, obwohl Ärzt/inn/en im Schnitt Patient/inn/en[178] alle zwölf Sekunden unterbrechen (Rhoades, McFarland et al. 2001, vgl. auch Lalouschek 1990). Eine neuere Analyse kann den komplexen, ko-konstruktiven Charakter dieses interaktiven Prozesses belegen und fordert daher auch eine konzeptuelle Neufassung dieses interaktiven Phänomens (Li, Krysko et al. 2004). Einige der hier beschriebenen, unterstützenden verbalen Handlungen werden auch in ihrer Umkehrung als behindernd beschrieben (z.B. deutlich vs. wenig markierte Gesprächszäsuren). Die Vielfalt der identifizierten verbalen Handlungen von Ärzt/inn/en lässt vermuten, dass in diesem Bereich die Systematik einen guten Gesamtüberblick über die Gesprächsforschungsergebnisse bietet, aber eventuell noch besser integrierbar sein könnte. So unterscheiden Silverman, Kurtz et al. (2005; S.78ff) zwischen „Attentive Listening“ und „Facilitative Response“ und beschreiben damit einige der hier identifizierten Strategien. Genauere Beschreibungen von verhindernden verbalen Handlungen fehlen freilich in diesem Lehrbuch einer guten Gesprächsführung. Um nicht zu weit von den Unterscheidungen und Begrifflichkeiten der Primärstudien abzuweichen, wurde jedoch die Differenziertheit beibehalten.

---

178 Wobei Ärzt/inn/en seltener unterbrechen als ihre männliche Kollegen (Rhoades, McFarland et al. 2001) und Patientinnen häufiger unterbrochen werden als Männer.

5.8.1 „Zuhören“ und „Nicht-Zuhören“: Grafischer Überblick

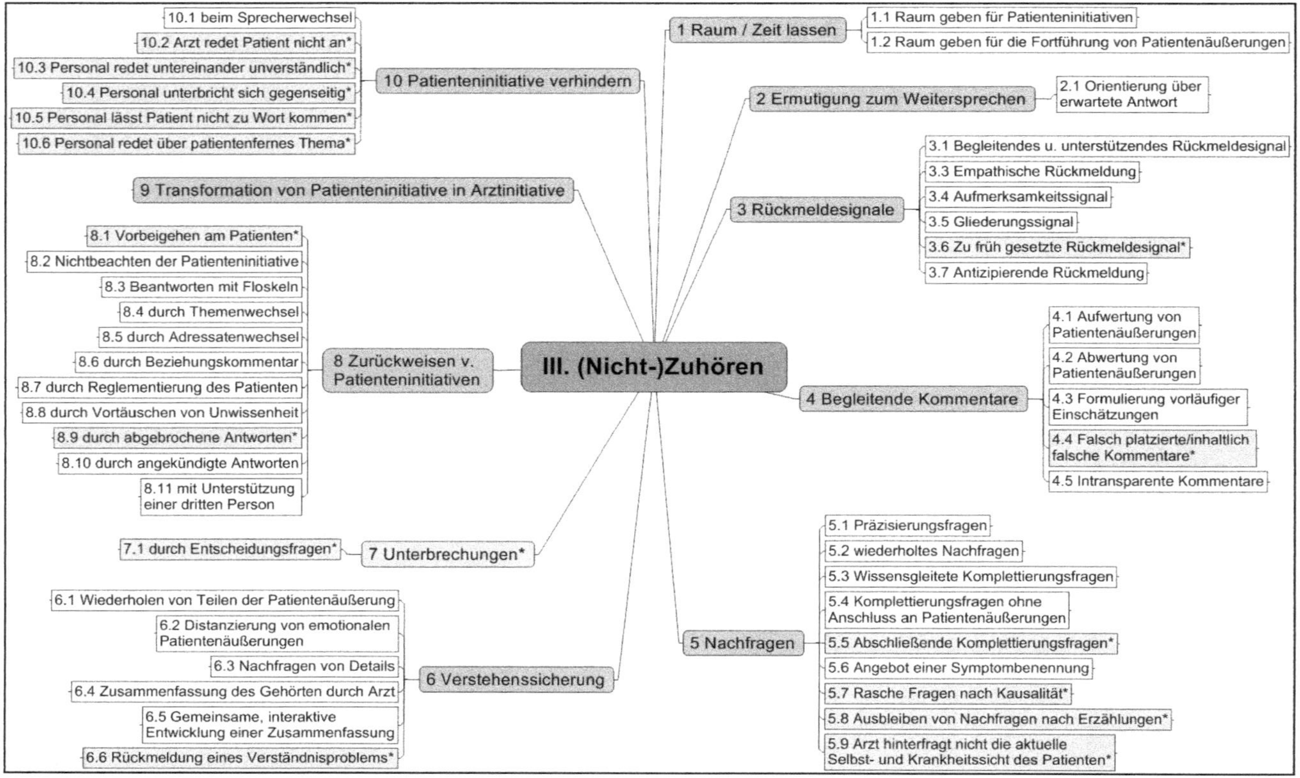

5.8.2 *„Zuhören“ und „Nicht-Zuhören“: Syntheseergebnis im Detail*

Nr.	Kategorie	Genauere Beschreibung	Textbeispiel aus den Primärstudien	G. typ	Beschriebene Auswirkung
1	Der Patientin/dem Patienten wird viel Raum/Zeit zugestanden	um „Erzählungen“ von Patient/inn/en und deren persönliche Leidenserfahrung zu ermöglichen. Diese können dann in ein Schema, das der Diagnose dient, transformiert werden. Dies ist eine interaktive Aufgabe, die von Arzt/Ärztin („unterstützende Zuhöreraktivität“) und Patient/in interaktiv gelöst werden muss. (Gülich 2005, S.79); (Löning 1993, S.210)	„A: Jetzt erzählen Sie einmal bitte, wie es Ihnen geht! P: [1.sec. Pause] Ja, an un für sich geht s mir immer so ganz – gut. Ich vertrag ja auch die Infusionen ganz gut. A: Hmhm. [schreibt] P: Aber - - man wird ja doch – also so [seufzt] vom Gemüt her, nich, A: Ja. [schreibt] P: is es also recht... - - Da muß ich – doch immer viel [1,5 sec. Pause] kämpfen, dass ich also [1,5 sec. Pause] mich hängen lasse, wissen Sie? – Das is doch irgendwo ... – A: [seufzt] P: Ah mir macht das doch sehr zu schaffen, so mit den Haaren und – alles so. A: Hm. [blättert] P: [seufzt] Da bin ich doch sehr unglücklich. [seufzt]“ (Löning 1993, S.204-205)	F	→ Patient/in kommt schnell ins Erzählen → Patient/in rekonstruiert lebensgeschichtliche Zusammenhänge → gibt dem Patienten/der Patientin die Möglichkeit, seine Ängste, Laienvorstellungen von der Krankheit und Fragen zu äußern → Insofern dienen auch die Patientenerzählungen der Entscheidungsfindung (Mondada 2002)
1.1	Raum geben für Patienteninitiativen	Drei Bedingungen sind für das Gelingen der Platzierung von Patienten-		V	→ Patient/in kann eine Frage stellen oder eine andere eigene Initiative

Nr.	Kategorie	Genauere Beschreibung	Textbeispiel aus den Primärstudien	G. typ	Beschriebene Auswirkung
		initiativen notwendig (vgl. die folgenden drei Zeilen; Quasthoff 1982, S.78)			setzen
1.1.1	Gesprächszäsuren vorgreifend ankündigen		„A: […] □och die Kniee nich so belastet werden P: Ja – Hm A: Ja? P: Hm A: Gut. - - - " (Quasthoff 1982, S.92 u. 93) Allgemeines Beispiel: „Ja?" (Quasthoff 1982, S.78, 84)	V	➔ Patient kann sich auf die Möglichkeit, eine Frage zu stellen oder eine andere eigene Initiative zu setzen, einstellen.
1.1.2	Gesprächszäsuren deutlich markieren	Abschließendes „Gut" am Ende einer thematischen Einheit (Quasthoff 1982, S.78, 84)	„A: […] daß die Kniee nich so belastet werden P: Ja – Hm A: Ja? P: Hm A: Gut. - - - " (Quasthoff 1982, S.92 u. 93)	V	➔ Patient/in findet eine angemessene Platzierung im Gesprächsverlauf einer Frage oder einer anderen eigenen Initiative
1.1.3	Sprecherwechsel zulassen	Pause lassen, nach einer Gesprächszäsur (Quasthoff 1982, S.78)	„A: […] daß die Kniee nich so belastet werden P: Ja – Hm A: Ja? P: Hm A: Gut. - - - Jetzt – da war'n wa aber noch nich ganz klar hier mit der – CP [Rascheln des Röntgenbildes]" (Quasthoff 1982, S.92 u. 93)	V	➔ Patient/in kann zu reden beginnen, ohne den Arzt unterbrechen zu müssen
1.1.3.1	Der Arzt lässt den	bei gleichzei-	„A: man soll wieder	V	➔ Ermutigung von

Nr.	Kategorie	Genauere Beschreibung	Textbeispiel aus den Primärstudien	G. typ	Beschriebene Auswirkung
	Vortritt im Sprecherwechsel	tig/überlappend durch Arzt/Ärztin und Patient/in genutzten Gesprächszäsuren (Quasthoff 1982, S.85)	P: Jaa ich hätt noch eine Frage A: das kranke Zeuch da rausholen P: und wie [unverständlich] und wie lange dauert das nun ich mein wie lange A: sone Operation P: nee danach wie lange man denn -- A: das is sehr unterschiedlich“ (Quasthoff 1982, S.100)		Patienteninitiativen
1.2	Raum geben für die Fortführung von Patientenäußerungen				
1.2.1	(empathisches) Schweigen in Pausen	trotz längerer Pausen innerhalb einer Patientenschilderung (Spranz-Fogasy 2005, S.31; Löning 1993, S.210)	„A: Jetzt erzählen Sie einmal bitte, wie es Ihnen geht! P: [1.sec. Pause] Ja, an un für sich geht s mir immer so ganz – gut. Ich vertrag ja auch die Infusionen ganz gut. A: Hmhm. [schreibt] P: Aber - - man wird ja doch – also so [seufzt] vom Gemüt her, nich, A: Ja. [schreibt] P: is es also recht... - - Da muß ich – doch immer viel [1,5 sec. Pause] kämpfen, dass ich also [1,5 sec. Pause] mich hängen lasse, wissen Sie? – Das is doch irgendwo ... – A: [seufzt]	F	➔ lässt dem Patienten/der Patientin das Rederecht (Spranz-Fogasy 2005, S.31) ➔ ermöglicht gedanklich Arbeit des Patienten/der Patientin (Spranz-Fogasy 2005, S.31) ➔ Patient/in kann aussprechen (Löning 1993, S.210)

Nr.	Kategorie	Genauere Beschreibung	Textbeispiel aus den Primärstudien	G. typ	Beschriebene Auswirkung
			P: Ah mir macht das doch sehr zu schaffen, so mit den Haaren und – alles so. A: Hm. [blättert] P: [seufzt] Da bin ich doch sehr unglücklich. [seufzt]" (Löning 1993, S.204-205)		
1.2.2	Schweigen statt Fragen	anstatt durch Fragen oder Nachfragen Arztinteressen in den Vordergrund zu stellen (Gülich 2005, S.83)		A	➔ Patient/in rekonstruiert lebensgeschichtliche Zusammenhänge
2	Ermutigung zum Weitersprechen				
2.1	Orientierung über erwartete Antwort	Begleitende Unterstützung von Erzählungen durch genauere Orientierung über die erwartete Darstellung	„P: Problem is: - wo soll ich am allerbesten anfangen A: was Ihnen spontan – einfällt P: ja mein größtes Problem ist dass ich unter Morbus Crohn leide A: Ja" (Lalouschek 2005b, S.65)	A	➔ unterstützt systematische und ausführliche Erzählungen ➔ übergibt dem Patienten/der Patientin die Rolle des primären Sprechers und dem Arzt/der Ärztin die Rolle des Zuhörers für die Dauer der Erzählung
3	Rückmeldesignale/ Hörersignale		Allgemeine Beispiele: „mhm"; „ja"; „nein"; „na klar"; „eben"; „das glaub ich"; Wiederholung von Sätzen und Satzfragmenten (Spranz-Fogasy 2005, S.28, 29 u. 30)	A	➔ hält die Beziehung zum Patienten/zur Patientin aufrecht

Nr.	Kategorie	Genauere Beschreibung	Textbeispiel aus den Primärstudien	G. typ	Beschriebene Auswirkung
3.1	Begleitendes und unterstützendes (abwartendes) Rückmeldesignal	insbesondere zur begleitenden Unterstützung von längeren Schilderungen oder Erzählungen der Patient/inn/en	„P: [...] ich komm weils mir im Moment also – seit drei Tagen – total komisch geht – dass ich nämlich – ähm – so die Stimmen so weiter weg höre und selber so – A: mhm" (Spranz-Fogasy 2005, S.28); „P: ja mein größtes Problem ist dass ich unter Morbus Crohn leide A: Ja P: das ist vor einem halben Jahr entdeckt worden A: mhm P: hat dann Gott sei dank erst mal Ruhe gegeben – war ich sehr froh drüber – und is an Weihnachten / ja kurz nach Weihnachten isses wieder losgegangen" (Lalouschek 2005b, S.65)	A	→ macht klar, dass der/die Patient/in sich Zeit nehmen kann, um seine/ihre Formulierung zu finden → unterstützt systematische und ausführliche Erzählungen → übergibt dem Patienten/ der Patientin die Rolle des primären Sprechers und dem Arzt/Ärztin die Rolle des Zuhörers für die Dauer der Erzählung
3.1.1	Bestätigendes Rückmeldesignal		„P: [...] ich komm weil's mir im Moment also – seit drei Tagen – total komisch geht – dass nämlich – ähm - - so die Stimmen so weiter weg höre und selber so - - A: mhm P: also wie – wie wenn ich schlafe A: mhm" P: am Freitag Abend [...]" (Spranz-Fogasy 2005, S.28)	A	→ signalisiert, dass die Patientenaussage als verständlich und inhaltlich einsichtig akzeptiert wurde

Nr.	Kategorie	Genauere Beschreibung	Textbeispiel aus den Primärstudien	G. typ	Beschriebene Auswirkung
3.1.1.1	Begleitende Unterstützung durch Rückmeldesignale, die Relevantsetzungen des Patienten/der Patientin bestätigen	v.a. bei Patientenerzählungen	„P: der Doktor hat mich äh bei einen Nervenarzt nach <Ortsname> geschickt A: mh P: ich hab den Bericht mit A: mh P: und der meinte vielleicht wärs / - <leiser> wir haben zwei LÄHmungen – in der Familie gehabt von Vaters Seite A: ah ja P: und meinten A: mhm P: es könnte auch NERVLICH sein A: Mh“ (Gülich 2005, S.81)	F	➔ eine eigenständige Erzähldynamik entwickelt sich ➔ hält die Beziehung zum Patienten /zur Patientin aufrecht
3.2	Empathische Rückmeldung	Empathisch antworten: angemessen Hilfe und Trost anbieten; Belastungen und Bewältigungen anerkennen			
3.2.1	Als Interjektion/ Zwischenrufe		„P : kein Ilius ne A: gottseidank P: [...]“ (Spranz-Fogasy 2005, S.32)	A	➔ signalisiert Empathie und Aufmerksamkeit, ohne den Redefluss zu unterbrechen
		Im besonderen auch Seufzen des Arztes/der Ärztin (Löning 1993, S.210)	„P: [...] Da muss ich – doch immer viel - - - kämpfen, dass ich also nich - - - mich hängen lasse, wissen Sie? – Das is doch irgendwo... – A: (seufzt)	F	➔ Patient/in kann seine/ihre Schilderung fortsetzen

Nr.	Kategorie	Genauere Beschreibung	Textbeispiel aus den Primärstudien	G. typ	Beschriebene Auswirkung
			P: Äh mir macht das doch sehr zu schaffen, so mit den Haaren [...]“ (Löning 1993, S.205)		
3.2.2	Als Reformulierung von Patientenäußerungen	(Gülich 2005, S.82ff)	ausschnittsweise zitiertes Transkript: „P: [...] mit VIER Kinder alleine is et nitt einfach gewesen“ „A: ja mit VIER Kindern alleine“ (Gülich 2005, S.83)	F	➔ ermutigt zu weiteren Detaillierungen und Differenzierungen ➔ hilft, Formulierungs- und Darstellungsschwierigkeiten zu überbrücken ➔ Patient/in rekonstruiert lebensgeschichtliche Zusammenhänge
3.2.3	Verwendung von Mundart des Patienten/der Patientin	(Bliesener 1982, S.262)	„A: Also daß Du bei uns das Mittel kriegst und daß man Dich nachher verlegt, oder wie? P: Ja. [stöhnt] Oder zum Beispiel, dass man mich da schnell entlässt, da nach der, weil, wenn i'heimkomm, dann kann i' alles essa. Wenn i' hoimkomma bin, hab , Mutter, hab i' g'sait, machst mir was zum Essa? Hat sie g'sait, ja Gurka mach i'Dir. A: Mhm. {......... Kürzung PN} P: In der Zeit hab ich müssa net brecha. A: Ich glaub, daheim kannst Du das auch ziemlich schnell vergessa, wenn dann so Deine Freund kommat.“		➔ Vermittlung von Verständnis und Sympathie

Nr.	Kategorie	Genauere Beschreibung	Textbeispiel aus den Primärstudien	G. typ	Beschriebene Auswirkung
			(Bliesener 1982, S.266)		
3.3	Aufmerksamkeits-signal		„P: am Freitag abend hats angefangen – abends auf so ner Fete und na hab ich gedacht – ähn des kommt vom – wetter oder so ne A: ja“ (Spranz-Fogasy 2005, S.28)	A	➔ signalisiert, dass der Arzt/die Ärztin aktiv zuhört ➔ signalisiert, dass die Patientenaussage bzw. ein bestimmter Aspekt darin als wichtig eingeschätzt wurde
3.4	Gliederungssignal		„P: also ich muss mich konzentrieren damit ich mitkrieg was der andere sacht A: ja“ (Spranz-Fogasy 2005, S.28)	A	➔ bestätigt den Abschluss einer Äußerung
3.4.1	Beendigungssignal	(Gülich 2005, S.79)	„A: […] daß die Kniee nich so belastet werden P: Ja – Hm A: Ja? P: Hm A: Gut. - - - “ (Quasthoff 1982, S.92 u. 93) „A: ohne Belastung - locker – bisschen abnehmen. Schluß aus fertig. P: Ja A: gut [2 Sec. Pause] schön – wir sehn uns ja auch noch mal zur Untersuchung P: ja – herzlichen Dank Herr Doktor“	F	➔ leitet den Abschluss des Gesprächs ein

Nr.	Kategorie	Genauere Beschreibung	Textbeispiel aus den Primärstudien	G. typ	Beschriebene Auswirkung
			(Quasthoff 1982, S.96)		
3.5	Zu früh gesetztes Rückmeldesignal	(Spranz-Fogasy 2005, S.28)		A	→ signalisiert Eile oder den Willen des Gesprächspartners, das Rederecht zu übernehmen → wirkt verunsichernd
3.6	Antizipierende Rückmeldung	Arzt/Ärztin formuliert die abschließenden Worte anstatt dem Patienten/der Patientin	„P: [...] sonst hab ich's immer im Herbst gehabt jedes Jahr und weiß nich jetz hab ich mich gerettet bis A: - bis Frühjahr ziehen se P: bis Frühjahr rein“ (Spranz-Fogasy 2005, S.29); „P: [...] ich kanns gar nich so richtich auf die Reihe kriegen – A: auf die Rolle kriegen P: tja des wars A: scheint dich doch – viel zu terrorisieren“ (Spranz-Fogasy 2005, S.29)	A	→ signalisiert Eile oder den Willen des Gesprächspartners, das Rederecht zu übernehmen
4	Begleitende, bewertende Kommentare	(Spranz-Fogasy 2005, S.31)		A	
4.1	Aufwertung von Patientenäußerungen				
4.1.1	Aufwertung von abgeschwächten Symptombeschrei-	(Menz, Lalouschek et al. 2002, S.363) Beispiel: „Sie haben die			→ orientiert (v.a. für Frauen notwendig) über die medizinisch ernst zu

Nr.	Kategorie	Genauere Beschreibung	Textbeispiel aus den Primärstudien	G. typ	Beschriebene Auswirkung
	bungen	Schmerzen, nur Sie können mir die Schmerzen erzählen“ (Lalouschek 2001; S.46)			nehmende Bedeutung der Symptome
4.1.2	Aufwertung von Patientenschilderungen		„A: das WAR schon alles – SEHR hart P: das war hart“ (Gülich 2005, S.83)	F	➔ hält die Beziehung zum Patienten /zur Patientin aufrecht
4.2	Abwertung von Patientenäußerungen				
4.2.1	Abwertung von Patientenverhalten	Problematisierung von Patientenverhalten	„Dir muss man sehr viel aus der Nas‘ ziehen“ (Bliesener 1982, S.257)		➔ erzeugt Antwort-/Rechtfertigungszwang beim Patienten/bei der Patientin
4.2.2	Abwertung von Krankheitsvorstellungen der Patient/inn/en		„P: [...] dass man fast manchmal den Eindruck hatte als ob da Zahnschmerzen auch noch ne Rolle mitspielen ja A: jaja jaja des des wird öfters angegeben – können se – äh sagen wo in Kiefer rein“ (Spranz-Fogasy 2005, S.33)	A	➔ führt zur Übernahme des Rederechts durch den Arzt/die Ärztin
4.3	Formulierung vorläufiger Einschätzungen		„A: ham sen Unfall gehabt P: ne – überhaupt nichts passiert A: sicher innerlich“ (Spranz-Fogasy 2005, S.32 u. 33)	A	➔ Arzt gibt zu verstehen, in welche Richtung er denkt ➔ problematisch, wenn zu früh falsche Rückschlüsse formuliert werden

Nr.	Kategorie	Genauere Beschreibung	Textbeispiel aus den Primärstudien	G. typ	Beschriebene Auswirkung
					➔ bereitet die Übernahme des Rederechts vor
4.4	Falsch platzierte oder inhaltlich falsche Kommentare	(Spranz-Fogasy 2005, S.32)		A	➔ signalisiert oberflächliche Empathie und fehlende Aufmerksamkeit ➔ signalisiert u.U. Drängen auf einen Themenwechsel
4.5	Intransparente Kommentare		„P: da hat mich glaub ich eine Katze gehakt A: ja hoffentlich hängt das nicht damit zusammen“ (Spranz-Fogasy 2005, S.34)	A	➔ erzeugt Unsicherheit beim Patienten/bei der Patientin
5	Nachfragen	Dabei ist die Beachtung von weiteren Kontextvariablen wichtig, z.B. geschlechtsspezifischer Bias, Vorerfahrung des Patienten/der Patientin mit der Symptomatik, Zeitpunkt im Behandlungsverlauf – Diagnose schon bekannt (Menz, Lalouschek et al. 2002, S.363; Lalouschek 2001; S.46)			➔ bessere Einordnung der Patientenäußerungen, ggf. wird daraus folgend eine adäquate interaktive Unterstützung möglich
5.1	(vertiefende) Präzisierungsfragen	sind „patientengeleitete“, d.h.: • an den Äußerungen des Patienten/der	Allgemeines Beispiel: „Können Sie mir dieses Gefühl noch genauer beschreiben?“ (Lalouschek 2004, S.154 u. 155)		➔ vertieftes Verständnis herstellen ➔ ermöglicht, sich kurzfristig auf wichtige

Nr.	Kategorie	Genauere Beschreibung	Textbeispiel aus den Primärstudien	G. typ	Beschriebene Auswirkung
		Patientin orientiert • auf der Ebene des Patienten/der Patientin angesiedelt (durch direkten Zusammenhang) • Transparent • wenig interventiv • eignen sich für einen frühen Einsatz während der Beschwerdenschilderung (Spranz-Fogasy 2005, S.37ff)			Teilsachverhalte zu konzentrieren, ohne zu dominieren: dem/der Patient/in wird das Rederecht nur kurz entzogen ➔ unterbricht den Redefluss des Patienten/der Patientin ➔ Patient/in fühlt sich durch direkte Anschlüsse unterstützt ➔ wörtliches Aufgreifen hilft der vertieften Reflexion des Patienten/der Patientin
5.1.1	Frage nach dem Wortsinn	oft mit Wiederholung der ersten Patientenäußerung (Löning 1993, S.224 ff)	Allgemeine Beispiele: „Können Sie mir dieses Gefühl noch genauer beschreiben?“ „Was genau meinen Sie damit?“ (Lalouschek 2004, S.155) „P: im Moment hab ich – wie wie gesacht schon immer die Aussetzer – und - - hier Magen Darmstörungen [...] A: Sie haben eben gesacht Aussetzer was verstehen Sie darunter“ (Spranz-Fogasy 2005, S.37)	A	➔ vertiefen das Verstehen ➔ zu oft gestellt erzeugt dies beim Patienten/bei der Patientin Misstrauen in die wechselseitige Verständigungsfähigkeit
			„A: sie spüren sich nich äh oder wie	V	

Nr.	Kategorie	Genauere Beschreibung	Textbeispiel aus den Primärstudien	G. typ	Beschriebene Auswirkung
			muss man sich das VORstellen P: die ganze Feinfühligkeit – das is alles weg auch wenn ich koche ich muss zu den anderen sagen also – ich hoffe jetz is es gut ich schmecke auch nichts –“ (Brünner, Gülich 2002, S.65)		
5.1.2	Nachfrage nach konkreten Situationen, Umständen, Zuständen, Ereignissen oder Zusammenhängen	(u.U. kombiniert mit Wiederaufgreifen von Patientenausdrücken durch den Arzt) auch um ausführliche Patientenschilderungen zu initiieren (Brünner, Gülich 2002, S.73 u. 75 u. 78)	„P: bloß ich – wenn ich das richtig überlege ich hatte dann ein so ein moralisches Tief - - des steht überhaupt nicht im Einklang wie ich heute hier sitze - - ja A: wie hat sich das bemerkbar gemacht des moralische Tief“ (Spranz-Fogasy 2005, S.38); „A: Und Sie haben gesagt Sie haben Beschwerden – also bei Belastung P: ja Luftbeschwerden A: und was sind das für Belastungen könnten Sie das ein bisschen erklären genauer P: naja wir haben eine Landwirtschaft [...]“ (Lalouschek 2005b, S.68); „A: Und wo genau war der Schmerz? P: Do A: Do P: Do Es woa ned es woa zum Aushoidn oba es woa hoit unange-	A	➔ demonstriert prinzipielles Verstehen, aber soll genauere Angaben evozieren ➔ Gesprächsführung bleibt für den Patienten/die Patientin nachvollziehbar ➔ Konkretisierung von Schilderungen der Patient/inn/en (mehr Veranschaulichungsverfahren, Modifikationen und Präzisierungen von Symptomschilderungen) ➔ genauere Selbstwahrnehmung des Patienten/der Patientin ➔ ermöglicht adäquatere Reaktion auf Risikosituationen durch die Patient/inn/en

Nr.	Kategorie	Genauere Beschreibung	Textbeispiel aus den Primärstudien	G. typ	Beschriebene Auswirkung
			nehm irgendwie“ (Menz, Lalouschek et al. 2002, S.351) ; „A: und wann hat das begonnen? - - - P: no ich denke so Donnerstag Abend Ja A: der Krampf auch? Das Kleine? - - das Schwache auch? P: ah das Schwache – hh na ungefähr acht Tage so was acht zehn Tage – mmüßt man sagn A: acht zehn Tage - - -“ (Menz, Lalouschek et al. 2002, S.353)		
			„P: ja und das Andere sind so Sekunden Blackouts - - A: hm hm P: (8 Sek) wusst ich selber eigentlich GAR nischt mehr – davon (5. Sek) A: wie fängt das an – P: ja – hm - - kein Vorgefühl nix – GAR nix (7 Sek.) hm - - ja und dann dann ble / also WIE ein und ausschalten - - (leiser) is das - - A: hm hm“ (Brünner, Gülich 2002, S.60)	V	➔ Konkretisierung von Schilderungen durch den Patienten/die Patientin (mehr Veranschaulichungsverfahren, Modifikationen und Präzisierungen von Symptomschilderungen) ➔ genauere Selbstwahrnehmung und adäquatere Reaktion auf Risikosituationen durch den Patienten/die Patientin werden ermöglicht (Brünner,

Nr.	Kategorie	Genauere Beschreibung	Textbeispiel aus den Primärstudien	G. typ	Beschriebene Auswirkung
					Gülich 2002, S.78)
5.1.3	Nachfragen der Relevantsetzungen des Patienten/der Patientin	über die hinter Wörtern und Begriffe stehenden Konzepte, Krankheitsvorstellungen des Patienten/der Patientin (Löning 1993, S.214)	„P: [...] Und immer dieses – Ungewisse eben und ... – Also, man is ja schon - - paar Tage vorher krank, wenn man, - wenn man so zur Untersuchung geht - - - oder muß. A: Was belastet Sie denn im Moment jetzt mehr, die äh die Behandlung an s/ als solche – P: [seufzt] A: oder – die Krankheit und die Ungewissheit und wie es weitergeht oder die Untersuchung bei mir? Was behandelt/ belastet Sie da am meisten – jetzt?“ (Löning 1993, S.205 u. 209)	F	➔ Missverständnisse können vermieden werden
5.1.4	Nachfrage nach dem konkreten Anliegen des Patienten/der Patientin	das sich von der Problemsicht des Arztes/der Ärztin sehr unterscheiden kann	Allgemeines Beispiel: „Was kann ich denn genau für Sie tun?“ (Spranz-Fogasy 2005, S.27)		
5.1.5	Nachfrage nach der korrekten Beschreibung mit Formulierungsvorschlag	Arzt/Ärztin bringt eigene Formulierungen oder Vorschläge ein, um Sachverhalte zu präzisieren. Der/die Patient/in soll zustimmen, zurückweisen oder alternative Vorschläge machen	„P: also mir macht das am meisten Schwierigkeiten eben – so - - dass ich mich so konzentrieren muss um – um was A: <fragend> um zu funktionieren“ (Spranz-Fogasy 2005, S.39)	A	➔ demonstriert dem Patienten/der Patientin prinzipielles Verstehen ➔ Überprüfung der ärztlichen Überlegungen

Nr.	Kategorie	Genauere Beschreibung	Textbeispiel aus den Primärstudien	G. typ	Beschriebene Auswirkung
5.2	wiederholtes Nachfragen	Wenn der/die Patient/in sich schwer tut, in eine konkrete und ausführliche Schilderung seines/ihres Erlebens einzusteigen	„P: es könnte vielleicht sein dass es – inner bestimmten Situation schlimmer is wenn ich zum Beispiel in Gesellschaft bin oder so aber das is A: vielleicht fällt Ihnen dann irgendne bestimmte Situation ein - - - P: (leise) nee A: wos besonders blöd war (7 Sek.) P: Ja – klar wenn man in Gesellschaft is dann kriegt das hinterher immer ne andere Wertung A: erzählen Sie davon - - P: ja wenn ich mich in in Gesellschaft ne Aura bekomme ne isolierte Aura und äh dann bekommt das natürlich ne andere Wertung ich ich A: ja – ich hab so den Eindruck Sie Sie denken an ne bestimmte Situation und wär Ihnen dankbar – äh wenn Sie nochmal kurz – P: ja da warn [...]" (Brünner, Gülich 2002, S.63)	V	
5.3	wissensgeleitete Komplettierungsfragen	sind: • am Wissen des Arztes/der Ärztin orientiert • auf der Ebene des Arztes/der Ärztin angesiedelt (weil ohne direkten Zu-		A	→ Arzt /Ärztin dominiert stark (Dominanz des Rederechts) → Arzt/Ärztin erfährt nur was er/sie erfragt → intransparent für den Patienten/die Patientin → Patientenantworten

Nr.	Kategorie	Genauere Beschreibung	Textbeispiel aus den Primärstudien	G. typ	Beschriebene Auswirkung
		sammenhang) • intransparent für den Patienten/die Patientin • stark interventiv • eignen sich für einen späten Einsatz (am besten gesammelt) nach der Beschwerdenschilderung (Spranz-Fogasy 2005, S.37ff u. 40ff)			werden kurz ➔ Rederecht geht auf den Arzt/die Ärztin über
5.3.1	Fragen, die sich nur auf einen dem Arzt/der Ärztin relevant erscheinenden Teil der Patientenäußerung beziehen		„A: und was ham Sie jetzt mit dem Herz für Beschwerden P: und jetzt hab ich – ich kann mich nicht erfangen – ich kann nicht schlafen – ich hab auf der linken Seiten - so ein Brennen und wie A: also nicht anfallsartig das is dauernd P: das ist jetzt dauernd ich kann nicht schlafen A: und Sie ham gesagt seit Ostern wars ab und zu P: ab und zu – und jetzt – jetzt is das / das ist A: und seit wann ist es dauernd“ (Lalouschek 2005b, S.57ff)		➔ nicht-biomedizinische relevante Beschwerdehinweise und lebensweltliche relevante Informationen werden ausgeblendet ➔ Patient/in wiederholt die nicht aufgegriffenen Anliegen ➔ zeitliche und bedeutungsmäßige Zusammenhänge des Krankheitsgeschehen gehen verloren ➔ führt zu hochkomplexen, unklaren und zeitlich ausufernden

Nr.	Kategorie	Genauere Beschreibung	Textbeispiel aus den Primärstudien	G. typ	Beschriebene Auswirkung
					Gesprächsverläufen
5.4	Komplettierungsfragen, die nicht an Patientenäußerung anschließen	sehr häufig bei Komplettierungsfragen. Spezifisches Nachfragen ohne direkte Anbindung an die Patientenerzählung	„P: die letzte Zeit – wird ich urplötzlich wenn ich Abends nach Hause komme dann bin ich – todmüde – dann könnt ich einschlafen und leichte Übelkeit hab ich auch oft A: Sie sind bei Dücker <Firmennamen> ne“ (Spranz-Fogasy 2005, S.40)	A	➔ intransparent für den Patienten/die Patientin ➔ kann als Kritik an der Qualität der Patientenäußerung missinterpretiert werden
5.5	Abschließende Komplettierungsfragen	nach der Darstellung des Patienten/der Patientin (Lalouschek 2004, S.155)			➔ gezielt noch fehlende Informationen einholen
5.6	Angebot einer Symptombenennung	und Fragen nach genauen Umständen der Erkrankung	„P: mir ist unheimlich schlecht A: haben Sie denn erbrochen P: nee A: erbrochen nicht Stuhlgang normal“ (Spranz-Fogasy 2005, S.40) „P: seit en paar Tagen – hat sich das also meiner Meinung nach alles nach oben verschoben A: ja mit Kopfschmerzen oder ohne“ (Spranz-Fogasy 2005, S.40)	A	
5.7	Rasche Fragen nach Kausalität	(Spranz-Fogasy 2005, S.41)		A	
5.8	Arzt/Ärztin hinterfragt nicht die aktuelle Selbst- und Krankheitssicht des	(Wimmer 1993, S.417)		B	➔ Patient/in fühlt sich nicht verstanden ➔ Patient wird (für seine ganze Umgebung) unansprechbar

Nr.	Kategorie	Genauere Beschreibung	Textbeispiel aus den Primärstudien	G. typ	Beschriebene Auswirkung
	Patienten/der Patientin				
6	Verfahren der Verstehenssicherung	(Spranz-Fogasy 2005, S.30) • als sichernde Rückmeldung • als gemeinsame Abstimmung der erhaltenen Informationen (Lalouschek 2004, S.152) Insbesondere eignen sich in interaktiven Kontexten Veranschaulichungsverfahren für die Verstehenssicherung (Brünner, Gülich 2002, S.74) (Löning 1993, S.224 ff)			➔ Sicherung des Verstehens durch den Arzt/die Ärztin (Spranz-Fogasy 2005, S.30) ➔ ermöglicht die Ratifizierung des ärztlichen Verstehens durch den Patienten/ die Patientin (Löning 1993, S.224 ff) ➔ ermöglicht dem/der Patient/in das Verstehen des Arztes/der Ärztin zu korrigieren bzw. zu konkretisieren (Spranz-Fogasy 2005, S.30) ➔ bestätigt die Wichtigkeit des wiederholten Inhalts (Spranz-Fogasy 2005, S.30)
6.1	Durch Wiederholen von Teilen der Patientenäußerung	insbesondere auch von Metaphern des Patienten/der Patientin	„A: [...] dann geht das oder P: ja dann geht's A: mhm mhm dann geht es mhm“ (Spranz-Fogasy 2005, S.30)	A	
			„A: bißchen FAHRIG - - P: ja so daß ich so spreche und den Faden verliere so ne – A: hm P: ham Sie das nich mal (lacht)	V	➔ Sicherung des Verstehens durch den Arzt, insbesondere ermöglicht es Patient/inn/en das Verstehen vom Arzt/von

Nr.	Kategorie	Genauere Beschreibung	Textbeispiel aus den Primärstudien	G. typ	Beschriebene Auswirkung
			A: doch ANDAUERND aber - - ehm (gemeinsames Lachen) P: Ja - - hm - - A: aber bei mir wächstes sich halt nich in diese – ehm nahezu halbtagelangen – Ausnahmezustände aus“ (Brünner, Gülich 2002, S.74) „P: jedenfalls WEISS ich nich dass irgendwie das ausgelöst wurde durch irgendwas und - - merk ich das vorher schon so dass irgendwie – ja wie son – tiefes Loch is das so wenn ich so aufstehe schon so – kann ich gar nich beschreiben – ich merks sofort – A: wie son tiefes Loch P: ja – aber ich ich hab ja n Laden da und ich muß dann ich denk immer ich muß ja runter aber das – mach ich jetzt nich mehr so [...]“ (Brünner, Gülich 2002, S.75) „A: Also Sie ham nicht gedacht das es das Herz ist? P: I hobs sofort gwusst A: Ham Sies gwusst P: I hobs glei gwusst - - -“ (Menz, Lalouschek et al. 2002,		der Ärztin zu korrigieren bzw. zu konkretisieren (Brünner, Gülich 2002, S.74)

Nr.	Kategorie	Genauere Beschreibung	Textbeispiel aus den Primärstudien	G. typ	Beschriebene Auswirkung
			S.354)		
6.2	Distanzierung von subjektiven, emotionalen Patientenäußerungen				
6.2.1	durch Rephrasierung in professionelle Begriffe	oder mechanische Begriffe(Löning 1993, S.210 u. S.213)	„P: [...] Und immer dieses – Ungewisse eben und ... – Also, man is ja schon - - paar Tage vorher krank, wenn man, - wenn man so zur Untersuchung geht - - - oder muß. A: Was belastet Sie denn im Moment jetzt mehr, die äh die Behandlung an s/ als solche – P: [seufzt] A: oder – die Krankheit und die Ungewissheit und wie es weitergeht oder die Untersuchung bei mir? Was behandelt/ belastet Sie da am meisten – jetzt? P: [2sec. Pause; seufzt] Ja, am, am meisten, [3sec. Pause] dass ich – eben – so das Gefühl hab, ich/ - oder, oder nich weiß, was überhaupt wird, A: Hm. P: was, was … [2sec. Pause] Immer dieses Ungewisse! Und, und [...]“ (Löning 1993, S.205 + 209)	F	➔ Arzt/Ärztin distanziert sich von der subjektiven Erlebnisqualität ➔ Rückführung der Thematisierung von Gefühlen auf die somatische Ebene ➔ kein weiteres Eingehen (Präzisierung, Konkretisierung) auf die für den Patienten/die Patientin relevanten subjektive Erfahrungen ➔ Patient/in versteht das als Signal, dass er/sie auf die für den Arzt/die Ärztin relevante Themen eingehen soll (Löning 1993, S.216)
6.3	Nachfragen über Details	ohne die Schilderung zu unterbrechen	„P: weil ich so mit dem Herz / ah Herzschmerzen hatte und – zufällig	F	➔ Missverständnisse können vermieden

Nr.	Kategorie	Genauere Beschreibung	Textbeispiel aus den Primärstudien	G. typ	Beschriebene Auswirkung
			hat mich die Frau Doktor <Name> nachdem ich bei ihr in Behandlung bin A: das ist die Zahnärztin ja P: das ist die Zahnärztin [...]“ (Lalouschek 2005b, S.60)		werden
6.4	Zusammenfassung des Gehörten durch den Arzt/die Ärztin				→ kommuniziert Verständnis für die Situation des Patienten/der Patientin (Brünner, Gülich 2002, S.78)
6.4.1	Zusammenfassung durch Rephrasierung von Patientenäußerungen	mit Begriffen und Wörtern, die denen des Sprechers verwandt, aber nicht deckungsgleich sind (Löning 1993, S.213 u. 224)	„P: [...] Und immer dieses – Ungewisse eben und ... – Also, man is ja schon - - paar Tage vorher krank, wenn man, - wenn man so zur Untersuchung geht - - - oder muß. A: Was belastet Sie denn im Moment jetzt mehr, die äh die Behandlung an s/ als solche – P: [seufzt] A: oder – die Krankheit und die Ungewissheit und wie es weitergeht oder die Untersuchung bei mir? Was behandelt/ belastet Sie da am meisten – jetzt? (Löning 1993, S.205 u. 209) „P: und ich spür da wenn man da reindrückt dass es mir schon ein bissl	F	

Nr.	Kategorie	Genauere Beschreibung	Textbeispiel aus den Primärstudien	G. typ	Beschriebene Auswirkung
			weh tut A: also es tut überall auf Druck weh P: Ja – es tut auf Druck weh“ (Menz, Lalouschek et al. 2002, S.360)		
			„P: [...] weil ich Angina pectoris habe nicht und das kommt immer wieder / bitte ich muss dazusagen ich hab eine etwas große Wohnung und bin ein bissl pedant und plag mich sehr mit dieser blöden Wohnung A: is Ihnen zu viel Arbeit ja“ (Lalouschek 2005b, S.60)	A	
6.4.2	Zusammenfassung des Gehörten in Metaphern		„P: ich hab also – äh einen . den ersten GROSSEN Anfall gehabt das war im – sechsundachtzig – den hab das / da bin ich vor ner Telefonzelle umgekippt das war eindeutig das (lacht kurz) das war also nich irgendwie - - - das konnt ich / da war ich / dann hab ich mich halt in einem Krankenhaus wiedergefunden das war dann A: da ham sie gar nichts gemerkt davor das kam aus heiterem Himmel oder P: eindeutig das kam – aus HEITEREM Himmel das heißt – ich hab mich da zu der Zeit auf mein – Theologieexamen vorbereitet [...]“	V	➔ Metaphern können das subjektive Erleben strukturieren ➔ Metaphern können die diagnostische Verarbeitung des subjektiven Erlebens des Patienten/der Patientin erleichtern (Brünner, Gülich 2002, S.78)

Nr.	Kategorie	Genauere Beschreibung	Textbeispiel aus den Primärstudien	G. typ	Beschriebene Auswirkung
			(Brünner, Gülich 2002, S.67)		
6.5	Gemeinsame interaktive Entwicklung einer Zusammenfassung	Hier z.B. als Metapher	„A: und das lähmt sie dann auch oder da könnse dann ähm etwas – leichter mit umgehen – P: lähmt nich in dem Maße aber äh - - son bißchen wie n Kaninchen komm ich mir schon vor ne – das so vorm Abschuss steht A: (?..) Schlange der – in der Luft liegenden Aura P: hm“ (Brünner, Gülich 2002, S.68) (weitere ausführliche Beispieltranskripte: Brünner, Gülich 2002, S.68-69 u. 75-76)	V	→ interaktive Bedeutungskonstitution gibt den Veranschaulichungen einen besonderen Stellenwert (Brünner, Gülich 2002, S.77)
6.6	Rückmeldung eines Verständnisproblems	(Spranz-Fogasy 2005, S.29)		A	→fordert die Beseitigung eines Verständnisproblems
7	Unterbrechungen	durch den Arzt/die Ärztin (Köhle, Koerfer et al. 2005)			
8	Zurückweisungen von Patienteninitiativen/-fragen	reaktive/abwehrende Züge zur Zurückweisung von Patienteninitiativen (Quasthoff 1982, S.74ff) „asymmetrische Verbalhandlungen“ mit denen Ärzte/Ärztinnen auf Frage-Initiativen von		V	→ Entmutigung weiterer Patienteninitiativen (Quasthoff 1982, S.74) → verwirrender Effekt: „gemeinsam geteiltes Zentrum der Aufmerksamkeit“ wird gefährdet oder kann gar nicht

Nr.	Kategorie	Genauere Beschreibung	Textbeispiel aus den Primärstudien	G. typ	Beschriebene Auswirkung
		Patient/inn/en abweisend reagieren (Siegrist 1976a; Siegrist 1978) Ärzte/Ärztinnen gehen selbst nur ungern auf Patientenfragen ein (Lalouschek, Menz et al. 1990)			entstehen (Raspe, Siegrist 1979, S.128))
8.1	Vorbeigehen am Patienten/an der Patientin bzw. am Patientenzimmer	insbesondere gegenüber Problempatienten (Raspe, Siegrist 1979, S.128); vgl. auch gegenseitiges Meiden von Blickkontakt und Gespräch in der Arzt-Patient-Interaktion (Wimmer 1993, S.410)		V	
8.2	Durch Nichtbeachten der Patienteninitiative	stellt einen deutlichen Normbruch dar und ist daher selten (Raspe, Siegrist 1979, S.128)	„P: Ist mir immer noch ein wenig elend noch. Ich hab‘ halt die letzte Zeit fast nichts gegessen, gell, ich hab Angst gehabt wegen der Gallengeschichte und jetzt ist ... (A blättert in Kurve, P verstummt; Pause ca. 5 Sek.) A: (zu S) Wissen Sie, wo die Bilder gelandet sind?“ (Raspe, Siegrist 1979, S.128)	V	
8.2.1	Durch Schweigen	(Raspe, Siegrist 1979)			
8.3	Beantworten der Patienteninitiative	(Raspe, Siegrist 1979)	Allgemeine Beispiele „naja“, „mal sehen“ (Raspe, Siegrist 1979, S.128)	V	

Nr.	Kategorie	Genauere Beschreibung	Textbeispiel aus den Primärstudien	G. typ	Beschriebene Auswirkung
	mit Floskeln				
8.4	Zurückweisen der Patienteninitiative durch Themenwechsel	Anstelle einer Reaktion erfolgt vom Arzt/von der Ärztin eine konkurrierende Initiative (Raspe, Siegrist 1979, S.129)	„P: Ich seh' doch nicht. A: Hm? P: Ich seh', ich seh' doch nichts mehr! A Hm ... (nach 3 Sekunden) ... und wie geht's sonst mit dem Atmen?" (Raspe, Siegrist 1979, S.129)	V	→ Verblüffung des Patienten/der Patientin, der/die dann nicht rasch auf die neue Situation reagieren muss (Siegrist 1982, S.19)
8.5	Zurückweisen der Patienteninitiative durch Adressatenwechsel	Anstelle einer Reaktion erfolgt vom Arzt/von der Ärztin eine konkurrierende Initiative (Raspe, Siegrist 1979, S.129)	„P: Wie war das gestern, die ... dieser...? A: Ach so, dieser Test? Das Schläuchle? P: Ja. A: Natürlich (leise zu MA) Mißt du ihr noch den Blutdruck? MA: Hm. A: Jetzt muß ich mal gucken. MA: War das die ... A: Das muß ich nochmal ausrechnen. MA: Mit Amylase oder was? A: Ja. S: Ja. „ (Raspe, Siegrist 1979, S.129)	V	
8.6	Zurückweisen der Patienteninitiative durch Beziehungskommentar	Statt den Inhalt zu besprechen, wird der Beziehungsaspekt der Patientenfrage thematisiert (Raspe, Siegrist 1979, S.130)	„P: Es ist ja jetzt – 4 Wochen, dass ich da bin. Da muss sich ja schon was tun in der Zeit ... A: Ja ja, das ist es halt, Sie sagen immer muss und äh, soll, sind aber, äh, mehr überzeugt wie wir davon." (Raspe, Siegrist 1979, S.130)	V	

Nr.	Kategorie	Genauere Beschreibung	Textbeispiel aus den Primärstudien	G. typ	Beschriebene Auswirkung
8.7	Zurückweisen der Patienteninitiative durch Reglementierung des Patienten/der Patientin	z.B. durch den Hinweis, dass der Arzt/die Ärztin das zu einem späteren Zeitpunkt besprechen will. Arzt/Ärztin reglementiert die Patienteninitiative als Vorgriff des Patienten/der Patientin	„A: Tuberkulose? P: meine Mutter war auch zuckerkrank A: ja da wollte ich eh grad drauf zurückkommen – außer der Mutter P: eigentlich nicht A: wann hat die Mutter den Zucker bekommen P: jo des is zirka [...]“ (Lalouschek 2005b, S.55)	A	➔ Arzt/Ärztin macht deutlich, dass eine Patienteninitiative nicht erwünscht ist ➔ Arzt/Ärztin übersieht eventuell dahinterstehendes „chief complaint“ des Patienten/der Patientin
8.8	Zurückweisen der Patienteninitiative durch Vortäuschen von Unwissenheit	Mitteilung „funktionaler Unsicherheit“: Arzt/Ärztin geht auf die Frage ein, ohne aber befriedigend zu antworten, sondern gibt Nichtwissen vor und verweist auf fehlende Befunde, fehlende Gespräche mit Kollegen etc., obwohl tatsächlich entsprechendes Wissen vorhanden ist	„P: Ist schon sicher, was es ist? A: Und, äh, ich hab dem Kollegen Doktor ... P: Noch nicht? A: Äh, mit dem Doktor noch nicht gesprochen, gell.“ (Raspe, Siegrist 1979, S.130)	V	
8.9	Zurückweisen der Patienteninitiative durch abgebrochene Antworten	die nie vollständig gegeben werden (Raspe, Siegrist 1979)			
8.10	Zurückweisen der Patienteninitiative durch angekündigte Antworten	die nicht gegeben werden (Wimmer 1993, S.413)	„P: Jetzt weiß ma net wos des sein kann. A: Ja, jetzt müss ma noch paar Tage warten bis das genau untersucht	V	

Nr.	Kategorie	Genauere Beschreibung	Textbeispiel aus den Primärstudien	G. typ	Beschriebene Auswirkung
			wird, nicht. Wie ham schon so eine vorläufige Mitteilung – aber die könn ma no net sagen“ (Wimmer 1993, S.412)		
8.11	Zurückweisen der Patienteninitiative mit Unterstützung einer dritten Person		„P: Wenn man nichts tut, wird´s ja nicht besser ... A: Ja ja, wir müssen jetzt erst mal sehen, was los ist. Gell? MA: Wir können nicht einfach in's Blaue schießen, wir müssen wissen was es ist. Gell?“ (Raspe, Siegrist 1979, S.128)	V	
9	Die Transformation der Initiative des Patienten/der Patientin in eine Arztinitiative	Der/die aktive Patient/in wird zum passiven Objekt ärztlicher Entscheidung	„P: „ob's net geht, wenn i‘ ( ), dass i‘ heimkommen tät [...] A: So hatten wir's vereinbart. Das Problem ist nur, dass wir Dich nicht so gern‘ heimschicken, äh‘ wenn's Dir nicht so gut geht.“ (Bliesener 1982, S.253)	V	➔ die Zuständigkeit und Unabhängigkeit des Arztes/der Ärztin wird unterstrichen ➔ die Berechtigung der Patienteninitiative wird herabgesetzt
10	Verhindern von Patienteninitiativen	Keinen Raum lassen; „inhibitory routines“ (Bliesener, Siegrist 1981, S.187)		V	➔ Verhindern von Patienteninitiativen
10.1	Beim Sprecherwechsel				
10.1.1	Arzt markiert Gesprächszäsuren nur schwach und kaum vorgreifend	Quasthoff 1982, S.84)		V	➔ Verhindern von Patienteninitiativen
10.1.2	Arzt/Ärztin lässt	Quasthoff 1982, S.82	“A: mh auch hier die Schwellung [2,5	V	➔ Verhindern von

Nr.	Kategorie	Genauere Beschreibung	Textbeispiel aus den Primärstudien	G. typ	Beschriebene Auswirkung
	keine Pause nach einer Gesprächszäsur		sec. Pause] hm mm tja – gut. /[Tonwechsel] und davon abhängig ist auch die Behandlung Frau Z. also ich teil das Ihrem Hausarzt mit P: ja A: und wir wolln vleicht erst mal so verbleibn [...]” (Quasthoff 1982, S.94)		Patienteninitiativen
10.1.3	Arzt/Ärztin (anderes Personal) bindet die Aufmerksamkeit des Patienten/der Patientin, wo Patienteninitiativen zu erwarten wären	z.B. nach Erklärungen des Arztes/der Ärztin oder anderen „doctor´s events“ (Quasthoff 1982, S.81)	„A: na ja sagen wa mal relativ gut is nich? Also im Moment P: ja klar A: sind keine Schwellungen da wann war denn die letzte Schwellung - - - in den Händen - - - P: diss war nur bei diese beide Findergelenke hier A: hm P: sonst A: hm P: hatt ich A: hm P: noch – ach Gott A: und sonst immer nur in den Hüften und in den Kniegelenken P: jooh - - - vor paar na ja – vor zwei Monaten hatte ich das immer noch A: mh auch hier die Schwellung“ (Quasthoff 1982, S.94)	V	→ Verhindern von Patienteninitiativen
10.1.3.1	mit einer oder vielen Fragen	(Quasthoff 1982, S.81)	„A: na ja sagen wa mal relativ gut is nich? Also im Moment	V	→ Patient/in muss zunächst antworten

Nr.	Kategorie	Genauere Beschreibung	Textbeispiel aus den Primärstudien	G. typ	Beschriebene Auswirkung
	(Fragenbatterie)		P: ja klar A: sind keine Schwellungen da wann war denn die letzte Schwellung - - - in den Händen - - - P: diss war nur bei diese beide Findergelenke hier A: hm P: sonst A: hm P: hatt ich A: hm P: noch – ach Gott A: und sonst immer nur in den Hüften und in den Kniegelenken P: jooh - - - vor paar na ja – vor zwei Monaten hatte ich das immer noch A: mh auch hier die Schwellung“ (Quasthoff 1982, S.94)		➔ verhindert Patienteninitiativen ➔ viele Fragen des Arztes/der Ärztin lassen den Patienten/die Patientin verstummen (und nicht die Stummheit des Patienten/der Patientin führt zu vielen Fragen des Arztes/der Ärztin) (Quasthoff 1982, S.81)

5.9 Informationen erfragen

Das Erfragen von Informationen ist eng mit dem gerade beschriebenen Zulassen von Patienteninitiativen und dem Zuhören verbunden. Insbesondere wurden alle Formen des direkten Nachfragens und der Verwendung von Frageformen zur Verstehensüberprüfung bereits als Handlungstypen des „Zuhörens" beschrieben. Spranz-Fogasy (2005, S.43ff) führte hierfür auch die Bezeichnungen „Präzisierungsfragen" und „Komplettierungsfragen" ein. Als grobe Unterscheidungslinie für die Zuordnung zu dieser und der letzten Gesprächskomponente wurde der Umstand gewählt, ob das Rederecht nach der Beantwortung der Frage beim Patienten/bei der Patientin verbleibt (→ Gesprächskomponente „Zuhören") oder beim Arzt/bei der Ärztin (→ Gesprächskomponente „Informationen erfragen"). Selbstverständlich gibt es auch Überschneidungen dieser Gesprächskomponente zur „Eröffnungsinitiative", in der unterschiedliche Fragetechniken einen breiten Raum einnehmen.

Aus den bisher beschriebenen Gesprächskomponenten kann für die ärztliche Gesprächsführung abgeleitet werden: Was Patient/inn/en von sich aus erzählen und auch vom Arzt/von der Ärztin gehört wird, braucht nicht mehr erfragt werden und wird zudem mit den für die Patient/inn/en wichtigen Bezügen und Zusammenhängen erzählt. Dennoch ist davon auszugehen, dass etwa nur ein Viertel der Patientenanliegen ohne ärztliches Fragen spontan erzählt wird (Lang, Floyd et al. 2002). Gerade das Wahrnehmen dieser individuellen Patientenperspektive, d.h. Krankheitsvorstellungen, Ideen über Krankheitsursachen, Sorgen und Ängsten, Erwartungen und Hoffnungen und Gefühlen wird als Basis für „Concordance" zwischen der ärztlichen und patientenseitigen Perspektive und somit für das Gelingen von therapeutischen Vereinbarungen angesehen (Abdel-Tawab, Roter 2002; Maiman, Becker et al. 1988). Die üblichen Anleitungen zur Anamnese mit ihrem Schwerpunkt in den biomedizinischen Fragen zum Krankheitsverlauf und zur Symptomatik werden daher inhaltlich in den stärker patientenzentrierten Gesprächsmodellen durch das Erfragen der subjektiven Patientenperspektive und des weiteren sozialen und medizinischen Hintergrunds der Patient/inn/en („Sozialanamnese") ergänzt (vgl. z.B. Silverman, Kurtz et al. 2005; Stewart, Brown et al. 2003; Epstein 2000, S.60ff).[179]

---

179 Köhle, Koerfer et al. (2005) unterscheiden in ihrem Manual in der Gesprächsphase „Details explorieren" inhaltlich ganz ähnlich drei Themenfelder, aber mit etwas anderen Bezeichnungen: 1. Beschwerde-Dimension erfragen (= biomedizinische Details), 2. Subjektive Vorstellungen explorieren (= Patientenpers-

Trotz einer eigenständigen Beschwerdeschilderung und des „aktiven Zuhörens“ werden eine Reihe medizinischer Fragen an den Patienten/die Patientin offen bleiben und bedürfen, insbesondere im zweiten Teil des Gesprächs, einer vertieften Befragung. Direkt nach der anfänglichen Beschwerdeschilderung scheint eine offene Frage des Arztes/der Ärztin nach weiteren Anliegen bzw. Beschwerden sehr wichtig, um eine vollständige Beschwerdenliste zu elizitieren.[180] Die generell empfohlene Fragestrategie ist, schrittweise von offenen Fragen zu geschlossenen Fragen fortzuschreiten (Silverman, Kurtz et al. 2005, S.71ff). Dieser „Fragetrichter“[181] („open-to-closed cone“ Goldberg, Steele et al. 1983) ermöglicht eine weitgehend offene und patientenorientierte Gesprächsführung. Offene Fragen lassen dem Patienten/der Patientin eher die Möglichkeit, eigenständige Schilderungen zu formulieren. Dennoch überwiegt bisher das geschlossene Fragen im Verhältnis 5,8 zu 1 in der Arzt-Patient-Interaktion (Berry, Wilkie et al. 2003). Insgesamt ist darauf zu achten, wie die Formulierung der ärztlichen Fragen die Erwartung einer bestimmten Antwort mit kommuniziert bzw. suggeriert (Boyd, Heritage 2006) und damit ggf. wichtige Mitteilungen der Patient/inn/en verhindert. Manche Fragen von ärztlicher Seite werden ergänzend eine Begründung brauchen, um den Patienten/die Patientin nicht zu verunsichern, sondern die Denkrichtung des Arztes/der Ärztin zu eröffnen (Silverman, Kurtz et al. 2005, S.139).

In den hier analysierten Primärstudien konnten acht Handlungstypen der Gesprächskomponente „Informationen erfragen“ unterschieden und durch Transkriptbeispiele belegt werden (siehe unten):

1. Offene Fragen
2. Unterstützende Erzählaufforderung
3. Geschlossene Fragen
4. Indirekte Fragen
5. Suggestivfragen

---

pektive), 3. Anamnese vervollständigen (= sozialer und medizinischer Hintergrund).

180 Heritage, Robinson et al. (2007) untersuchten auch die Auswirkung der sprachlichen Form dieser Frage nach weiteren Beschwerden und konnten zeigen, dass die Verwendung von „something else“ oder „anything else“ entscheidend Einfluss auf die Präsentation einer vollständigen Beschwerdeliste hat.

181 Nicht zu verwechseln mit dem Subtyp von geschlossenen Fragen, der unter Bezeichnung „Trichterfragen“ in der folgenden Systematik beschrieben wird.

6. (Verkürzte) Routinefragen
7. Diffuse, verwirrende Fragen
8. Klare Standardfragen

Die Terminologien von Fragetypen werden in der Gesprächsforschung uneinheitlich formuliert, doch scheint die einfache Unterscheidung in offene und geschlossene Fragen nicht ausreichend, um die interaktiven Funktionen von Fragen im ärztlichen Gesprächen ausreichend differenziert zu beschreiben. Dennoch wird in dieser Unterscheidung eine wichtige Dimension abgebildet und nimmt daher einen breiten Raum in der folgenden, aus den Primärstudien entwickelten Systematik ein. Lalouschek (2004) und Spranz-Fogasy (2005), von denen der Großteil der im Folgenden beschriebenen verbalen Handlungen in die Synthese aufgenommen wurde, verweisen immer wieder auf schwierige und riskante Auswirkungen unterschiedlicher Fragetechniken. Ein besonderes Risiko scheint die Zuweisung einer passiven-reaktiven Rolle an die Patient/inn/en durch unterschiedliche Fragetechniken zu sein. Dies ist wohl gerade unter dem Gesichtspunkt des „shared decision making“ und der Koproduktion der Behandlung durch Patient/inn/en als problematisch einzustufen.

5.9.1 Informationen erfragen: Grafischer Überblick

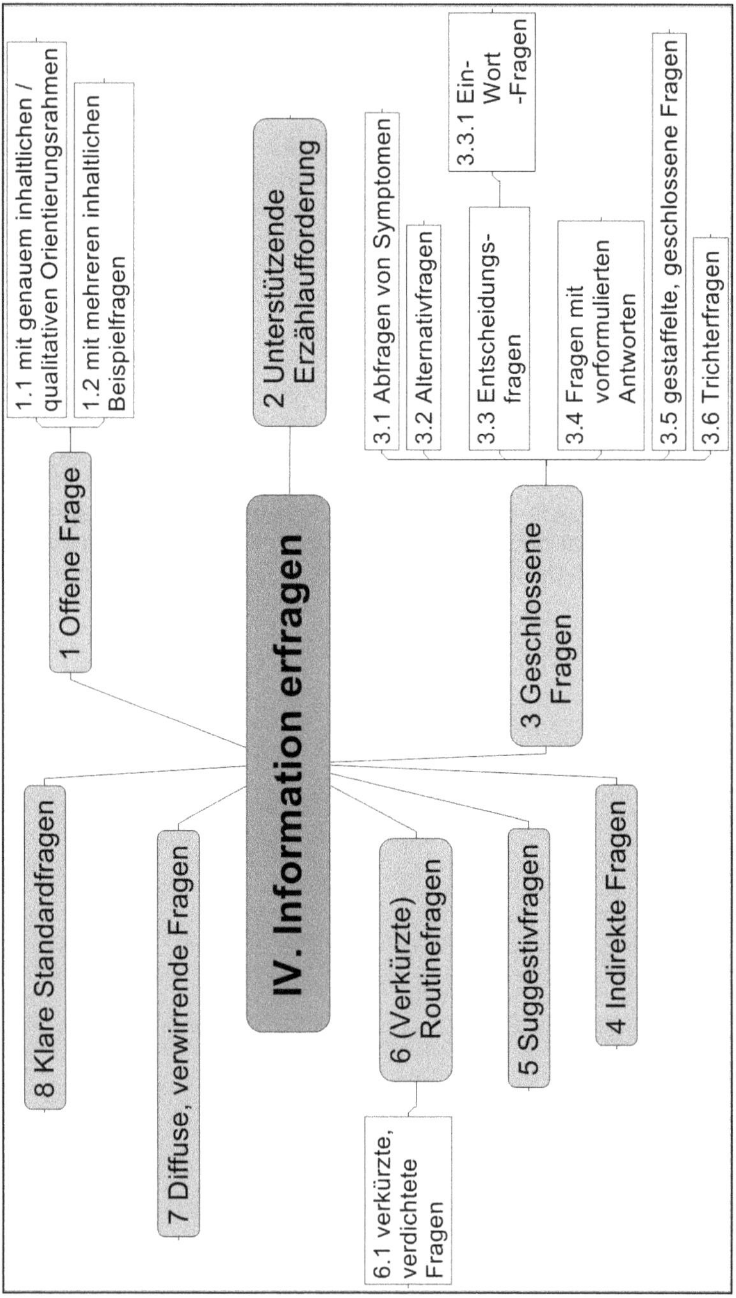

5.9.2 Informationen erfragen: Syntheseergebnis im Detail

Nr.	Kategorie	Genauere Beschreibung	Textbeispiel aus den Primärstudien	G. typ	Beschriebene Auswirkung
1	Offene Fragen („open questions")	um eine Patientenschilderung zu elizitieren; „offen" ist eine Frage, bei der die Antwortmöglichkeiten unbestimmt sind (Spranz-Fogasy 2005, S.43)	Allgemeines Beispiel: „wie ist denn das passiert" (Spranz-Fogasy 2005, S.44)	A	➔ weiter Antwortspielraum
1.1	Offene Frage mit genauem qualitativen und inhaltlichen Orientierungsrahmen		Allgemeine Beispiele: „wann warn das"; (Spranz-Fogasy 2005, S.43); „A: seit zwei Jahren haben Sie Asthma P: seit zwei Jahren also seit sechsundachtzig A: mhm können Sie sich da noch erinnern wie das genau angefangen hat P: also meine Theorie ist dass es begonnen hat [...]" (Lalouschek 2005b, S.66)	A	➔ gibt dem Patienten/der Patientin genügend Rahmen für eine eigenständige Darstellung mit den individuellen Relevanzen
1.2	Offene Frage mit mehreren inhaltlichen Beispielfragen	Fragen, die eine Reihung von möglichen Fragen enthalten	Allgemeines Beispiel: „also wie war das mit den Schmerzen, waren die nur hier in der Brust oder hatten sie auch noch andere Beschwerden und seit wann?"	A	➔ signalisiert „Erzähl, was immer du willst, ich kann nicht genau fragen" ➔ entlastet

Nr.	Kategorie	Genauere Beschreibung	Textbeispiel aus den Primärstudien	G. typ	Beschriebene Auswirkung
			(Lalouschek 2005b, S.66)		Arzt/Ärztin von der „perfekt formulierten offenen Frage“
2	Unterstützende Erzählaufforderung	Arzt/Ärztin macht deutlich, dass er/sie der unmittelbaren mündlichen Darstellung des Patienten/der Patientin großen Wert beimisst	“P: also WANN die Anfälle warn - was es für Anfälle warn und ungefähr - wie VIELE ne A: mhm P: und die Stärke das hab ich also alles mit aufgeschrieben – wenn sie s gebrauchen können is gut A: - - ja das is natürlich hilfreich - - ähm - - trotzdem – äh – wärs schön wenn Sie JETZT nochma - - was Sie SELBST im moment von den Anfällen mitbekomm - - beschreiben würden“ (Brünner, Gülich 2002, S.55);	V	
3	Geschlossene Fragen				
3.1	Abfragen von Symptomen	(Löning 1993, S.219)	“A: Die Infusionen selber verkraften Sie. P: Ja. A: Haben Sie denn darunter Übelkeit? P: Nein. A: Überhaupt nicht? P: Nichts, nein. A: Auch kein Erbrechen? P: Ich hatte zuletzt Mal so F/ n bisschen Fieber gekriegt. A: Hm.	F	→ Orientierung des Patienten/der Patientin auf das körperliche Empfinden

Nr.	Kategorie	Genauere Beschreibung	Textbeispiel aus den Primärstudien	G. typ	Beschriebene Auswirkung
			P: Meine ich, dass das daraufhin... Denn ich hab sonst – eigentlich nie Fieber oder – A: Hm. P: höchst selten. [Pause 1 sec.] Aber pf:: ansonsten … Und … A: Und erbrechen mußten Sie auch nich? P: Nein.“ (Löning 1993, S.215)		
			„P: also dass es wirklich in der Seite zieht und vor allem jetzt im Leistenbereich A: mhm und wo? rechts oder links? P: rechts A: mhm und haben Sie noch irgendwas ähm also hane Sie sich fiebrig beispielweise gefühlt? Oder P: ja genau“ (Lalouschek 2004, S.148)	A	➔ Fragender zieht die Gesprächsführung an sich ➔ weist Patient/in die Rolle des/r Antwortenden zu ➔ unterbricht/verhindert Erzählungen
3.2	Alternativfragen	Zwei oder mehrere alternative Antwortmöglichkeiten werden vom Arzt/von der Ärztin vorgegeben	„P: [...] und da merk ich dass ich en ganz schlechten Geschmack im munde habe [...] des war alles Eiter A: Eiter oder Schleim P: ja oder Schleim weiss ich nicht“ (Spranz-Fogasy 2005, S.44); „P: also dass es wirklich in der Seite zieht und vor allem jetzt im Leistenbereich	A	➔ Patient/in kann nur Alternativen akzeptieren oder verwerfen oder unentschieden bleiben ➔ Fragende/r zieht die Gesprächsführung an sich ➔ weisen Patient/in

Nr.	Kategorie	Genauere Beschreibung	Textbeispiel aus den Primärstudien	G. typ	Beschriebene Auswirkung
			A: mhm und wo? rechts oder links? P: rechts A: mhm und haben Sie noch irgendwas ähm also hane Sie sich fiebrig beispielweise gefühlt? Oder P: ja genau" (Lalouschek 2004, S.148)		die Rolle des/r Antwortenden zu ➔ unterbrechen/verhindern Erzählungen
3.3	Entscheidungsfrage	Patient/in kann nur Ja oder Nein antworten (Spranz-Fogasy 2005, S.44)		A	➔ Fragende/r zieht die Gesprächsführung an sich ➔ weist Patient/in die Rolle des/r Antwortenden zu ➔ unterbricht/verhindert Erzählungen
3.3.1	Einwort-Fragen/knappe Fragen		„A: gibt's in der Familie irgendwelche auffälligen Krankheiten P: na A: Herzinfarkt Schlaganfall P: nein A: Krebs P: auch nicht" (Lalouschek 2005b, S.55)	A	➔ weisen dem Patienten/der Patientin eine passiv-reaktive Gesprächsrolle zu
3.4	Fragen mit vorformulierten Antworten	z.B. mit bestimmten Symptomen	„A: Atemnot beim Stiegensteigen oder irgendwas oder in der Nacht kriegen Sie keine Luft P: das spür ich nicht das Stiegensteigen weil ich ein ebenes Haus hab – nicht	A	➔ weisen dem Patienten/der Patientin eine passiv-reaktive Gesprächsrolle zu ➔ inhaltlich

Nr.	Kategorie	Genauere Beschreibung	Textbeispiel aus den Primärstudien	G. typ	Beschriebene Auswirkung
			A: aber es sind nicht so so so richtige Anfälle die was - gleich besser werden sondern das ist mehr so ein dumpfer Dauer / der was manchmal ein bissl stärker ist manchmal ein bissl schwächer P: na das is so ein so ein Dauerzustand wie ein Dauerzustand ja“ (Lalouschek 2005b, S.56)		ungesicherte Antworten des Patienten/der Patientin, da er/sie keine eigene Darstellung wählen kann
3.5	Gestaffelte geschlossene Fragen	„Fragebatterien“ (Spranz-Fogasy 2005, S.41ff u. 46)	„A: Sie sind bei Dücker P: ehm A: Was machen Sie denn da P: im Büro A: sind kaufmännische Angestellte P: ja ja A: ham das richtich erlernt P ja“ (Spranz-Fogasy 2005, S.41ff u. 46)	A	➔ Patient/in wird zum passiven Antwortgeber ➔ Patient/in kann nur kurz antworten ➔ Rederecht geht auf den Arzt/ die Ärztin über ➔ Patient/in erhält den Eindruck „Arzt/von der Ärztin weiß schon etwas“
				V	➔ verhindern Patienteninitiativen (Quasthoff 1982, S.75) ➔ binden die Kräfte (Aufmerksamkeit) des Patienten/der Patientin (Raspe, Siegrist 1979, S.128)

Nr.	Kategorie	Genauere Beschreibung	Textbeispiel aus den Primärstudien	G. typ	Beschriebene Auswirkung
3.6	Trichterfragen	schrittweise Einengung auf geschlossene Fragen	„A: dann ähm Medikamente? Haben Sie in letzter Zeit irgendwelche Medikamente eingenommen? Oder so Kopfschmerztabletten? ASS jetzt gegen Fieber oder?“ (Lalouschek 2004, S.149)	A	➔ Patient/in hat nicht ausreichend Zeit, um zu antworten
4	Indirekte Fragen		„P: ansonsten mein Vater [...] ne gewissen Herzschwäche hat er wohl auch [...] A: äh vielleicht können wer erst nochmal – äh bei der – Mutter bleiben äh – die hatte – ne die hat ne chronische Bronchitis sagen Sie und die kommt alle Jahre wieder“ (Spranz-Fogasy 2005, S.44)	A	➔ Patient/in erhält das Rederecht
5	Suggestivfragen	Präferierte oder antizipierte Antworten werden in der Frageformulierung vorgegeben. Immer in Form von Entscheidungsfragen und meist als Fragebatterien formuliert (Lalouschek 2004, S.151)	„A: Blutdruck is normal war auch immer normal nich P: mhm A: sonst operiert worden – sind Sie nich P: nein A: Unfälle ham Sie nicht gehabt [...] sonst ist aber in Ordnung sonst an der Leber an der Galle an der Wirbelsäule [...] han Sie nichts gehabt Sie könn alles essen und trinken P: ja A: schmeckt alles“ (Spranz-Fogasy 2005, S.45);	A	➔ Arzt/Ärztin behält das Rederecht ➔ Risiko falscher Antworten ➔ Patient/in fühlt sich (insbes.bei suggestiven Fragebatterien) überfahren ➔ hoher Formulierungsaufwand, weil viele angenommene Inhalte mit formuliert werden müssen ➔ führt u.U. zu

Nr.	Kategorie	Genauere Beschreibung	Textbeispiel aus den Primärstudien	G. typ	Beschriebene Auswirkung
			„A: und nachts hast du das schlimmer? Oder ist, kannst du nachts schlafen, weil du keinen Husten hast?“ (Lalouschek 2004, S.151)		komplizierten Aushandlungen und Rechtfertigungen, wenn suggerierten Inhalte nicht passen
6	„Routinemäßiges Fragen“	(Lalouschek 2004)			→ erschwert das Antworten
6.1	Verkürzte, verdichtete Fragen		„A: dann ähm Medikamente? Haben Sie in letzter Zeit irgendwelche Medikamente eingenommen? Oder so Kopfschmerztabletten? ASS jetzt gegen Fieber oder?“ (Lalouschek 2004, S.149)	A	→ verkomplizieren (verlängern) das Gespräch
7	Diffuse, verwirrende Frageformulierung		„A: gut <blättert in den Unterlagen> Dann ma frag ich jetzt nochmal ein paar andere Sachen die dann hier drin stehn ähm vorbestehende Erkrankungen? Haben Sie da irgendwas? Also dass Sie – Kinderkrankheiten? Oder welche Kinderkrankheiten hatten Sie? P: oh – da muss ich nachdenken – also so was wie Keuchhusten? Zählt das dazu?“ (Lalouschek 2004, S.149)	A	→ erschwert das Antworten
8	Klare Standardfragen	gut verständliche Standardformulierungen für Routinefragen (Lalouschek 2004, S.145/149)		A	→ erlauben effizientes Abfragen von Routineinformationen

5.10 Orientierung im Gespräch geben

Wie bereits beschrieben, kann der Arzt/die Ärztin in der Gesprächseröffnung eine „Globale Orientierung" über Gesprächsverlauf und Gesprächszweck geben. Orientierungshandlungen (oder auch „metadiskursive Markierungen", Lalouschek 2001, S.39) bilden eine Gesprächskomponente, die aber den gesamten Gesprächsverlauf begleitet und nicht nur einer bestimmten Phase zuzuordnen ist (vgl. auch Silverman, Kurtz et al. 2005, S.109). Vielmehr erfordern Arzt-Patient-Interaktionen immer wieder lokale oder auch aktuell veranlasste Orientierungen zur Struktur und zum Ablauf des Gesprächs. Der zentrale Effekt von Orientierungshandlungen der Ärzt/inn/en ist die erhöhte Möglichkeit für die Patient/inn/en, sich aktiv in das Gespräch und in die Strukturierung des Gesprächs einzubringen (Lalouschek 2004). Überraschenderweise gibt es jedoch bisher kaum Untersuchungen, die versucht hätten, messbare Effekte für Orientierungshandlungen nachzuweisen (vgl. auch Silverman, Kurtz et al. 2005, S.111). Einzig eine Untersuchung (Levinson, Roter et al. 1997) konnte zeigen, dass Ärzt/inn/en, die mehr Orientierungshandlungen („orientating statements") setzten, in weniger Kunstfehlerprozesse verwickelt wurden. Dies kann als Hinweis gewertet werden, dass auch die beteiligten Patient/inn/en diese Gespräche und die in ihnen gefällten Entscheidungen als koproduktive Prozesse erlebt haben.

In den hier analysierten Primärstudien konnten vier Handlungstypen der Gesprächskomponente „Orientierung im Gespräch geben" unterschieden[182] und durch Transkriptbeispiele belegt werden (siehe unten):

1. Globale Orientierung am Gesprächsbeginn
2. Lokale Orientierung an Grenzen von Gesprächsabschnitten
3. Ausschluss des Patienten/der Patientin aus Gesprächsabschnitten
4. (Globale Orientierung am Gesprächsende)

182 Silverman, Kurtz et al. (2005, S.111) inkludieren in der Gesprächskomponente „providing structure to the interview" auch Zusammenfassungen des Gesprächsstandes durch den Arzt/die Ärztin („summarizing"). Diese wurden in dieser Systematik als Handlungstyp der Gesprächskomponente „Zuhören" zugeordnet, da dies den Interpretationen der hier analysierten Primärstudien besser entspricht. Häufig werden jedoch in einem gut geführten Gespräch Orientierungen über den nächsten Gesprächsabschnitt mit einer Zwischenzusammenfassung des letzten Gesprächsabschnitt verbunden sein.

Die globalen Orientierungen am Gesprächsbeginn wurden bereits in der Gesprächskomponente „Gesprächseröffnung" beschrieben. Sie werden zur vollständigen Darstellung in der grafischen Darstellung berücksichtigt, aber in der tabellarischen Detailbeschreibung nicht wiederholt.

Der dritte hier unterschiedene Handlungstyp, der interaktive „Ausschluss der Patient/inn/en aus Gesprächssequenzen", wurde nur in der ältesten, hier analysierten Primärstudie (Raspe, Siegrist 1979) vor dem Hintergrund eines medizinsoziologischen Beobachtungszugangs zu Visiteninteraktionen beschrieben (aber nicht durch Transkripte belegt). Es könnte sein, dass diese Extremform von asymmetrischen Interaktionshandlungen durch die seit Anfang der 1970er Jahre eingesetzte Entwicklung patientenorientierterer Behandlung tatsächlich nicht mehr zu beobachten ist oder der spezifische Forschungszugang diese Beobachtungen ermöglichte.

Der vierte Handlungstyp „Globale Orientierung über zukünftige Schritte am Gesprächsende" wird von Lalouschek (2005, S.70) im Zusammenhang mit ihren Analysen zu globalen Orientierungshandlungen am Gesprächsbeginn erwähnt, aber nicht durch Transkriptbeispiele belegt. Dieser Handlungstyp wird, wie bei der globalen Orientierung am Gesprächsbeginn, in der Detailbeschreibung zum Gesprächsabschluss angeführt.

5.10.1 Orientierung im Gespräch geben: Grafischer Überblick

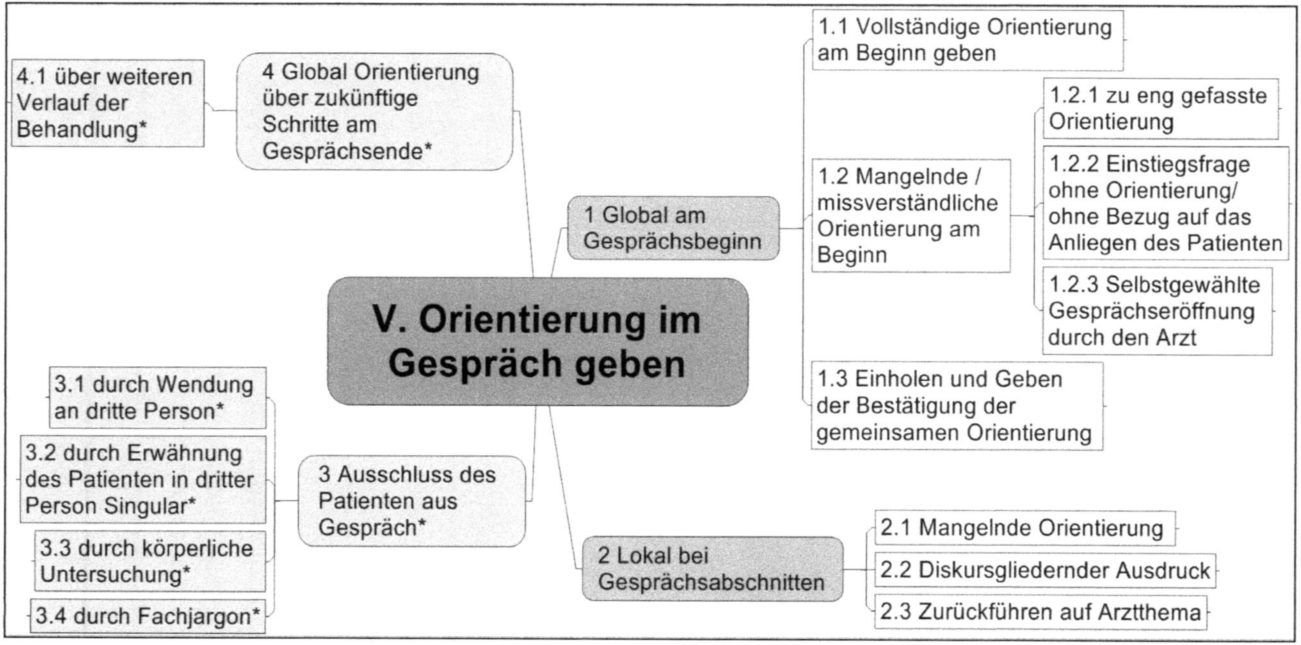

5.10.2 *Orientierung im Gespräch geben: Syntheseergebnis im Detail*

Nr.	Kategorie	Genauere Beschreibung	Textbeispiel aus den Primärstudien	G. typ	Beschriebene Auswirkung
	Globale Orientierungshandlungen am Gesprächsbeginn und –ende (vgl. Gesprächskomponente „Gesprächseröffnung“, Handlung 4)				
2	Lokale Orientierungshandlungen beim Wechsel von Gesprächsabschnitten	„metadiskursive Markierung“	„A: gut. Dann werde ich dich nachher noch mal abhören, und dann stelle ich dir jetzt noch ein paar allgemeinere Fragen, und zwar ob du sonst irgend welche Krankheiten schon mal gehabt hast?“ (Lalouschek 2004, S.150)		➔ Das Fehlen führt zu nicht übereinstimmenden Erwartungen an die Interaktion und damit zu Chaotisierung des Gesprächsverlaufes und Unzufriedenheit bei den Gesprächspartner/inne/n (Lalouschek 2001, S.39ff)
2.1	Mangelnde Orientierungshandlung beim Wechsel von Gesprächsabschnitten		„P: also ich kannt es nur so also von der rechten Seite – meine Schwester hatte sowas auch mal A: mhm – dann ähm – nochn paar andre Fragen? Und zwar – ähm haben Sie irgendwelche Allergien?“ (Lalouschek 2004, S.148) „A: Ihr Familienstand? P: ich bin ledig A: ähm dann weswegen sind Sie denn heute bei uns?		➔ Patient/in kann seine/ihre Redebeiträge nicht auf die Erwartungen des Arztes/der Ärztin einstellen (z.B. antwortet er/sie zu ausführlich oder zu knapp)

Nr.	Kategorie	Genauere Beschreibung	Textbeispiel aus den Primärstudien	G. typ	Beschriebene Auswirkung
			P: also ich hab Beschwerden in der Magengegend äh und es geht dabei voralm um Appetitlosigkeit Also ich kann zur Zeit nicht anständige essen Außerdem hab ich Bauchschmerzen A: wo?“ (Lalouschek 2004, S.152)		
2.2	Diskursgliedernder Ausdruck	(Meyer 2000b, S.25)	„A: Gut - - Äähm, Herr G., wir wollen – bei Ihnen zwei Untersuchungen noch – durchführen. - - Und zwar einmal eine Magenspiegelung und einmal – ein Ultraschall des Herzens durch die Speiseröhre. [2. Sec. Pause] Hm D: O tio percebeu?“ (Meyer 2000b, S.21)		➔ zeigt einen Fokusschwenk an
2.3	Zurückführung des thematischen Gesprächsfokus auf ein arztseitig wichtiges Thema	das Thema wird auch inhaltlich geschärft (Bliesener 1982, S.257)	„A: [...] Wieviel war das denn, das Nasenbluten? P: Net viel. A paar Tropfen, dann isch wieder a End gwea. A: Mhm. Aber wir sind jetzt wieder auf ein anderes Thema. Wir haben ja vorhin ‘ über das ‘ Erbrechen g’sprochen. P: ja A: Ich meine, das ist eigentlich schon wichtig, ja. Weil das ist ja so, dass Du’s offenbar jetzt nimmer aushältst. P: I’ hab jetzt genug“ (Bliesener 1982, S.265)	V	

Nr.	Kategorie	Genauere Beschreibung	Textbeispiel aus den Primärstudien	G. typ	Beschriebene Auswirkung
3	Ausschluss des Patienten/der Patientin aus bestimmten Gesprächssequenzen	(Raspe, Siegrist 1979, S.128)		V	
3.1	Durch Wendung an eine dritte anwesende Personen	(Raspe, Siegrist 1979, S.128)		V	→ verhindert Patienteninitiativen (Quasthoff 1982, S.75)
3.2	Durch Erwähnung des Patienten/der Patientin in der dritten Person Singular	als wäre der/die Patient/in nicht anwesend (Raspe, Siegrist 1979, S.128)		V	→ verhindert Patienteninitiativen
3.3	Durch körperliche Untersuchungen an den Patient/inn/en	(Raspe, Siegrist 1979, S.128)		V	→ bindet die Aufmerksamkeit des Patienten/der Patientin
3.4	Durch Fachsprache und Jargon	(Raspe, Siegrist 1979, S.128)		V	→ verhindert Patienteninitiativen

5.11 Information geben, anleiten, beraten

Das Geben von Informationen, Anleitungen oder Beratungen baut auf einer guten Erhebung der Anliegen und Sichtweisen der Patient/inn/en sowie auf einer vertrauensvollen Beziehung auf. Ohne Wissen über das Krankheitsverständnis, das gesundheitsbezogene Wissen und über das Lebensumfeld des Patienten/der Patientin wird die gegebene Information wenig Verständnis und wenig Zustimmung finden. Damit schließt diese Gesprächskomponente an die bereits beschriebenen systematisch an.

Frühe Konzepte der Informationsvermittlung haben die Qualität der Mitteilung (z.B. Verständlichkeit, vgl. Schulz von Thun 1981) in den Mittelpunkt gestellt. Doch seit den 1970er Jahren zeigen die vorliegenden umfangreichen Forschungen zur Informationsweitergabe und Aufklärung in der Arzt-Patient-Interaktion (vgl. für einen Überblick Silverman, Kurtz et al. 2005, S.141; Ley 1988; Tuckett, Boulton et al. 1985), dass diese Kommunikationsprozesse umso erfolgreicher sind, je mehr sie als interaktiver Prozess des gemeinsamen Erkundens eines geteilten Verständnisses zwischen Ärzt/inn/en und Patient/inn/en gestaltet werden.

Die Forschungsliteratur zur Arzt-Patient-Interaktion zeigt viele Befunde zu Problemen in der Weitergabe von Informationen durch Ärzt/inn/en: Zunächst unterschätzen Ärzt/inn/en das Informationsbedürfnis ihrer Patient/inn/en ganz wesentlich (vgl. z.B. Waitzkin 1984). Ärzt/inn/en verwenden insgesamt nur etwa ein Zehntel der Gesprächszeit (Waitzkin 1985), um Informationen zu geben, und überschätzen die dafür verwendete Zeit (Makoul, Arntson et al. 1995). Patient/inn/en wollen im Allgemeinen wesentlich mehr Informationen, als ihre Ärzt/inn/en ihnen geben, und zwar insbesondere zu „bad news“, wie schlechte Diagnosen, Heilungsprognose, Nebenwirkungen und Behandlungsrisiken (vgl. z.B. Beisecker, Beisecker 1990). Neun von zehn Patient/inn/en erhalten keine guten Erklärungen über vorgeschlagene Behandlungen oder Untersuchungen (Braddock, Edwards et al. 1999). Nur etwa 10%-20% der Patient/inn/en meiden zu viel Information (vgl. Jenkins, Fallowfield et al. 2001). Gleichzeitig sind Patient/inn/en sehr vorsichtig bzw. werden von den Ärzt/inn/en behindert, (direkt) nach mehr Informationen zu fragen (Svarstad 1974). Vielmehr deuten sie ihr Informationsbedürfnis eher nur an (Levinson, Gorawara-Bhat et al. 2000) oder äußern ihre Fragen gar nicht (Tuckett, Boulton et al. 1985).

Diesen und anderen problematischen Befunden stehen andererseits viele Studien gegenüber, die zeigen können, dass gut informierte/ aufgeklärte Patient/inn/en ihre Behandlungen besser koproduzieren können (eine höhere Compliance-Rate aufweisen), schneller gesund werden und zufriedener mit der Behandlung sind (vgl. z.B. Bieber, Muller et al. 2006; Jenkins, Fallowfield et al. 2001; Ong, Visser et al. 2000; Haynes, McKibbon et al. 1996; Stewart 1995; Kaplan, Greenfield et al. 1989; Hall, Roter et al. 1988; Egbert, Battit et al. 1964). Auch die Aufklärung über normale/unauffällige Befunde ist heikel und kann weitreichende, insbesondere auch ökonomische Folgen haben (Petrie, Muller et al. 2007).

Zur Frage, wie effektive Aufklärung in der Arzt-Patient-Interaktion aussehen kann, liegen inzwischen auch eine Reihe von Studien vor: Hervorgehoben wird, dass nicht zu viel Information im Block präsentiert werden sollte, sondern ein schrittweises, interaktives Vorgehen zwischen Ärzt/inn/en und Patient/inn/en („frisbee-aproach“) mit wiederholten Verstehensüberprüfungen („Chunking and Checking“ Silverman, Kurtz et al. 2005, S.158ff u. 163) die höchsten Erinnerungs- und Complianceraten bei den Patient/inn/en zur Folge hat. Eine Studie konnte zeigen, dass eine Veränderung der Reihenfolge, in der dieselben Informationen (schwerwiegende Erkrankung und Prognose) gegeben werden, entscheidenden Einfluss auf das damit erzielte Verständnis bei den Patient/inn/en hat (Ley 1979, zit. Nach Frankel 2000). Weitere Aspekte guter Information sind: Strukturierung der Information, Hervorheben wichtiger Informationen, Wiederholungen durch Arzt/Ärztin bzw. Patient/in, Vermeidung bzw. Erklärung von Fachjargon, Spezifikation von Ratschlägen (vgl. Ley 1988).

In den hier analysierten Primärstudien konnten elf Handlungstypen der Gesprächskomponente „Informationen geben“ unterschieden und durch Transkriptbeispiele belegt werden (siehe unten):

1. Detaillierte, frühe Information
2. Keine „bad news“ geben
3. Erklärungen
4. Ankündigungen zukünftiger Handlungen
5. Handlungsanleitungen
6. Implizite Bewertungen der Information
7. Veranschaulichungsverfahren
8. Indirektes Bewusstmachen von Problemen
9. Verwendung von Fachjargon
10. Informationen an anwesende Dritte geben
11. Monitoren – „Checking“

Auch wenn einige der Primärstudien Handlungstypen dieser Gesprächskomponente identifizieren, so konzentrieren sich doch zwei Primärstudien besonders auf diese verbalen Handlungen: Wimmer (1993) und Meyer (2000). Die erste Studie analysiert Gespräche im Kontext der Diagnostik und chirurgischen Behandlung von onkologischen Erkrankungen. Die zweite Primärstudie ist ganz dem Aufklärungsgespräch gewidmet. Inhaltlich können zwei wesentliche Bereiche der Informationsvermittlung unterschieden werden: 1) Informationen zur Diagnose und 2) Informationen zur zukünftigen Behandlung oder Diagnostik (Diagnoseverfahren, Behandlungsschritte, notwendige Mitwirkung der Patient/inn/en, potentielle Komplikationen). Meyer (2000, S.6) schlägt daher vor, generell zwischen drei Gesprächstypen zu unterscheiden: diagnostischen Aufklärungsgesprächen, therapeutischen Aufklärungsgesprächen und Befundgespräch.

Auffallend in der folgenden Systematik ist die vergleichsweise sehr differenzierte Analyse, wie „bad news" NICHT gegeben werden können, wie also entgegen der gerade angedeuteten, wissenschaftlichen Evidenz, Ärzt/inn/en einer angemessen Information der Patient/inn/en aus dem Weg gehen.[183] Besonders differenziert analysiert eine Primärstudie (Brünner, Gülich 2002) Veranschaulichungsverfahren, und gibt damit Einblick in die Komplexität von interaktiven, sprachlichen Verfahren der Informationsvermittlung zwischen fachlicher Expertise und betroffener Alltagserfahrung.

183 Silverman, Kurtz et al. (2005, S.152ff) diskutieren eine Reihe von Gründen für diesen generell zu beobachtenden Mangel in der Arzt-Patient-Interaktion, die u.a. auf das traditionelle Rollenbild der ärztlichen Autorität verweisen.

5.11.1 *Information geben, anleiten, beraten: Grafischer Überblick*

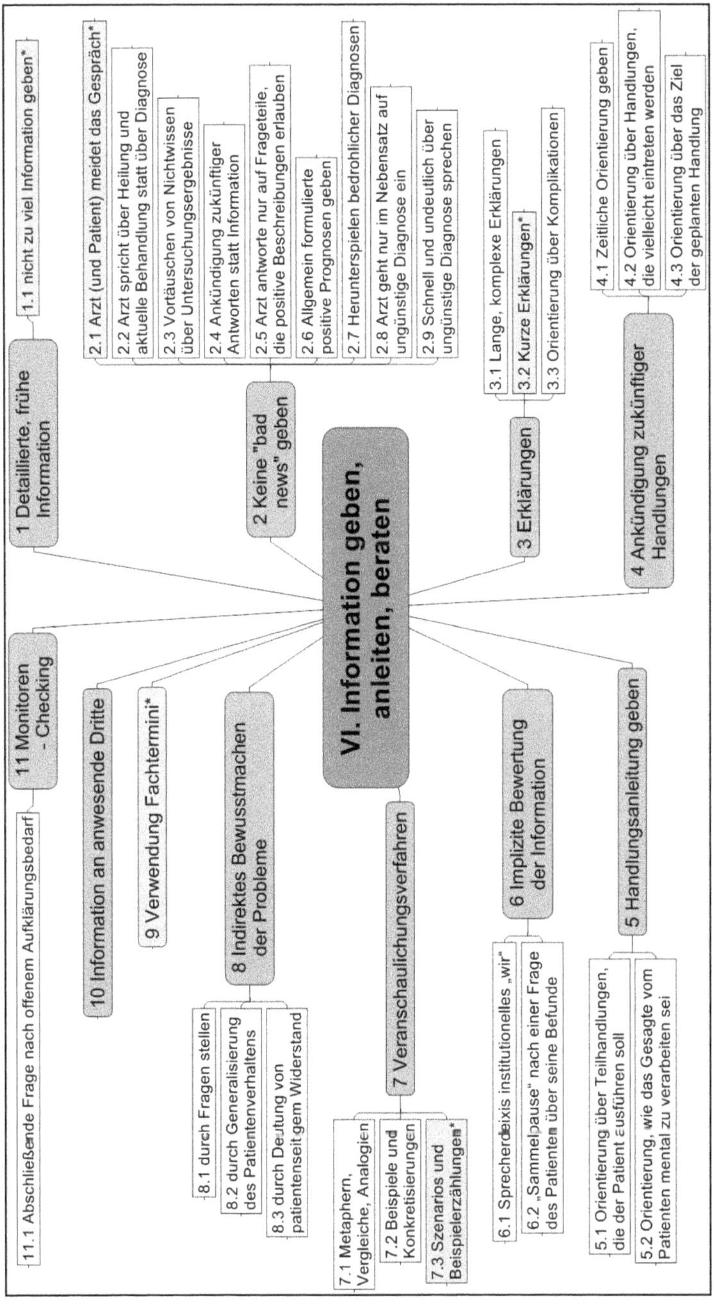

5.11.2 *Information geben, Anleiten, Beraten: Syntheseergebnis im Detail*

Nr.	Kategorie	Genauere Beschreibung	Textbeispiel aus den Primärstudien	G. typ	Beschriebene Auswirkung
1	Detaillierte, frühe Information geben	Den Bedürfnissen des Patienten/der Patientin entsprechende, umfassende, detaillierte Information zum frühestmöglichen Zeitpunkt; insbesondere über die Diagnose; sehr wichtig bei der Übermittlung schlechter Nachrichten	Mehrere sehr kurze Textausschnitte z.B. „Lymphdrüsen sind so klein, dass überhaupt keine Sorgen notwendig sind“ (Wimmer 1993, S.410)	B	➔ möglichst kurze Zeit der Unsicherheit für den Patienten/die Patientin ➔ gute Krankheitsverarbeitung (Wimmer 1993, S.410)
1.1	Nicht zu viel Information geben	Information schrittweise geben. Weiterführende Information in einem späteren Gespräch geben (Wimmer 1993)			
2	Keine "bad news" geben	Arzt/Ärztin informiert nicht (klar) über eine ungünstige Diagnose (Wimmer 1993, S.413ff)		B	➔ Patient/in kann die Bearbeitung seiner/ihrer Situation nicht in Angriff nehmen ➔ Patient/in kann kein klares Ziel und positive Einstellung für seine/ihre Therapie entwickeln ➔ Patient/in hat

Nr.	Kategorie	Genauere Beschreibung	Textbeispiel aus den Primärstudien	G. typ	Beschriebene Auswirkung
					anhaltende Ängste und Unsicherheiten ➔ Patient/in hat einen schwankenden Gemütszustand zwischen Hoffnung und Verzweiflung ➔ Komplikationsraten erhöhen sich (Wimmer 1993, S.415)
2.1	Arzt/Ärztin (und Patient/in) meiden (tagelang) das Gespräch	(Wimmer 1993, S.410) (vgl. auch „Vorbeigehen an ‚Problempatienten' in der Visite" Raspe, Siegrist 1979, S.128)		B	➔ wird vom Patienten/von der Patientin als Hinweis auf Schwierigkeiten interpretiert
2.2	Arzt/Ärztin spricht über den aktuellen Heilungsverlauf und die aktuellen Behandlungsschritte statt über das Diagnoseergebnis	(Wimmer 1993, S.413)	„P: Weiß ma noch nicht genau was? A: Nicht genau, nein. [...] – wichtig is, dass ma mal den Schlauch herausnehmen, nicht, und wichtig ist, dass unmittelbar für Sie – nichts – Gefährliches droht" (Wimmer 1993, S.412)	V	
2.2.1	Arzt/Ärztin spricht über den Operationsverlauf und –ergebnis statt über Details des Diagnoseergebnisses	Es fehlen Information über Art der Erkrankung und (ungünstige) Bedeutung der Befunde	„A: Gut, mach ma ihn heraus – na ja – sagen wir ganz gut sehr gut wäre übertrieben. P: Wieso, was hats denn? A: - es ist so, wir haben einen Teil der Lunge herausgenommen, aber es ist eine Systemerkrankung – es ist nicht	B	

Nr.	Kategorie	Genauere Beschreibung	Textbeispiel aus den Primärstudien	G. typ	Beschriebene Auswirkung
			nur - an der Lunge krank, sondern es sind auch – auch in zwischen – teil, also zwischen den beiden Lungen gibt's so a paar kleine Herdl, oder es hat Herdl gegeben – wo man sich also noch überlegen muß was man tun wird.“ (Wimmer 1993, S.412)		
2.3	Arzt/Ärztin täuscht Nichtwissen über Befunde vor	Mitteilung „funktionaler Unsicherheit“: Arzt/Ärztin geht auf die Frage des Patienten/der Patientin ein, ohne aber befriedigend zu antworten, sondern gibt Nichtwissen vor, dass kein fixes Ergebnis der Untersuchung vorliege, oder verweist auf fehlende Befunde, fehlende Gespräche mit Kolleg/inn/en etc., obwohl tatsächlich entsprechendes Wissen vorhanden ist (Wimmer 1993, S.413)	„P: Und was is des? A: Es ist – noch nicht, histologisch noch nicht ganz – fix, was es ist. P: mhm A: Es ist nicht einfach – und da muss ma sich noch überlegen, ob man Ihnen noch – äh bestimmte Medikamente geben wird. P: mhm“ (Wimmer 1993, S.412)	V	
2.3.1	Arzt/Ärztin gibt vor, noch mit Spezialist/inn/en oder Kolleg/inn/en reden zu müssen	(Wimmer 1993, S.413)	„P: Ist schon sicher, was es ist? A: Und, äh, ich hab dem Kollegen Doktor ... P: Noch nicht? A: Äh, mit dem Doktor noch nicht gesprochen, gell.“ (Raspe, Siegrist 1979, S.130)	V	

Nr.	Kategorie	Genauere Beschreibung	Textbeispiel aus den Primärstudien	G. typ	Beschriebene Auswirkung
			„A: Es ist nicht einfach – und da muss ma sich noch überlegen, ob man Ihnen noch – äh bestimmte Medikamente geben wird. P: mhm A: dos is dos wos - dran noch das Problem is, für uns noch das Problem is, müssen erst die Spezialisten eingeschaltet werden, damit ma wissen, was man Ihnen noch nachgeben sollte. P: mhm“ (Wimmer 1993, S.412)		
2.4	Ankündigung zukünftiger Antworten statt Information	Es sei auf Klärung zu warten, aber die Information wird bis zur Entlassung nicht gegeben (Wimmer 1993, S.413ff)	„P: Jetzt weiß ma net wos des sein kann. A: Ja, jetzt müss ma noch paar Tage warten bis das genau untersucht wird, nicht. Wie ham schon so eine vorläufige Mitteilung – aber die könn ma no net sagen“ (Wimmer 1993, S.412)	V	
2.5	Arzt/Ärztin antwortet nur auf Frageteile, die positive Beschreibungen erlauben	Arzt/Ärztin geht bei Fragen immer nur auf jenen Teil ein, der das Herausstellen positiver, beruhigender Fakten erlaubt (Wimmer 1993, S.416)		B	
2.6	Arzt/Ärztin gibt allgemein formulierte,	in beruhigendem Tonfall	Kurze Gesprächsausschnitte: „bald wieder gesund“, „bald wieder ein	B	→ wenn der Patient/die Patientin

Nr.	Kategorie	Genauere Beschreibung	Textbeispiel aus den Primärstudien	G. typ	Beschriebene Auswirkung
	positive Prognosen ab		gesunder Mann sein“ (Wimmer 1993, S.416) “ein völlig gesunder Mann ist” (Wimmer 1993, S.418)		in seiner/ihrer subjektiven Sicht gerade die Gewissheit des Todes hat, führt dies zum Rückzug und dem Gefühl, nicht verstanden zu werden
2.7	Arzt/Ärztin spielt die bedrohliche Diagnose hinunter	(Wimmer 1993, S.416)	„A: Nicht, wenn ich das Röntgenbild so anschaue, muss ich sagen, mit dem Emphysem is es nicht so tragisch, wie Sie es geschildert haben, so dass also – ah, - jedes weitere therapeutische Vorgehen etwas er-, uns erleichtert.“ (Wimmer 1993, S.415) “Denn nehmen wir an, es ist eine Tumorerkrankung – der Tumor kann – bei dem Bild kann der ½ Zentimenter groß sein – ja das was man hier sieht , ist der nicht belüftete Oberlappen. Die Größe, die (da hier) aufscheint, entspricht niemals der tatsächlichen Erkrankung - / wenn dies ein Geschwulst ist/ - oder wenn es ein anderer Herd ist, diese Herde sind in der Regel kleiner, nicht, denn das was man hier als Verschattung	B	

Nr.	Kategorie	Genauere Beschreibung	Textbeispiel aus den Primärstudien	G. typ	Beschriebene Auswirkung
			sieht, ist ja nicht der ganze Herd, nicht, er kann winzig klein sein.” (Wimmer 1993, S.416) “kleines Karzinom” (Wimmer 1993, S.415)		
2.8	Arzt/Ärztin geht nur im Nebensatz auf die ungünstige Diagnose ein		„wenn – eine, eine (ernste) Diagnose gestellt wird, auch das wissen wir noch nicht." (Wimmer 1993, S.416)	B	
2.9	Arzt/Ärztin spricht schnell und undeutlich über ungünstige Diagnose		(Wimmer 1993, S.416)	B	
3	Erklärungen (explanation)				
3.1	Lange, komplexe Erklärungen		„A: tja - - ja s_s geht ja darum Frau Z. wä - - mm um die Diagnose um Ihre Krankheitsursache oder Krankheit an sich nich? Ob das nun n reiner Verschleiß is oder ob da entzündliche – P: ja A: Veränderungen mit drin sin ne? – P: ja A: s deutet einiges drauf hin dass es entzündlicher Art is zum Beispiel [...]“ (Quasthoff 1982, S.94)	V	➔ Durch das Prinzip des „primären Sprechers“ wird der Patient/die Patientin abgehalten, eigene Initiativen zu setzen (Quasthoff 1982, S.80)
3.2	Kurze Erklärungen	(Quasthoff 1982, S.80)		V	➔ Patient/in kann eigene Fragen zum Thema stellen

Nr.	Kategorie	Genauere Beschreibung	Textbeispiel aus den Primärstudien	G. typ	Beschriebene Auswirkung
3.3	Orientierung über Komplikationen	(Meyer 2000b, S.28ff)		AK	→ schafft eine Grundlage für die Bewertung/Entscheidung des Patienten/der Patientin
3.3.1	Orientierung über Komplikationen durch Hinweise	(Meyer 2000b, S.28)	„A: Das hat er alles verstanden? D: Bis jetzt ja. Hm A: **Er muss da/ dazu wissen**, dass es – immer zu einer Untersuchung auch Komplikationen geben kann. Es kann sein, dass er mal blutet, - oder es zu einer Verletzung – der Magenwand – kommt. D: Hm A: Bis zur Perforation, bis zum Durchbruch des Magens. Das ist sehr selten, aber er muss das wissen. D: Hm“ (Meyer 2000b, S.24) [Hervorhebung PN]	AK	→ schafft eine Grundlage für die Bewertung/Entscheidung des Patienten/der Patientin
3.3.2	Orientierung über Komplikationen durch institutionelle Sentenzen	Sentenzen (= allgemeingültige Aussagen, die immer richtig sind; Meyer 2000b, S.29) Bindet Wissen ab, das in bestimmten sozialen Gruppen zum „common ground“ gehört	„A: Das hat er alles verstanden? D: Bis jetzt ja. Hm A: Er muss da/ dazu wissen, **dass es – immer zu einer Untersuchung auch Komplikationen geben kann**. Es kann sein, dass er mal blutet, - oder es zu einer Verletzung – der Magenwand – kommt. D: Hm A: Bis zur Perforation, bis zum Durchbruch des Magens. Das ist sehr	AK	

Nr.	Kategorie	Genauere Beschreibung	Textbeispiel aus den Primärstudien	G. typ	Beschriebene Auswirkung
			selten, aber er muss das wissen. D: Hm“ (Meyer 2000b, S.24) [Hervorhebung PN]		
3.3.3	Illustrieren von Komplikationen	Aufzählung möglicher Ausformungen (Meyer 2000b, S.29)	„A: Das hat er alles verstanden? D: Bis jetzt ja. Hm A: Er muss da/ dazu wissen, dass es – immer zu einer Untersuchung auch Komplikationen geben kann. **Es kann sein, dass er mal blutet, - oder es zu einer Verletzung – der Magenwand – kommt.** D: Hm A: Bis zur Perforation, bis zum Durchbruch des Magens. Das ist sehr selten, aber er muss das wissen. D: Hm“ (Meyer 2000b, S.24) [Hervorhebung PN]	AK	
3.3.4	Herunterspielen des Risikos von Komplikationen			AK	
3.3.4.1	Herunterspielen des Risikos von Komplikationen durch Quantifizierung	(Meyer 2000b, S.29)	„A: Das hat er alles verstanden? D: Bis jetzt ja. Hm A: Er muss da/ dazu wissen, dass es – immer zu einer Untersuchung auch Komplikationen geben kann. Es kann sein, dass er mal blutet, - oder es zu einer Verletzung – der Magenwand – kommt. D: Hm A: Bis zur Perforation, bis zum	AK	

Nr.	Kategorie	Genauere Beschreibung	Textbeispiel aus den Primärstudien	G. typ	Beschriebene Auswirkung
			Durchbruch des Magens. Das ist sehr selten, aber er muss das wissen. D: Hm“ (Meyer 2000b, S.24) [Hervorhebung PN]		
3.3.4.2	Herunterspielen des Risikos von Komplikationen mit Hinweis auf institutionelle Obligation	(Meyer 2003, S.169 u. 173)		AK	
4	Ankündigung zukünftiger Handlungen	(Meyer 2000b, S.14-18 u. S.27)	„A: Gut - - Äähm, Herr G., wir wollen – bei Ihnen zwei Untersuchungen noch – durchführen. - - Und zwar einmal eine Magenspiegelung und einmal – ein Ultraschall des Herzens durch die Speiseröhre. [2. Sec. Pause] Hm D: O tio percebeu?“ (Meyer 2000b, S.21) “P: Ja, ich hab schon gehabt zweimal. A: Genau. Und deshalb wollen wir diese Untersuchung noch mal wiederholen, um zu gucken, ob da alles in Ordnung ist. Und Sie hatten ja auch eine Schleimhautentzündung - - des/ der unteren Speiseröhre. - Und das wollen wir auch nochmal angucken. P: [1 sec. Pause] Ja.”	AK	

Nr.	Kategorie	Genauere Beschreibung	Textbeispiel aus den Primärstudien	G. typ	Beschriebene Auswirkung
			(Meyer 2000b, S.23)		
4.1	Zeitliche Orientierung geben	(Meyer 2000b, S.26)	„P: Hm. A: Gut. Ähm - die erste Untersuchung, die wir machen wollen, auch zeitlich zuerst, - ist die Magenspiegelung. P: Magenspiegelung. A: Magenspiegelung, genau." (Meyer 2000b, S.23)	AK	
4.2	Orientierung über Handlungen, die vielleicht eintreten werden	„Ankündigen unter Vorbehalt" (Meyer 2000b, S.30)	A: [1 sec. Pause] **Okay, wir würden dann auch, wenn dort – Geschwüre – gefunden werden kleine Proben entnehmen**. P: [1 Sec. Pause] ja. Ne? – Gut. Haben Sie dazu noch Fragen, zu der Magenspiegelung? P: Nein, Magenspiegelung habe ich schon gehabt." (Meyer 2000b, S.24) [Hervorhebung PN]	AK	→ juristisch notwendige Information über vorhersehbare Eingriffe
4.3	Orientierung über das Ziel der geplanten Handlung	Der „generische" Charakter der beschriebenen Zielsetzung wird über das Modalverb „können" ausgedrückt. Das Morphem „irgend-„ bringt „gestaltete Unbestimmtheit" zum Ausdruck (Meyer 2000b, S.26)	„A: Da bekommen Sie hier/ da müssen Sie einen Schlauch schlucken, - ne? P: Hm A: [1 sec. Pause] Den/ der wird eingeführt, - und dann – schlucken Sie einmal, und dann – geht er durch die Speiseröhre bis in den Magen. - - Ne? - **Und dann kann man den Magen angucken und Teile – des**	AK	→ motiviert die Kooperation des Patienten/der Patientin

Nr.	Kategorie	Genauere Beschreibung	Textbeispiel aus den Primärstudien	G. typ	Beschriebene Auswirkung
			Zwölffingerdarms noch hier, ne? Dann kann man – sehen, ob dort irgendwelche – Blutungsquellen sind oder - - Geschwüre, - die man untersuchen müsste. P: Magengeschwüre.“ (Meyer 2000b, S.23) [Hervorhebung PN]		
5	Handlungsanleitungen geben	Brünner, Gülich 2002, S.22			
5.1	Orientierung über Teilhandlungen, die der Patient/die Patientin ausführen soll	in Form einer Beschreibung (Meyer 2000b, S.26)	„A: **Da bekommen Sie hier/ da müssen Sie einen Schlauch schlucken, - ne?** **P: Hm** **A: [1 sec. Pause] Den/ der wird eingeführt,** - und dann – schlucken Sie einmal, und dann – geht er durch die Speiseröhre bis in den Magen. - - Ne? - Und dann kann man den Magen angucken und Teile – des Zwölffingerdarms noch hier, ne? Dann kann man – sehen, ob dort irgendwelche – Blutungsquellen sind oder - - Geschwüre, - die man untersuchen müsste. P: Magengeschwüre.“ (Meyer 2000b, S.23) [Hervorhebung PN]	AK	→ ermöglicht die Kooperation des Patienten/der Patientin
5.1.1	Orientierung über Teilhandlungen des	durch Modalverb „müssen“ in Verbindung mit der	„A: Da bekommen Sie hier/ **da müssen Sie einen Schlauch**	AK	→ fordert die Kooperation des

Nr.	Kategorie	Genauere Beschreibung	Textbeispiel aus den Primärstudien	G. typ	Beschriebene Auswirkung
	Patienten/der Patientin, die obligatorisch sind	direkten Anrede	**schlucken**, - ne? P: Hm A: [1 sec. Pause] Den/ der wird eingeführt, - und dann – schlucken Sie einmal, und dann – geht er durch die Speiseröhre bis in den Magen. - - Ne? - Und dann kann man den Magen angucken und Teile – des Zwölffingerdarms noch hier, ne? Dann kann man – sehen, ob dort irgendwelche – Blutungsquellen sind oder - - Geschwüre, - die man untersuchen müsste. P: Magengeschwüre." (Meyer 2000b, S.23) [Hervorhebung PN]		Patienten/der Patientin
5.1.2	Orientierung über Teilhandlungen des Patienten/der Patientin als Kooperationsreihe	als wichtiges Element in der geplanten Handlungsabfolge/Beschreibung des „Layouts" der Handlung (Meyer 2000b, S.26)	„A: Da bekommen Sie hier/ da müssen Sie einen Schlauch schlucken, - ne? P: Hm A: [1 sec. Pause] **Den/ der wird eingeführt, - und dann – schlucken Sie einmal, und dann – geht er durch die Speiseröhre bis in den Magen**. - - Ne? - Und dann kann man den Magen angucken und Teile – des Zwölffingerdarms noch hier, ne? Dann kann man – sehen, ob dort irgendwelche – Blutungsquellen sind oder - - Geschwüre, - die man	AK	

Nr.	Kategorie	Genauere Beschreibung	Textbeispiel aus den Primärstudien	G. typ	Beschriebene Auswirkung
			untersuchen müsste. P: Magengeschwüre.“ (Meyer 2000b, S.23) [Hervorhebung PN]		
5.2	Orientierung, wie das Gesagte vom Patienten/von der Patientin mental zu verarbeiten sei	Hier als “wissen” im Gegensatz von epistemischen Verben, wie “durchdenken”, “sich klar machen” etc. (Meyer 2000b, S.29ff)	„A: Das hat er alles verstanden? D: Bis jetzt ja. Hm A: Er muss da/ dazu wissen, dass es – immer zu einer Untersuchung auch Komplikationen geben kann. Es kann sein, dass er mal blutet, - oder es zu einer Verletzung – der Magenwand – kommt. D: Hm A: Bis zur Perforation, bis zum Durchbruch des Magens. Das ist sehr selten, **aber er muss das wissen.** D: Hm“ (Meyer 2000b, S.24) [Hervorhebung PN]	AK	
5.2.1	Kein Hinweis, wozu das Gesagte vom Patienten/von der Patientin mental zu verarbeiten sei	(Meyer 2000b, S.30)	„A: Das hat er alles verstanden? D: Bis jetzt ja. Hm A: Er muss da/ dazu wissen, dass es – immer zu einer Untersuchung auch Komplikationen geben kann. Es kann sein, dass er mal blutet, - oder es zu einer Verletzung – der Magenwand – kommt. D: Hm A: Bis zur Perforation, bis zum Durchbruch des Magens. Das ist sehr selten, **aber er muss das wissen**.	AK	

Nr.	Kategorie	Genauere Beschreibung	Textbeispiel aus den Primärstudien	G. typ	Beschriebene Auswirkung
			D: Hm“ (Meyer 2000b, S.24) [Hervorhebung PN]		
6	Implizite Bewertung der Information				
6.1	Sprecherdeixis institutionelles „wir“	bezieht sich auf die Ärzte des Krankenhauses bzw. der Abteilung (Meyer 2000b, S.25)	„A: Gut - - Äähm, Herr G., wir wollen – bei Ihnen zwei Untersuchungen noch – durchführen. - - Und zwar einmal eine Magenspiegelung und einmal – ein Ultraschall des Herzens durch die Speiseröhre. [2. Sec. Pause] Hm D: O tio percebeu?“ (Meyer 2000b, S.21) “Und deshalb wollen wir diese Untersuchung nochmal wiederholen,” (Meyer 2000b, S.27)	AK	➔ kennzeichnet die Aussage als institutionell verankert
6.2	„Sammelpause“ nach einer Frage des Patienten/der Patientin über seine Befunde	am Beginn einer Antwort des Arztes/der Ärztin (Wimmer 1993, S.413)	„A: Gut, mach ma ihn heraus – na ja – sagen wir ganz gut sehr gut wäre übertrieben. P: Wieso, was hats denn? A: - es ist so, wir haben einen Teil der Lunge herausgenommen, aber es ist eine Systemerkrankung [...]“ (Wimmer 1993, S.412)	V	➔ wird als Hinweis auf „bad news“ vom Patienten/von der Patientin interpretiert
7	Veranschaulichungsverfahren (allgemein) des Arztes/der Ärztin (auch P)	**interaktives** Darstellungsverfahren oder „Methode“ zur Bewältigung einer als schwierig empfundenen Formulierungs- und			➔ besseres kognitives Verstehen komplexer Inhalte beim Patient/bei der Patientin

Nr.	Kategorie	Genauere Beschreibung	Textbeispiel aus den Primärstudien	G. typ	Beschriebene Auswirkung
		Vermittlungsaufgabe. Arzt (und Patient) projizieren mit Metaphern neue Inhalte auf eine vertraute gemeinsame Basis (Brünner, Gülich 2002, S.71, 77, 81 u. 82); „durch sie [Metaphern] werden bestimmte Eigenschaften eines Gegenstandes hervorgehoben, andere – mit dem metaphorischen Konzept nicht konsistente – Eigenschaften werden verdeckt.“ (Brünner, Gülich 2002 S.22f.)			→ Patient/in fühlt sich von Arzt/von der Ärztin verstanden → Motivation für den Patienten/die Patientin → evoziert, Konkretisierung durch Patient/in zu erhalten (Brünner, Gülich 2002, S.69) → therapeutische Intervention
7.1	Metaphern, Vergleiche, Analogien	Metaphern sind sprachliche Bilder, die auf Ähnlichkeitsbeziehungen zwischen Objekten, Ereignissen oder Konzepten beruhen oder herstellen (kognitive Perspektive) Vergleich = Metaphern mit Vergleichsausdrücken Analogien = Vergleiche von strukturellen od. funktionalen Beziehungen zwischen Elementen unter-	„A: also es fällt Ihnen nich irgendwie nen Ereignis ein - - sozusagen von der Qualität - mal vonner Lawine verschüttet worden zu sein – oder irgendetwas wo einem noch beim bloßem Gedanken das Blut in den Adern gerinnt P: nee“ (Brünner, Gülich 2002, S.69)		→ können Erfahrungen strukturieren helfen (Lakoff, Johnson 1999, S.72) → einfache bzw. verständliche Vermittlung komplizierter Sachverhalte und Abläufe → Relevantsetzungen von Inhalten (Brünner, Gülich 2002, S.81 u. 82)

Nr.	Kategorie	Genauere Beschreibung	Textbeispiel aus den Primärstudien	G. typ	Beschriebene Auswirkung
		schiedlicher Systeme (Brünner, Gülich 2002 S.23)			
7.2	Beispiele und Konkretisierungen	Konkretisierungen (inkl. Individualisierungen auf bestimmte Personen) (Brünner, Gülich 2002 S.23)			➔ Herstellung von Alltagsbezug ➔ Aktualisierung geteilten Wissens ➔ Übermittlung von Erfahrungen (Brünner, Gülich 2002, S.81 u. 82)
7.2.1	Anbindung des Gesagten an die aktuelle Sprechsituation	(Meyer 2000b, S.27)	A: [1 sec. Pause] Den/ der wird eingeführt, - und dann – schlucken Sie einmal, und dann – geht er durch die Speiseröhre bis in den Magen. - - Ne? - Und dann kann man den Magen angucken und Teile – des Zwölffingerdarms noch hier, ne? Dann kann man – sehen, ob dort irgendwelche – Blutungsquellen sind oder - - Geschwüre, - die man untersuchen müsste. P: Magengeschwüre.“ A: Magengeschwüre, **genau. Das kennen Sie. Das hatten Sie ja schon mal**. P: Ja, ich hab schon gehabt zweimal. A: Genau.“ (Meyer 2000b, S.23) [Hervorhebung PN]	AK	

Nr.	Kategorie	Genauere Beschreibung	Textbeispiel aus den Primärstudien	G. typ	Beschriebene Auswirkung
7.3	Szenarios und Beispielerzählungen	= verbaler Entwurf einer vorgestellten, kontrafaktischen Situation, in dem Ereignisse und Handlungen des Adressaten verbal geschildert und mehr oder weniger ausgemalt werden (Brünner 1987)			➔ stellen Adressatenbezug her ➔ Vermittlung von Betroffenheit ➔ Anleitung zu bestimmten Verhaltensweisen (Brünner, Gülich 2002, S.81 u. 82)
8	Indirektes Bewusstmachen der Probleme des Patienten/der Patientin	seine eigene (schlechte) Situation, Motive bewusst zu machen, insbesondere bei Ärzt/inn/en mit psychoanalytischer Orientierung		V	➔ Patient/in soll zum Umdenken, Akzeptieren der Erkrankung bewogen werden
8.1	Fragen stellen, um den Patienten/der Patientin seine/ihre eigene Situation, Motive bewusst zu machen	didaktisches Nachfragen (ohne explizit zu machen, was man macht) (Bliesener 1982, S.255)	„A: Du hast den Eindruck, dass , das Brechen äh , mit dem Aufenthalt hier was zu tun hat? P: ja [3 Sec. Pause] oder seelisch bedingt irgendwie A: mhm P: Komm halt net drum rum um's Brecha. Höchstens' wenn i' auf a andre Station komm, da wär´s au besser. A: Du meinst, daß es auf einer anderen Station bessser wär mit dem Essa? P: Ja A: Und was meinst Du, woran es liegt?	V	➔ Erzeugt (ev.) den Eindruck beim Patienten/bei der Patientin, dass noch eine Entscheidung offen ist.

Nr.	Kategorie	Genauere Beschreibung	Textbeispiel aus den Primärstudien	G. typ	Beschriebene Auswirkung
			P: Des liegt an dem Mittel und A: mhm P: seelischen bedingt." (Bliesener 1982, S.264)		
8.2	Generalisierung des Patientenverhaltens	um den Patienten/der Patientin seine/ihre eigene Situation, Motive bewusst zu machen (Bliesener 1982, S.255)	„P: Schmeckt mir's Essa neta. A: Mhm P: Meistens geh i'halt in den Lada runter und kauf mir was anders A: Mhm [3 sec. Pause] P: als des da hanna. A: Es ist ja auffallend, dass, wann immer wir mit irgendwas kommen, mit der Spritze oder so, Dir sofort schlecht wird. P: ja." (Bliesener 1982, S.264)	V	
8.3	Deutung von patientenseitigem Widerstand	(Bliesener 1982, S.257)	„P: weil dahoim isch ja alles ganga. Da hab i' alles trinka könna und essa. Dahoim hab i' so a Kohle getrunka da, und , des isch drinna blieba. Und was i' da henna trunka hab, des isch no raufkomma [3 Sec. Pause] A: Weißt Du, J., ich meine, dass du hier brichst, weil Du das Mittel hier kriegst, glaub ich, zeigt schon, dass, dass Du eigentlich das Mittel ja ' ablehnst, ja. Das ist höchstwahrscheinlich der wichtigste Punkt dran, ja. P: Mhm."	V	➔ unterstreicht des Arguments des Arztes/der Ärztin ➔ entkräftet das Argument des Patienten/der Patientin ➔ erzeugt Antwortzwang beim Patienten/bei der Patientin

Nr.	Kategorie	Genauere Beschreibung	Textbeispiel aus den Primärstudien	G. typ	Beschriebene Auswirkung
			(Bliesener 1982, S.265)		
9	Verwendung (unerklärter) Fachtermini/ Fachlexik/Fachjargon	Brünner, Gülich 2002 S.22			
10	Informierung von anwesenden Dritten über die Erkrankung und den Krankheitsverlauf	in stark geraffter, komprimierter, versachlichter Darstellung (Löning 1993, S.200)	„A: So. Also Frau Riedmüller. Ähm - ich darf ganz kurz P: Hm. A: Frau Trölsch auch sagen, was bei Ihnen los ist. – Frau Trölsch hatte - - ein Mamma-Carcinom auf der rechten Seite gehabt. Des wurde – im ... - - Frau Trölsch sag ich! Frau Riedmüller. Entschuldigen Sie! [...]“ (Löning 1993, S.230)	F	➔ Patient/in wird passiver Zuhörer ➔ eventuelles Auftreten von Missverständnissen oder unerwünschten Assoziationen
11	Monitoren	Offene Frage nach weiteren Informationsbedarf			
11.1	Abschließende Frage nach offenem Aufklärungsbedarf	(Meyer 2000b, S.30)	A: [1 sec. Pause] Okay, wir würden dann auch, wenn dort – Geschwüre – gefunden werden kleine Proben entnehmen. P: [1 Sec. Pause] ja. Ne? – **Gut. Haben Sie dazu noch Fragen, zu der Magenspiegelung?** P: Nein, Magenspiegelung habe ich schon gehabt.“ (Meyer 2000b, S.24) [Hervorhebung PN]	AK	➔ ermöglicht Kontrolle durch den Arzt/die Ärztin des noch offenen Aufklärungsbedarfs beim Patienten/bei der Patientin

5.12 Gemeinsame Planung und Entscheidung

Die Erforschung und Lehre von Planungs- und Entscheidungsprozessen in der Arzt-Patient-Interaktion haben in den letzten zwanzig Jahren wesentliche Fortschritte gemacht und sind der derzeit international am breitesten diskutierte und beforschte Bereich der Arzt-Patient-Interaktion. In den 1950er Jahren war ein „paternalistischer" Zugang zu medizinischen Entscheidungen vorherrschend, der der ärztlichen Autorität die vollständige Entscheidungsbefugnis einräumte. Dies wurde gewissermaßen auch durch soziologische Forschungen dieser Zeit zusätzlich untermauert (Parsons 1951). Konsequenterweise folgte in den 1960er und 1970er Jahren eine Reihe von Studien, die das Nicht-Befolgen ärztlicher Anweisungen durch die Patient/inn/en und dessen Konsequenzen unter dem Begriff „Compliance" untersuchten (Sackett, Haynes 1976; Arnhold, Pike 1968; Davis 1966).

Sowohl die gesamtgesellschaftliche Entwicklung als auch die Complianceforschung selbst trugen dazu bei, dass mit Ende der 1970er Jahre zunehmend die (Mit-)Entscheidung des Patienten/der Patientin in der Arzt-Patient-Interaktion gefordert wurde (Slack 1977; Becker 1974). Die darauf aufbauende Forschung zeigte, dass die Zufriedenheit der Patient/inn/en und die Bereitschaft, eine Behandlung und damit die Behandlungsergebnisse mitzutragen, stark von einem interaktiven Verhandlungsprozess abhängt, der die Lebenssituation und Präferenzen der Patient/inn/en ausreichend berücksichtigt (vgl. z.B. Kaplan, Greenfield et al. 1996; Kaplan, Greenfield et al. 1989; Brody, Miller et al. 1989; Eisenthal, Emery et al. 1979). Ohne diese Verhandlungsprozesse ist mit häufiger Nicht-Einhaltung von Behandlungsabläufen mit großen, negativen Konsequenzen für die Gesundheit und enormen volkswirtschaftlichen Kosten zu rechnen (Haynes, McKibbon et al. 1996; Coambs, Jensen et al. 1995).

In den 1990er Jahren kam es zu einer breiten Entwicklung von partnerschaftlichen Entscheidungsmodellen, die bis heute die medizinische Diskussion zur Arzt-Patient-Interaktion dominieren. Das bekannteste dieser Modelle wurde von Cathy Charles und Kolleg/inn/en unter dem Titel „shared decision making"[184] (Charles, Whelan et al. 1999; Charles, Gafni et al. 1999; Gafni, Charles et al. 1998; Charles, Gafni et al. 1997)

184 Erstmals wurde dieser Begriff für die Arzt-Patient-Interaktion in einem US-amerikanischen Kommissionsbericht zu „informed consent" 1982 formuliert (President's Commission for the Study of Ethical Problems in Medicine and Biomedical and Behavorial Research 1982).

entwickelt und wird weithin propagiert (Makoul, Clayman 2006; Klemperer 2005; Scheibler, Schwantes et al. 2005; Wensing, Elwyn et al. 2002). Dasselbe Grundmodell ist mit kaum anderen Schwerpunktsetzungen unter anderen Bezeichnungen geläufig, z.B. „mutuality model" (Roter, Hall 1992), „evidence-based patient choice" (Ford, Schofield et al. 2003), „informed shared decision making" (Towle, Godolphin et al. 2006), „integrated decision making" (Trevena, Barratt 2003), „concordance" (Weiss, Britten 2003).

Prinzipiell geht dieses Modell von einem gegenseitigen Informationsaustausch zwischen Arzt/Ärztin und Patient/in aus, in dem medizinisches Fachwissen und individuelle Sichtweisen und Präferenzen sich gegenseitig verständlich gemacht werden, und auf dieser Grundlage nach einer konsensuellen Entscheidung gesucht wird. Trotz dieser Versuche, die Entscheidungskultur in der Arzt-Patient-Interaktion zu verändern, scheint sich die Alltagspraxis noch kaum verändert zu haben (vgl. z.B. Elwyn, Edwards et al. 2003; Stevenson, Barry et al. 2000). Es ist jedoch davon auszugehen, dass mindestens zwei Drittel der Patient/inn/en aktiv in die Entscheidungsfindung einbezogen werden wollen (Degner, Kristjanson et al. 1997; Deber, Kraetschmer et al. 1996; Blanchard, Labrecque et al. 1988).

Die Beschreibung der interaktiven Vorgangsweisen in diesen Modellen ist meist sehr breit angelegt. Sie reicht von dem Aufbau einer vertrauensvollen Beziehung, über das aktive Erfragen von Patientenwünschen, die Information über Behandlungsalternativen und Risiken[185] bis zur Verhandlung über die Entscheidung und die Rückversicherung über die Zustimmung durch die Patient/inn/en. Alles wesentliche Aspekte eines erfolgreichen Entscheidungsprozesses.

Köhle, Koerfer et al. (2005) sprechen in ihrem Manual gar nicht über Entscheidungen, sondern nennen die entsprechende Gesprächshase „Vorgehen abstimmen". Sie fassen darunter vier Schritte zusammen: 1. Evidenz-basiertes Vorgehen planen, 2. Erwartungen klären, 3. Bisherige Befunde klären, 4. Diagnostik/Therapie planen. Trotz dieser in der Literatur sehr breit definierten Entscheidungsabläufe wurde hier die Gesprächskomponente „Gemeinsame Planung und Entscheidung" sehr eng gefasst, um möglichst wenig Überschneidungen zu den Gesprächs-

185 Die Information über Behandlungsrisiken wurde in den letzten Jahren unter dem Begriff „risk communication" zu einen eigenständigen Forschungszweig, vgl. z.B. Harms, Olauson et al. (2006); Elwyn, Edwards et al. (2004); Gigerenzer, Edwards (2003); Edwards, Hood et al. (2000).

komponenten „Informationen erfragen“ und „Informationen geben“ in der Systematik zu erzeugen. In den hier analysierten Primärstudien konnten auffälligerweise nur zwei Handlungstypen der Gesprächskomponente „Gemeinsame Planung und Entscheidung“ identifiziert werden und nur zum Teil mit Transkriptbeispielen belegt werden:

1. Entscheidungen treffen
2. Zurückweisen einer Bitte des Patienten/der Patientin

Die beiden Handlungstypen stammen jeweils aus einer einzigen Primärstudie: „Entscheidungen treffen“ wird von Meyer (2000) beschrieben, aber belegt diese nicht durch Transkriptausschnitte. „Zurückweisen einer Bitte des Patienten/der Patientin“ stammt aus Bliesener (1982), der hier ein einzelnes Gespräch in einem sehr spezifischen Kontext analysiert. Die beiden Handlungstypen scheinen in ihren Einzelhandlungen fast nur problematische Aspekte der Entscheidungsfindung aufzuzeigen. Diese vor dem Hintergrund der gerade angedeuteten, breit geführten Debatte zu „shared decision making“ und partnerschaftlichen Gesprächsprozessen mager erscheinende „Ausbeute“ ist zunächst durch die Selektion der Primärstudien zu erklären. Damit muss die hier vorgelegte Systematik dieser Gesprächskomponente als erstes Fragment eingestuft werden, das mit Sicherheit durch spezifische weitere Metastudien erweitert, differenziert und verändert werden sollte.

Dennoch entstand bei der oberflächlichen Durchsicht der vorliegenden Diskursforschungen der Eindruck, dass es bisher nur sehr wenige Diskursforschungen über deutschsprachige Arzt-Patient-Interaktion gibt, die sich dem Thema der Entscheidungsfindung gewidmet haben.[186] Sollte diese Beobachtung stimmen, so kann dies wieder auf zumindest zwei Ursachen zurückgeführt werden: 1) die Diskursforscher/inn/en interessieren sich nicht für Entscheidungsprozesse. Dies scheint mir unwahrscheinlich. 2) Entscheidungsprozesse sind diskursanalytisch kaum beobachtet. Die zweite, mir wahrscheinlicher erscheinende Hypothese, kann wieder zumindest zwei sehr unterschiedliche Ursachen haben: 1) die Analysemethoden der Diskursforschung sind für diese Beobachtung nicht geeignet. Oder 2) - und dies scheint mir vor dem Hintergrund der obengenannten Studien der wahrscheinlichste Grund: Es finden fast keine Entscheidungsprozesse in der Arzt-Patient-Interaktion statt! Meines Erachtens eröffnet sich hier ein Forschungsfeld,

---

186 Zu nennen sind hier wohl: Jung (2005); Koerfer, Obliers et al. (2005b); Ripke (1996).

das nicht nur psychologischer, soziologischer und medizinischer Forschungen[187] bedarf, sondern auch gezielte Diskursforschungen mit neuen und breiten Erhebungen für die wissenschaftliche Weiterentwicklung notwendig macht. Im Besonderen sollten hier neuere Forschungen zum interaktionsübergreifenden Verlauf von Entscheidungen (Rapley 2008) und zum Komplexen interaktiven Verlauf von „shared-decision-making" (Karnieli-Miller, Eisikovits 2009) berücksichtigt werden.

187 Vgl. das dt. Forschungsprogramm „Patient als Partner", das sich 2001-2007 mit 12 Forschungsprojekten systematisch den Fragen des „shared decision makings" widmet (http://www.patient-als-partner.de/) [Letzter Zugriff 17.8.2009]

5.12.1 Gemeinsame Planung und Entscheidung: Grafischer Überblick

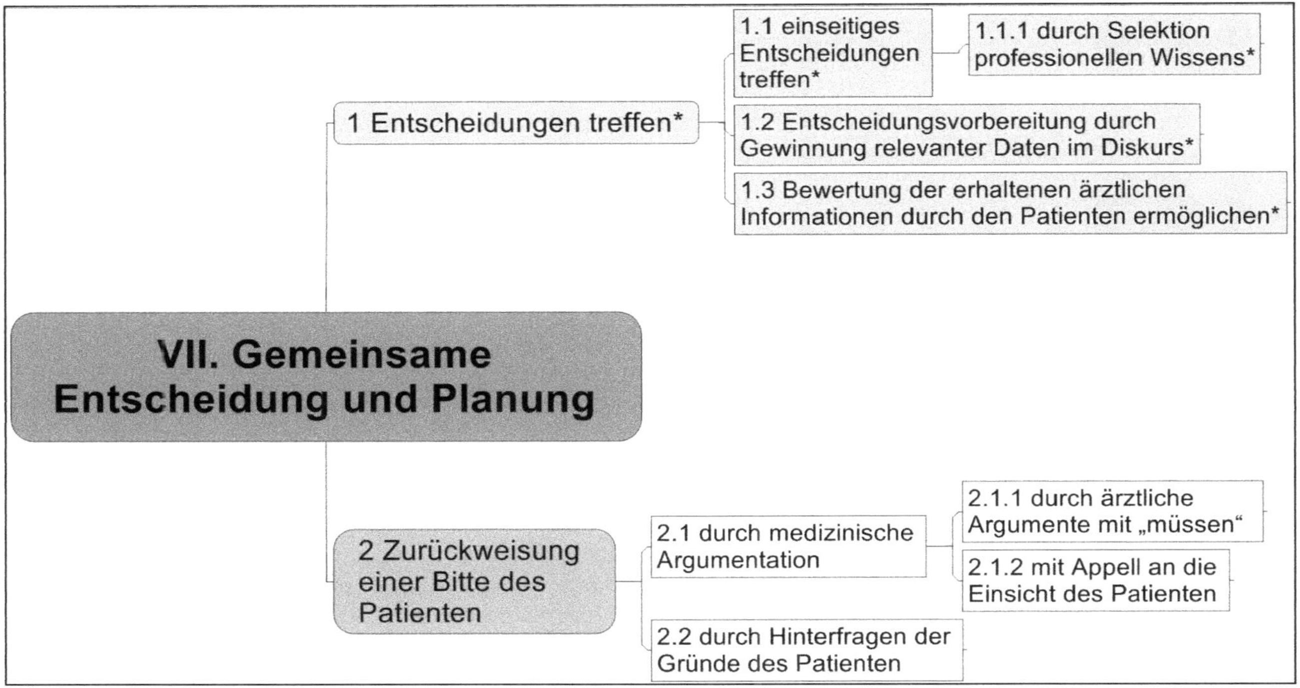

5.12.2 *Gemeinsame Planung und Entscheidung: Syntheseergebnis im Detail*

Nr.	Kategorie	Genauere Beschreibung	Textbeispiel aus den Primärstudien	G. typ	Beschriebene Auswirkung
1	Entscheidungen treffen	Entscheidungsfindung als interaktiver, mentaler Prozess, der durch die in ihm produzierten Daten mitbestimmt wird			
1.1	Arzt/Ärztin setzt Elemente des Diskurstyps „Entscheidungen treffen" einseitig ein	die der/die Patient/in nicht unbedingt nachvollzieht (Meyer 2000b, S.34)		AK	
1.1.1	Durch Selektion professioneller Wissenselemente	(Meyer 2000b, S.14)		AK	
1.2	Vorbereitung der Entscheidung durch Gewinnung relevanter Daten im Diskurs	Der die Entscheidung zu treffen hat, muss die Elizitierung der Daten zumindest mitbestimmen.		AK	➔ Patient/in nimmt nur geringen Einfluss, welche Daten mitgeteilt werden (Meyer 2000b, S.13)
1.3	Bewertung der erhaltenen ärztlichen Informationen durch die Patient/inn/en	(Meyer 2000b, S.12 ff)		AK	
2	Zurückweisung einer Bitte des Patienten/ der Patientin	(Bliesener 1982, S.253)		V	
2.1	Medizinisch argu-	(Bliesener 1982, S.253)	„„A: Tja. [räuspert sich] Dir geht's	V	

Nr.	Kategorie	Genauere Beschreibung	Textbeispiel aus den Primärstudien	G. typ	Beschriebene Auswirkung
	mentierte Zurückweisung einer Bitte des Patienten/der Patientin		nicht so gut? P: Noi. [unverständlich] Ich möchte fragen, ob ob i' heim komm weil A: Mhm P: ob's net geht, wenn i', dass i' heimkommen tät und no vielleicht jeden zweiten Tag zum Blutnehma herkommen tät. A: So hatten wir's ja vereinbart. Das Problem ist nur, dass wir Dich nicht so gern' heimschicken, äh' wenn's Dir nicht so gut geht." (Bliesener 1982, S.264)		
2.1.1	Darlegung der ärztlichen Argumente mit „müssen"	Feststellung nicht-diskutierbarer Zwänge (Bliesener 1982, S.259)	„P: I' hoff ja, dass jetzt keiner mehr kommt. A: ja [7 Sec. Pause] Wir auch [4 Sec. Pause] Aber Dir is der Zusammenhang auch klar, dass wir Dir das Mittel geben müssen, P: Mhm A: um zu verhindern, dass es nochmal kommt, und dass wir deswegen auch Nebenwirkungen in Kauf nehmen müssat." (Bliesener 1982, S.267)	V	➔ dadurch soll das ärztliche Argument als zwingend erscheinen
2.1.2	Ärztliche Argumente mit Appell an die Einsicht des Patienten/die Patientin	(Bliesener 1982, S.260)	„A: [...] Daß du zum Beispiel, ja das Foligan nimmst. Du weißt, warum. P: Ja, ja. I' hab immer g'sait, i'nehm's erst, A: und des (orit)	V	

Nr.	Kategorie	Genauere Beschreibung	Textbeispiel aus den Primärstudien	G. typ	Beschriebene Auswirkung
			P: wenn i' vom Essen komm. A: Ja. P: Und des (orit), des hab i' au net genomma. A: Aber Du weißt genau, dass grad die ersten Tage das halt sehr wichtig ist.[...]" (Bliesener 1982, S.267)		
2.2	Zurückweisung einer Bitte des Patienten/der Patientin durch Hinterfragen der Gründe des Patienten/der Patientin	(Bliesener 1982, S.254)	„P: ob's net geht, wenn i', dass i' heimkommen tät und no vielleicht jeden zweiten Tag zum Blutnehma herkommen tät" [...] „A: Du hast den Eindruck, dass , das Brechen äh , mit dem Aufenthalt hier was zu tun hat? P: ja [3 Sec. Pause] oder seelisch bedingt irgendwie A: mhm P: Komm halt net drum rum um's Brecha. Höchstens' wenn i' auf a andre Station komm, da wär´s au besser. A: Du meinst, daß es auf einer anderen Station bessser wär mit dem Essa? P: Ja" (Bliesener 1982, S.264)	V	

5.13 Gesprächsabschluss

Das Gesprächsende ist ein interaktiver Prozess, der die Bereitschaft und interaktive Handlungen beider Seiten braucht. Patient/inn/en nutzen relativ häufig diese „letzte Chance“, um bisher noch nicht angesprochene Anliegen und Fragen einzubringen. Insbesondere die „hidden agenda“ (Barsky 1981) – besonders emotional belastende Inhalte – kommen hier häufig zur Sprache. White, Rosson et al. (1997) konnten zeigen, dass in 36% aller von ihnen untersuchten Arzt-Patient-Interaktionen die abschließende Gesprächsphase unterbrochen wurde und in 23% an dieser Stelle neue Probleme zur Sprache kamen. Dies erzeugt Probleme im Zeitmanagement des Arztes/der Ärztin und meist Unzufriedenheit mit dem Gesprächsverlauf auf beiden Seiten. Fehlende Gelegenheiten, heikle Themen früher anzusprechen, sind hierfür als Ursachen beschrieben worden (Robinson 2001; White, Levinson et al. 1994), d.h. auch die Gesprächsführung in den vorausgegangenen Gesprächsphasen und in der Abschlussphase selbst ist dafür mitverantwortlich. Neue Themen scheinen zu diesem Zeitpunkt im Gespräch aber nur dann aufzutauchen, wenn der Arzt/die Ärztin auch dazu einlädt (West 2006). Patient/inn/en scheinen sich auch hier der Gesprächssteuerungskomptenz der Ärzte/Ärztinnen zu beugen.

Das Gesprächsende ist aber nicht nur der Abschluss des laufenden Gesprächs, sondern ist auch Ausgangspunkt für die Weiterführung der Behandlung und der Beziehung zwischen Arzt/Ärztin und Patient/in. Ein guter Gesprächsabschluss stellt also einen guten Boden für das Gelingen der weiteren Behandlungen und Interaktionen her (Lalouschek 2005b, S.70). Damit hat diese Gesprächskomponente sowohl abklärende als auch zusammenfassende Aspekte als auch Aspekte der Vereinbarung zukünftiger Aufgaben und Schritte (Silverman, Kurtz et al. 2005, S.203ff; Köhle, Koerfer et al. 2005).

In den hier analysierten Primärstudien konnten vier Handlungstypen der Gesprächskomponente „Gesprächsabschluss“ identifiziert werden, die die wesentlichsten Funktionen dieser Gesprächsphase abzudecken scheinen:

1. Zusammenfassung des Gesprächs
2. Abschließende Nachfragemöglichkeit anbieten
3. Orientierung über zukünftige Schritte geben
4. Explizite Formulierung des Gesprächsabschlusses

Vor allem Lalouschek (2004 u. 2005) hat sich mit dieser Gesprächskomponente analytisch beschäftigt, sie legt aber nur zum Teil Transkriptbeispiele für die von ihr beschriebenen Handlungstypen vor. Auch hier würden vertiefte Metastudien bzw. Re-Analysen von erhobenen Arzt-Patient-Interaktionen wohl mehr differenzierte Aussagen erlauben.

5.13.1 Gesprächsabschluss: Grafischer Überblick

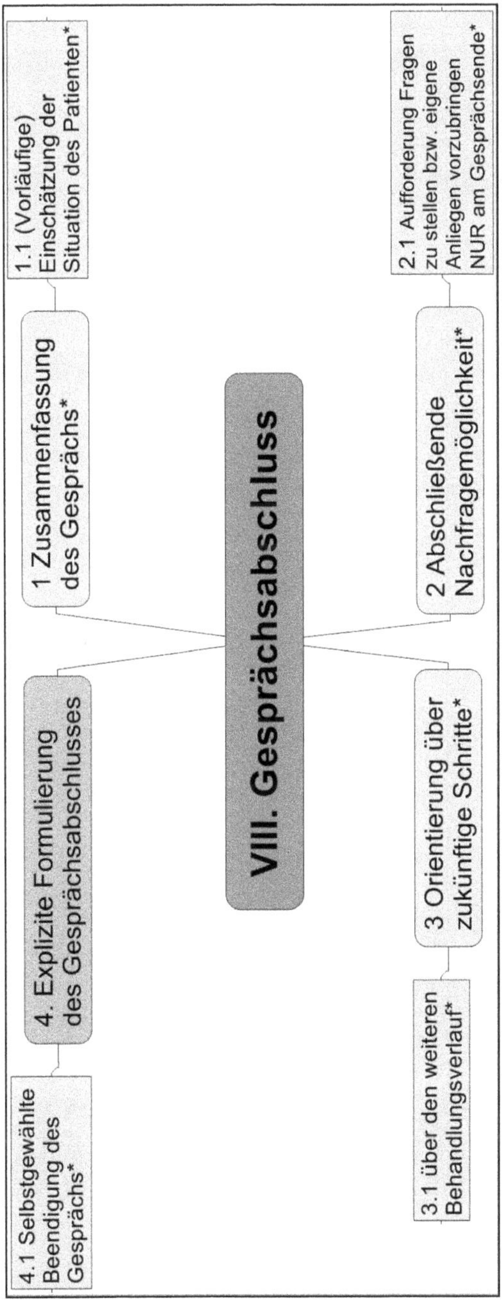

5.13.2 *Gesprächsabschluss: Syntheseergebnis im Detail*

Nr.	Kategorie	Genauere Beschreibung	Textbeispiel aus den Primärstudien	G. typ	Beschriebene Auswirkung
1	Gespräch zusammenfassen				
1.1	(vorläufige) Einschätzung/Bewertung der Situation des Patienten/der Patientin	z.B. der Beschwerden (Lalouschek 2005b, S.70)		A	
2	abschließende Nachfragemöglichkeit	Frage nach noch offenen Anliegen / Fragen der Patient/inn/en (Lalouschek 2005b, S.70); unerledigte Probleme zulassen		A	➔ ermöglicht, eventuell noch offene Anliegen zu formulieren
2.1	Frage/Aufforderung an den/die Patient/in, Fragen zu stellen, die NUR am Gesprächsende gestellt wird	bzw. eigene Anliegen vorzubringen			➔ Patient/in will/kann keine eigenen Fragen/Anliegen mehr vorbringen
3	Orientierung über zukünftige Schritte				
3.1	Orientierung über den weiteren Verlauf der Behandlung	(Lalouschek 2005b, S.70)		A	
4	explizite Formulierung des Gsprächsabschlusses		„A: dann schau ich nochmal ob ich irgendwas wichtiges vergessen habe? <Papier raschelt><11 Sek.>	A	

Nr.	Kategorie	Genauere Beschreibung	Textbeispiel aus den Primärstudien	G. typ	Beschriebene Auswirkung
			ne dann würden wir jetzt eigentlich weitermachen mit der Untersuchung“ (Lalouschek 2004, S.150)		
4.1	selbstgewählte Beendigung des Gesprächs	(Raspe, Siegrist 1979, S.128)		V	→ verhindert Patienteninitiativen

5.14 Körperliche Untersuchung

Die körperliche Untersuchung ist zwar direkt keine sprachliche Handlung, wird aber durch sprachliche Handlungen begleitet. Insbesondere sind Begründungen für spezifische körperliche Untersuchungen zur Orientierung und Vermeidung von Verunsicherung des Patienten/der Patientin hilfreich (Silverman, Kurtz et al. 2005, S.139ff). Unter der Bezeichnung „online-commentary“ haben einige Forscher/innen begonnen, diese begleitenden Kommentare und deren Auswirkungen auf die Patient/inn/en konversationsanalytisch zu untersuchen (Heath 2006; Mangione-Smith, Stivers et al. 2003; Heritage, Stivers 1999; Stivers 1998).

Die Diskursforschung zur deutschsprachigen Arzt-Patient-Interaktion scheint sich dieser sprachlichen Phänomene bisher nicht angenommen zu haben. So konnten auch in den hier analysierten Primärstudien keine sprachlichen Handlungen während der körperlichen Untersuchung identifiziert werden.

6 Zusammenfassung und Schlussfolgerungen

6.1 Zusammenfassung

6.1.1 Ausgangssituation und Problemhintergrund

Die Arzt-Patient-Interaktion ist seit Beginn der 1970erJahre ein etabliertes Forschungsfeld der linguistisch, psychologisch und soziologisch fundierten Gesprächsforschung. Ca. 500 qualitative Studien sind seither zur deutschsprachigen Arzt-Patient-Interaktion entstanden, die mit unterschiedlichen methodischen Vorgehensweisen und theoretischen Ansätzen vielfältige Analysen von Arzt-Patient-Interaktionen vorlegten. Diese Ergebnisse sind zwar zum Teil in acht Sammelbänden (Siegrist, Hendel-Kramer 1979; Köhle, Raspe 1982; Löning, Sager 1986; Ehlich, Koerfer et al. 1990; Löning, Rehbein 1993; Redder, Wiese 1994; Brünner, Gülich 2002; Neises, Ditz et al. 2005) zusammengefasst, aber bisher nicht übergreifend analysiert worden.

6.1.2 Methodik

Üblicherweise nehmen Studien zwar in ihrer Vorbereitung von Problem- und Fragestellungen Bezug auf den Stand der wissenschaftlichen Diskussion, verfahren dabei jedoch hochselektiv und dem Anlass entsprechend meist sehr eingeschränkt. Nun wurden in den letzten zehn Jahren - vor dem Hintergrund einer inzwischen hochentwickelten Synthesemethodik für quantitative Forschungsergebnisse - auch für qualitative Sozialforschungen nachvollziehbare Methoden der Analyse und der systematischen Aggregation von Theorien, Methoden und Ergebnissen der Studien entwickelt und erprobt.

Die hier durchgeführte Metastudie ist die erste systematische Anwendung von solchen Synthesemethoden in der Diskursforschung. In mehreren zirkulär, abduktiv verknüpften Forschungsschritten wurde ein für Diskursforschungen geeignetes, fünf-stufiges Verfahren der Analyse und Synthese entwickelt:

1. Erkunden des Forschungsfeldes und Formulieren von Forschungsfragen – „Mapping“
2. Suche und Auswahl von Primärstudien – „Sampling“

3. Analyse von einzelnen Primärstudien – Arbeit mit einem „Datenentnahmeraster“
4. Aggregation von Einzelanalysen – Arbeit mit einer Metamatrix
5. Weiterentwicklung der Metamatrix in eine kognitive Landkarte der Ergebnisse – Synthese.

Diese Metastudie hat sich aufgrund der hohen Anwendungsrelevanz auf das interaktive Handeln von Ärzt/inn/en in der Arzt-Patient-Interaktion beschränkt und näherte sich dem Forschungsfeld zunächst mit der simplen Grundfrage an: Was haben die vorliegenden (deutschsprachigen) Gesprächsanalysen über verbales Handeln von Ärzt/inn/en in der Arzt-Patient-Interaktion herausgefunden? Die Beiträge der Patient/inn/en in den Interaktionen werden also nicht genauer erforscht.

Aus zwölf, in einem „maximum variation sampling“ ausgewählten, Primärstudien wird durch den systematischen Analyse- und Syntheseprozess der Entwurf einer Systematik ärztlichen sprachlichen Handelns abgeleitet. Die Auswahl der Primärstudien erfolgte vor allem im Hinblick auf die Erprobung des methodischen Vorgehens.

Aufgrund der hier gemachten Forschungserfahrungen können grundlegende Vorzüge einer systematischen Metastudien-Methodik gegenüber herkömmlichen Literaturübersichten hervorgehoben werden. Methodische Trennung und instrumentelle Stützung von Literaturauswahl, Analyse, Aggregation und Synthese erhöhen die Nachvollziehbarkeit und Überprüfbarkeit des Forschungsprozesses und der Syntheseergebnisse wesentlich. Insbesondere die Prozesse der Datenselektion aus den Primärstudien und der Synthese dieser Daten zu neuem Wissen wird wesentlich transparenter. Das hier - wie in den meisten qualitativen Synthesemethoden - angewandte Prinzip, dass die Interpretationen der Primärforschung die „Daten“ der Metastudie sind, bietet die Möglichkeit, Konzepte unterschiedlicher Primärforschungen systematisch zu integrieren und zu interpretieren (Metastudie als „Interpretation der Interpretationen“). Damit können Metastudien eine wesentlich höhere Generalisierbarkeit ihrer Ergebnisse beanspruchen als einzelne Primärstudien oder herkömmliche Literaturübersichten. Gleichzeitig muss gewährleistet werden, dass der Kontext der Primärstudien in den Interpretationen der Synthese nachvollziehbar bleibt. Hier hat die Diskursforschung den besonderen Vorteil gegenüber anderen qualitativen Sozialwissenschaften, dass sie (zumindest in Ausschnitten) immer auch die Primärdaten (= Gesprächstranskripte) zur Verfügung stellt. Über diese entsteht eine bessere Einschätzbarkeit der Ergebnisse als „meaning in context“.

Diese Metastudie kann damit im Sinne von Kuhn (1962) als eine präparadigmatische Forschung gesehen werden: sie verbindet erstmals verschiedenste theoretische Zugänge (soziologische Systemtheorie, Gesprächsforschung, diverse medizinische Diskurse, Empowerment) und noch nicht etablierte Methoden der Synthese komplexer, qualitativer Forschungsergebnisse, um neue Wege in der Entwicklung von Wissen über interaktives, sprachliches Handeln von Ärzt/inn/en zu bahnen.

6.1.3 Ergebnisse

Diese „simplest systematics" des interaktiven Handelns von Ärzt/inn/en fasst die ausgewählten Ergebnisse der Primärstudien in folgenden acht (bzw. neun) chronologisch, funktional bestimmten Gesprächskomponenten zusammen:

1. Gesprächseröffnung
2. Eröffnungsinitiativen
3. „Zuhören" und „Nicht-Zuhören"
4. Informationen erfragen
5. Orientierung im Gespräch geben
6. Information geben, anleiten, beraten
7. Gemeinsame Planung und Entscheidung
8. Gesprächsabschluss
9. (Körperliche Untersuchung)

Die neunte Gesprächskomponente „Körperliche Untersuchung" war in den eingeschlossenen Primärstudien nicht untersucht. Da neuere US-amerikanische Diskursforschungen die Bedeutung interaktiver Prozesse in dieser Komponente der Arzt-Patient-Interaktion zeigen, wurde sie in die Systematik aufgenommen. Insgesamt konnten für die acht Gesprächskomponenten 46 ärztliche Handlungstypen in den Primärstudien identifiziert werden, die z.T. in insgesamt 116 Einzelhandlungen ausdifferenziert wurden. Die methodisch abgesicherte Synthese von Diskursforschung kann daher – selbst mit einem relativ kleinen Sample von Primärstudien - eine differenzierte und integrierte Beschreibung von interaktiven, verbalen Handlungen erzeugen, die qualitative Forschungsergebnisse systematisch zugänglich und generalisierbar macht.

Die hohe Ausdifferenziertheit der Gesprächskomponenten „(Nicht-) Zuhören" und „Informationen geben" verweist zunächst auf das große

Interesse der Forscher/innen der Primärstudien an diesen Phänomenen. In beiden Komponenten ist der Umgang mit Patienteninitiativen zentral. Dieser war auch über lange Zeit ein Forschungsschwerpunkt in diesem Forschungsfeld. Zum gegenwärtigen Zeitpunkt kann diese Ausdifferenziertheit sowohl der Komplexität des interaktiven Handelns in diesen Gesprächskomponenten als auch den Forschungsschwerpunkte der einbezogenen Primärstudien zugeschrieben werden.

Mit Sicherheit wissen wir aufgrund dieser Metastudie zu wenig über die verbalen Interaktionsprozesse in den Gesprächskomponenten „Gemeinsame Planung und Entscheidung" und „Körperliche Untersuchung". Für die deutschsprachige Arzt-Patient-Interaktion kann angenommen werden, dass über diese beiden Gesprächskomponenten zu wenig Primärforschung vorliegt.

Einzelne, aus hier nicht einbezogenen Forschungen zur Arzt-Patient-Interaktion gut bekannte, Handlungstypen waren in keiner der zwölf Primärstudien analysiert worden und sind daher nicht in dieser Systematik zu finden. Beispielhaft können genannt werden: „social turns" (Gillotti, Thompson et al. 2002), Humor (Berger, Coulehan et al. 2004). Es ist daher zu erwarten (und zu erhoffen), dass mit weiteren Metastudien diese Systematik weiter ausdifferenziert werden kann oder auch in Teilen neu zu strukturieren sein wird.

Die hier entwickelte Systematik ist ein Fragment: einerseits eingeschränkt in der Breite und Differenzierung der sprachlichen Handlungen durch die Auswahl der Primärstudien. Die vorgelegte Systematik bedarf also der Synthese weiterer Primärstudien für deren Weiterentwicklung. Die Systematik ist anderseits eingeschränkt in der Tiefe und Strukturierung durch noch fehlendes, v.a. auch theoriegeleitetes Überdenken. Einzelne Überschneidungen und Verdopplungen von Kategorien in der Systematik sind nicht nur als Problem der Darstellung komplexer Zusammenhänge zu sehen, sondern voraussichtlich auch Hinweise auf noch nicht erkannte theoretische Zusammenhänge. Im Besonderen fehlt eine Überarbeitung der vorgelegten Systematik vom Standpunkt der systemtheoretischen Interaktionssoziologie. Die in dieser Arbeit entwickelte allgemeine Anwendung systemtheoretischer Überlegungen auf die Arzt-Patient-Interaktion als organisierte Interaktion kann dafür eine Grundlage darstellen. Zu erwarten wäre ein vertieftes Verständnis der organisationalen und gesellschaftlichen Voraussetzungen für eine Weiterentwicklung der Arzt-Patient-Interaktion als grundlegende Leistungseinheit des Gesundheitswesens. Ebenso könnte diese Systematik mit spezifischen Modellen der Arzt-Patient-Interaktion kontrastiv verglichen und gegebenenfalls überarbeitet werden; beispielhaft sei hier das „Three-Function-Model" (Lazare, Puntnam et al. 1995, Frankel 2000) genannt. Bei aller Beschränktheit der entwickelten Systematik zeigt sie das Potential der Theoriebildung einer solchen Metastudie und bietet einen klaren, konzeptuellen Referenzpunkt, den zu kritisieren und weiterzuentwickeln weitere Forschungsunternehmen aufgerufen sind.

Diese Metastudie beschränkte sich darauf, einen Teil der in den Primärstudien enthaltenen Ergebnisse (nämlich das beschriebene interaktive Handeln von Ärzt/inn/en) zu aggregieren und in einer Synthese zu integrieren. Wesentliche Ergebnisse, insbesondere das interaktive Handeln der Patient/inn/en, wurden hier nur so weit analysiert, als sie interaktive Auswirkungen des ärztlichen Handelns sichtbar machten. Auch hier ist viel Raum für weitere Syntheseanstrengungen.

Die methodischen und theoretischen Zugänge der Primärstudien wurden in den Einzelanalysen zwar grob rekonstruiert und dokumentiert, aber nicht systematisch zusammengeführt und ausgewertet. Als kursorische Einschätzung kann gesagt werden, dass das methodische Vorgehen in den Primärstudien, wenn überhaupt, nur sehr wenig explizit gemacht wird. Positiv ist anzumerken, dass sich ein zeitlicher Trend zu mehr methodischer Explizitheit feststellen lässt. Die neueren Arbeiten vermerken zum Beispiel häufiger, welche Forschungsfragen beantwortet werden sollen, welche Forschungsschritte sie durchlaufen, welche Transkriptionssysteme sie verwenden oder wie und warum Gesprächsausschnitte für die Analyse ausgewählt wurden.

Zu den theoretischen Zugängen der Primärstudien lässt sich sagen, dass auch hier nicht alle Primärstudien explizit auf theoretische Konzepte rekurrieren. Sehr unterschiedliche Konzepte werden als Hintergrund der Gesprächsanalysen angeführt: z.B. Handlungstheorie, Metapherntheorie, Theorie der Experten-Laien-Kommunikation, Ethnomethodologie, institutionelle Kommunikation, Erzählforschung. Deutlich wird jedoch auch, dass keine umfassende Interaktionstheorie der Linguistik vorliegt, wie sie in der soziologischen Systemtheorie bereits entwickelt wurde.

6.2 Schlussfolgerungen

Sowohl die Anwendung der Ergebnisse von Diskursforschung zur Arzt-Patient-Interaktion als auch die weitere Dynamik dieser Forschungsdisziplin können aus zukünftigen, systematischen Synthesen vorliegender Primärstudien im Rahmen von Metastudien wesentlichen Nutzen ziehen.

Zukünftige Herausforderung und Entwicklungschancen auf Basis der hier vorgelegten Methodik und Ergebnisse werden im Folgenden für Diskursforschung und Praxisanwendung, aber zunächst auch für die Metastudienmethodik selbst vorgestellt.

6.2.1 Methodische Entwicklungsoptionen für Metastudien in der Diskursforschung

Die hier begonnene Methodenentwicklung soll und wird weitergehen. Die größte methodische Herausforderung wird aus jetziger Sicht die systematische Bewältigung von Komplexität sein. Um die Vision und Voraussetzungen einer solchen Methodenentwicklung zu skizzieren, hilft ein Blick über die Diskursforschung hinaus. Es gibt keinen Grund anzunehmen, dass Interaktion zwischen Menschen im Kontext der beteiligten psychischen und sozialen Systeme[188] simpler wäre als beispielsweise Kernphysik. Die Kernphysik zeigt einige wesentliche Voraussetzungen erfolgreicher Erforschung komplexer Zusammenhänge: Zunächst bedarf es gut etablierter, großer internationaler Forschungsteams, die parallel und abgestimmt an der gemeinsamen Erzeugung und Verarbeitung empirischen und theoretischen Wissens arbeiten. Dies wiederum erfordert gut definierte methodische Standards, die diese Zusammenarbeit ermöglichen, und für deren Entwicklung eine weiterführende Selbstreflexion von wissenschaftlicher Einsicht in der qualitativen Diskursforschung noch erforderlich scheint. Beachtenswert wäre in einer solchen Entwicklung die interdisziplinär geführte Diskussion zur Qualitätsbewertung qualitativer Forschung, die jedoch in der Diskursforschung bisher kaum Interesse fand. Die interdisziplinäre Entwicklung von methodischen Qualitätsstandards für Metastudien, wie auch für qualitative Primärstudien, ist an dieser Stelle zu fordern. Genau hier will diese Arbeit einen Beitrag leisten und hat erste methodische Konzeptionen und Prozesse vorgeschlagen. (vgl. auch Nowak 2007e)

Eine weitere Voraussetzung für die systematische Analyse, Aggregation, Synthese und Kommunikation großer und komplexer Beobachtungsdatenmengen wird die intensive Anwendung grafischer (und mathematisch gestützter) Simulationsmethoden sein. Aus solchen gut integrierten (und zumindest zum Teil visualisierten) Datenmengen könnten insbesondere auch empirisch und theoretisch angeleitete Prognosen für komplexe

188 Dies sind zumindest: Personen, Interaktionen, Organisationen, gesellschaftliche Funktionssysteme und Sprachen.

Zusammenhänge bzw. prospektive Interventionsstudien interdisziplinär entwickelt werden. Simulationsverfahren könnten damit wesentliche Fortschritte in einer ausreichend komplexen, aber auch fundiert generalisierbaren Erforschung von Interaktion ermöglichen. Die Anwendung von einfachen Mindmap-Techniken in dieser Arbeit ist ein erster, sehr simpler Versuch, sich die grafische Seite dieser Methoden nützlich zu machen. All dies wird eine wesentlich mehr interdisziplinär ausgerichtete Diskussion und Kooperation brauchen, als bisher in diesem Feld üblich war.

Das sind sehr weitreichende Vorschläge, deren Umsetzung zum gegebenen Zeitpunkt unwahrscheinlich erscheint, da Wissenschaftspolitik, Forschungsförderung und Begutachtungswesen diesem Forschungsfeld und dem bisher ungewohnten methodischen Vorgehen. nicht so schnell die dafür notwendige Priorität geben werden. Ein Anfang ist jedenfalls gemacht.

6.2.2 Schlussfolgerungen für die deutschsprachige Diskursforschung als Forschungsdisziplin

6.2.2.1 Ein übergreifender Wissensentwicklungsprozess fehlt für die Ergebnisse der Diskursforschung

Systematische Metastudien können verlässliche, studienübergreifende Ergebnisse den Fachdiskussionen in der Gesprächsforschung und in den Forschungsdisziplinen der Anwendungsbereiche zur Verfügung stellen und damit eine wesentlich differenziertere und komplexere Erforschung und Darstellung verbaler Kommunikation als bisher ermöglichen. Sie ermöglichen auch die präzisere Identifizierung noch offener Forschungsfragen und fehlender Forschungsergebnisse. Auf dieser Basis würde sich die Diskursforschung für bestimmte Forschungsfelder systematisch und aufbauend weiterentwickeln. Eine unzureichende Kenntnisnahme, Bewertung und Integration vorliegender Primärforschung lässt die deutschsprachige Diskursforschung (zumindest für den Bereich der Arzt-Patient-Interaktion) als individualisierte, fragmentierte Forschungsdisziplin erscheinen lassen, in der wertvolle Studienanstrengungen zu wenig sichtbaren, übergreifenden Wissenszuwachs führt. Ohne eine solche in der „scientific community" konsensuierte Wissensentwicklung sollte eine geringe Rezeption von empirischen Diskursforschungen zur Arzt-Patient-Interaktion in der Medizin, Psychologie und Soziologie nicht mehr wundern. Insbesondere bessere Anschlüsse an quantitativ orientierter, empirischer Forschung in diesen Forschungsdisziplinen sind durch systematische Syntheseanstrengungen zu erwarten. Neben der Durchführung von Metastudien wäre die Etablierung von qualitätsgesicherten Publikationsmedien (peer-reviewed) als zweite, zentrale Voraussetzung für diesen Entwicklungsprozess in der deutschsprachigen Diskursforschung zu sehen.

6.2.2.2 Reflexion der methodischen Qualität von qualitativen Diskursforschungen

In einer frühen Phase dieser Arbeit wurde ähnlich wie in der „meta-method synthesis“ (Paterson, Thorne et al. 2001) auch eine Forschungsfrage zum Zusammenhang von in den Primärstudien verwendeten Methoden und den damit gewonnenen Analyseergebnissen formuliert. Doch wurde diese Frage zugunsten der fundierten Methodenentwicklung der Metastudie und der Konzeption der Systematik des interaktiven Handelns von Ärzt/inn/en wieder fallengelassen. Dennoch bieten systematische Metastudien von Diskursforschungen die Möglichkeit, die tatsächlich eingesetzten diskursanalytischen Methoden, die Qualität ihrer Anwendung und die Auswirkungen auf die so gewonnenen Ergebnisse vergleichend zu untersuchen. Dies würde ohne Zweifel den seit längerem wenig geführten Methodendiskurs in der deutschsprachigen Diskursforschung wesentlich beleben und fruchtbare methodische Weiterentwicklungen nach sich ziehen, wie z.B. die Formulierung der oben geforderten Qualitätsstandards für qualitative Primärforschung in der Gesprächsanalyse. Unbedingt ist jedoch eine wesentlich intensivere Anbindung an internationale und interdisziplinäre Methodendiskurse der qualitativen Sozialforschung hier anzuraten.

6.2.2.3 Entwicklung bzw. Dekonstruktion einer „Theorie der Interaktion“

Auch wenn diese Metastudie sich nicht der Synthese von theoretischen Zugängen der Primärstudien widmen konnte, so ist doch in den Einzelanalysen deutlich geworden, dass die Diskursforschung zwar über einen reichen Schatz an Detailkonzepten und theoretischen Zugängen verfügt, aber keineswegs über eine übergreifende Interaktionstheorie. Eine solche linguistisch fundierte Interaktionstheorie könnte als ein grundlegendes und ambitioniertes Forschungsdesideratum für die Diskursforschung gesehen werden. U.a. wäre meines Erachtens auch die systematische Berücksichtigung, Kritik bzw. Dekonstruktion der systemtheoretischen Interaktionssoziologie ein zentraler Bestandteil eines solchen Theorieprojektes, für das die in dieser Arbeit vorgelegten systemtheoretischen Überlegungen (vgl. Kap.6) Ansatzpunkt darstellen könnte. Die

Synthese der theoretischen Zugänge bereits durchgeführter Diskursforschungen könnte ein weiterer Wissenspool sein, dessen Integration sicherstellen würde, dass die Fülle an empirischen Ergebnissen der Diskursforschung systematisch in der Theorieentwicklung - im Sinne eines abduktiven Forschungsprozesses – berücksichtigt werden. Ein solches Vorgehen würde dem anekdotischen und idiosynkratischen Empiriezitaten der soziologischen Systemtheorie wesentlich überlegen sein. Die Komplexität, die ein solches Theoriegebäude erfassen und erklären müsste, ist freilich ungeheuerlich. Zudem wird aus bestimmten theoretischen Perspektiven die Entwicklung EINER Theorie der Interaktion prinzipiell unmöglich erscheinen. Dies sollte dennoch nicht abschrecken, damit zu beginnen und zu versuchen, grundlegende Zusammenhänge interdisziplinär neu zu ergründen.

Ein erster Schritt eines solchen Theorieprojektes, der direkt an diese Metastudie anschließen könnte, wäre die systemtheoretische Überprüfung der Struktur der vorgelegten Systematik des interaktiven Handelns von Ärzt/inn/en. So könnte die Unterscheidung der Gesprächskomponenten in ihrer Funktion im Interaktionssystem, in der Organisation oder auch im Krankenbehandlungssystem analysiert und gegebenenfalls revidiert werden.

6.2.3 Schlussfolgerungen für die zukünftige Diskursforschung über Arzt-Patient-Interaktion

Zumindest folgende konkreten Forschungsdesiderata sind aufgrund dieser Metastudie für zukünftige Primärforschungen und Metastudien zur Arzt-Patient-Interaktion identifizierbar:

- Erweiterung und Ausdifferenzierung der Systematik des interaktiven Handelns von Ärzt/inn/en durch weitere Metastudien zu Diskursforschungen, insbesondere im Bereich der „Gemeinsamen Planung und Entscheidung“
- Sollte in diesem Bereich nicht ausreichende Primärforschung zu finden sein, sollten entsprechende Diskursforschungen zu Planungs- und Entscheidungsprozessen in der Arzt-Patient-Interaktion durchgeführt werden. Dies ist insbesondere vor dem Hintergrund der aktuellen

Diskussion zu „Patient als Partner“ und „shared decision making“ dringlich.[189]

- Zu erwarten ist, dass auch Primärforschung im Bereich der „körperlichen Untersuchung“ für deutschsprachige Arzt-Patient-Interaktion fehlt.
- Zur Weiterentwicklung der Struktur der anderen Gesprächskomponenten und der gesamten Systematik ist ein wesentlich stärker theoretisch und interdisziplinär verankerter Diskurs wünschenswert. Dies würde die systematische Rezeption von Diskursforschungsergebnissen zur Arzt-Patient-Interaktion in der medizinischen, psychologischen und soziologischen Forschung in diesem Feld, aber auch in der Anwendung im Gesundheitswesen wesentlich verbessern.
- Metastudien zu den kommunikativen Beiträgen von Patient/inn/en fehlen noch völlig, z.B. zu Beschwerdedarstellungen oder Patienteninitiativen (Wie setze ich mich in der Arzt-Patient-Interaktion durch?). Die Diskursforschungen zur Differentialdiagnostik von Epilepsie (vgl. Schwabe, Mowell et al. 2007) und Schmerz (vgl. Lalouschek 2007; Menz, Lalouschek et al. 2008) zeigen die hohe medizinische Relevanz solcher Arbeiten.
- Lohnenswert scheinen hier auch Synthesearbeiten zum Patientenempowerment. Die vorliegende Metastudie hat dazu erste Analysen in den Primärstudien durchgeführt, die aber hier nicht systematisch ausgewertet werden konnten.[190] Im Besonderen wäre das Argument zu überprüfen, dass unabhängig von der verwendeten Beratungstechnik die darunterliegende Philosophie der Betreuung in den Gesprächen wirksam wird (Anderson, Funnell 1999, S.2). Dies wäre ein starkes Argument, dass Empowerment nicht als interaktives Verfahren im Sinne meiner Untersuchung identifizierbar (oder lehrbar) wäre, sondern als innerpsychische Betreuungshaltung zu entwickeln ist. Zur Klärung dieser Forschungsfrage wird in jeden Fall auch neue Primärforschung notwendig sein.
- Aufbauend auf die vorgelegte (oder in Zukunft weiterentwickelte) Systematik sollten gezielt Interventionsstudien unternommen werden, die die Auswirkungen bestimmter interaktiver Verfahren von Ärzt/inn-/en auf das interaktive Handeln der Patient/inn/en und gegebenen-

189 Aktuelle Forschungsergebnisse zeigen hier interaktionsübergreifende, komplexe Entscheidungsverläufe auf (Rapley 2008, Karnich 2009)

190 Eine erste thesenhafte Vertiefung der hier präsentierten Metastudienergebnisse publizierte ich bereits (Nowak 2008).

benenfalls auch auf ihre Gesundheit überprüfen. Eine gerade abgeschlossene Studie von Heritage und Kolleg/inn/en (Heritage, Robinson et al. 2007) kann hier als Modell dienen.

Abschließend soll noch einmal auf die abgeschlossene „Metastudie und Forschungsdatenbank zum sprachlichen Handeln von Ärzt/inn/en in der Diskursforschung“[191] hingewiesen werden, die wesentliche Grundlagen für die hier vorgeschlagenen Forschungsperspektiven geschafft hat.

6.2.4 Schlussfolgerungen für die Anwendung der entwickelten Systematik des interaktiven Handelns von Ärzt/inn/en im Gesundheitswesen

In der Einleitung wurden mehrere Entwicklungen in der Medizin und im Gesundheitswesen angerissen, die zunehmend die Bedeutung der Arzt-Patient-Interaktion für die Weiterentwicklung des Gesundheitswesens unterstreichen. Hart (1998, S.10) spricht aber von notwendigen „revolutionary changes“ auf vielen Ebenen, um tatsächlich Veränderungen in der alltäglichen Praxis der Arzt-Patient-Interaktion zu realisieren. Ein umfassendes inter- und transdisziplinäres Forschungsprogramm wird notwendig sein, um verlässliche Handlungsgrundlagen für diese „Revolution“ anbieten zu können.

In Anlehnung an den von der Weltbank entwickelten und in der Gesundheitsförderung angewendeten „capacity building“-Ansatzes[192] könnten Metastudienergebnisse der Diskursforschung zu drei der insgesamt fünf zentralen Entwicklungsstrategien wesentliche Beiträge leisten: zum „Monitoring“, zum „Human Resources Development“ und zur „Community Intervention“. Ohne fundierte und laufende Qualitätseinschätzung der Arzt-Patient-Interaktion und einer darauf aufbauenden Aus- und Weiterbildungsschiene für Ärzte/Ärztinnen UND Patient/inn/en (= Community Intervention) wird die „Revolution“ nicht stattfinden. Aber es muss an dieser Stelle auf die zwei anderen Strategien des „capacity-buildings“ als weitere Grundlage für nachhaltige Entwicklungen hingewiesen werden: Ohne angemessene Politikentwicklung (insbesondere zu Qualitäts- und Finanzvorgaben), ohne zeitgleiche Organisationsentwicklung (insbesondere zur sozialen, zeitlichen und räumlichen Integration von Arzt-Patient-

---

191 http://www.univie.ac.at/linguistics/florian/api-on/index.htm [Letzter Zugriff 31.08. 2009]

192 Vgl. z.B. Victorian Government Health Information 2006; Tang, Nutbeam et al. 2005; Yeatman, Nove 2002.

Interaktion in die Prozessgestaltung[193]) und ohne aktive Beteiligung der Öffentlichkeit und der Medien wird qualitätsvolle Arzt-Patient-Interaktion das Hobby idealistischer Einzelkämpfer bleiben!

6.2.4.1 Monitoring: (Quantitative) Operationalisierung der Kommunikationsqualität von Arzt-Patient-Interaktion (Outcome-Forschung)

Ergebnisse aus Metastudien zur Diskursforschung können in der Operationalisierung der Kommunikationsqualität von Arzt-Patient-Interaktion für die vergleichende Anwendung in der Qualitätsbeurteilung genutzt werden.[194] Die Qualitätsbeurteilung komplexer interaktiver Vorgänge ist freilich heikel, da unzureichende Vereinfachungen zu irreführenden Ergebnissen führen könnten, wie uns schon der Hamlet-Vergleich von Inui und Carter (1985, S.536) einleitend so schön vor Augen geführt hat. Komplexe Analyseergebnisse, wie die hier vorgelegte Systematik, sollten also die gängige Praxis zur Qualitätsbeurteilung von Kommunikation wesentlich verbessern helfen. Denkbar ist die Verwertung der Metastudienergebnisse in allen drei zentralen Bewertungsmethoden:

1. Schriftliche Patientenbefragungen
2. (software-gestützte) Inhaltsanalysen von Transkripten
3. Ratings durch geschulte oder „naive" Beobachter (auch Ausbildner!)

Gedacht ist z.B. an die Weiterentwicklung von Fragebogenitems in Patientenbefragungen[195]: Welche Qualitäten der Arzt-Patient-Interaktion sollen abgefragt werden? Welche konkreten interaktiven Handlungen von Ärzt/inn/en könnten im Sinne von „report questions" (= Prozessqualität der Arzt-Patient-Interaktion) für bestimmte Interaktionsqualitäten abgefragt werden?

---

193 So wird im Organisationskontext gerne das „Killer-Argument" - Kommunikation braucht mehr Zeit - verwendet. Hier wird auch detaillierte Information an Entscheidungsträger wichtig sein. Im Übrigen: Die einzelne, gut geführte Beratung braucht tatsächlich im Schnitt etwas mehr Zeit, aber insgesamt reduziert sich der Zeitaufwand für die Patientenbetreuung (vgl. Dornan, Caroll 2003).

194 Schon Quasthoff (1982) setzte in die Diskursforschung die Hoffnung, leicht handhabbare, differenzierte, quantitative Operationalisierung zur Qualitätsbeurteilung verbaler Kommunikation entwickeln zu können!

195 Vgl. z.B. Coulter 2006; Picker Institute Europe 2005a; Trummer, Novak-Zezula et al. 2005; Trummer, Novak-Zezula et al. 2004a; Trummer, Novak-Zezula et al. 2004b.

Wie sollten Kodiersysteme für quantitative Textanalysen oder Kriterien für teilnehmende Beobachtung weiterentwickelt werden, um den akkumulierten Ergebnissen von Diskursforschungen entsprechen zu können? Einige dieser Kodiersysteme (z.B. „Provider-patient coding scheme" – McNeilis 2001; „OPTION": SDM-Messinstrument - Elwyn, Edwards et al. 2002; "The Roter Interaction Analysis System (RIAS)" - Roter, Larson 2002) werden bereits breit zur Qualitätsbeurteilung von Arzt-Patient-Interaktion eingesetzt. Diese Kodierungssysteme berücksichtigen bisher praktisch keine Ergebnisse der Diskursforschung. Besonders gefragt sind in der medizinischen Forschung Untersuchungsdesigns, die kommunikative Qualitäten der Arzt-Patient-Interaktion mit (medizinischen) Outcome-Variablen verknüpfen können.

6.2.4.2 Human Resources Development: Schlussfolgerungen für die Didaktisierung von medizinischer Kommunikation

Nicht zuletzt kann die Didaktisierung von medizinischer Kommunikation aus den aggregierten Ergebnissen vieler Einzelstudien fundierte Schwerpunktsetzungen und breite Beispielsammlungen für konkrete Fortbildungskonzepte gewinnen. Vor allem die Weiterentwicklung vorliegender Trainingshandbücher, Manuale und Leitlinien (vgl. z.B. Silverman, Kurtz et al. 2005; Köhle, Koerfer et al. 2007) könnte hier großen Nutzen ziehen. Ein neu publiziertes Trainingskonzept (Menz, Lalouschek et al. 2008) kann hier als „model of good practice" dienen.

Dies wird nicht den (wenig) erfolgreichen Einsatz von diskursanalytisch angeleiteten „Selbstanalysen" in der Medizinerausbildung (vgl. z.B. Lalouschek 2004) ersetzen können, vielmehr die dort erzielte Sensibilisierung wesentlich verfeinern und schärfen können. Die Veränderung der Gesprächsführung erfolgte dabei über die Reflexion der Wirkung bestimmter sprachlicher Verfahren und über die Sensibilisierung für interaktive Prozesse und Dynamiken (Lalouschek 2005b, S.48). Ein Beispiel für eine spezifische Sensibilisierung ist die für geschlechtsspezifische Unterschiede in der Symptombeschreibung (Menz, Lalouschek et al. 2002), die durch eine spezifische Metastudie auf eine breitere Evidenzbasis gestellt werden könnte.

Es wurde die Grundfrage gestellt, ob Kommunikationsprobleme in der Arzt-Patient-Interaktion tatsächlich auf das Fehlen entsprechender kommunikativer Skills zurückzuführen sind oder zum Teil auch auf psychologische Interessen der Ärzte/Ärztinnen, nicht die Verantwortung für das Leiden ihrer Patient/inn/en übernehmen zu wollen (Salmon, Hall 2003).

Diese Probleme können in Ausbildungen natürlich auch angesprochen werden und ohne Zweifel empfiehlt sich dafür interdisziplinäre Zusammenarbeit. So schlagen Bob Anderson und Martha Funnell in ihrem Buch (Anderson, Funnell 2005) vor, „compassion“ als professionelle Werthaltung der Gesundheitsberufe wieder einzuführen und zu schulen. Hier fehlen aber interdisziplinäre Forschungen meines Wissens vollständig, die eine Abgrenzung der Beiträge von innerpsychischen Haltungen, wie Mitgefühl/Empathie, und von Qualitäten interaktiver Prozesse zum Gelingen der Arzt-Patient-Interaktion ermöglichen würden. Nicht zu übersehen ist aber die notwendige strukturelle Entwicklung von angemessenen Curriculas und Anreizen in der Medizinerausbildung (vgl. z.B. v. Fragstein et al. 2008, Silverman 2009)

6.2.4.3 Community Intervention: Patientenschulung und -empowerment

Bezogen auf Diabetes machen auf Basis eines systematischen Reviews van Dam, Van der Horst et al. (2003) die überraschende Feststellung, dass es effektiver scheint, Patient/inn/en direkt zu schulen, als behandelnde Ärzte/Ärztinnen in ihrer Interaktion mit Patient/inn/en zu unterstützen. Zweiteres wird in der Zusammenfassung der Reviewergebnisse als „hard to sustain, needs intensive support, and is not very effective” qualifiziert. Ein kombiniertes Vorgehen wird aber in den Schlussfolgerungen als am vielversprechendsten eingeschätzt. Gerade im Bereich der chronischen Erkrankungen empfiehlt sich damit, auch die Patient/inn/en für die Arzt-Patient-Interaktion zu schulen. Die Vermittlung von Erkenntnissen über interaktives Handeln von Ärzt/inn/en etwa im Rahmen von Schulungsmaßnahmen,[196] die inzwischen für bestimmte Erkrankungen obligatorisch sind, sind ebenso denkbar, wie die bessere Fundierung von populärwissenschaftlichen Ratgebern der Art „Wie rede ich mit meinem Arzt?“.[197] Zunehmend wird auch das Internet als Informationsmedium in diesem Zusammenhang Bedeutung erlangen. Derzeit wäre wohl die Aufbereitung von Diskursforschungsergebnissen zur Arzt-Patient-Interaktion für Gesundheitsformate der Massenmedien die effektivste „community intervention“-Strategie in diesem Zusammenhang.

Es sollte deutlich geworden sein, dass die Untersuchung der Arzt-Patient-Interaktion aus Sicht dieser Metastudie kein „ausgeforschtes“

---

196 Vgl. z.B. National Institute for Clinical Excellence 2003; N.N. 2001; Mühlhauser, Berger 2000.

197 Vgl. z.B. Graf zu Dohna, Golfes et al. 2005; N.N. 2003; Füller, Bastian 2002.

Feld ist, sondern ein vielfältiges und vielversprechendes Forschungsprogramm sein könnte, das weitreichende angewandte und theoretische Implikationen hätte. Es wird sich zeigen, ob dafür die notwendige Energie und Kreativität in der Forschergemeinde sowie die ausreichenden Mittel und das gesellschaftliche Interesse zusammenkommen werden.

7 Zitierte Literatur

Abdel-Tawab, N.; Roter, Debra L. (2002): The relevance of client-centred communication to family planning settings in developing countries: lessons from the Egyptian experience. In: Social Science & Medicine, 54, S. 1357-1368.

Adler, Rolf H.; Hemmeler, W. (1986): Praxis und Theorie der Anamnese. Stuttgart: Gustav Fischer.

Ahrens, Stephan (1975): Arzt-Patient-Interaktion in der Allgemeinpraxis. Konstanz.

Anderson, Robert M.; Funnell, Martha M. (1999): Theory is the cart, vision is the horse: reflections on research in diabetes patient education. In: Diabetes Educator, S. S43-S51.

Anderson, Robert M.; Funnell, Martha M. (2005): The Art of Empowerment: Stories and Strategies for Diabetes Educators. (2nd) : American Diabetes Association.

Andrew, J. M. (1970): Recovery from surgery, with and without preparatory instruction, for three coping styles. In: Journal Personality Social Psychology, 15, S. 223-226.

Antonovsky, Aaron (1997): Salutogenese. Zur Entmystifizierung der Gesundheit. Tübingen: Dgvt-Verlag.

Arminen, Ilkka (2000): On the context sensitivity of institutional interaction. In: Discourse Society, 11, 4, S. 435-458.

Arnhold, R. G.; Pike, M. C. (1968): Patients and prescriptions: Understanding medical instructions. In: Journal of Tropical Pediatrics, 14, S. 10-14.

Arora, Neeraj K. (2003): Interacting with cancer patients: the significance of physicians' communication behavior. In: Social Science & Medicine, 57 , S. 791-806.

Astin, John A.; Shapiro, Shauna L.; Eisenberg, David M.; Forys, Kelly L. (2003): Mind-Body Medicine: State of the Science, Implications for Practice. In: The Journal of the American Board of Family Practice, 16, 2, S. 131-147.

Atkins, Salla; Lewin, Simon; Smith, Helen; Engel, Mark; Fretheim, Atle; Volmink, Jimmy (2008): Conducting a meta-ethnography of qualitative literature: Lessons learnt. In: BMC Medical Research Methodology, 8, 1, S. 21.

Atkinson, Paul; Heath, Christian (1981): Medical Work: Realities and Routine. Westmead, Farnborough, Hants: Gower.

Auden, Wystan H. (1936): At Last the Secret is Out. PoemHunter.Com - The World´s Poetry Archives.

Austin, John L. (1979): Zur Theorie der Sprechakte (How to do things with Words). Stuttgart: Reclam.

Baecker, Dirk (2005a): Form und Formen der Kommunikation. Frankfurt/M: Suhrkamp Verlag.

Baecker, Dirk (2005b): Kommunikation. Leipzig: Reclam Verlag.

Baecker, Dirk (2006): The Form of the Firm. In: Organization: The Critical Journal on Organization, Theory and Society, 13, no. 1 (Special Issue on "Niklas Luhmann and Organization Studies"), S. 109-142.

Baecker, Dirk; Saake, Irmhild; Vogd, Werner (Hg.)(2005c): Zur Krankenbehandlung ins Krankenhaus. Witten/Herdecke. Manuskript. Moderne Mythen der Medizin: Studien zu Problemen der organisierten Medizin)

Baggott, Rob; Allsop, Judith; Jones, Kathryn (2005): Speaking for Patients and Carers. Health Consumer Groups and the Policy Process. Houndsmills: Palgrave.

Baile, Walter F.; Buckman, Robert; Lenzi, Renato; Glober, Gary; Beale, Estela A.; Kudelka, Andrzej P. (2000): SPIKES--A Six-Step Protocol for Delivering Bad News: Application to the Patient with Cancer. In: The Oncologist, 5, 4, S. 302-311.

Balint, Enid; Norell, J. S. (1975): Fünf Minuten pro Patient. Eine Studie über die Interaktionen in der ärztlichen Allgemeinpraxis. Literatur der Psychoanalyse. Frankfurt/Main: Suhrkamp. (Suhrkamp Taschenbuch. 446)

Balint, Michael (1983): Der Arzt, der Patient und die Krankheit. Stuttgart: Klett-Cotta.

Barnes, Marian; Bowl, Ric (2001): Taking over the asylum. Empowerment and mental health. Hampshire/New York: Palgrave.

Barry, Christine A.; Bradley, Colin P.; Britten, Nicky; Stevenson, Fiona A.; Barber, Nick (2000): Patients´ unvoiced agendas in general practice consultations: qualitative study. In: British Medical Journal, 320, S. 1246-1250.

Barsky, A. J. (1981): Hidden reasons some patients visit doctors. In: Annals of Internal Medicine, 94, S. 492-498.

Bauch, Jost (2000a): Selbst- und Fremdbeschreibung des Gesundheitswesens. In: de Berg, Henk; Schmidt, Johannes: Rezeption und Reflexion. Zur Resonanz der Systemtheorie Niklas Luhmanns außerhalb der Soziologie. Frankfurt/ Main: Suhrkamp. S. 387-410.

Bauch, Jost (2000b): Soziologie des Krankenhauses. In: Bauch, Jost: Medizinsoziologie. München, Wien, Oldenburg: Wissenschaftsverlag. S. 83-107.

Bauch, Jost (2004): Krankheit und Gesundheit als gesellschaftliche Konstruktion. Gesundheits- und medizinsoziologische Schriften 1979 – 2003. Konstanz: Hartung-Gorre Verlag. (Konstanzer Schriften zur Sozialwissenschaft. 62)

Bauch, Jost (2005): Pflege als soziales System. In: Schroeter, Klaus R.; Rosenthal, Thomas: Soziologie der Pflege. Grundlagen, Wissensbestände und Perspektiven. Weinheim und München: Juventa Verlag. S. 71-83.

Bauch, Jost (2006): Gesundheit als System. Systemtheoretische Beobachtungen des Gesundheitswesens. Konstanz: Hartung-Gorre Verlag. (Konstanzer Schriften zur Sozialwissenschaft)

Baumgartinger, Barbara; Sator, Marlene; Binder, Ernst C.; Pobaschnig, Gerd (2002): Metapherngebrauch in der Beschreibung von Brustschmerzen. In: Wiener Linguistische Gazette, 70-71, S. 5-27.

Beach, Mary C.; Inui, Thomas S.; The Relationship-Centered Care Research Network (2006): Relationship-centered Care. A Constructive Reframing. In: J Gen Intern Med, 21, S1, S. S3-S8.

Beard, M. T.; Curry, Evelyn L.; Edwards, Karethy; Adams, B. N. (1997): Advances in meta-analysis as a research method. In: The ABNF Journal, 8, S. 92-97.

Becker, Howard S.; Geer, B. (1972): The fate of idealism in medical school. In: Jaco, E. G.: Patient, physicians and illness. New York: The Free Press. S. 300-307.

Becker, M. H. (1974): The health belief model and sick role behaviour. In: Health Educ Monogr, 2, S. 409-419.

Becker-Mrotzek, Michael (1988): Schüler erzählen aus ihrer Schulzeit. Frankfurt/Main: Lang.

Becker-Mrotzek, Michael; Brünner, Gisela (2004): Analyse und Vermittlung von Gesprächskompetenz. Radolfzell: Verlag für Gesprächsforschung.

Beckman, Howard B.; Frankel, Richard M. (1984): The effect of physician behaviour on the collection of data. In: Annals of Internal Medicine, 101, S. 692-696.

Begemann-Deppe, Monika (1976): Im Krankenhaus sterben: Das Problem der Wissenskonstitution in einer besonderen Situation. In: Begemann, Herbert: Patient und Krankenhaus. München/Berlin/Wien: Urban & Schwarzenberg.

Begemann-Deppe, Monika (1978): Sprechverhalten und Thematisierung von Krankheitsinformation im Rahmen von Stationsvisiten. Eine empirische Untersuchung zur Arzt-Patienten-Kommunikation im Krankenhaus. Baden-Baden.

Begemann-Deppe, Monika; Jacobi, Irene (1982): Visiten auf einer psychiatrischen Station. Eine empirische Untersuchung über Erfahrungsprozesse im Rahmen struktureller Veränderungen. In: Köhle, Karl; Raspe, Hans-Heinrich: Das Gespräch während der ärztlichen Visite. Empirische Untersuchungen. Wien, München, Baltimore: Urban & Schwarzenberg. S. 287-297.

Begenau, Jutta; Schubert, Cornelius; Vogd, Werner (2005): Medizinsoziologie der ärztlichen Praxis. Szenarien - Fälle - Theorien. Basel Bern: Huber Verlag.

Beisecker, Analee E.; Beisecker, Thomas D. (1990): Patient information-seeking behaviors when communicating with doctors. In: Medical Care, 28, S. 19-28.

Bell, Robert A.; Kravitz, Richard L.; Thom, David; Krupat, Edward; Azari, Rahman (2001): Unsaid but Not Forgotten: Patients' Unvoiced Desires in Office Visits. In: Archives of Internal Medicine, 161, 16, S. 1977-1984.

Berger, Jeffrey T.; Coulehan, Jack; Belling, Catherine (2004): Humor in the Physician-Patient Encounter. In: Archives of Internal Medicine, 164, 8, S. 825-830.

Bergmann, Jörg R. (1981): Ethnomethodologische Konversationsanalyse. In: Schröder, Peter; Steger, Hugo: Dialogforschung. Düsseldorf: Pädagogischer Verlag Schwann. S. 9-51.

Bergmann, Jörg R. (1999): Ethnomethodologische Konversationsanalyse.

Bernstein, B. (1972): Studien zur sprachlichen Sozialisation. Düsseldorf: Schwann.

Berry, Donna L.; Wilkie, Diana J.; Thomas, Charles R. Jr.; Fortner, Paige (2003): Clinicians communicating with patients experiencing cancer pain. In: Cancer Investigation, 21, 3, S. 374-381.

Berwick, Donald M.; Calkins, David R.; McCannon, C. J.; Hackbarth, Andrew D. (2006): The 100 000 Lives Campaign: Setting a Goal and a Deadline for Improving Health Care Quality. In: Journal of the American Medical Association, 295, 3, S. 324-327.

Bieber, Christiane; Muller, Knut G.; Blumenstiel, Klaus; Schneider, Antonius; Richter, Angelika; Wilke, Stefanie; Hartmann, Mechthild; Eich, Wolfgang (2006): Long-term effects of a shared decision-making intervention on physician-patient interaction and outcome in fibromyalgia: A qualitative and quantitative 1 year follow-up of a randomized controlled trial. In: Patient Education and Counseling, 63, 3, S. 357-366.

Biel, Maria (1983): Vertrauen durch Aufklärung. Analyse von Gesprächsstrategien in der Aufklärung über die freiwillige Sterilisation von Frauen in der Klinik. Frankfurt / M.: Peter Lang. (Europäische Hochschulschriften, Reihe I: Deutsche Sprache und Literatur 591)

Birkner, Karin (2003): Subjektive Krankheitstheorien von Schmerzpatientinnen im Gespräch (mit Material aus Zahnarzt/Patientin-Gesprächen). In: Gesprächsforschung - Online-Zeitschrift zur verbalen Interaktion, 4, S. 154-155.

Birkner, Karin (2007): Bericht über das 39. Treffen des „Arbeitskreises Angewandte Gesprächsforschung" in Wien, am 1. und 2. Dezember 2006 (unter Mitarbeit von Sylvia Bendel, Gisela Brünner, Reinhard Fiehler, Heike Knerich, Johanna Lalouschek, Dorothee Meer, Annette Mönnich, Peter Nowak, Frank Oberzaucher, Magdalene Putz, Thomas Spranz-Fogasy). Essen: Arbeitskreis Angewandte Gesprächsforschung.

Blanchard, Christina G.; Labrecque, M. S.; Ruckdeschel, John C.; Blanchard, E. B. (1988): Information and decision-making preferences of hospitalised adult cancer patients. In: Social Science & Medicine, 27, S. 1139.

Bliesener, Thomas (1980): Wie kann man als Patient in der Visite zu Wort kommen? In: Tschauder, G.; Weigand, E.: Perspektive textextern. Akten des 14. Linguistischen Kolloquiums in Bochum 1979. Tübingen: Niemeyer. S. 223-233.

Bliesener, Thomas (1982): Die Visite - ein verhinderter Dialog. Initiativen von Patienten und Abweisungen durch das Personal. Tübingen. (Kommunikation und Institution 6)

Bliesener, Thomas (1982): Konfliktaustragung in einer schwierigen "therapeutischen" Visite. In: Köhle, Karl; Raspe, Hans-Heinrich: Das Gespräch während der ärztlichen Visite. Empirische Untersuchungen. Wien, München, Baltimore: Urban & Schwarzenberg. S. 249-268.

Bliesener, Thomas; Siegrist, Johannes (1981): Greasing the Wheels. Conflicts on the Round and how they are managed. In: Journal of Pramatics, 5 , S. 181-204.

Block, Keith I.; Bugno, Terrence J.; Collichio, Frances A.; Geffen, Jeremy; Schapira, Lidia (2003): Breaking Bad News. In: Integrative Cancer Therapies, 2, 1, S. 39-62.

Böhm, Andreas (1994): Grounded Theory - Wie aus Texten Modelle und Theorien gemacht werden. In: Texte verstehen. Konzepte, Methoden, Werkzeuge. Konstanz: Universitätsverlag. S. 121-140.

Booth, Andrew (2006): "Brimful of STARLITE": toward standards for reporting literature searches. In: Journal of the Medical Library Association, 94, 4, S. 421-429.

Boyd, Elizabeth; Heritage, John C. (2006): Taking the history: questioning during comprehensive history-taking. In: Heritage, John C.; Maynard, Douglas W.: Communication in Medical Care: Interaction Between Primary Care Physicians and Patients. Cambridge: Cambridge University Press. S. 151-184.

Brach, Cindy; Fraser, Irene (2000): Can cultural competency reduce racial and ethnic health disparities? A review and conceptual model. In: Med Care Res Rev, 57 Suppl 1, S. 181-217.

Braddock, Clarence H. I.; Edwards, Kelly A.; Hasenberg, Nicole M.; Laidley, Tracy L.; Levinson, Wendy (1999): Informed Decision Making in Outpatient Practice: Time to Get Back to Basics. In: JAMA: The Journal of the American Medical Association, 282, 24, S. 2313-2320.

Breemhaar, Bert; Van-Den-Borne, H. W. (1991): Effects of education and support for surgical patients: The role of perceived control. In: Patient Education and Counseling, 18, 3, S. 199-210.

Britten, Nicky; Campbell, Rona; Pope, Caterine; Donovan, Jenny; Morgan, Myfanwy; Pill, Roisin M. (2002): Using meta-ethnography to synthesise qualitative research: a worked example. In: Journal of Health Services Research and Policy, 7, S. 209-215.

Brody, D. S. (1980): The patient's role in clinical decision-making. In: Annals of Internal Medicine, 93, S. 718-722.

Brody, David S.; Miller, Suzanne M.; Lerman, Caryn E.; Smith, David G.; Caputo, Craig G. (1989): Patient Perception of Involvement in Medical Care: Relationship to Illness Attitudes and Outcomes. In: J Gen Intern Med, 4, S. 506-511.

Bronneberg, Gertrud; Wimmer-Puchinger, Beate; Nowak, Peter; Nowak, Andrea (1989): History-taking in an obstetrical outpatient clinic: a psycholinguistic analysis for teaching young physicians. In: Journal of Psychosomatic Obstetrics & Gynecology, Suppliment (Abstracts).

Brown, Judith B.; Stewart, Moira A.; Ryan, Bridget L. (2001): Assessing Communication Between Patients and Physicians: The Measure of Patient-Centered Communication. London: Centre for Studies in Family Medicine. (Working Paper Series)

Brünner, Gisela (1987): Kommunikation in institutionellen Lehr-Lern-Prozessen. Diskursanalytische Untersuchungen zu Instruktionen in der betrieblichen Ausbildung. Tübingen.

Brünner, Gisela; Fiehler, Reinhard; Kindt, Walther (1999): Angewandte Diskursforschung. Band 1: Grundlagen und Beispielanalysen. Opladen: Westdeutscher Verlag.

Brünner, Gisela; Gülich, Elisabeth (2002): Krankheit verstehen. Interdisziplinäre Beiträge zur Sprache in Krankheitsdarstellungen. Bielefeld: Aisthesis Verlag. (Bielefelder Schriften zu Linguistik und Literaturwissenschaft; 18)

Brünner, Gisela; Gülich, Elisabeth (2002): Verfahren der Veranschaulichung in der Experten-Laien-Kommunikation. In: Brünner, Gisela; Gülich, Elisabeth: Krankheit verstehen. Interdisziplinäre Beiträge zur Sprache in Krankheitsdarstellungen. Bielefeld: Aisthesis Verlag. S. 17-94.

Bryman, Alan (2006): Integrating quantitative and qualitative research: how is it done? In: Qualitative Research, 6, 1, S. 97-113.

Buckman, Robert (1992): How to Break Bad News: A Guide for Health Care Professionals. Johns Hopkins University Press.

Bührig, Kristin (1991): Die sprachliche Verarbeitung von Patientenäußerungen in der Arzt-Patienten-Kommunikation. Hamburg: Germanisches Seminar.

Bührig, Kristin (1992): Zur Generalisierung quantitativer Forschungsergebnisse. Überlegungen zur Verknüpfung qualitativer und quantitativer Methoden bei der Untersuchung narrativer Diskursfähigkeiten zweisprachiger Kinder. Hamburg: Universität Hamburg: Germanisches Seminar. (Arbeitspapier des DFG-Projektes ENDFAS)

Bührig, Kristin (2002): Zur 'Multimodalität' des Dolmetschens in medizinischen Aufklärungsgesprächen: Graphische Abbildungen in der Wissensvermittlung. Hamburg: Universität Hamburg: Sonderforschungsbereich Mehrsprachigkeit. (Arbeiten zur Mehrsprachigkeit, Reihe B (Nr. 39). 'Multimodalität' in gedolmetschten Aufklärungsgesprächen. Graphische Abbildungen in der Wissensvermittlung)

Bührig, Kristin; Durlanik, Latif; Meyer, Bernd (2000c): Arzt-Patienten-Kommunikation im Krankenhaus - konstitutive Handlungseinheiten, institutionelle Handlungslinien. Hamburg: Universität Hamburg, Sonderforschungsbereich 538. (Arbeiten zur Mehrsprachigkeit - Folge B, Nr. 2/2000)

Bührig, Kristin; Durlanik, Latif; Meyer, Bernd (Hg.) (2000a): Dolmetschen und Übersetzen in medizinischen Institutionen. Frankfurt/Main: Deutsche Bibliothek. (Arbeiten zur Mehrsprachigkeit - Folge B)

Bührig, Kristin; Durlanik, Latif; Meyer, Bernd (Hg.) (2000b): Arbeiten zur Mehrsprachigkeit. Working Papers in Multilingualism. Dolmetschen und Übersetzen in medizinischen Institutionen. Teilprojekt A2: `Dolmetschen im Krankenhaus´. Hamburg: Universität Hamburg: Sonderforschungsbereich Mehrsprachigkeit. (Arbeiten zur Mehrsprachigkeit, Folge B (Nr. 9))

Bührig, Kristin; Meyer, Bernd (2003): Die dritte Person: Der Gebrauch von Pronomina in gedolmetschten Aufklärungsgesprächen. In: Zeitschrift für Angewandte Linguistik, 38, S. 5-35.

Bührig, Kristin; Meyer, Bernd (2004a): Ad hoc-interpreting and the achievement of communicative purposes in doctor-patient- communication. In: Multilingual Communication, 3, S. 43-62.

Bührig, Kristin; Meyer, Bernd (2004b): Ad hoc-interpreting and the achievement of communicative purposes in specific kinds of doctor-patient discourse. Hamburg: Universität Hamburg: Sonderforschungsbereich Mehrsprachigkeit. (Arbeiten zur Mehrsprachigkeit, Folge B)

Bührig, Kristin; Meyer, Bernd (2004c): Ad hoc-interpreting and the achievement of communicative purposes: the case of briefings for informed consent. In: House, Juliane; Rehbein, Jochen: Multilingual Communication. Amsterdam, Philadelphia: Benjamins. S. 43-62.

Bunzel, Brigitta; Grundböck, Alice (1990): Die Kontrollüberzeugung und ihre Beziehungen zum Operationserfolg bei Herztransplantationen. In: Prävention, 13, 2, S. 41-44.

Bunzel, Brigitta; Wollenek, Gregor (1994): Heart transplantation: are there psychosocial predictors for clinical success of surgery. In: Thoracic and Cardiovascular Surgeon, 42, 2, S. 103-107.

Burack, R. C.; Carpenter, R. R. (1983): The predictive value of the presenting complaint. In: J Fam Pract, 16, 4, S. 749-754.

Busch, Albert (1994): Laienkommunikation: Vertikalitätsuntersuchungen zu medizinischen Experten-Laien-Kommunikationen. Frankfurt/Main: Lang.

Bußmann, Hadumod (2002): Lexikon der Sprachwissenschaft . (3. Auflage) Stuttgart: Alfred Kröner Verlag.

Byrne, Patrick S.; Long, Barrie E. L. (1976): Doctors talking to patients: A Study of the Verbal Behaviour of General Practitioners Consulting in their Surgeries. London: HSMO, Royal College of General Practitioners.

Cameron, C. (1996): Patient compliance: Recognition of factors involved and suggestions for promoting compliance with therapeutic regimens. In: J Adv Nurs, 24, 2, S. 244-250.

Campbell, Rona; Pound, Pandora; Pope, Catherine; Britten, Nicky; Pill, Roisin; Morgan, Myfanwy; Donovan, Jenny (2003): Evaluating meta-ethnography: a synthesis of qualitative research on lay experiences of diabetes and diabetes care. In: Social Science & Medicine, 56, 4, S. 671-684.

Cecil, Denise W.; Killeen, Ita (1997): Control, compliance, and satisfaction in the family practice encounter. In: Family Medicine, 29, 9, S. 653-657.

Centre for Evidence-Based Medicine, Oxford; Kleijnen, Jos (5/30/2001): On the Need for Evidence-Based Medicine. The Problems, and Some solutions. Wien. (Interner Workshop)

Charles, Cathy; Gafni, Amiram; Whelan, Tim (1997): Shared decision-making in the medical encounter: What does it mean? (Or it takes at least two to tango). In: Social Science & Medicine, 44, 5, S. 681-692.

Charles, Cathy; Gafni, Amiram; Whelan, Tim (1999): Decision-making in the physican-patient encounter: revisiting the shared treatment decision-making model. In: Social Science & Medicine, 49, 5, S. 651-661.

Charles, Cathy; Redko, Cristina; Whelan, Tim; Gafni, Amiram; Reyno, Leonard (1998): Doing nothing is no choice: lay constructions of treatment decision-making among women with early-stage breast cancer. In: Sociology of Health & Illness, 20, 1, S. 71-95.

Charles, Cathy; Whelan, Tim; Gafni, Amiram (1999): What do we mean by partnership in making decisions about treatment? In: British Medical Journal, 319, S. 780-782.

Charon, Rita (2001): Narrative Medicine: A Model for Empathy, Reflection, Profession, and Trust. In: JAMA: The Journal of the American Medical Association, 286, 15, S. 1897-1902.

Cicourel, Aaron V. (1985): Doctor-Patient-Disourse. In: van Dijk, Teun: Handbook of Discourse analysis. (Bd. 4) London.: Academic Press. S. 193-202.

Clark, H. H. (1996): Using Language. Cambridge University Press.

Cleary, Paul D.; Edgman-Levitan, Susan; Roberts, Marc J.; Moloney, Thomas W.; McMullen, William; Walker, Janice D.; Delbanco, Thomas L. (1991): Patients Evaluate Their Hospital Care: A National Survey. In: Health Affairs, 10, 4, S. 254-267.

Coambs, R. B.; Jensen, P.; Hoa Her, M.; Ferguson, B. S.; Jarry, J. L.; Wong, J. S.; Abrahamson, R. V. (1995): Review of the Scientific Literature on the Prevalence, Consequences and Health Costs of Noncompliance and Inappropriate Use of Prescription Medication in Canada. Toronto, Ottawa: Pharmaceitical Manufacturers Association of Canada (University of Toronto Press).

Committee on Quality of Health Care in America; Institute of Medicine - National Academy of Science Kohn, Linda T.; Corrigan, Janet M.; Donaldson, Molla S. (2000): To Err is Human. Building a Safer Health System. Washington, D.C.: National Academy Press.

Cooper, Lisa A.; Roter, Debra L.; Johnson, Rachel L.; Ford, Daniel E.; Steinwachs, Donald M.; Powe, Neil R. (2003): Patient-Centered Communication, Ratings of Care, and Concordance of Patient and Physician Race. In: Annals of Internal Medicine, 139, 11, S. 907-915.

Coulter, Angela (1997): Partnerships with patients: the pros and cons of shared clinical decision-making. In: Journal of Health Services Research and Policy, 2, 2, S. 112-121.

Coulter, Angela (1999): Paternalism or partnership? Patients have grown up- and ther´s no going back. In: British Medical Journal, 319, S. 719-720.

Coulter, Angela (2002): The Autonomous Patient. Ending paternalism in medical care. London: Nuffield Trust.

Coulter, Angela; (Picker Institute Europe (Hg.)) (2006): Engaging patients in their healthcare. How is the UK doing relative to other countries?

Coulter, Angela; Magee, Helen (2003): The European patient of the future. Maidenhead, Philadelphia: Open University Press. (State of health series)

Critical Appraisal Skills Programme (CASP) (2006): Making sense of evidence. 10 questions to help you make sense of qualitative research. Public Health Resource Unit, NHS England.

Dacre, Jane; Richardson, Jane; Noble, Lorraine M.; Stephens, Katharine; Parker, N. (2004): Communication skills training in postgraduate medicine: the development of a new course. In: Postgraduate Medical Journal, 80, 950, S. 711-715.

Daniel, Elisabeth; Ettmüller, Vera; Lobnig, Hubert; Nowak, Peter; Stellamor, Viktor (1993): Gesundheitsförderung als Strategie für Pflegereform und Stationsreorganisation - Beispiele aus dem Wiener WHO- Modellprojekt "Gesundheit und Krankenhaus". In: Pelikan, Jürgen M.; Demmer, H.; Hurrelmann, Klaus: Gesundheitsförderung durch Organisationsentwicklung. Weinheim und München: Juventa Verlag. S. 223-240.

Davies-Osterkamp, Susanne (1977): Angst und Angstbewältigung bei chirurgischen Patienten. In: Medizinische Psychologie, 3, S. 169-184.

Davis, F. (1960): Uncertainty in medical prognosis: Clinical and functional. In: American Journal of Sociology, 66, S. 41-47.

Davis, M. S. (1966): Variations in patients' compliance with doctor orders. In: Journal of Medical Education, 41, S. 1037-1048.

De Brabander, Bert; Leon, C. A. (1968): A comparative study of attitudes among Columbian medical and nonmedical students. In: Journal of Medical Education, 43, S. 912-915.

Deber, R.; Kraetschmer, N.; Irvine, J. (1996): What role do patients wish to play in treatment decision making? In: Archives of Internal Medicine, 156, S. 1414-1420.

Degner, Leslie F.; Kristjanson, L. J.; Bowman, D.; Sloan, J. A.; Carriere, K. C.; O'Neil, J.; Bilodeau, B.; Watson, B.; Mueller, B. (1997): Information needs and decisional preferences in women with breast cancer. In: Journal of the American Medical Association, 277, S. 1485-1492.

Demling, L.; Flügel, H. (1975): Wie steht der Patient zur Aufklärungspflicht des Arztes? In: Deutsche medizinische Wochenschrift, 100, S. 1587-1589.

Denzin, Norman K.; Lincoln, Yvonna S. (1994): Handbook of qualitative research. London: Sage.

Deppermann, Arnulf (1999): Gespräche analysieren. Eine Einführung in konversationsanalytische Methoden. Opladen: Leske und Budrich.

Deppermann, Arnulf (2003): Wenn Semantik zum praktischen Problem wird: Divergierende Schmerzkonzepte von Ärztin und Patientin in der psychosomatischen Exploration. In: Psychotherapie und Sozialwissenschaft, Zeitschrift für Qualitative Forschung, 3, 5, S. 165-181.

Di Blasi, Zelda (2003): The crack in the biomedical box. In: The Psychologist, 16, 2, S. 72-75.

Di Blasi, Zelda; Harkness, Elaine; Ernst, Edzard; Georgiou, Amanda; Kleijnen, Jos (2001): Influence of context effects on health outcomes: a systematic review. In: The Lancet, Vol 357, March 10, S. 757-762.

Di Blasi, Zelda; Kleijnen, Jos (2003): Context Effects: Powerful Therapies or Methodological Bias? In: Evaluation the Health Professions, 26, 2, S. 166-179.

Dixon-Woods, Mary; Agarwal, Shona; Jones, David; Young, Bridget; Sutton, Alex (2005): Synthesising qualitative and quantitative evidence: a review of possible methods. In: J Health Serv Res Policy, 10, 1, S. 45-56.

Dixon-Woods, Mary; Agarwal, Shona; Young, Bridget; Jones, David; Sutton, Alex (2004): Integrative approaches to qualitative and quantitative evidence. London .

Dixon-Woods, Mary; Booth, Andrew; Jones, David; Miller, Tina; Shaw, Rachel; Smith, Jonathan A.; Sutton, Alex; Young, Bridget (2005): How can systematic reviews incorporate qualitative research? University of Leicester. (Methods Briefing)

Dixon-Woods, Mary; Cavers, Debbie et al. (2006): Conducting a critical interpretive synthesis of the literature on access to healthcare by vulnerable groups. In: BMC Medical Research Methodology, 6, 35.

Dixon-Woods, Mary; Shaw, R. L.; Agarwal, Shona; Smith, J. A. (2004): The problem of appraising qualitative research. In: Qual Saf Health Care, 13, S. 223-225.

Dixon-Woods, Mary; Sutton, Alex; Shaw, Rachel; Miller, Tina; Smith, Jonathan; Young, Bridget; Bonas, Sheila; Booth, Andrew; Jones, David (2007). Appraising qualitative research for inclusion in systematic reviews: a quantitative and qualitative comparison of three methods. In: Journal of Health Services Research and Policy, 12, S. 42-47.

Dornan, T.; Caroll, C. (2003): Medical communication and diabetes. In: Diabetic medicine, 20, 2, S. 85-87.

Doyle, Lynn H. (2003): Synthesis through meta-ethnography: paradoxes, enhancements, and possibilities. In: Qualitative Research, 3, 3, S. 321-344.

Drew, Paul; Heritage, John C. (1992): Talk at Work. Interaction in Institutional Settings. (Repr. 1998) Cambridge: Cambridge University Press. (Studies in interactional sociolinguistics. 8)

Dür, Wolfgang; Griebler, Robert (2005): How do empowerment strategies in schools affect the health of 11 and 15 year old students considering other social and personal influence factors? In: European Journal of Public Health, 15, Suppl 1:7-183.

Eakin, Joan M.; Mykhalovskiy, Eric (2003): Reframing the evaluation of qualitative health research: reflections on a review of appraisal guidelines in the health sciences. In: Journal of Evaluation in Clinical Practice, 9, 2, S. 187-194.

Edwards, Adrian; Evans, Rhodri; Elwyn, Glyn (2003): Manufactured but not imported: new directions for research in shared decision making support and skills. In: Patient Education and Counseling, 50, S. 33-38.

Edwards, Adrian; Hood, Kerenza et al. (2000): The Effectiveness of One-to-one Risk-communication Interventions in Health Care: A Systematic Review. In: Medical Decision Making, 20, 3, S. 290-297.

Egbert, L. D.; Battit, G. E.; Welch, C. E.; Bartlett, M. K. (1964): Reduction of postoperative pain by encouragement and instruction of patients. In: New England Journal of Medicine, 270, S. 825-827.

Ehlich, Konrad (1983): Alltägliches Erzählen. In: Sanders, W.; Wegenast, K.: Erzählen für Kinder - Erzählen von Gott. Stuttgart: Kohlhammer. S. 128-150.

Ehlich, Konrad (1985): The Language of Pain. In: Theoretical Medicine, 6, 2, S. 177-187.

Ehlich, Konrad; Koerfer, Armin; Redder, Angelika; Weingarten, Rüdiger (1990): Medizinische und therapeutische Kommunikation. Diskursanalytische Untersuchungen. Opladen: Westdeutscher Verlag.

Ehlich, Konrad; Rehbein, Jochen (1977): Wissen, kommunikatives Handeln und die Schule. In: Goeppert, Herma C.: Sprachverhalten im Unterricht. München: Fink. S. 36-114.

Ehlich, Konrad; Rehbein, Jochen (1980): Sprache in Institutionen. In: Althaus, Hans-Peter; Henne, Helmut; Wiegand, Herbert E. (Hgg.) Lexikon für Germanistische Linguistik. Tübingen: Niemeyer. S. 338-345.

Ehlich, Konrad; Rehbein, Jochen (1986): Muster und Institution. Untersuchungen zur schulischen Kommunikation. Tübingen: Narr.

Eisenthal, S.; Emery, R.; Lazare, A.; Udin, H. (1979): 'Adherence'and the negotiated approach to parenthood. In: Arch Gen Psychiatry, 36, S. 393.

Elwyn, Glyn J.; Edwards, Adrian; Hood, Kerenza; Robling, Michel; Atwell, C.; Russell, I.; Wensing, Michel; Grol, Richard; the Study Steering Group (2004): Achieving involvement: process outcomes from a cluster randomized trial of shared decision making skill development and use of risk communication aids in general practice. In: Family Practice, 21, 4, S. 337-346.

Elwyn, Glyn J.; Edwards, Adrian; Kinnersley, Paul (1999): Shared decision making in primary care: the neglect second half of the consultation. In: British Journal of General Practice, 49, S. 477-478.

Elwyn, Glyn J.; Edwards, Adrian; Mowle, Steve; Wensing, Michel; Wilkinson, Clare; Kinnersley, Paul; Grol, Richard (2001): Measuring the involvement of patients in shared decision-making: a systematic review of instruments. In: Patient Education and Counseling, 43, 1, S. 5-22.

Elwyn, Glyn J.; Edwards, Adrian; Wensing, Michel; Hood, Kerenza; Atwell, C.; Grol, Richard (2002): Fleeting glimpses: measuring shared decision making in primary care using the OPTION instrument. In: Qual Safety Health Care.

Elwyn, Glyn J.; Edwards, Adrian; Wensing, Michel; Hood, Kerenza; Atwell, C.; Grol, Richard (2003): Shared decision making: developing the OPTION scale for measuring patient involvement. In: Quality & Safety in Health Care, 12, S. 93-99.

Emanuel, E. J.; Emanuel, Linda L. (1992): Four models of the physician-patient relationship. In: JAMA: The Journal of the American Medical Association, 267, 16, S. 2221-2226.

Emanuel, Linda L. (2000): Building in ethics at the American Medical Association: A case study in purpose, structure, and Management. In: Quality Management in Health Care, 8, 3, S. 1-13.

Engel, George L. (1977): The need for a new medical model: a challenge for biomedicine. In: Science, 196, S. 129-136.

Engelhardt, Karlheinz (1978): Patientenzentrierte Medizin. Stuttgart: Enke.

Entwistle, Vikki A.; Sheldon, Trevor A.; Sowden, Amanda; Watt, Ian S. (1998): Evidence-informed patient choice. In: International Journal of Technology Assessment in Health Care, 14, S. 212-225.

Epstein, Ronald M. (2000): The science of patient-centred care. In: J Fam Pract, 49, S. 805-807.

Ertle, U. (2000): "irgendwie" - Zur linguistischen Analyse eines Ausdrucks, den die traditionelle Grammatik als Indefinitadverb kategorisiert. Hamburg: Universität Hamburg: Germanisches Seminar.

Estabrooks, Carole A.; Field, P. A.; Morse, J. M. (1994): Aggregating qualitative findings: an approach to theory development. In: Qualitative Health Research, 4, S. 503-511.

Fairclough, Norman; Wodak, Ruth (1997): Critical Discourse Analysis. In: van Dijk, Teun A.: Introduction to Discourse Analysis. London. S. 258-284.

Feest, Johannes; Kapuste, Hannes (1970): Interviews in Ixburg. Medizinstudenten und ihre klinische Ausbildung. Wien: Urban & Schwarzenberg.

Feste, Catherine C.; Anderson, Robert M. (1995): Empowerment: from philosophy to practice. In: Patient Education and Counseling, 26, S. 139-144.

Fiehler, Reinhard (1990): Kommunikation und Emotion. Theoretische und empirische Untersuchungen zur Rolle von Emotionen in der verbalen Interaktion. Berlin: Walter de Gruyter.

Fiehler, Reinhard; Sucharowski, Wolfgang (1992a): Kommunikations-Beratung und Kommunikations-Training. Wiesbaden.

Fiehler, Reinhard; Sucharowski, Wolfgang (1992b): Diskursforschung und Modelle von Kommunikationstraining. In: Fiehler, Reinhard; Sucharowski, Wolfgang: Kommunikations-Beratung und Kommunikations-Training. Wiesbaden. S. 24-35.

Fiehler, Reinhard; Wagener, Peter (2005): Die Datenbank Gesprochenes Deutsch (DGD) - Sammlung, Dokumentation, Archivierung und Untersuchung gesprochener Sprache als Aufgaben der Sprachwissenschaft. In: Gesprächsforschung - Online-Zeitschrift zur verbalen Interaktion, 6, S. 136-147.

Fisher, Sue; Todd, Alexandra D. (1983): The Social Organization of Doctor Patient Communication. Washington.

Fishman, Joshua (2000): Who Speaks What Language to Whom. In: Li, Wei: The bilingualism reader . London: Routledge. S. 89-108.

Fitzgerald, Mary; Evans, David (2002): Reasons for physically restraining patients and residents: a systematic review and content analysis. In: International Journal of Nursing Studies, 39, S. 735-743.

Flicker, M.; Schweintzer, I. (1986): Psychosoziale Betreuung Krebskranker im Krankenhaus. In: Ringel, Erwin; Frischenschlager, Oskar: Vom Überleben zu Leben. Wien, München, Bern: Maudrich. S. 98-105.

Floyd, Michael R.; Lang, Forrest; McCord, Ronald S.; Keener, Melinda (2004): Patients with worry: presentation of concerns and expectations for response. In: Patient Education and Counseling, In Press, Corrected.

Ford, Steven; Schofield, Theo; Hope, T. (2003): What are the ingredients of a sucessful evidence-based patient choice consultation. In: Social Science & Medicine, 56, S. 589-602.

Forster, Rudolf; Krajic, Karl; Nowak, Peter; Pelikan, Jürgen M. (6/29/2004): „Der Patient im Mittelpunkt" – Alibi, Vision, Wirklichkeit in Österreich? Wien. (Jour fixe)

Forster, Rudolf; Pelikan, Jürgen M. (1980): Menschliche Bedürfnisse und totale Institution. Am Beispiel eines Großkrankenhauses. In: Heinrich, Kurt; Müller, U.: Psychiatrische Soziologie. Beltz: Weinheim. S. 169-191.

Frankel, Richard M. (1983): The laying on of hands: aspects of the organization of gaze, touch and talk in a medical encounter. In: Fisher, Sue; Todd, Alexandra D.: The social organization of doctor-patient communication. Washington, D.C.: Center for Applied Linguistics. S. 19-54.

Frankel, Richard M. (1990): Talking in Interviews: a Dispreference for Patient-Initiated Questions in Physician-Patient-Communication. In: Psathas, George: Interaction Competence. Washington, DC: UPA. S. 231-262.

Frankel, Richard M. (2000): The (socio-)linguistic turn in physician-patient communication research. In: Georgetown University Round Table On Languages And Linguistics 2000. S. 81-103

Frankel, Richard M. (2004): Relationship-centered Care and the Patient-Physician Relationship. In: J Gen Intern Med, 19, 11, S. 1163-1165.

Frankl, Viktor E. (2002): Logotherapie und Existenzanalyse. Texte aus fünf Jahrzehnten. (3. neu ausgestattete Auflage) Weinheim: Beltz.

Freeman, Mark (1984): History, narrative, and life-span developmental knowledge. In: Human Development, 27, S. 1-19.

Freidson, Eliot (1970): Profession of Medicine. A Study of the Sociology of Applied Knowledge. New York: Dodd, Mead & Company.

Froehlich, R. E.; Bishop, F. M. (1973): Die Gesprächsführung des Arztes. Ein programmierter Leitfaden. Berlin: Springer-Verlag.

Füller, Ingrid; Bastian, Till (2002): Wie behandle ich meinen Arzt? Ein Leitfaden für mündige Patienten. Köln: Kiepenheuer & Witsch.

Furchner, Ingrid (1999): Medizinische Aufklärung im Fernsehen. Die Rolle der Moderatorin zwischen Expertin und Nichtexpertin. In: Becker-Mrotzek, Michael; Doppler, Christine: Medium Sprache im Beruf. Eine Aufgabe für die Linguistik. Tübingen. S. 179-197.

Furchner, Ingrid (2002): "keine absence gleicht der anderen". Die Darstellung von Bewusstseinslücken in Anfallsbeschreibungen. In: Brünner,G., Gülich,E. (Hg.): Krankheit verstehen. Interdisziplinäre Beiträge zur Sprache in Krankheitsdarstellungen. Bielefeld: Aisthesis Verlag. S. 121-142.

Furchner, Ingrid, Gülich, Elisabeth (2001): L´expertise des patients dans l´établissment d´un diagnostic médical. In: Bulletin VALS-ASLA, 74, S. 83-107.

Gabe, Jonathan; Olumide, Gillian; Bury, Michael (2004): 'It takes three to tango': a framework for understanding patient partnership in paediatric clinics. In: Social Science & Medicine, 59, 5, S. 1071-1079.

Gaber, John (2000): Meta-needs assessment. In: Evaluation and Program Planning, 23, S. 139-147.

Gafni, Amiram; Charles, Cathy; Whelan, Tim (1998): The physician-patient encounter: the physician as a perfect agent for the patient *versus* the informed treatment decision-making model. In: Social Science & Medicine, 47, 3, S. 347-354.

Gallagher, Timothy J.; Hartung, Paul J.; Gerzina, Holly; Gregory, Jr.; Merolla, Dave (2005): Further analysis of a doctor-patient nonverbal communication instrument. In: Patient Education and Counseling, In Press, Corrected Proof.

Gask, Linda; Usherwood, Tim (2002): ABC of psychological medicine: The consultation. In: British Medical Journal, 324, 7353, S. 1567-1569.

Gaus, Ekkehard; Klingenburg, M.; Simons, Claudia; Westphale, Claus; Köhle, Karl (1980): Die Funktion von Stationskonferenzen im Rahmen eines internistisch-psychosomatischen Staionskonzeptes. Entwicklung und Verarbeitung der emotionalen Belastungen der Mitarbeiter. In: Verh .dt.Ges.Inn.Med., 86, S. 1487-1491.

Gaus, Ekkehard; Köhle, Karl (1982): Ängste des Patienten - Ängste des Arztes. Anmerkungen zur Konfliktaustragung in einer schwierigen Visite bei einem Todkranken. In: Köhle, Karl; Raspe, Hans-Heinrich: Das Gespräch während der ärztlichen Visite. Empirische Untersuchungen. Wien, München, Baltimore: Urban & Schwarzenberg. S. 269-286.

Gerrish, Kate (2001): The nature and effect of communication difficulties arising from interactions between district nurses and South Asian patients and their carers. In: J Adv Nurs, 33, 5, S. 566-574.

Gerteis, Margaret; Edgman-Levitan, Susan; Daley, Jennifer; Delbanco, Thomas L. (1993): Through the patient's eyes. Understanding and promoting patient-centered care. San Francisco: Jossey-Bass Publications. (The Jossey-Bass Health Series)

Gigerenzer, G.; Edwards, Adrian (2003): Reckoning with Risk. Harmondsworth: Penguin Books.

Gillotti, Cathy; Thompson, Teresa L.; McNeilis, Kelly S. (2002): Communicative competence in the delivery of bad news. In: Social Science & Medicine, 54, 7, S. 1011-1023.

Glas, Reinhold; Ehlich, Konrad (2000): Deutsche Transkripte 1950 bis 1995: Ein Repertorium. Homepage: http://www.ehlich-berlin.de/DTR/ [letzter Zugriff: 31.8.2009]

Glaser, Barney G. (1978): Theoretical sensitivity: Advances in the methodology of Grounded Theory. Mill Valley: Sociology Press.

Glaser, Barney G. (2002): Constructivist grounded theory? In: Forum Qualitative Sozialforschung / Forum: Qualitative Social Research [On-line Journal], 3, 3.

Glaser, Barney G.; Strauss, Anselm L. (1965): Awareness of Dying. Chicago: University of Chicago Press.

Glaser, Barney G.; Strauss, Anselm L. (1967): The discovery of grounded theory: strategies for qualitative research. New York: Aldine de Gruyter.

Glaser, Barney G.; Strauss, Anselm L. (1998): Grounded Theory. Strategien qualitativer Forschung. Bern [usw.]: Hans Huber.

Glass, Gene V. (1976): Primary, Secondary and Meta-Analysis of Research. In: Educational Researcher, 5, S. 3-8.

Glass, Gene V. (2000): Meta-analysis at 25. Homepage: http://glass.ed.asu.edu/gene/papers/meta25.html.

Glass, R. M. (1996): The patient-physician relationship. JAMA focuses on the center of medicine. In: JAMA: The Journal of the American Medical Association, 275, 2, S. 147-148.

Goffman, Erving (1973): Asyle. Frankfurt am Main.

Goldberg, D.; Steele, J. J.; Smith, C.; Spivey, L. (1983): Training Family Practice Residents to Recognise Psychiatric Disturbances. Rockville: National Institute of Mental Health.

Gould, Jeffrey B.; Madan, Ashima; Qin, Cheng; Chavesz, Gilberto (2003): Perinatal outcomes in two dissimilar immigrant populations in the United States: A dual epidemiologic paradox. In: Pediatrics, 111, 6, S. e676-e682.

Graf zu Dohna, Lutz; Golfes, Margit et al. Ärztliches Zentrum für Qualität in der Medizin (Hg.)(2005): Woran erkennt man eine gute Arztpraxis? Checkliste für Patientinnen und Patienten. Berlin.

Greenhalgh, Trisha (1998): Meta-analysis is a blunt and potentially misleading instrument for analysing models of service delivery. In: British Medical Journal, 317, S. 395-396.

Greenhalgh, Trisha; Hurwitz, Brian (1999): Narrative based medicine: Why study narrative? In: British Medical Journal, 318, 7175, S. 48-50.

Greenhalgh, Trisha; Robert, Glenn; Macfarlane, Fraser; Bate, Paul; Kyriakidou, Olympia; Peacock, Richard (2005): Storylines of research in diffusion of innovation: a meta-narrative approach to systematic review. In: Social Science & Medicine, 61, 2, S. 417-430.

Grießhaber, Wilhelm (1987): Authentisches und zitierendes Handeln. Bd.1: Einstellungsgespräche. Tübingen: Narr.

Griffin, Simon J.; Kinmonth, Ann-Louise; Veltman, Marijcke W. M.; Gillard, Susan; Grant, Julie; Stewart, Moira A. (2004): Effect on Health-Related Outcomes of Interventions to Alter the Interaction Between Patients and Practitioners: A Systematic Review of Trials. In: Annals of Family Medicine, 2, 6, S. 595-608.

Griffith, C. H. I.; Wilson, J. F.; Langer, S.; Haist, S. A. (2003): House staff non-verbal communication skills in standardized patient satifaction. In: Journal of General Internal Medicine, 18, S. 170-174.

Grol, Richard; Wensing, Michel et al. (1999): Patients' priorities with respect to general practice care: an international comparison. In: Family Practice, 16, 1, S. 4-11.

Grundböck, Alice; Nowak, Peter; Pelikan, Jürgen M. (1997): Das Österreichische Netzwerk Gesundheitsfördernder Krankenhäuser: ein WHO-Netzwerk. In: Grundböck, Alice; Nowak, Peter; Pelikan, Jürgen M.: Gesundheitsförderung - eine Strategie für Krankenhäuser im Umbruch: Projekte aus Österreich und Deutschland. Wien: Facultas Universitätsverlag. S. 54-62.

Gülich, Elisabeth (1999): "Experten" und "Laien": Der Umgang mit Kompetenzunterschieden am Beispiel medizinischer Kommunikation. In: Union der Deutschen Akademien der Wissenschaften; Sächsische Akademie der Wissenschaften zu Leipzig: "Werkzeug Sprache". Sprachpolitik, Sprachfähigkeit, Sprache und Macht. Hildesheim. S. 165-196.

Gülich, Elisabeth (2005): Krankheitserzählungen. In: Neises, Mechthild; Ditz, Susanne; Spranz-Fogasy, Thomas: Psychosomatische Gesprächsführung in der Frauenheilkunde. Ein interdisziplinärer Ansatz zur verbalen Intervention. Stuttgart: Wissenschaftliche Verlagsgesellschaft. S. 73-89.

Gülich, Elisabeth; Furchner, Ingrid (2002): Die Beschreibung von Unbeschreibbarem. Eine konversationsanalytische Annäherung an Gespräche mit Anfallskranken. In: Keim,I., Schütte,W. (Hg.): Soziale Welten und kommunikative Stile. Festschrift für Werner Kallmeyer zum 60. Geburtstag. Tübingen: Narr. S. 161-186.

Gülich, Elisabeth; Schöndienst, Martin (1999): „Das ist unheimlich schwer zu beschreiben". Formulierungsmuster in Krankheitsbeschreibungen anfallskranker Patienten: differentialdiagnostische und therapeutische Aspekte. In: Psychotherapie und Sozialwissenschaft, Zeitschrift für Qualitative Forschung, 1, S. 199-227.

Gülich, Elisabeth; Schöndienst, Martin (2000): Ansätze zu einer linguistischen Differentialtypologie epileptischer und anderer anfallsartiger Störungen. Methodologie und Anwendungsperspektiven. Bielefeld. (Qualitative linguistischer Verfahren und klinische Forschung)

Gülich, Elisabeth; Schöndienst, Martin; Surmann, Volker (2003): Schmerzen erzählen Geschichten - Geschichten erzählen Schmerzen. In: Psychotherapie und Sozialwissenschaft.Zeitschrift für qualitative Forschung, 3, 5, S. 220-249.

Guthknecht, Thomas (2005): The hospital of the future: healing and competitive. Dublin. (13th International Conference on Health Promoting Hospitals (HPH): "Empowering for health - practicing the principles")

Hadjistravropoulos, Thomas; Craig, K.-D. (2002): A theoretical framework for understanding self-report and observational measures of pain: a communications model. In: Behaviour Research and Therapy, 40, 5, S. 551-570.

Hall, Judith A.; Roter, Debra L. (2002): Do patients talk differently to male and female physicians? A meta-analytic review. In: Patient Education and Counseling, 48, 3, S. 217-224.

Hall, Judith A.; Roter, Debra L.; Katz, N. R. (1988): Meta-analysis of correlates of provider behavior in medical encounters. In: Med Care, 26, 7, S. 657-675.

Harden, Angela; Thomas, James (2005): Methodological Issues in Combining Diverse Study Types in Systematic Reviews. In: International Journal of Social Research Methodology, 8, 3, S. 257-271.

Harms, Fred; Olauson, Anders; Raynor, Theo; Watts, Geoff (2006): Risk/Benefit Communication. In: eurohealth, 12, 1, S. 16-16.

Hart, Julian T. (1992): Two paths for medical practice. In: The Lancet, 340, S. 772-775.

Hart, Julian T. (1998): Expectations of health care: Promoted, managed or shared? In: Health Expectations, 1, 1, S. 3-13.

Hartmann, Sebastian; Zepf, Siegfried (2002): Effektivität von Psychotherapie. Ein Vergleich verschiedener psychotherapeutischer Verfahren. In: Forum der Psychoanalyse, 18, 2, S. 176-196.

Hausendorf, Heiko (1992a): Gespräch als System. Linguistische Aspekte einer Soziologie der Interaktion. (Neuauflage 2004!!) Radolfzell: Verlag für Gesprächsforschung.

Hausendorf, Heiko (1992b): Das Gespräch als selbstreferentielles System. Ein Beitrag zum empirischen Konstruktivismus der ethnomethodologischen Konversationsanalyse. In: Zeitschrift für Soziologie, 21, 2, S. 83-95.

Haynes, R. B.; McKibbon, K. A.; Kanani, R. (1996): Systematic review of randomised trials of interventions to assist patients to follow prescriptions for medications. In: The Lancet, 348, S. 383-386.

Heath, Christian (1989): Pain Talk. The Expression of Suffering in the Medical Consulation. In: Social Psychology Quarterly, 52, 2, S. 113-125.

Heath, Christian (2006): Body work: the collaborative production of the clinical object. In: Heritage, John C.; Maynard, Douglas W.: Communication in Medical Care: Interaction Between Primary Care Physicians and Patients. Cambridge: Cambridge University Press. S. 185-213.

Hein, Norbert (1985): Gespräche beim praktischen Arzt. Eine soziolinguistische Untersuchung zur Kommunikation zwischen Arzt und Patient. Wien.

Hein, Norbert; Hoffmann-Richter, Ulrike; Lalouschek, Johanna; Nowak, Peter; Wodak, Ruth (1984): Kommunikation zwischen Arzt und Patient. In: Wiener Linguistische Gazette.

Hein, Norbert; Hoffmann-Richter, Ulrike; Lalouschek, Johanna; Nowak, Peter; Wodak, Ruth (1985a): Kurzfassung eines Projektberichts über Kommunikation zwischen Arzt und Patient. In: Wiener Linguistische Gazette, 35-36, S. 51-56.

Hein, Norbert; Hoffmann-Richter, Ulrike; Lalouschek, Johanna; Nowak, Peter; Wodak, Ruth (1985b): Kommunikation zwischen Arzt und Patient. Endbericht. Wien: Institut für Sprachwissenschaft der Universität Wien.

Hein, Norbert; Hoffmann-Richter, Ulrike; Lalouschek, Johanna; Nowak, Peter; Wodak, Ruth (1985c): Kommunikation zwischen Arzt und Patient. In: Wiener Linguistische Gazette, Beiheft 4, S. 1-87.

Helmich, Peter; Hesse, E.; Köhle, Karl; Mattern, H. J.; Pauli, H.; Uexküll, Thure v. (1991): Psychosoziale Kompetenz in der ärztlichen Grundversorgung. Berlin: Springer Verlag.

Heritage, John C.; Maynard, Douglas W. (2006): Communication in Medical Care: Interaction Between Primary Care Physicians and Patients. New York: Cambridge University Press. (Studies in Interactional Sociolinguistics (No. 20))

Heritage, John C.; Robinson, Jeffrey D. (2006): The Structure of Patients' Presenting Concerns: Physicians' Opening Questions. In: Health Communication, 19, 2, S. 89-102.

Heritage, John C.; Robinson, Jeffrey D.; Elliott, Marc N.; Beckett, Megan; Wilkes, Michael (2007): Reducing Patients' Unmet Concerns in Primary Care: A Trial of Two Question Designs. (im Druck)

Heritage, John C.; Stivers, Tanya (1999): Online commentary in acute medical visits: a method of shaping patient expectations. In: Social Science & Medicine, 49, S. 1501-1517.

Hirsch, Axel (1995): Von der Compliance zum Empowerment: Entwicklungen in der Diabetesberatung. In: Zeitschrift für Medizinische Psychologie, 3, S. 100-108.

Holland, Jimmie C.; Almanza, Jesu s. (1999): Giving Bad News. Is There a Kinder, Gentler Way? In: Cancer, 86 , 5, S. 738-740 .

Holmes-Rovner, Margaret; Valade, D.; Orlowsky, C.; Draus, C.; Nabozny-Valerio, B.; Keiser, S. (2000): Implementing shared decision making in routine practice: barriers and opportunities. In: Health Expectations, 3, S. 182-191.

Holzknecht, Veronika; Rernböck, Ilse (1997): Patientenhilfsteam. In: Grundböck, Alice; Nowak, Peter; Pelikan, Jürgen M.: Gesundheitsförderung - eine Strategie für Krankenhäuser im Umbruch: Projekte aus Österreich und Deutschland. Wien: Facultas Universitätsverlag. S. 80-93.

Hulka, B. S.; Cassel, J. C.; Kupper, L. L.; Burdette, J. A. (1976): Communication, compliance and concordance between physicians and patients with prescribed medications. In: American Journal of Public Health, 66, S. 847-853.

Hunter, John E.; Schmidt, Frank L.; Jackson, Gregg B. (1982): Meta-analysis: Cumulating research findings across studies. Beverly Hills Calif.: Sage.

Inui, Thomas S.; Carter, William B. (1995): A Guide to Research Literature on Doctor/Patient Communication. In: Lipkin, Mack J.; Lazare, Aaron; Putnam, Samuel M.: The Medical Interview: Clinical Care, Teaching and Research. New York: Springer-Verlag. S. 482-488.

Irvine, Rob (2002): Fabricating "health consumers" in health care politics. In: Henderson, Saras; Petersen, Alan: Consuming health. London, New York: Routlegde. S. 31-47.

Iversen, Maura D.; Daltroy, Lawren H.; Fossel, Anne H.; Katz, Jeffrey N. (1998): The prognostic importance of patient pre-operative expectations of surgery for lumbar spinal stenosis. In: Patient Education and Counseling, 34, 2, S. 169-178.

Jenkins, Valerie; Fallowfield, Lesley; Saul, Jacky (2001): Information needs of patients with cancer: results from a large study in UK cancer centres. In: British Journal of Cancer, 84, S. 48-51.

Jensen, Louise A.; Allen, M. N. (1996): Meta-synthesis of qualitative findings. In: Qualitative Health Research, 6, S. 553-560.

Johnson, A.; Sandford, J.; Tyndall, J. (2004): Written and verbal information versus verbal information only for patients being discharged from acute hospital settings to home (Cochrane Review). In: The Cochrane Library, 3.

Johnson, J. E.; Leventhal, H. (1974): Effect of accurate expectations and behavioral instructions on reactions during noxious medical examination. In: Journal Personality Social Psychology, 29, S. 710-718.

Johnson, Rachel L.; Roter, Debra L.; Powe, Neil R.; Cooper, Lisa A. (2004): Patient Race/Ethnicity and Quality of Patient-Physician Communication During Medical Visits. In: American Journal of Public Health, 94, 12, S. 2084-2090.

Johnston Roberts, Kathleen (1999): Patient empowerment in the United States: a critical commentary. In: Health Expectations, 2, S. 82-92.

Jones, Kip (2005): Mission Drift in Qualitative Research, or Moving Toward a Systematic Review of Qualitative Studies, Moving Back to a More Systematic Narrative Review. In: The Qualitative Report, 9, 1, S. 95-112.

Jung, Sybille (2005): Das präoperative Gespräche - Patientenorientierung und gemeinsame Entscheidungsfindung. In: Neises, Mechthild; Ditz, Susanne; Spranz-Fogasy, Thomas: Psychosomatische Gesprächsführung in der Frauenheilkunde. Ein interdisziplinärer Ansatz zur verbalen Intervention. Stuttgart: Wissenschaftliche Verlagsgesellschaft. S. 242-255.

Kallmeyer, Werner (1988): Konversationsanalytische Beschreibung. In: Ammon, U.; Dittmar, N.; Mattheier, K.: Ein internationales Handbuch zur Wissenschaft von Sprache und Gesellschaft. Berlin/New York: de Gruyter. S. 1095-1108.

Kallmeyer, Werner; Schütze, F. (1977): Zur Konstitution von Kommunikationsschemata der Sachverhaltsdarstellung. In: Wegner, Dirk: Gesprächsanalyse. Vorträge, gehalten anläßlich des 5. Kolloq. d. Inst. f. Kommunikationsforschung und Phonetik, B. 14. - 16.10.76. IKP-Forschungsberichte. Reihe I - Band 65. Hamburg: Helmut Buske. S. 159-274.

Kaplan, Sherrie H.; Greenfield, Sheldon; Gandek, Barbara; Rogers, William H.; Ware, John E., Jr. (1996): Characteristics of Physicians with Participatory Decision-Making Styles. In: Annals of Internal Medicine, 124, 5, S. 497-504.

Kaplan, Sherrie H.; Greenfield, Sheldon; Ware, John E. (1989): Assessing the Effects of Physician-Patient Interactions on the Outcomes of Chronic Disease. In: Medical Care, 27, 3 (Suppl.), S. S110-S127.

Karnieli-Miller, Orit; Eisikovits, Zvi (2009): Physician as partner or salesman? Shared decision-making in real-time encounters. In: Social Science & Medicine, 69, 1, S. 1-8.

Kearney, Margaret H. (2001): Enduring love: a grounded formal theory of women's experience of domestic violence. In: Research in Nursing and Health, 24, S. 270-282.

Kearney, Margaret H.; O'Sullivan, J. (2003): Identity shifts as turning points in health behavior change. In: Western Journal of Nursing Research, 25, S. 134-152.

Keclik, Andreas; Lehner, Elisabeth; Nowak, Peter; Schnaubelt, Christine (2006): Selbsthilfegruppen greifbar im Spital: Patientenorientierte Qualitätsentwicklung an der Schnittstelle Krankenhaus / Selbsthilfegruppen. In: Werner, Silke; Bobzien, Monika; Nickel, Stefan; Trojan, Alf: Selbsthilfefreundliches Krankenhaus. Vorstudien, Entwicklungsstand und Beispiele der Kooperation zwischen Selbsthilfegruppen und Krankenhäusern. Bremerhaven: Bundesverband der Betriebskassen. S. 67-84.

Keller, H.-J. (1978): Rephrasieren im Schulunterricht. Düsseldorf: Seminar für Allgemeine Sprachwissenschaft.

Keseling, G.; Wrobel, Arne (1983): Latente Gesprächsstrukturen. Untersuchungen zum Problem der Verständigung in Psychotherapie und Pädagogik. Weinheim, Basel: Beltz.

Kessel, N. (1979): Reassurance. In: The Lancet, 1, S. 1128-1133.

Kharitidi, Olga (1991): Master of lucid dreams.

Kickbusch, Ilona (2004): Improving Health Literacy in the European Union: towards a Europe of informed and active health citizens. Gastein. (European Health Forum Gastein 2004 - Special Interest Session. Improving Health literacy - A key priority for enabling good health in Europe)

Kickbusch, Ilona; Wait, Suzanne; Maag, Daniela (2006): Navigating health. The role of health literacy. London: Alliance for Health and the Future, International Longevity Centre-UK.

Kieserling, André (1999): Kommunikation unter Anwesenden. Studien über Interaktionssysteme. Frankfurt/Main: Suhrkamp.

Kim, Sung S.; Kaplowitz, Stan; Johnston, Mark V. (2004): The Effects of Physician Empathy on Patient Satisfaction and Compliance. In: Evaluation the Health Professions, 27, 3, S. 237-251.

Kindt, Walther (2003): Kommunikative Strategien des Umgangs mit Krankheit. In: Psychotherapie und Sozialwissenschaft, Zeitschrift für Qualitative Forschung, 3, 5, S. 182-193.

Klemperer, David (2003): Wie Ärzte und Patienten Entscheidungen treffen. Konzepte der Arzt-Patient-Kommunikation. Berlin: Wissenschaftszentrum Berlin für Sozialforschung.

Klemperer, David (2005): Shared Decision Making und Patientenzentrierung - vom Paternalismus zur Partnerschaft in der Medizin. Teil 1: Modelle der Arzt-Patient-Beziehung. In: Balint, 6, S. 71-79.

Knapheide, C.; Löning, Petra (1992): Zur Transkription von Arzt-Patient-Gesprächen. Die Verarbeitung eines standardisierten Corpus "Arzt-Patient-Kommunikation" mithilfe des Transkriptionsverfahrens HIAT und des Computerprogramms "syncWRITER". Hamburg: Universität Hamburg: Germanisches Seminar.

Knoepfel, H.-K. (1974): Die Arzt-Patienten-Beziehung. In: Hexagon Roche, 2, 4, S. 1-7.

Koerfer, Armin; Köhle, Karl; Obliers, Rainer (1994): Zur Evaluation von Arzt-Patient-Kommunikation - Perspektiven einer angewandten Diskursethik in der Medizin. In: Redder, Angelika; Wiese, Ingrid: Medizinische Kommunikation. Diskurspraxis, Diskursethik, Diskursanalyse. Opladen: Westdeutscher Verlag. S. 53-96.

Koerfer, Armin; Köhle, Karl; Obliers, Rainer (2000): Narrative in der Arzt-Patient-Kommunikation. In: Psychotherapie und Sozialwissenschaft. In: Psychotherapie und Sozialwissenschaft.Zeitschrift für qualitative Forschung, 2, S. 87-116.

Koerfer, Armin; Obliers, Rainer; Köhle, Karl (2005a): Das Visitengespräch - Chancen einer dialogischen Medizin. In: Neises, Mechthild; Ditz, Susanne; Spranz-Fogasy, Thomas: Psychosomatische Gesprächsführung in der Frauenheilkunde. Ein interdisziplinärer Ansatz zur verbalen Intervention. Stuttgart: Wissenschaftliche Verlagsgesellschaft. S. 256-284.

Koerfer, Armin; Obliers, Rainer; Köhle, Karl (2005b): Der Entscheidungsdialog zwischen Arzt und Patient - Modelle der Beziehungsgestaltung in der Medizin. In: Neises, Mechthild; Ditz, Susanne; Spranz-Fogasy, Thomas: Psychosomatische Gesprächsführung in der Frauenheilkunde. Ein interdisziplinärer Ansatz zur verbalen Intervention. Stuttgart: Wissenschaftliche Verlagsgesellschaft. S. 137-160.

Koerfer, Armin; Thomas, Walter; Obliers, Rainer; Köhle, Karl (1999): Multimediales Lernprogramm zur ärztlichen Gesprächsführung. In: Gesundheitswesen, 61, S. 413-417.

Köhle, Karl; Koerfer, Armin; Kretschmer, Britta; Obliers, Rainer; Reimer, Thomas; Thomas, Walter; Romotzky, Verena (2005): Manual Ärztliche Gesprächsführung + Mitteilung schwerwiegender Diagnosen.

Köhle, Karl; Koerfer, Armin; Kretschmer, Britta; Obliers, Rainer; Reimer, Thomas; Thomas, Walter; Romotzky, Verena (2005): Manual Ärztliche Gesprächsführung + Miteilung schwerwiegender Diagnosen.

Köhle, Karl; Raspe, Hans-Heinrich (1982): Das Gespräch während der ärztlichen Visite. Empirische Untersuchungen. Wien: Urban & Schwarzenberg.

Köhle, Karl; Westphale, Claus; Simons, Claudia; Gaus, Ekkehard (1981): Läßt sich das Gespräch während der ärztlichen Visite patientenzentriert gestalten? In: Vogel, H. R.: Patientengerechte Arzneimittelinformation durch den Arzt. Frankfurt: Umschau-Verlag. S. 44-51.

Köhle, Karl; Koerfer, Armin; Kretschmer, Britta; Obliers, Rainer; Reimer, Thomas; Thomas, Walter; Romotzky, Verena (2007): Manual Ärztliche Gesprächsführung + Mitteilung schwerwiegender Diagnosen. (4. überarbeitet Auflage) Köln: Institut und Poliklinik für Psychosomatik und Psychotherapie der Universität zu Köln.

Königswieser, Roswita (1985): Die Auswirkung schockierender Nachrichten: psychische Bewältigungsmechanismen und Methoden der Überbringung. In: Die Betriebswirtschaft, 1985/1, S. 51ff.

Krajic, Karl; Karl-Trummer, Ursula; Novak-Zezula, Sonja; Wirtenberger, Martha; Pelikan, Jürgen M. (2005): Migrant-Friendly Hospitals in an ethno-culturally diverse Europe. Experiences from a European Pilot Hospital Project. Final Report, Summary and CD-Rom. Wien: LBIMGS.

Krajic, Karl; Novak-Zezula, Sonja; Trummer, Ursula; Wirtenberger, Martha; Pelikan, Jürgen M. EU; bm:bwk; LBISHM (Hg.)(2005): mfh. migrant-firendly hospitals. A European Initiative to Promote Health and Health Literarcy for Migrants and Ethnic Minorities. Final Report. Wien: LBIMGS.

Kuhn, Thomas S. (1962): The structure of scientific revolutions. Chicago: University of Chicago Press.

Kulik, James A.; Mahler, Heike I. (1993): Emotional support as a moderator of adjustment and compliance after coronary artery bypass surgery: A longitudinal study. In: Journal of Behavioral Medicine, 16, 1, S. 45-63.

Kurtz, Suzanne M.; Silverman, Jonathan; Benson, John; Draper, Juliet (2003): Marrying Content and Process in Clinical Method Teaching: Enhancing the Calgary-Cambridge Guides. In: Academic Medicine, 78, 8, S. 802-809.

Kütemeyer, Mechthilde (2002): Metaphorik in der Schmerzbeschreibung. In: Brünner, Gisela; Gülich, Elisabeth: Krankheit verstehen. Interdisziplinäre Beiträge zur Sprache in Krankheitsdarstellungen. Bielefeld: Aisthesis. S. 191-207.

Kütemeyer, Mechthilde (2003): Psychogener Schmerz als Dissoziation. In: Psychotherapie und Sozialwissenschaft.Zeitschrift für qualitative Forschung, 3, 5, S. 203-220.

Kutner, Jean S.; Steiner, John F.; Corbett, Kitty K.; Jahnigen, Denis W.; Barton, Phoebe L. (1999): Information needs in terminal illness. In: Social Science & Medicine, 48, S. 1341-1352.

Labov, William; Fanshel, David (1977): Therapeutic Discourse. Psychotherapy as Conversation. New York.

Lacoste, Michèle (1981): The old women and the doctor: A contribution to the analysis of unequal linguistic exchanges. In: Journal of Pragmatics, 5, S. 169-180.

Lakoff, George; Johnson, Mark (1998): Leben in Metaphern. Konstruktion und Gebrauch von Sprachbildern. Heidelberg.

Lakoff, George; Johnson, Mark (1999): Philosophy in the flesh: The Embodied Mind and its Challenge to Western Thought. New York.

Lalouschek, Johanna (1990): Alltag in der Ambulanz - oder die organisierte Verhinderung des ärztlichen Gespräches. In: Klagenfurter Beiträge zur Sprachwissenschaft, 15/16, S. 233-249.

Lalouschek, Johanna (2001): Die sprachwissenschaftliche Analyse der Patienten-Interviews. Berichtsteil des Forschungsprojekts "Unterschiede in der Anamnese bei akutem Brustschmerz zwischen koronarer und nicht-koronarer Ursache bei weiblichen und männlichen Patienten" (Teil A + B). Wien.

Lalouschek, Johanna (2002): Ärztliche Gesprächsausbildung. Eine diskursanalytische Studie zu Formen des ärztlichen Gesprächs. Radolfzell: Verlag für Gesprächsforschung.

Lalouschek, Johanna (2004): Kommunikatives Selbst-Coaching im beruflichen Alltag. Ein sprachwissenschaftliches Trainingskonzept am Beispiel der klinischen Gesprächsführung. In: Becker-Mrotzek, Michael; Brünner, Gisela: Analyse und Vermittlung von Gesprächskompetenz. Verlag für Gesprächsforschung. S. 137-158.

Lalouschek, Johanna (2005a): Inszenierte Medizin. Ärztliche Kommunikation, Gesundheitsinformation und das Sprechen über Krankheit in Medizinsendungen und Talkshows. Radolfszell: Verlag für Gesprächsforschung.

Lalouschek, Johanna (2005b): Medizinische Konzepte und ärztliche Gesprächsführung - am Beispiel der psychosomatischen Anamnese. In: Neises, Mechthild; Ditz, Susanne; Spranz-Fogasy, Thomas: Psychosomatische Gesprächsführung in der Frauenheilkunde. Ein interdisziplinärer Ansatz zur verbalen Intervention. Stuttgart: Wissenschaftliche Verlagsgesellschaft. S. 48-72.

Lalouschek, Johanna (2007): Medizinische und kulturelle Perspektiven von Schmerz. Wien: Institut für Sprachwissenschaft. (Arbeitspapiere zum Forschungsprojekt "Schmerzdarstellung und Krankheitserzählungen")

Lalouschek, Johanna; Menz, Florian; Wodak, Ruth (1990): Alltag in der Ambulanz. Gespräche zwischen Ärzten, Schwestern und Patienten. Tübingen: Gunter Narr Verlag.

Lalouschek, Johanna; Nowak, Peter (1989): Insider - Outsider: Die Kommunikationsbarrieren der medizinischen Fachsprache. In: Dressler, Wolfgang U.; Wodak, Ruth: Fachsprache und Kommunikation. Experten im sprachlichen Umgang mit Laien. Wien: Österreichischer Bundesverlag. S. 6-18.

Lamnek, Siegfried (1988): Qualitative Sozialforschung. Bd.1: Methodologie, Bd.2: Methoden und Techniken. München, Weinheim: Psychologie Verlags Union.

Lang, Forrest; Floyd, Michael R.; Beine, Kathleen L. (2000): Clues to Patients' Explanations and Concerns About Their Illnesses: A Call for Active Listening. In: Archives of Family Medicine, 9, 3, S. 222-227.

Lang, Forrest; Floyd, Michael R.; Beine, Kathleen L.; Buck, P. (2002): Sequenced Questioning to elicit the patient´s perspective on illness: effects on information disclosure, patient satisfaction, and time expenditure. In: Family Medicine, 34, 5, S. 325-330.

Langewitz, Wolf A.; Denz, Martin; Keller, Anne; Kiss, Alexander; Rüttimann, Sigmund; Wössmer, Brigitta (2002): Spontaneous talking time at start of consultation in outpatient clinic: cohort study. In: British Medical Journal, 325, S. 682-683.

Larivaara, Pekka; Kiuttu, Jorma; Taanila, Anja (2001): The patient-centred interview: the key to biopsychosocial diagnosis and treatment. In: Scandinavian Journal of Primary Health Care, 19, 1, S. 8-13.

Larson, Eric B.; Yao, Xin (2005): Clinical Empathy as Emotional Labor in the Patient-Physician Relationship. In: Journal of the American Medical Association, 293, 9, S. 1100-1106.

Larsson, R. (1993): Case survey methodology:quantitative analysis of patterns across case studies. In: Academy of Management Journal, 36, S. 1515-1546.

Lazare, Aaron; Putnam, Samuel M.; Lipkin, Mack J. (1995): Three functions of the medical interview. In: Lipkin, Mack J.; Lazare, Aaron; Putnam, Samuel M.: The Medical Interview: Clinical Care, Teaching and Research. New York: Springer-Verlag. S. 3-19.

Leigh, J. M.; Walker, J.; Janaganathan, P. (1977): Effect of preoperative anaesthetic visit on anxiety. In: British Medical Journal, 2, S. 987-989.

Levinson, Wendy; Gorawara-Bhat, R.; Lamb, J. (2000): A study of patient clues and physician responses in primary care and surgical settings. In: Journal of the American Medical Association, 284, S. 1021-1027.

Levinson, Wendy; Roter, Debra L.; Mullooly, J. P.; Dull, V. T.; Frankel, Richard M. (1997): Physician-patient communication. The relationship with malpractice claims among primary care physicians and surgeons. In: JAMA: The Journal of the American Medical Association, 277, 7, S. 553-559.

Levin-Zamir, Diane; Peterburg, Yitzhak (2001): Health literacy in health systems: perspectives on patient self-management in Israel. In: Health Promotion International, 16, 1, S. 87-94.

Ley, Philip (1979): Memory for medical information. In: British Journal of Social and Clinical Psychology, 18, S. 318-324.

Ley, Philip (1988): Communication with Patients: improving satisfaction and compliance. London: Croom Helm.

Li, Han Z.; Krysko, Michael; Desroches, Naghmeh G.; Deagle, George (2004): Reconceptualizing interruptions in physician-patient interviews: Cooperative and intrusive. In: Communication & Medicine, 1, 2, S. 145-157.

Lincoln, Yvonne S.; Guba, Egon G. (1985): Naturalistic inquiry. Thousand Oaks, CA: Sage.

Lipkin, Mack J.; Frankel, Richard M.; Beckman, Howard B.; Charon, Rita; Fein, O. (1995): Performing the interview. In: Lipkin, Mack J.; Lazare, Aaron; Putnam, Samuel M.: The Medical Interview: Clinical Care, Teaching and Research. New York: Springer-Verlag. S. 65-82.

Lobnig, Hubert; Nowak, Peter; Pelikan, Jürgen M. (1996): Wie im Krankenhaus ehrenamtliche Hilfe eingeführt werden kann. Wiener WHO-Modellprojekt, Modelldokument 8. Wien: LBIMGS. (Modelldokument)

Lobnig, Hubert; Nowak, Peter; Pelikan, Jürgen M. (1999): Die Umsetzung der Vision des Gesundheitsfördernden Krankenhauses: Projektmanagement, Organisationsentwicklung und Networking. In: Pelikan, Jürgen M.; Wolff, Stephan: Das gesundheitsfördernde Krankenhaus. Konzepte und Beispiele zur Entwicklung einer lernenden Organisation. Weinheim, München: Juventa. S. 51-66.

Lobnig, Hubert; Pelikan, Jürgen M.; Nowak, Peter (1996): Organisationsentwicklung durch Projektmanagement und Gesundheitsförderung. Das WHO - Modellprojekt Gesundheit Krankenhaus Wien. In: Bellabarba, Julia; Schnappauf, Delf: Organisationsentwicklung im Krankenhaus. Göttingen: Verl f. Angewandte Psychologie. S. 197-214.

Lobnig, Hubert; Pelikan, Jürgen M.; Nowak, Peter; Fischer, Martin (1996): Führungskräftetraining im Pflegedienst: Herausforderung und Modelle. In: Müller, Matthias: Personal-Management im 'Unternehmen' Krankenhaus. Wien: Manz. S. 193-217.

Löning, Petra (1981): Zur medizinischen Fachsprache. Stilistische Gliederung und Textanalysen. In: Muttersprache, 91, S. 72-92.

Löning, Petra (1985): Das Arzt-Patient-Gespräch. Gesprächsanalyse eines Fachkommunikationstyps. Bern: Lang.

Löning, Petra (1990a): Wissensetablierung in fachärztlichen Erstgesprächen. Hamburg: Mimeo. (Arbeitspapier 1 des DFG-Projektes zur "Arzt-Patient-Kommunikation")

Löning, Petra (1990b): Wissensetablierung in fachärztlichen Erstgesprächen. In: Herbeck, Birgit: Wissenschaftliche Beiträge zum 8. Kongress "Psychologie in der Medizin". Abstract-Band. Ulm: Universitätsverlag, Deutschen Gesellschaft für Medizinische Psychologie. S. 92.

Löning, Petra (1993): Psychische Betreuung als kommunikatives Problem. Elizitierte Schilderung des Befindens und `ärztliches Zuhören´ in der onkologischen Facharztpraxis. In: Löning, Petra; Rehbein, Jochen: Arzt-Patienten-Kommunikation. Analysen zu interdisziplinären Problemen des medizinischen Diskurses. Berlin [u.a.]: de Gruyter. S. 191-227.

Löning, Petra (1994): Versprachlichung von Wissensstrukturen bei Patienten. In: Redder, Angelika; Wiese, Ingrid: Medizinische Kommunikation. Diskurspraxis, Diskursethik, Diskursanalyse. Opladen: Westdeutscher Verlag. S. 97-114.

Löning, Petra; Rehbein, Jochen (1990): Forschungsbericht des Projekts "Arzt-Patienten-Kommunikation". Hamburg: Universität Hamburg: Germanisches Seminar.

Löning, Petra; Rehbein, Jochen (1993): Arzt-Patienten-Kommunikation. Analysen zu interdisziplinären Problemen des medizinischen Diskurses. Berlin [u.a.]: de Gruyter.

Löning, Petra; Sager, Sven F. (1986): Kommunikationsanalysen ärztlicher Gespräche. Ein Hamburger Workshop . (2. Ausgabe 05/1998??) Hamburg: Helmut Buske.

Lotmann, Jurij (1977): Primary and Secondary Communication-Modeling Systems. In: Lucid, Daniel P.: Soviet Semiotics. Baltimore.

Lucius-Hoene, G.; Deppermann, Arnulf (2002): Rekonstruktion narrativer Identität. Ein Arbeitsbuch zur Analyse narrativer Interviews. Opladen: Leske + Budrich.

Ludwig Boltzmann Institut Health Technology Assessment (Hg.)(2006): Das ärztlich-therapeutische Gespräch. Die Effektivität verstärkter Arzt-Patient-Kommunikation. LBI-HTA.

Luhmann, N. (1984): Soziale Systeme. Grundriß einer allgemeinen Theorie. Frankfurt am Main.

Luhmann, Niklas (1981a): Organisation und Entscheidung. In: Luhmann, Niklas: Soziologische Aufklärung 3: Soziales System, Gesellschaft, Organisation. Opladen: Westdeutscher Verlag. S. 335-389.

Luhmann, Niklas (1981b): Soziologische Aufklärung 3, Soziales System, Gesellschaft, Organisation. Opladen: Westdeutscher Verlag.

Luhmann, Niklas (1990a): Gleichzeitigkeit und Synchronisation. In: Luhmann, Niklas: Soziologische Aufklärung 5: Konstruktivistische Perspektiven. Opladen: Westdeutscher Verlag. S. 95-131.

Luhmann, Niklas (1990b): Sozialsystem Familie. In: Luhmann, Niklas: Soziologische Aufklärung 5: Konstruktivistische Perspektiven. Opladen: Westdeutscher Verlag. S. 196-217.

Luhmann, Niklas (1995a): Die Wahrnehmung und Kommunikation sexueller Interessen. In: Luhmann, Niklas: Soziologische Aufklärung 6: Die Soziologie und der Mensch. Opladen: Westdeutscher Verlag. S. 189-204.

Luhmann, Niklas (1995b): Was ist Kommunikation? In: Soziologische Aufklärung 6. Die Soziologie und der Mensch. Opladen: Westdeutscher Verlag. S. 113-124.

Luhmann, Niklas (1997): Die Gesellschaft der Gesellschaft. Frankfurt am Main: Suhrkamp.

Luhmann, Niklas (2000): Organisation und Entscheidung. Opladen; Wiesbaden: Westdeutscher Verlag.

Lutfey, K. E.; Wishner, W. J. (1999): Beyond "compliance" is "adherence". In: Diabetes Care, 22, S. 635-639.

Maguire, Peter; Faulkner, Alex (1988): How to do it. Communicate with cancer patients: 1 Handling bad news and difficult questions. In: Br Med J, 297, S. 907-909.

Maguire, Peter; Rutter, Derek (1976): History taking for medical students. 1.Deficiencies in performance. In: The Lancet, 2, S. 556-558.

Mahler, Heike I. M.; Kulik, James A.; Tarazi, R. Y. (1999): Effects of a videotape information intervention at discharge on diet and exercise compliance after coronary bypass surgery. In: Journal of Cardiopulmonary Rehabilitation, 19, 3, S. 170-177.

Maiman, L. A.; Becker, M. H.; Liptak, G. S.; Nazarian, L. F.; Rounds, KA. (1988): Improving pediatricians' compliance enhancing practices: a randomized trial. In: Am J Dis Child, 142, S. 773-779.

Makoul, Gregory (2001): The SEGUE Framework for teaching and assessing communication skills. In: Patient Education and Counseling, 45, S. 23-34.

Makoul, Gregory; Arntson, Paul; Schofield, Theo (1995): Health Promotion in primary care: physician-patient communication and decision making about prescription medications. In: Social Science & Medicine, 41, 9, S. 1241-1254.

Makoul, Gregory; Clayman, Marla L. (2006): An integrative model of shared decision making in medical encounters. In: Patient Education and Counseling, 60, 3, S. 301-312.

Makoul, Gregory; Schofield, Theo (1999): Communication teaching and assessment in medical education: An international consensus statement. In: Patient Education and Counseling, 37, S. 191-195.

Mangione-Smith, Rita; Stivers, Tanya; Elliott, Marc N.; McDonald, Laurie; Heritage, John C. (2003): Online commentary on physical exam findings: a communication tool for avoiding inappropriate antibiotic prescribing? In: Social Science & Medicine, 56, S. 313-320.

Mangione-Smith, Rita; Elliott, Marc N.; Stivers, Tanya; McDonald, Laurie L.; Heritage, John C. (2006): Ruling Out the Need for Antibiotics: Are We Sending the Right Message? In: Archives of Pediatrics Adolescent Medicine, 160, 9, S. 945-952.

Mann, Frido (1984): Aufklärung in der Medizin. Theorie - Empirische Ergebnisse - Praktische Anleitung. Stuttgart: Schattauer.

Martens-Schmid, K. (2000): Sprache, Affekt und Handeln. In: Kruse, G.; Gunkel, S.: Sprache und Handeln - Was bewirkt die Wirklichkeit? Hannover. S. 200-228.

Marvel, M. K.; Epstein, Ronald M.; Flowers, Kristine; Beckman, Howard B. (1999): Soliciting the Patient's Agenda: Have We Improved? In: JAMA: The Journal of the American Medical Association, 281, 3, S. 283-287.

Maseide, Per (1981): Sincerity may frighten the Patient: Medical Dilemmas in Patient Care. In: Journal of Pragmatics, 5, S. 145-167.

Maturana, Humberto R.; Varela, Francisco J. (1992): Tree of Knowledge. (Revised edition) : Shambhala.

May, Carl; Mead, Nicola (1999): Patient-centredness: A history. In: Dowrick, Christopher; Frith, L.: General practice and ethics. London: Routledge.

Maynard, Douglas W. (1991): Interaction and Asymmetry in Clinical Discourse. In: The American Journal of Sociology, 97, 2, S. 448-495.

Maynard, Douglas W. (2003): Bad News, Good News. Conversational Order in Everyday Talk and Clinical Setting. Chicago: The University of Chicago Press.

Mays, Nicholas; Popay, Jennie; Pope, Caterine (2004): Review and synthesis of qualitative and quantitative research and other evidence. London: Canadian Health Service Research Foundation; NHS SDO Programme.

Mays, Nick; Roberts, E.; Popay, Jennie (2001): Synthesizing research evidence. In: Fulop, Naomi; Allen, P.: Studying the organization and the delivery of the health services: research methods. New York: Routledge. S. 188-220.

McIntosh, Jim (1974): Process of communication, information seeking a control associated with cancer. In: Social Science & Medicine, 8, S. 167-187.

McIntosh, Jim (1977): Communication and Awareness in an Cancer Ward. London: Croom Helm.

McKinley, Robert K.; Middleton, John F. (1999): What do patients want from doctors? Content analysis of written patient agendas for the consultation. In: Br J Gen Pract, 49, 447, S. 796-800.

McNeilis, Kelly S. (2001): Analyzing communication competence in medical consultations. In: Health Communication, 13, 1, S. 5-18.

Mead, Nicola; Bower, Peter (2000): Patient-centredness: a conceptual framework and review of empirical literature. In: Social Science & Medicine, 51, S. 1087-1110.

Medizinische Universität Wien (2006): Curricula. 20. Änderung des Curriculums für das Diplomstudium Humanmedizin.

Meerwein, Fritz (1985a): Einführung in die Psycho-Onkologie. (3. Ausgabe) Bern: Hans Huber.

Meerwein, Fritz (1985b): Die Arzt-Patient-Beziehung des Krebskranken. In: Meerwein, Fritz: Einführung in die Psycho-Onkologie. (3. Ausgabe) Bern: Hans Huber. S. 75-152.

Menz, Florian (1988): Der geheime Dialog. Institutionalisierte Verschleierungen in der Arzt-Patient-Kommunikation. Dissertation zur Erlangung des akademischen Grades Dr. phil. an der Geisteswissenschaftlichen Fakultät der Universität Wien. Wien: o.V.

Menz, Florian (1991a): "Zucker! Des Hams ma gar net gsagt!" Zur Kommunikation zwischen Arzt und Patient im Krankenhaus. I. In: Tüchler, Heinz; Lutz, Dieter: Lebensqualität und Krankheit. Auf dem Weg zu einem medizinischen Kriterium Lebensqualität. Köln: Deutscher Ärzteverlag. S. 33-43.

Menz, Florian (1991b): Der geheime Dialog. Medizinische Ausbildung und institutionalisierte Verschleierungen in der Arzt-Patient-Kommunikation. Frankfurt/Main.

Menz, Florian (1999): 'Who am I gonna do this with?': self-organization, ambiguity and decision-making in a business enterprise. In: Discourse & Society, 10, 1, S. 101-128.

Menz, Florian (2000): Selbst- und Fremdorganisation im Diskurs. Interne Kommunikation in Wirtschaftsunternehmen. Wiesbaden: DUV, Deutscher Universitäts-Verlag.

Menz, Florian (2002): "I just can´t tell you how much it hurts." Gender -specific differences in the description of chest pain. Hong Kong. (2nd Conference on Knowledge and Discourse)

Menz, Florian, Stöllberger, Claudia (2001): Geschlechtsspezifische Unterschiede bei der Beschreibung von Brustschmerzen: Ergebnisse einer medizinischen-linguistischen transdisziplinären Studie. In: Newsletter, 10, 1, S. 4-6.

Menz, Florian; Lalouschek, Johanna (2005): Geschlechtsspezifische Unterschiede bei der Beschreibung von akutem Thoraxschmerz. In: Neises, Mechthild; Ditz, Susanne; Spranz-Fogasy, Thomas: Psychosomatische Gesprächsführung in der Frauenheilkunde. Ein interdisziplinärer Ansatz zur verbalen Intervention. Stuttgart: Wissenschaftliche Verlagsgesellschaft. S. 174-185.

Menz, Florian; Lalouschek, Johanna; Gstettner, Andreas (2008): Effiziente ärztliche Gesprächsführung. Optimierung kommunikativer Kompetenz in der ambulanten medizinischen Versorgung. Ein gesprächsanalytisches Trainingskonzept. Berlin: LIT Verlag. (Austria: Forschung und Wissenschaft - Literatur- und Sprachwissenschaft. Bd. 10)

Menz, Florian; Lalouschek, Johanna; Stöllberger, Claudia; Vodopiutz, Julia (2002): Geschlechtsspezifische Unterschiede bei der Beschreibung von akutem Brustschmerz: Ergebnisse einer medizinisch-linguistischen transdisziplinären Studie. In: Linguistische Berichte, 191, S. 343-366.

Menz, Florian; Nowak, Peter (1992): Kommunikationstraining für Ärzte und Arzt/innen in Österreich. Eine Anamnese. In: Fiehler, Reinhard; Sucharowski, Wolfgang: Kommunikationsberatung und -ausbildung. Anwendungsfelder der Diskursforschung. Opladen: Westdeutscher Verlag. S. 79-86.

Menz, Florian; Nowak, Peter; Rappl, Anita; Nezhiba, Sabine (2008): Arzt-Patient-Interaktion im deutschsprachigen Raum: Eine Online-Forschungsdatenbank

(API-on©) als Basis für Metaanalysen. In: Gesprächsforschung - Online-Zeitschrift zur verbalen Interaktion, 9, S. 129-163.

Menz, Florian; Stöllberger, Claudia (2001): Geschlechtsspezifische Unterschiede bei der Beschreibung von Brustschmerzen: Ergebnisse einer medizinischen-linguistischen

Meredith, Philip; Wood, C. (1998): Inquiry into the potential value of an information pamphlet on consent to surgery to improve surgeon-patient communication. In: Quality in Health Care, 7, 2, S. 65-69.

Merton, Robert K. (1968): Social Theory and Social Strukture. (3rd) New York: Free Press.

Meyer, Bernd (2000a): Dolmetschen im medizinischen Aufklärungsgespräch. In: Kalina, S.; Buhl, S.; Gerzymisch-Arbogast, H.: Dolmetschen: Theorie • Praxis • Didaktik - mit ausgewählten Beiträgen der Saarbrücker Symposien. St. Ingbert: Röhrig Universitätsverlag. S. 45-72.

Meyer, Bernd (2000b): Medizinische Aufklärungsgespräche. Struktur und Zwecksetzung aus diskursanalytischer Sicht. Hamburg: Universität Hamburg, Sonderforschungsbereich 538. (Arbeiten zur Mehrsprachigkeit - Folge B, Nr. 8/2000)

Meyer, Bernd (2001): How Untrained Interpreters Handle Medical Terms. In: Mason, I.: Triadic exchanges. Studies in Dialogue Interpreting. Manchester: St. Jerome Publ.

Meyer, Bernd (2002): Medical Interpreting - Some Salient Features. In: Viezzi, Maurizio; Garzone, Giuliana.: Proceedings of the 1st Forlì Conference on Interpreting Studies. Amsterdam: Benjamins. S. 159-169.

Meyer, Bernd (2003): Dolmetschertraining aus diskursanalytischer Sicht: Überlegungen zu einer Fortbildung für zweisprachige Pflegekräfte. In: Gesprächsforschung - Online Zeitschrift zur Verbalen Interaktion, 4, S. 160-185.

Meyer, Bernd (2004a): Dolmetschen im medizinischen Aufklärungsgespräch. Eine diskursanalytische Untersuchung zur Arzt-Patienten-Kommunikation im mehrsprachigen Krankenhaus. Münster: Waxmann. (Mehrsprachigkeit, Band 13)

Meyer, Bernd (2004b): Dolmetschertraining aus diskursanalytischer Sicht: Überlegungen zu einer Fortbildung für zweisprachige Pflegekräfte. Hamburg: Universität Hamburg: Sonderforschungsbereich Mehrsprachigkeit. (Arbeiten zur Mehrsprachigkeit, Reihe B)

Meyer, Bernd; Apfelbaum, Birgit; Bischoff, Alexander; Pöchhacker, F. (2001): Analyzing interpreted doctor-patient communication from the perspectives of linguistics, interpreting studies and health sciences. In: Proceedings of Critical Link III. Montreal, Amsterdam: Benjamins.

Meyer, Bernd; Kroffke, Solveig (2005): Verständigungsprobleme in bilingualen Anamnese-Gesprächen. Universität Hamburg: Sonderforschungsbereich Mehrsprachigkeit. (Arbeiten zur Mehrsprachigkeit, Folge B)

Miles, Matthew B.; Huberman, A. M. (1994): Qualitative data analysis: an expanded sourcebook. Thousand Oaks, CA: Sage.

Mishler, Elliot G. (1979): Meaning in context: Is there any other kind? In: Harvard Educational Review, 49, S. 1-19.

Mitcheson, Jan; Cowley, Sarah (2003): Empowerment or control? An analysis of the extent to which client participation is enabled during health visitor/client interactions using a structured health needs assessment tool. In: International Journal of Nursing Studies, 40, S. 413-426.

Mondada, Lorenza (2002): Die interaktive Formulierung der medizinischen Beschreibung. In: Psychotherapie und Sozialwissenschaft.Zeitschrift für qualitative Forschung, 4, S. 341-353.

Morgan, Myfanwy (2003): The Doctor-Patient Relationship. In: Scambler, Graham: Sociology as Applied to Medicine. Saunders. S. 49-65.

Morgan, William L., Jr.; Engel, George L. (1976): Der klinische Zugang zum Patienten. Anamnese und Körperuntersuchung. Eine Anleitung für Studenten und Ärzte. Wien: Hans Huber.

Mruck, Katja (2005): Editorial: Die aktuelle FQS-Schwerpunktausgabe "Sekundäranalyse qualitativer Daten" . In: Forum Qualitative Sozialforschung / Forum: Qualitative Social Research [On-line Journal], 6, 1, Art. 48.

Mühlhauser, I.; Berger, M. (2000): Evidence-based patient information in diabetes. In: Diabetic medicine, 17, 12, S. 823-829.

Mulrow, Cynthia D.; Cook, Deborah J. (1998): Systematic Reviews: Synthesis of Best Evidence for Health Care Decisions. Philadelphia: American College of Physicians.

Mumford, Emily (1970): Interns. From Students to Physicians. Cambridge: Harvard University Press.

N.N. (2001): Steigerung der Lebensqualität für 40.000 Steirer/innen. Flächendeckende Diabetiker-Typ-2-Schulung in der Steiermark. In: Soziale Sicherheit, 54, 5, S. XVII der Beilage-XIX der Beilage.

N.N. (2003): Speak up! Can patients get better at working with their doctors? In: British Medical Journal, 327, S. 303-304.

National Coordinating Centre for Health Technology Assessment (Hg.)(1999): Developing methods for appraising and reviewing qualitative research. Project No. 99/53. GB.

National Institute for Clinical Excellence (Hg.) (2003): Guidance on the use of patient-education models for diabetes. London: NHS.

Neises, Mechthild (2005): Verbale und non-verbale Kommunikation. In: Neises, Mechthild; Ditz, Susanne; Spranz-Fogasy, Thomas: Psychosomatische Gesprächsführung in der Frauenheilkunde. Ein interdisziplinärer Ansatz zur verbalen Intervention. Stuttgart: Wissenschaftliche Verlagsgesellschaft. S. 110-119.

Neises, Mechthild; Ditz, Susanne; Spranz-Fogasy, Thomas (2005): Psychosomatische Gesprächsführung in der Frauenheilkunde. Ein interdisziplinärer Ansatz zur verbalen Intervention. Stuttgart: Wissenschaftliche Verlagsgesellschaft.

Noblit, George W.; Hare, R. D. (1988): Meta-ethnography: synthesising qualitative studies. London: Sage. (Qualitative Research Methods, Volume 11)

Nordmeyer, Jutta (1978): Arzt-Patient-Beziehung während der Visite unter besonderer Berücksichtigung von Problempatienten. Hamburg: Universität Hamburg.

Nothdurft, Werner (1978): Aspekte der Undurchlässigkeit in Visiten. Eine Untersuchung zu den kommunikativen Schwierigkeiten von Patienten, in Krankenhausvisiten einzugreifen. Bonn: Universität Bonn.

Novak-Zezula, Sonja; Nowak, Peter; Peinhaupt, Christa; Pelikan, Jürgen M. (2001): Qualitätsverbesserung durch Benchmarking zwischen Krankenhäusern. Ein Beispiel für interorganisational unterstützte Organisationsentwicklung. In: Organisationsentwicklung, 20, 3, S. 26-41.

Nowak, Peter (1984): Die Intervention des Therapeuten. Eine vergleichende, sprachwissenschaftliche Untersuchung von psychoanalytischer, klientenorientierter und suggestiver Therapie. Diplomarbeit. Wien: Universität Wien.

Nowak, Peter (1987a): Die Intervention in der Psychotherapie - ein linguistischer Vergleich zwischen Psychanalyse, Gesprächstherapie und suggestiver Therapie. In: Forum Angewandte Linguistik, Band 12, S. 62-63.

Nowak, Peter (1987b): Intervention in psychotherapy: A qualitative analysis of persuasive therapy. In: Wodak, Ruth; Van de Craen, Peter: Neurotic and Psychotic Language Behaviour. Philadelphia: Multilingual Matters Ltd. S. 42-66.

Nowak, Peter (2005a): Das interaktive Handeln des Arztes. Metastudie zu Gesprächsanalysen von deutschsprachigen Arzt-Patient-Interaktionen - ein Werkstattbericht. Koblenz. (36. Jahrestagung der GAL)

Nowak, Peter (2005b): Integrierte Versorgung und Patientenorientierung - zwei Schlagworte für großen Reformbedarf. In: Österreichische Krankenhauszeitung, 46, Sonderpublikation 02, S. 22-23.

Nowak, Peter (2005c): Literaturliste zu Gesprächsanalysen von (deutschsprachigen) Arzt-Patient-Interaktionen 1969-2005. Wien. working paper.

Nowak, Peter (2006a): A systematic of doctors communicative actions and its influence on patients -a first metastudy on qualitative linguistic research. Basel, Schweiz. (International Conference on Communication in Healthcare)

Nowak, Peter (2006b): Eine Systematik sprachlichen Handelns von Ärzt/innen. Metastudie über Diskursforschungen zu deutschsprachigen Arzt-Patient-Interaktionen. Wien. (39. Treffens der Arbeitskreis Angewandte Gesprächsforschung)

Nowak, Peter (2006c): The „Art of Empowerment" in doctor-patient-interaction. A first metastudy on qualitative linguistic research. Palanga.

Nowak, Peter (2006d): The „Art of Empowerment" in doctor-patient-interaction. A first metastudy on qualitative linguistic research on doctor's interactive activities. Florenz. (Therapeutic Patient Education 2006 - Patient-Centred Self-Management Education and Long-Term Follow Up Strategies and Other Chronic Disease)

Nowak, Peter (2007a): A "simplest systematic" of doctors turns in German speaking doctor-patient-interaction - meta-study methodology and results from the analysis of a corpus of 12 discourse studies. Göteborg. (10th International Pragmatics Conference)

Nowak, Peter (2007b): Literaturliste zu (potentiellen) Primärstudien: Gesprächsanalysen von deutschsprachigen Arzt-Patient-Interaktionen 1969-2007. working paper des Ludwig Boltzmann Instituts für Medizin- und Gesundheitssoziologie, Wien.

Nowak, Peter (2007c): Meta-study on discourse research: A "simplest systematics" of doctors communicative actions. Freiburg i.Br. (4th International Conference on Shared Decision Making)

Nowak, Peter (2007d): Eine Systematik sprachlichen Handelns von Ärzt/inn/en. Metastudie über Diskursforschungen zu deutschsprachigen Arzt-Patient-Interaktionen. Wien: Universität Wien.

Nowak, Peter (2007e): Metastudien-Methodik - ein neues Methodenparadigma für die Diskursforschung. In: Gesprächsforschung - Online-Zeitschrift zur verbalen Interaktion, 8, S. 89-116.

Nowak, Peter (2008): Das Gespräch zwischen Arzt und Patient - 17 Thesen aus Sicht des Patientenempowerments. In: Die Wiener AnamnesetutorInnen; Arzt, Christoph et al.: POM25. Jahrbuch für PatientInnen-Orientierte MedizinerInnenausbildung. Frankfurt a. Main: Mabuse Verlag. S. 100-108.

Nowak, Peter, Wimmer-Puchinger, Beate (1988): Die Umsetzung linguistischer Analyseergebnisse in ein Kommunikationstraining mit Ärzten - Ein Modellversuch. In: Wiener Linguistische Gazette, S. 137-142.

Nowak, Peter, Wimmer-Puchinger, Beate (1990): Die Umsetzung linguistischer Analyseergebnisse in ein Kommunikationstraining mit Ärzten - Ein Modellversuch. In: Ehlich, Konrad, Koerfer, Armin, Redder, Angelika, Weingarten, Rüdiger (Hg.): Medizinische und therapeutische Kommunikation. Diskursanalytische Untersuchungen. Opladen: Westdeutscher Verlag. S. 137-142.

Nowak, Peter; Grossmann, Ralph (1992): Das Krankenhaus als gesunde Arbeitswelt. In: News.Gesundheitsförderung im Betrieb, 2, S. 2-3.

Nowak, Peter; Lobnig, Hubert; Krajic, Karl; Pelikan, Jürgen M. (1998): Case Study Rudolfstiftung Hospital, Vienna, Austria - WHO-Model Project "Health and Hospital". In: Pelikan, Jürgen M.; Garcia-Barbero, Mila; Lobnig, Hubert; Krajic, Karl: Pathways to a Health Promoting Hospital. Experiences from the European Pilot Hospital Project 1993-1997. Werbach-Gamburg: G. Conrad Health Promotion Publications. S. 47-66.

Nowak, Peter; Lobnig, Hubert; Pelikan, Jürgen M. (1996): Gesundes Krankenhaus /19. WHO-Modellprojekt "Gesundheit und Krankenhaus". Subprojekt 8 "Patientenhilfsteam Rudolfstiftung". Endbericht. Wien: LBIMGS. (gesundes Krankenhaus)

Nowak, Peter; Lobnig, Hubert; Pelikan, Jürgen M. (1999): Projektorganisation am Beispiel des Wiener WHO-Modellprojektes "Gesundheit und Krankenhaus". In: Pelikan, Jürgen M.; Wolff, Stephan: Das gesundheitsfördernde Krankenhaus. Konzepte und Beispiele zur Entwicklung einer lernenden Organisation. Weinheim, München: Juventa. S. 114-131.

Nowak, Peter; März, Robert (1998): The Vienna WHO-Model Project "Health and Hospital". In: Pelikan, Jürgen M.; Krajic, Karl; Lobnig, Hubert: Feasibility, Effectiveness, Quality and Sustainability of Health Promoting Hospital Projects. Proceedings of the 5th International Conference on Health Promoting Hospitals. Vienna, Austria. April 16.-19., 1997. Gamburg: G. Conrad Health Promotion Publications. S. 164-166.

Nowak, Peter; Novak-Zezula, Sonja; Pelikan, Jürgen M.; Berger, Anna; Dickbauer, Ursula; Schmied, Hermann; Trummer, Ursula (1999): Qualität im Krankenhaus. Ein Kooperationsprojekt der Strukturkommission. Endbericht. Wien: LBIMGS.

Nowak, Peter; Pelikan, Jürgen M. (1999): Das WHO-Modellprojekt "Gesundheit und Krankenhaus" an der Krankenanstalt Rudolfsstiftung in Wien. In: Deutsches Netz Gesundheitsfördernder Krankenhäuser: Wege zum Gesundheitsfördernden Krankenhaus. Praxisbeispiele aus Deutschland, England, Frankreich, Irland, Italien, Österreich und Schweden. Gamburg: G. Conrad, Verlag für Gesundheitsförderung. S. 187-212.

Nowak, Peter; Spranz-Fogasy, Thomas (2007): Literatur zur Arzt-Patient-Kommunikation. Mannheim: Institut für Deutsche Sprache.

Nowak, Peter; Stieger, Clemens; Pelikan, Jürgen M. (1996): PatientInnenbefragung als Evaluationsinstrument für Gesundheitsförderungsmaßnahmen im Krankenhaus. In: Lobnig, Hubert; Pelikan, Jürgen M.: Gesundheitsförderung in Settings: Gemeinde, Betrieb, Schule und Krankenhaus. Eine österreichische Forschungsbilanz. Wien: Facultas Universitätsverlag. S. 237-244.

Nowak, Peter; Wimmer-Puchinger, Beate (1988): Die Umsetzung linguistischer Analyseergebnisse in ein Kommunikationstraining mit Ärzten - Ein Modellversuch. In: Wiener Linguistische Gazette, S. 137-142.

Nowak, Peter; Wimmer-Puchinger, Beate (1990): Die Umsetzung linguistischer Analyseergebnisse in ein Kommunikationstraining mit Ärzten - Ein Modellversuch. In: Ehlich, Konrad; Koerfer, Armin; Redder, Angelika; Weingarten, Rüdiger: Medizinische und therapeutische Kommunikation. Diskursanalytische Untersuchungen. Opladen: Westdeutscher Verlag. S. 137-142.

Nutbeam, Don (2000): Health literacy as a public health goal: a challenge for contemporary health education and communication strategies into the 21st century. In: Health Promotion International, 15, 3, S. 259-267.

Nutbeam, Don; Kickbusch, Ilona (2000): Advancing health literacy: a global challenge for the 21st century. In: Health Promotion International, 15, 3, S. 183-184.

Oakley, Ann (2000): Experiments in Knowing: Gender and Method in the Social Sciences. New York: New Press.

Ong, Lucille M. L.; Visser, Mechteld R. M.; Lammes, Frits B.; De Haes, Johanna C. J. M. (2000): Doctor-patient communication and cancer patients' quality of life and satisfaction. In: Patient Education and Counseling, 41, 2, S. 145-156.

Parsons, Talcott (1951): Illness and the Role of the Physician. In: American Journal of Orthopsychiatry, 21, S. 452-460.

Paterson, Barbara L.; Canam, Connie; Jillings, Carol R. (2001): Meta-Study of Qualitative Health Research: A Practical Guide to Meta-Analysis and Meta-Synthesis . Thousand Oaks, CA: Sage Publications.

Paterson, Barbara L.; Thorne, Sally E.; Canam, Connie; Jillings, Carol R. (2001): Meta-Study of Qualitative Health Research: A Practical Guide to Meta-Analysis and Meta-Synthesis . Thousand Oaks, CA: Sage Publications.

Paterson, Charlotte; Dieppe, Paul (2005): Characteristic and incidental (placebo) effects in complex interventions such as acupuncture. In: British Medical Journal, 330, 7501, S. 1202-1205.

Pawson, Ray (2002): Evidence-based Policy: The Promise of 'Realist Synthesis'. In: Evaluation, 8, 3, S. 340-358.

Pawson, Ray; Greenhalgh, Trisha; Harvey, Gill; Walshe, Kieran University of Manchester (Hg.)(2004): Realist synthesis: an introduction. Manchester. (ESRC Research Methods Programme. RMP Methods Paper 2/2004)

Peersman, Greet; Oliver, Sandy; Oakley, Ann (1997): EPI-Centre Review Guidelines. London: EPI-Centre.

Peinhaupt, Christa; Nowak, Peter et al. (2004): integrierte versorgung /14. PatientInnenorientierte integrierte Krankenbetreuung (in Wien 14. - 17. Bezirk). Endbericht. Wien: LBIMGS.

Peirce, Charles S. (1998): The Essential Peirce: Selected Philosophical Writings. Volume 2 (1893-1913). Indiana University Press.

Pelikan, Jürgen M. (2004): Gruppendynamik als Hybrid von Organisation und Interaktion. Eine systemtheoretische Analyse inszenierter persönlicher Kommunikation. In: Gruppendynamik und Organisationsberatung, 35, 2, S. 133-160.

Pelikan, Jürgen M. (2007a): Understanding Differentiation of Health in Late Modernity - by use of sociological system theory. In: McQueen, David V.; Kickbusch, Ilona S.: Health and Modernity: The Role of Theory in Health Promotion. Springer.

Pelikan, Jürgen M. (2007b): Zur Rekonstruktion und Rehabilitation eines absonderlichen Funktionssystems - Medizin und Krankenbehandlung bei Niklas Luhmann und in der Folgerezeption. In: Soziale Systeme, 13, (Heft 1+2), S. 288-301.

Pelikan, Jürgen M.; Dietscher, Christina; Krajic, Karl; Nowak, Peter (2005): 18 Core Strategies for Health Promoting Hospitals (HPH). In: Gröne, Oliver; Garcia-Barbero, Mila: Health Promotion in Hospitals: Evidence and Quality Management. World Health Organization. S. 48-67.

Pelikan, Jürgen M.; Grießler, Erich; Grundböck, Alice; Krajic, Karl (1998): Das virtuelle Krankenhaus - Ausweg oder Königsweg für die Krankenversorgung der Zukunft? In: Pelikan, Jürgen M.; Stacher, Alois; Grundböck, Alice; Krajic, Karl: Virtuelles Krankenhaus zu Hause - Entwicklung und Qualität von Ganzheitlicher Hauskrankenpflege: Theoretische Konzepte, gesundheitspolitischer Kontext und praktische Erfahrungen in Europa. Wien: Facultas Universitätsverlag. S. 15-39.

Pelikan, Jürgen M.; Halbmayer, Ernst (1999): Gesundheitswissenschaftliche Grundlagen zur Strategie des Gesundheitsfördernden Krankenhauses. In: Pelikan, Jürgen M.; Wolff, Stephan: Das gesundheitsfördernde Krankenhaus. Konzepte und Beispiele zur Entwicklung einer lernenden Organisation. Weinheim, München: Juventa. S. 13-36.

Pelikan, Jürgen M.; Krajic, Karl; Nowak, Peter (1996): Gesundheitsförderung im und durch das Krankenhaus. In: Prävention, 19, 2, S. 60-62.

Pelikan, Jürgen M.; Lobnig, Hubert; Nowak, Peter (1993): Das Wiener WHO-Modellprojekt "Gesundheit und Krankenhaus". Konzepte, Strategien und Methoden. In: Pelikan, Jürgen M.; Demmer, Hildegard; Hurrelmann, Klaus: Gesundheitsförderung durch Organisationsentwicklung - Konzepte, Strategien und Projekte für Betriebe, Krankenhäuser und Schulen. Weinheim und München: Juventa Verlag. S. 204-222.

Pelikan, Jürgen M.; Nowak, Peter (1998): Beiträge der Gesundheitsförderung zur Qualitätssicherung im Krankenhaus. In: Grundböck, Alice; Nowak, Peter; Pelikan, Jürgen M.: Neue Herausforderungen für Krankenhäuser: Qualität durch Gesundheitsförderung - Gesundheitsförderung mit Qualität. Wien: Facultas. S. 28-41.

Pelikan, Jürgen M.; Nowak, Peter; Krajic, K. (1995): Das Krankenhaus auf dem Weg zu einer gesundheitsförderlichen Organisation - Das WHO- Modellprojekt Gesundheit und Krankenhaus. In: Grossmann, Ralph: Gesundheitsförderung und Public Health. Öffentliche Gesundheit durch Organisation entwickeln. Wien: Facultas-Verlag.

Pelikan, Jürgen M.; Nowak, Peter; Krajic, Karl (1990): Health Promotion and the Hospital. The Viennese Model Project within the WHO-Programme "Healthy Hospitals". In: Positive Health.

Petrie, Keith J.; Muller, Jan T.; Schirmbeck, Frederike; Donkin, Liesje; Broadbent, Elizabeth; Ellis, Christopher J.; Gamble, Greg; Rief, Winfried (2007): Effect of providing information about normal test results on patients' reassurance: randomised controlled trial. In: British Medical Journal, 334, 7589, S. 352.

Pfeiffer, Wolfgang M. (1981): Bewältigungsstile in Aufklärungsgesprächen vor Operationen. In: Hindelang, Götz; Zillig, Werner: Sprache, Verstehen und Handeln. Akten des 15. Linguistischen Kolloquiums, Münster 1980. Tübingen: Niemeyer. S. 269-277.

Picker Institute Europe (2005a): A Guide to the NHS Patient Survey Programme. Oxford: Picker Institute.

Picker Institute Europe (2005b): Is the NHS getting better or worse? An in-depth look at the views of nearly a million patients between 1998 and 2004. Oxford: Picker Institute.

Pinna-Pintor, Plinio; Torta, R. et al. (1992): Clinical outcome and emotional-behavioural status after isolated coronary surgery. In: Quality of Life Research, 1, 3, S. 177-185.

Popay, Jennie; Rogers, A.; Williams, G. (1998): Rationale and standards for the systematic review of qualitative literature in HSR. In: Qualitative Health Research, 8, S. 341-351.

Postert, Christian (1996): Das medizinische System: eine Beobachtung aus systemtheoretischer Perspektive. In: Stürzer, Michael; Wolf, Angelika: Die gesellschaftliche Konstruktion von Befindlichkeit. Ein Sammelband zur Medizinethnologie. Berlin: VWB. S. 1-9.

President's Commission for the Study of Ethical Problems in Medicine and Biomedical and Behavorial Research (1982): Making Health Care Decisions. The Ethical and Legal Implications of Informed Consent in the Patient-Practitioner Relationship. Washington.

Project of the ABIM Foundation, ACP-ASIM F. a. E. F. o. I. M. (2002): Medical Professionalism in the New Millennium: A Physician Charter. In: Annals of Internal Medicine, 136, 3, S. 243-246.

Psathas, George (1973): Ethnotheorie, Ethnomethodologie und Phänomenologie. In: Arbeitsgruppe Bielefelder Soziologen: Alltagswissen, Interaktion und gesellschaftliche Wirklichkeit 2. Ethnotheorie und Ethnographie des Sprechens. Reinbek bei Hamburg: Rowohlt. S. 263-284.

Quasthoff, Uta M. (1980): Erzählen in Gesprächen. Linguistische Untersuchungen zu Strukturen und Funktionen am Beispiel einer Kommunikationsform des Alltags. Tübingen: Gunter Narr Verlag. (Kommunikation und Institution)

Quasthoff, Uta M. (1981): Zuhöreraktivitäten beim konversationellen Erzählen. In: Institut für Deutsche Sprache: Dialogforschung (Jahrbuch 1980). S. 287-313.

Quasthoff, Uta M. (1982): Frageaktivitäten von Patienten in Visitengesprächen: Konversationstechnische und diskursstrukturelle Bedingungen. In: Köhle, Karl; Raspe, Hans-Heinrich: Das Gespräch während der ärztlichen Visite. Urban & Schwarzenberg. S. 70-101.

Quasthoff, Uta M. (1990): Das Prinzip des primären Sprechers, das Zuständigkeitsprinzip und das Verantwortungsprinzip. Zum Verhältnis von Alltag und "Institution" am Beispiel der Verteilung des Rederechts in Arzt-Patienten-Interaktionen. In: Ehlich, Konrad; Koerfer, Armin; Redder, Angelika; Weingarten, Rüdiger: Medizinische und therapeutische Kommunikation. Diskursanalytische Untersuchungen. Opladen: Westdeutscher Verlag. S. 66-81.

Quasthoff, Uta M. (2001): Erzählen als interaktive Gesprächstruktur. In: Brinker, Klaus; Antos, Gerd; Heinemann, Wolfgang; Sager, Sven F.: Text- und Gesprächslinguistik. Ein internationales Handbuch zeitgenössischer Forschung. 2. Halbband. Berlin: de Gruyter. S. 1293-1309.

Quill, Timothy E. (1983): Partnership in patient care: a contractual approach. In: Annals of Internal Medicine, 98, S. 228-234.

Quintilian, M. F. (1974): Institutio oratoria X - Lehrbuch der Redekunst 10. Buch. Stuttgart: Reclam.

Ragin, Charles C. (1987): The comparative method: moving beyond qualitative and quantitative strategies. Berkeley, CA: University of California Press.

Rapley, Tim (2008): Distributed decision making: the anatomy of decisions-in-action. In: Sociology of Health & Illness, 30, 3, S. 429-444.

Rantala, Kati; Hellström, Eeva (2001): Qualitative comparative analysis and a hermeneutic approach to interview data. In: International Journal of Social Research Methodology, 4, 2, S. 87-100.

Rappaport, Julian (1985): The power of empowerment language. In: Social Policy, 16, S. 15-21.

Raspe, Hans-Heinrich (1976): Informationsbedürfnisse und faktische Informiertheit bei Krankenhauspatienten. In: Begemann, Herbert: Patient und Krankenhaus. München: Urban & Schwarzenberg. S. 49-70.

Raspe, Hans-Heinrich (1977): Informationsbedürfnisse von Patienten - Aufklärungsintentionen von Ärzten im Akutkrankenhaus. In: Medizinische Welt N.F., 28, S. 1990-1993.

Raspe, Hans-Heinrich (1978a): Die Aufklärung des Krankenhauspatienten - Eine Gemeinschaftsaufgabe von Ärzten und Schwestern. In: Schwestern Revue, 16, S. 4-10.

Raspe, Hans-Heinrich (1978b): Die Aufklärung des Krankenhauspatienten und das Problem des Hospitalismus. In: Medizinische Wochenschrift, 103.

Raspe, Hans-Heinrich (1979): Das Problem der Aufklärung und Information bei Akutkrankenhauspatienten und seine Erforschung. Freiburg i. Br.: Universität Freiburg.

Raspe, Hans-Heinrich; Siegrist, Johannes (1979): Zur Gestaltung der Arzt-Patient-Beziehung im stationären Bereich. In: Siegrist, Johannes; Hendel-Kramer, Anneliese: Wege zum Arzt. Ergebnisse medizinsoziologischer Untersuchungen zur Arzt-Patient- Beziehung. München, Wien: Urban & Schwarzenberg. S. 113-138101.

Rassek, M.; Paar, G.; Schultheis, C.; Simons, S.; Köhle, Karl (1975): Funktionen der ärztlichen Visite im Rahmen der internistisch-psychosomatischen Krankenversorgung. In: Inn.Med., 81, S. 1735-1737.

Ratzan, Scott C. (2001): Health literacy: communication for the public good. In: Health Promotion International, 16, 2, S. 207-214.

Raum, Elke; Perleth, Matthias (2003): Methoden der Metaanalyse von diagnostischen Genauigkeitsstudien. DIMDI.

Raymond, M. W. (1984): Teaching toward compliance: a patient's perspective. In: Diabetes Educator, 10, 3, S. 42-44.

Redder, Angelika; Wiese, Ingrid (1994): Medizinische Kommunikation. Diskurspraxis, Diskursethik, Diskursanalyse. Opladen: Westdeutscher Verlag.

Rehbein, Jochen (1977): Komplexes Handeln. Elemente einer Handlungstheorie der Sprache. Stuttgart: Metzler.

Rehbein, Jochen (1978): Ankündigungen. In: Germanistische Linguistik, 2-5, S. 340-387.

Rehbein, Jochen (1979): Sprechhandlungsaugumente. Zur Organisation der Hörersteuerung. In: Weydt, H.: Partikeln der deutschen Sprache. Berlin: De Gruyter. S. 58-79.

Rehbein, Jochen (1984a): Beschreiben, Berichten und Erzählen. In: Ehlich, Konrad: Erzählen in der Schule. Tübingen: Narr. S. 67-124.

Rehbein, Jochen (1984b): Remarks on the Empirical Analysis of Action and Speech. The Case of Question Sequences in Classroom Discourse. In: Journal of Pragmatics, 8, S. 49-63.

Rehbein, Jochen (1985a): Institutionelle Veränderungen. Fokustätigkeit, Fragen und sprachliche Muster am Beispiel einer Geschichts- und Biologiestunde. In: Kokemohr, R.; Marotzky, W.: Interaktionsanalysen in pädagogischer Absicht. Frankfurt/Main: Lang. S. 11-45.

Rehbein, Jochen (1985b): Medizinische Beratung türkischer Eltern. In: Rehbein, Jochen: Interkulturelle Kommunikation. Tübingen: Narr. S. 349-419.

Rehbein, Jochen (1993): Ärztliches Fragen. In: Löning, Petra; Rehbein, Jochen: Arzt-Patienten-Kommunikation. Analysen zu interdisziplinären Problemen des medizinischen Diskurses. Berlin [u.a.]: de Gruyter.

Rehbein, Jochen (1994): Widerstreit. Semiprofessionelle Rede in der interkulturellen Arzt-Patienten-Kommunikation. In: Zeitschrift für Linguistik und Literaturwissenschaft, S. 123-151.

Rehbein, Jochen; Grießhaber, Wilhelm; Löning, Petra; Hartung, Martin; Bührig, Kristin (1993): Manual für das computergestützte Transkripieren mit dem Programm Sync-WRITER nach dem Verfahren der Halbinterpretativen Arbeitstranskrition (HIAT). Hamburg: Universität Hamburg: Germanisches Seminar.

Rehbein, Jochen; Löning, Petra (1995): Sprachliche Verständigungsprozesse in der Arzt-Patienten-Kommunikation. Linguistische Untersuchung von Gesprächen in der Facharzt-Praxis. Hamburg. (Arbeiten zur Mehrsprachigkeit 54)

Reichertz, Jo (1995): Abduktives Schlußfolgern und Typen(re)konstruktion. In: Jung, Thomas; Müller-Doohm, Stefan: „Wirklichkeit" im Deutungsprozeß. Verstehen und Methoden in den Kultur- und Sozialwissenschaften. (2. Aufl.) Frankfurt/Main: Suhrkamp . S. 258-282.

Reichertz, Jo (1999): Österreichische Zeitschrift für Soziologie: Gültige Entdeckung des Neuen? Zur Bedeutung der Abduktion in der qualitativen Sozialforschung. Wiesbaden: Westdeutscher Verlag. 24, 4.

Rhoades, Donna R.; McFarland, Kay F.; Finch, W. H.; Johnson, Andrew O. (2001): Speaking and Interruptions During Primary Care Office Visits. In: Family Medicine, 33, 7, S. 528-532.

Ridder, Paul (1980): Patient im Krankenhaus. Personenbezogener Dienst auf der Station. Band I. Die Trauer des Leibes. Stuttgart: Enke.

Ripke, Thomas (1996): Das Koexistenz-Modell - Versuch einer bewußten und kontrollierten partnerschaftlichen Gesprächsführung. In: Bahrs, Ottomar; Fischer-Rosenthal, Wolfram; Szecsenyi, Joachim: Vom Ablichten zum Im-Bilde-Sein: Video-Dokumentation von Arzt-Patient-Gesprächen im ärztlichen Qualitätszirkel. Würzburg: Königshausen & Neumann. S. 73-82.

Ritzer, G. (1991): Metatheorizing in sociology. Lexington, MA: Lexington Books.

Roberts, Kathleen J. (1999): Patient empowerment in the United States: a critical commentary. In: Health Expectations, 2, 2, S. 82-92.

Roberts, K.; Dixon-Woods, Mary; Fitzpatrick, Ray; Abrams, Keith R.; Jones, David R. (2002): Factors affecting the uptake of childhood immunisation: a Bayesian synthesis of qualitative and quantitative evidence. In: The Lancet, 360, S. 1596-1599.

Robinson, Jeffrey D. (2001): Closing medical encounters: two physician practices and their implications for the expression of patients' unstated concerns. In: Social Science & Medicine, 53, 5, S. 639-656.

Robinson, Jeffrey D.; Heritage, John C. (2006): Physicians' opening questions and patients' satisfaction. In: Patient Education and Counseling, 60, 3, S. 279-285.

Roche Medizin Lexikon (2003), 5. Auflage, Urban & Fischer. www.gesundheit.de/roche/ [Letzter Zugriff 24.08.09]

Rorty, Richard (1979): Philosophy and the Mirror of Nature. Princeton, NJ: Princeton University Press.

Rosenwasser, Harvey M.; Rosenwasser, Beth (2003): How to Give Your Patients Bad News: A Guide for Students and Experienced Health Professionals. 1stBooks Library.

Rost, D. (1983): Das Phänomen "Alexithymie" - Deskriptive Darrstellung. In: Keseling, G.; Wrobel, Arne: Latente Gesprächsstrukturen. Untersuchungen zum Problem der Verständigung in Psychotherapie und Pädagogik. Weinheim, Basel: Beltz. S. 19-41.

Rost, K.; Frankel, Richard M. (1993): The introduction of the older patients' problems in the medical visit. In: Journal of Aging and Health, 5, 3, S. 387-401.

Roter, Debra L. (2000): The enduring and evolving nature of the patient-physician relationship. In: Patient Education and Counseling, 39, 1, S. 5-15.

Roter, Debra L.; Frankel, Richard M.; Hall, Judith A.; Sluyter, David (2006): The Expression of Emotion Through Nonverbal Behavior in Medical Visits. Mechanisms and Outcomes. In: Journal of General Internal Medicine, 21, s1, S. S28-S34.

Roter, Debra L.; Hall, Judith A. (1992): Doctors talking with patients, patients talking with doctors. Improving communication in medical visits. London: .

Roter, Debra L.; Hall, Judith A.; Merisca, Rolande; Nordstrom, Beth; Cretin, Deborah; Svarstad, Bonnie (1998): Effectiveness of Interventions to Improve Patient Compliance: A Meta-Analysis. In: Medical Care, 36, 8, S. 1138-1161.

Roter, Debra L.; Larson, Susan (2002): The Roter interaction analysis system (RIAS): utility and flexibility for analysis of medical interactions. In: Patient Education and Counseling, 46, 4, S. 243-251.

Ruesch, Jürgen (1995): Werte, Kommunikation und Kultur. In: Ruesch, Jürgen; Bateson, Gregory: Kommunikation. Die soziale Matrix der Psychiatrie. Heidelberg: Auer,Carl. S. 14-32.

Saake, Irmhild (2003): Die Performanz des Medizinischen. Zur Asymmetrie in der Arzt-Patienten-Interaktion. In: Soziale Welt, 54, 4, S. 429-459.

Sackett, David L.; et al. (1975): Randomised clinical trial of strategies for improving medication compliance in primary hypertension. In: The Lancet, 1, S. 1205-1207.

Sackett, David L.; Haynes, R. B. (1976): Compliance with Therapeutic Regimens. Baltimore Landon.

Sacks, Harvey (1971): Das erzählen von Geschichten innerhalb von Unterhaltungen. In: Kölner Zeitschrift für Soziologie und Sozialpsychologie, Zur Soziologie der Sprache. Sonderheft 15, S. 307-314.

Sacks, Harvey (Jefferson, Gail (Hg.)) (1995): Lectures on conversation. Oxford: Blackwell.

Sacks, Harvey; Schegloff, Emanuel A.; Jefferson, Gail (1974): A Simplest Systematics for the Organisation of Turn-Taking for Conversation. In: Language, 50, S. 696-735.

Salmon, Peter; Hall, George M. (2003): Patient empowerment and control: a psychological discourse in the service of medicine. In: Social Science & Medicine, 57, 10, S. 1969-1980.

Salmon, Peter; Humphris, Gerry M.; Ring, Adele; Davies, John C.; Dowrick, Christopher F. (2007): Primary Care Consultations About Medically Unexplained Symptoms: Patient Presentations and Doctor Responses That Influence the Probability of Somatic Intervention. In: Psychosomatic Medicine, 69, 6, S. 571-577.

Sandelowski, Margarete; Barroso, Julie (2003): Creating metasummaries of qualitative findings. In: Nursing Research, 52, S. 226-233.

Sandelowski, Margarete; Docherty, S.; Emden, C. (1997): Qualitative metasynthesis: Issues and techniques. In: Research in Nursing and Health, 20, S. 365-371.

Sator, Marlene (2003): Zum Umgang mit Relevanzmarkierungen im Ärzt/inn/en-Patient/innen-Gespräch. Eine konversationsanalytische Fallstudie eines Erstgesprächs auf der onkologischen Ambulanz. Wien: Universität Wien.

Schaner-Wolles, Chris (2001): Vom Umgang mit Erstspracherwerbsdaten aus Langzeit-Fallstudien. In: Gruber, Helmut; Menz, Florian: Interdisziplinarität in der Angewandten Sprachwissenschaft. Methodenmenü oder Methodensalat? Frankfurt, Wien: Lang. S. 223-249.

Schegloff, Emanuel A.; Sacks, Harvey (1973): Opening up Closings. In: Semiotica, 88, S. 289-327.

Scheibler, Fülöp; Pfaff, Holger (2003): Shared Decision-Making. Der Patient als Partner im medizinischen Entscheidungsprozess. Weinheim, München: Juventa.

Scheibler, Fülöp; Pfaff, Holger (2003): Shared decision-making. Ein neues Konzept der Professionellen-Patienten-Interaktion. In: Scheibler, Fülöp; Pfaff, Holger: Shared Decision-Making. Der Patient als Partner im medizinischen Entscheidungsprozess. Weinheim, München: Juventa. S. 11-22.

Scheibler, Fülöp; Schwantes, Ulrich; Kampmann, Margareta; Pfaff, Holger (2005): Shared decision-making. In: GGW, 5, 1, S. 23-31.

Schettler, Gotthart; Nüssel, Egbert (1984): Das ärztliche Gespräch und die Anamnese. In: Schettler, Gotthart: Innere Medizin. Stuttggart: Thieme. S. 1-12.

Schmidt, Thomas (2005): Datenarchive für die Gesprächsforschung: Perspektiven, Probleme und Lösungsansätze. In: Gesprächsforschung - Online Zeitschrift zur Verbalen Interaktion, 6, S. 103-126.

Schöndienst, Martin (2001a): Konversationsanalytische Zugänge zu Gesprächen über Anfälle. In: Jacobi, R.-M.E., Claussen, P.C., Wolf, Peter (Hg.): Die Wahrheit der Begegnung. Anthropologische Perspektiven der Neurologie. Festschrift für Dieter Janz zum 80. Geburtstag. Würzburg: Verlag Königshausen & Neumann.

Schöndienst, Martin (2001b): The Ward Setting For The Treatment of Patients With Dissociative/Pseudoepileptic Seizures. In: Pfäfflin, M., Fraser, R.T., Thorbecke, R., Specht, U., Wolf, P. (Hg.): Comprehensive care for people with epilepsy. London: John Libbey.

Schöndienst, Martin (2002a): The Role of Psychotherapy in The Treatment of Epilepsies. In: Trimble, M.R., Schmitz, B. (Hg.): The Neuropsychiatry of Epilepsy. Cambridge: Cambridge Univerity Press. S. 313-323.

Schöndienst, Martin (2002b): Von einer sprachtheoretischen Idee zu einer klinisch-linguistischen Methode. Einleitende Überlegungen. In: Psychotherapie und Sozialwissenschaft.Zeitschrift für qualitative Forschung, 4, S. 253-269.

Schöndienst, Martin (2005): Zur Differentialdiagnose nächtlicher anfallsartiger Störungen: Apparative vs. kommunikative Methoden. In: Aktuelle Neurologie, 28, Supplement 1, S. 33-36.

Schulz, Amy J.; Israel, Barbara A.; Zimmerman, Marc A. (1995): Empowerment as a multilevel construct: perceived control at the individual, organizational, and community levels. In: Health Education Research, 10, S. 309-327.

Schulz von Thun, Friedemann (1981): Verständlichkeit. In: Schulz von Thun, Friedemann: Miteinander reden: Störungen und Klärungen. Psychologie der zwischenmenschlichen Kommunikation. S. 140-155.

Schütz, Alfred; Luckmann, Thomas (1979): Strukturen der Lebenswelt. Frankfurt/Main: Suhrkamp.

Schwabe, Meike (2004): Anfallswahrnehmungen und Strategien der Krankheitsbearbeitung bei epilepsiekranken Kindern und Jugendlichen: der Beitrag der linguistischen Gesprächsanalyse. Bielefeld: Universität Bielefeld.

Schwabe, Meike; Howell, Stephen J.; Reuber, Markus (2007): Differential diagnosis of seizure disorders: A conversation analytic approach. In: Social Science & Medicine, 65, 4, S. 712-724.

Selting, Margaret, Auer, Peter; Barden, Birgit; Bergmann, Jörg; Couper-Kuhlen, Elizabeth; Günthner, Susanne; Meier, Christoph; Quasthoff, Uta M.; Schlobinski, Peter; Uhmann, Susanne (1998): Gesprächsanalytische Transkriptionssystem (GAT). In: Linguistische Berichte, 173, S. 91-122.

Shang, Aijing; Huwiler-Müntener, Karin; Nartey, Linda; Jüni, Peter; Dörig, Stephan; Sterne, Jonathan A. C.; Pewsner, Daniel; Egger, Matthias (2005): Are the clinical effects of homoeopathy placebo effects? Comparative study of placebo-controlled trials of homoeopathy and allopathy. In: The Lancet, 366, S. 726-732.

Sherwood, Gwen D. (1999): Meta-synthesis: merging qualitative studies to develop nursing knowledge. In: International Journal for Human Caring, 3, S. 37-42.

Siegrist, Johannes (1976a): Asymmetrische Kommunikation bei klinischen Visiten. In: Medizinische Klinik, 71, 45, S. 1962-1966.

Siegrist, Johannes (1976b): Der Doppelaspekt der Patientenrolle im Krankenhaus: Empirische Befunde und theoretische Überlegungen. In: Begemann, Herbert: Patient und Krankenhaus. München: Urban & Schwarzenberg. S. 25-48.

Siegrist, Johannes (1977): Empirische Untersuchungen zu Kommunikationsprozessen bei Visiten. In: Österreichische Zeitschrift für Soziologie, 3/4, S. 6-15.

Siegrist, Johannes (1978): Arbeit und Interaktion im Krankenhaus. Stuttgart: Enke.

Siegrist, Johannes (1982): Asymmetrische Kommunikation bei klinischen Visiten. In: Köhle, Karl; Raspe, Hans-Heinrich: Das Gespräch während der ärztlichen Visite. München: Urban & Schwarzenberg. S. 16-22.

Siegrist, Johannes (1988): Medizinische Soziologie. (4. völlig neu bearbeitete Auflage) München / Wien / Baltimore: Urban & Schwarzenberg.

Siegrist, Johannes; Hendel-Kramer, Anneliese (1979): Wege zum Arzt. Ergebnisse medizinsoziologischer Untersuchungen zur Arzt-Patient-Beziehung. In: Medizin und Sozialwissenschaften 4. Hg: Heinrich Keupp, Manfred Pflanz, Johannes Siegrist. München-Wien-Baltimore: Urban & Schwarzenberg.

Sihota, Saranjit; Lennard, Linda (2004): Health Literacy: being able to make the most of health. National Consumer Council (2004).

Silverman, Jonathan (2009): Teaching clinical communication: a mainstream activity or just a minority sport? In: Patient Education and Counseling, In Press, Corrected Proof.

Silverman, Jonathan; Kurtz, Suzanne M.; Draper, Juliet (2005): Skills for Communicating with Patients. (2nd) Oxford: Radcliff Medical Press.

Silverman, Jonathan; Kurtz, Suzanne M.; Draper, Juliet (1998): Skills for Communicating with Patients. Oxford: Radcliff Medical Press.

Siminoff, Laura A.; Ravdin, P.; Colabianchi, N.; Sauders-Sturm, C. M. (2000): Doctor–patient communication patterns in breast cancer adjuvant therapy discussions. In: Health Expectations, 3, S. 26-36.

Simpson, Michael A.; Buckman, Robert; Stewart, Moira A.; Maguire, Peter; Lipkin, Mack J.; Novack, Dennis H.; Till, James (1991): Doctor-patient communication - the Toronto consensus statement. In: British Medical Journal, 303, S. 1385-1387.

Slack, W. V. (1977): The patient's right to decide. In: The Lancet, S. 240.

Smith, Jonathan A. (1996): Beyond the divide between cognition and discourse: using interpretive phenomenological analysis in health psychology. In: Psychology and Health, 11, S. 261-271.

Smith, Jonathan A. (2003): Qualitative Psychology. A Practical Guide to Research Methods. Thousand Oaks, CA: Sage Publications Ltd.

Smith, Jonathan A.; Jarman, Maria; Osborn, Mike (1997): Doing interpretive phenomenological analysis. In: Murray, Michael; Chamberlain, Kerry: Qualitative health psychology: theories and methods. London: Sage. S. 218-240.

Solesbury, William (2002): The ascendancy of evidence. In: Planning Theory and Practice, 3, 1, S. 90-96.

Sommer, R. (1971): Spatial parameters in naturalistic social research. In: Esser, A. H.: Behavior and environment. New York: Plenum Press.

Spencer Brown, George (1969): Laws of Form. London.

Spiegel, C.; Spranz-Fogasy, Thomas (2001): Aufbau und Abfolge von Gesprächsphasen. In: Brinker, Klaus; Antos, Gerd; Heinemann, Wolfgang; Sager, Sven F.: Text- und Gesprächslinguistik. Handbücher zur Sprach- und Kommunikationswissenschaft. Berlin/New York: de Gruyter. S. 1241-1252.

Spranz-Fogasy, Thomas (2005): Kommunikatives Handeln in ärztlichen Gesprächen - Gesprächseröffnung und Beschwerdenexploration. In: Neises, Mechthild; Ditz, Susanne; Spranz-Fogasy, Thomas: Psychosomatische Gesprächsführung in der Frauenheilkunde. Ein interdisziplinärer Ansatz zur verbalen Intervention. Stuttgart: Wissenschaftliche Verlagsgesellschaft. S. 17-47.

Stake, Robert E. (2000): Case Studies. In: Denzin, Norman K.; Lincoln, Yvonna S.: Handbook of Qualitative Research. London: Sage Publications Inc. S. 435-454.

Starfield, Barbara; Warap, Christine; Hess, Kelliann; Gross, Richard; Birk, Peter S.; Lugoff, Burton C. (1981): The Influence of Patient-Practioner Agreement on Outcome of Care. In: AJPH, 71, 2, S. 127-131.

Stark, Wolfgang (1996): Empowerment. Neue Handlungskompetenzen in der psychosozialen Praxis. Freiburg im Breisgau: Lambertus.

Steinmann, Gerhard (1977): Zur nonverbalen Kommunikation zwischen Arzt und Patient während der Visite. Hamburg: Universität Hamburg.

Stevenson, Fiona A.; Barry, Christine A.; Britten, Nicky; Barber, Nick; Bradley, Colin P. (2000): Doctor-patient communication about drugs: the evidence for shared decision making. In: Social Science & Medicine, 50, S. 829-840.

Stewart, Moira A. (1995): Effective physician-patient communication and health outcomes: A review. In: Canadian Medical Association Journal, 9, 152, S. 1423-1433.

Stewart, Moira A.; Brown, Judith B.; Weston, W. W.; McWhinney, Ian R.; McWilliam, Carol L.; Freeman, Thomas R. (2003): Patient-centered medicine: transforming the clinical method. (2. Edition) Oxon: Ratcliffe Medical Press Ltd. (Patient-centered Care Series)

Stewart, Moira A.; McWhinney, Ian R.; Buck, C. W. (1979): The doctor-patient relationship and its effect upon outcome. In: Journal of Royal College of General Practioners, 29, S. 77-82.

Stivers, Tanya (1998): Pre-diagnostic commentary in veterinarian-client interaction. In: Res Language Soc Interact, 31, S. 241-277.

Strauss, Anselm (1987): Qualitative Analysis for Social Scientists. Cambridge: Cambridge University Press.

Strauss, Anselm L. (1991): Grundlagen qualitativer Sozialforschung. München: Wilhelm Fink Verlag.

Strauss, Anselm L.; Corbin, Juliet M. (1998): Basics of qualitative research: techniques and procedures for developing grounded theory . (2nd) Newbury Park, CA: Sage.

Stukenbrock, Anja (2008): "Wo ist der Hauptschmerz?" - Zeigen am menschlichen Körper. In: Gesprächsforschung - Online-Zeitschrift zur verbalen Interaktion, 9, S. 1-33.

Surmann, Volker (2002): "Wenn der Anfall kommt". Bildhafte Ausdrücke und metaphorische Konzepte im Sprechen anfallskranker Menschen. In: Brünner, Gisela; Gülich, Elisabeth: Krankheit verstehen. Interdisziplinäre Beiträge zur Sprache in Krankheitsdarstellungen. Bielefeld: Aisthesis Verlag. S. 95-120.

Surmann, Volker (2004): Anfallsbilder. Metaphorische Konzepte im Sprechen anfallskranker Menschen. Bielefeld: Universität Bielefeld.

Svarstad, B. L. (1974): The Doctor-Patient Encounter: an observational study of communication and outcome. Madison, WI: University of Wisconsin.

Tang, Kwok-Cho; Nutbeam, Don; Kong, Lingzhi; Wang, Ruatao; Yan, Jun (2005): Building capacity for health promotion - a case study from China. In: Health Promotion International, 20, 3, S. 285-295.

Tashakkori, Abbas; Teddlie, Charles B. (1998): Mixed methodology: combining qualitative and quantitative approaches. Thousand Oaks, CA: Sage.

Tates, Kieck; Meeuwesen, Ludwien (2001): Doctor-parent-child communication. A (re)view of the literature. In: Social Science & Medicine, 52, S. 839-851.

ten Have, Paul (1999): Doing Conversation Analysis. A Practical Guide. London.

The Royal Pharmaceutical Society of Great Britain (1997): From Compliance to Concordance: Achieving shared goals in medicine taking. The Royal Pharmaceutical Society of Great Britain.

Thomas, James; Harden, Angela; Oakley, Ann; Oliver, Sandy; Sutcliffe, Katy; Rees, Rebecca; Brunton, Ginny; Kavanagh, Josephine (2004): Integrating qualitative research with trials in systematic reviews. In: British Medical Journal, 328, 7446, S. 1010-1012.

Thomasma, David C. (1983): Beyond medical paternalism and patient autonomy: a model of physician conscience for the physician-patient relationship. In: Annals of Internal Medicine, 98, S. 243-248.

Thorne, Sally E. (2001): The implications of disciplinary agenda on quality criteria for qualitative research. In: Morse, J. M.; Swanson, J.; Kuzel, A.: The nature of qualitative evidence. Thousand Oaks, CA: Sage. S. 141-159.

Thorne, Sally E.; Jensen, Louise A.; Kearney, Margaret H.; Noblit, George; Sandelowski, Margarete (2004): Qualitative Metasynthesis: Reflections on Methodological Orientation and Ideological Agenda. In: Qualitative Health Research, 14, 10, S. 1342-1365.

Thorne, Sally E.; Paterson, Barbara L. (2000): Two decades of insider research: What we know and don't know about chronic illness experience. In: Fitzpatrick, J. J.; Goeppinger, J.: Annual review of nursing research. New York: Springer. S. 3-25.

Tones, Keith (2002): Health literacy: new wine in old bottles? In: Health Education Research, 17, 3, S. 287-290.

Towle, Angela; Godolphin, William; Grams, Garry; LaMarre, Amanda (2006): Putting informed and shared decision making into practice. In: Health Expectations, 9, 4, S. 321-332.

Tracy, Rosemarie (1991): Sprachliche Strukturentwicklung: Linguistische und kognitionspsychologische Aspekte einer Theorie des Erstspracherwerbs. Tübingen: Narr. (Language Development 13)

Trevena, L.; Barratt, A. (2003): Integrated decision making: definitions for a new discipline. In: Patient Education and Counseling, 50, S. 265-268.

Trummer, Ursula F.; Müller, Ulrich O.; Nowak, Peter; Stidl, Thomas; Pelikan, Jürgen M. (2006): Does Physician Patient Communication that Aims at Empowering Patients Improve Clinical Outcome? A Case Study. In: Patient Education and Counseling, 61, S. 299-306.

Trummer, Ursula; Novak-Zezula, Sonja; Nowak, Peter; Schmied, Hermann; Stidl, Thomas (2005): Studie zur technischen Durchführbarkeit eines bundesweiten

Qualitätsmonitoring von PatientInnenorientierung in der intramuralen Leistungserbringung. Wien: LBIMGS, BMGF.

Trummer, Ursula; Novak-Zezula, Sonja; Schmied, Hermann; Stidl, Thomas; Nowak, Peter; Bischof, Barbara; Kendlbacher, Bea; Pelikan, Jürgen M. (2004a): Patient/inn/enorientierung in österreichischen Krankenanstalten. Instrumente. Wien: BMGF.

Trummer, Ursula; Novak-Zezula, Sonja; Schmied, Hermann; Stidl, Thomas; Nowak, Peter; Bischof, Barbara; Kendlbacher, Bea; Pelikan, Jürgen M. (2004b): Patient/inn/enorientierung in österreichischen Krankenanstalten. Zusammenfassender Projektbericht. Wien: BMGF.

Trummer, Ursula; Nowak, Peter; Stidl, Thomas; Pelikan, Jürgen M. (2001): Koproduktion durch Empowerment: Qualitätsverbesserung der PatientInnenbetreuung und des postoperativen Gesundungsprozesses in der Chirurgie. Endbericht. Wien: LBIMGS.

Trummer, Ursula; Nowak, Peter; Stidl, Thomas; Pelikan, Jürgen M. (2003): Koproduktion durch Empowerment. Mehr Qualität durch verbesserte Kommunikation mit Patient/innen in der Chirurgie. Wien: Bundesministerium für Gesundheit und Frauen.

Trungpa, Chögyam (2004): Becoming a Full Human Being". In: The Sanity We are Born With: A Buddhist Approach to Psychology.

Tuckett, David; Boulton, M.; Olson, C.; Williams, A. (1985): Meetings Between Experts: an approach to sharing ideas in medical consultations. London: Tavistock.

Turrisi, Patricia (1990): Peirce's Logic of Discovery: Abduction and Universal Categories. In: Transactions of the Charles Sanders Peirce Society, 26, S. 465-497.

Uexküll, Thure v.; Langewitz, Wolf A. (2003): Das Placebo-Phänomen. In: Uexküll, Thure v.; Adler, Rolf H.; Herrmann, Jörg M.; Köhle, Karl; Langewitz, Wolf A.; Schonecke, Othmar W.; Wesiack, Wolfgang: Psychosomatische Medizin. 6. Auflage. München, Jena: Urban & Fischer. S. 311-320.

Uexküll, Thure v.; Wesiack, Wolfgang (1988): Theorie der Humanmedizin. Grundlagen ärztlichen Denkens und Handelns. Wien: Urban & Schwarzenberg.

Ungeheur, Gerold (1977): Gesprächsanalyse und ihre kommunikationstheoretischen Voraussetzungen. In: Wegner, Dirk: Gesprächsanalysen. Vorträge, gehalten anläßlich des 5. Kolloq. d. Inst. f. Kommunikationsforschung und Phonetik, B. 14. - 16.10.76. IKP-Forschungsberichte. Reihe I - Band 65. Hamburg: Buske. S. 27-85.

Urban, Hubert (1978): Sprachliche Kommunikationsstrukturen der ärztlichen Visite auf einer internistisch- psychosomatischen Station. Dissertation. Wiesbaden.

Urban, Hubert; Köhle, Karl; Simons, Claudia (1978): Empirische Untersuchung des ärztlichen Informationsverhaltens während der Visite auf einer internistisch-psychosomatischen Krankenstation. In: Inn.Med., 84, S. 1546-1549.

van Dam, Henk A.; Van der Horst, Frans; Van den Borne, Bart; Ryckman, Rick; Crebolder, Harry (2003): Provider-patient interaction in diabetes care: effects on patient self-care and outcomes. A systematic review. In: Patient Education and Counseling, 51, 1, S. 17-28.

Verres, Rolf (1991): Gesundheitsforschung und Verantwortung. Gedanken zur Differenzierung und Vertiefung der Rekonstruktion subjektiver Gesundheits- und Krankheitstheorien. In: Flick, Uwe: Alltagswissen über Gesundheit und Krankheit. Subjektive Theorien und soziale Repräsentationen. Heidelberg. S. 305-317.

Victorian Government Health Information (Hg.)(2006): Integrated health promotion. A practice guide for service providers. Chapter 5. Health promotion interventions and capacity building strategies.

Vodopiutz, Julia; Poller, Sabine; Schneider, Barbara; Lalouschek, Johanna; Menz, Florian; Stöllberger, Claudia (2002): Chest pain in hospitalized Patient: Cause specific and gender-specific differences. In: Journal of Women's health & gender based Medicine, 11, 8, S. 1-9.

Vodopiutz, Julia; Poller, Sabine; Schneider, Barbara; Menz, Florian; Lalouschek, Johanna; Stöllberger, Claudia (2005): Differences in the description of chest pain related to cause and gender.

Vogd, Werner (2002): Die Bedeutung von Rahmen ("frames") für die Arzt-Patienten-Interaktion. Eine Studie zur ärztlichen Herstellung von dem, was "der Fall ist" im gewöhnlichen Krankenhausalltag. In: Zeitschrift für qualitative Bildungs-, Beratungs- und Sozialforschung, 2, 2, S. 321-346.

Vogd, Werner (2004a): Ärztliche Entscheidungsfindung im Krankenhaus bei komplexer Fallproblematik im Spannungsfeld von Patienteninteressen und administrativ organisatorischen Bedingungen. In: Zeitschrift für Soziologie, 33, 1, S. 26-47.

Vogd, Werner (2004b): Ärztliche Entscheidungsprozesse des Krankenhauses im Spannungsfeld von System- und Zweckrationalität: Eine qualitativ rekonstruktive Studie unter dem besonderen Blickwinkel von Rahmen (»frames«) und Rahmungsprozessen (»framing«). Berlin: VWF.

Vogd, Werner (2004c): Entscheidungen und Karrieren. Habitus- und systemtheoretische Überlegungen am Beispiel der Abläufe auf einer psychosomatischen Abteilung. In: Soziale Welt, 55, 3, S. 283-308.

Vogd, Werner (2005a): Medizinsystem und Gesundheitswissenschaften - Rekonstruktion einer schwierigen Beziehung. In: Soziale Systeme, 11, 2, S. 236-270.

Vogd, Werner (2005b): Systemtheorie und rekonstruktive Sozialforschung. Eine empirische Versöhnung unterschiedlicher theoretischer Perspektiven. Opladen: Verlag Barbara Budrich.

Vogd, Werner (2006): Verändern sich das Handeln und Entscheiden der Krankenhausärzte mit den neuen organisatorischen und ökonomischen Rahmenbedingungen? Ergebnisse einer rekonstruktiven Längsschnittstudie. Beitrag für den Themenschwerpunkt „Medizinische Professionalität unter veränderten Rahmenbedingungen". In: Sozialer Sinn, 2006, 2, S. 197-131.

Völzing, Paul-Ludwig (1979): Begründen - Erklären - Argumentieren. Heidelberg: Quelle & Meyer.

von Foerster, Heinz (2002): Der Anfang von Himmel und Erde hat keinen Namen. Berlin.

von Fragstein, Martin; Silverman, Jonathan; Cushing, Annie; Quilligan, Sally; Salisbury, Helen; Wiskin, Connie (2008): UK consensus statement on the content of communication curricula in undergraduate medical education. In: Medical Education, 42, 11, S. 1100-1107.

Waitzkin, Howard (1984): Doctor-Patient Communication. Clinical Implications of Social Scientific Research. In: Journal of the American Medical Association, 252, 17, S. 2441-2446.

Waitzkin, Howard (1985): Information giving in medical care. In: J Health Soc Behav, 26, S. 81-101.

Waitzkin, Howard J.; Stoeckle, John D. (1972): The communication of information about illness. In: Advances in Psychosomatic Medicine, 8, S. 180-215.

Wald, Benji (1978): Zur Einheitlichkeit und Einleitung von Diskurseinheiten. In: Quasthoff, Uta M.: Sprachstruktur - Sozialstruktur. Zur linguistischen Theorienbildung. Kronberg / Ts.: Scrptor. S. 128-149.

Wallace, Mike; Wray, Alison (2006): Critical Reading and Writing for Postgraduates. Sage Publications.

Wasem, Jürgen; Güther, Bernd (1999): Das Gesundheitssystem in Deutschland: Einstellungen und Erwartungen der Bevölkerung. Neuss. (Delphi. Studienreihe zur Zukunft des Gesundheitswesens)

Watzlawick, Paul (1977): Die Möglichkeit des Anderseins: Zur Technik der therapeutischen Kommunikation. (5. erg.) Bern, Göttingen, Toronto, Seattle: Huber.

Weed, Mike (2005): "Meta Interpretation": A Method for the Interpretive Synthesis of Qualitative Research [53 paragraphs]. In: Forum Qualitative Sozialforschung / Forum: Qualitative Social Research [On-line Journal], 6, 1, Art. 37.

Weiss, Marjorie C.; Britten, Nicky (2003): What is concordance? In: the pharmaceutical journal, 271, S. 493-493.

Wender, P. H. (1965): Communiative unclarity: some comments on the rhetoric of confusion. In: Psychiatry, 28, S. 19-44.

Wensing, Michel; Elwyn, Glyn; Edwards, Adrian; Vingerhoets, Eric; Grol, Richard (2002): Deconstructing patient centred communication and uncovering shared decision making: an observational study. In: BMC Medical Informatics and Decision Making, 2.

Wesiack, Wolfgang (1992): Das Situationskonzept Thure von Uexkülls. In: Psychologie in der Medizin, 3, 2, S. 10-12.

West, Candace (1984): Routine Complications. Troubles with talk between doctors and patients. Bloomington: Indiana Univ. Press.

West, Candace (2006): Coordinating closings in primary care visits: producing continuity of care. In: Heritage, John C.; Maynard, Douglas W.: Communication in Medical Care: Interaction Between Primary Care Physicians and Patients. Cambridge: Cambridge University Press. S. 379-415.

White, Jocelyn C.; Levinson, Wendy; Roter, Debra L. (1994): 'Oh, by the way' - the closing moments of the medical interview. In: Journal of General Internal Medicine, 9, S. 24-28.

White, Jocelyn C.; Rosson, Connie; Christensen, John; Hart, Rosemary; Levinson, Wendy (1997): Wrapping things up: A qualitative analysis of the closing moments of the medical visit. In: Patient Education and Counseling, 30, 2, S. 155-165.

WHO (Hg.) (1986): Ottawa-Charta zur Gesundheitsförderung. Ottawa: WHO. Charta.

WHO (Hg.) (2006): World Alliance for Patient Safety. Forward Programme 2006-2007. Genf: World Health Organisation.

Wiese, Ingrid (1984): Fachsprache der Medizin. Eine linguistische Analyse. Leipzig: Verlag Enzyklopädie.

Wiese, Ingrid (1994a): Medizinische Fachsprache und Fachlexiographie - Theoretische Aspekte. In: Dressler, Stephan; Schräder, B.: Wörterbücher der Medizin. Beiträge zur Fachlexikographie. Tübingen: Niemeyer. S. 13-24.

Wiese, Ingrid (1994b): Zum Einfluß der ärztlichen Aufklärung auf Krankheitswissen und Sprachgebrauch bei Patienten mit chronischen Krankheiten. In: Redder, Angelika; Wiese, Ingrid: Medizinische Kommunikation. Diskurspraxis, Diskursethik, Diskursanalyse. Opladen: Westdeutscher Verlag. S. 124.

Wimmer, Helga (1986): Die Bedeutung psychosozialer Betreuung von Patienten. Notwendigkeiten, Möglichkeiten, Folgen. In: Strotzka, Hans; Wimmer, Helga: Arzt-Patient-Kommunikation im Krankenhaus. Wien: Facultas. S. 5-20.

Wimmer, Helga (1987a): Arzt-Patient-Interaktion und Heilungsverlauf nach Operationen bei Krebspatienten. Wien. (Jour fixe)

Wimmer, Helga (1987b): Bewältigung der Information über eine Krebserkrankung. Eine empirische Untersuchung zur prä- und postoperativen Betreuung von Patienten mit Lungenkrebs. Wien: LBIMGS.

Wimmer, Helga (1987c): Information und Beratung von Krebspatienten im Krankenhaus. Eine empirische Untersuchung zur prä- und postoperativen Behandlung von Patienten mit Lungenkrebs. Wien: LBIMGS.

Wimmer, Helga (1988a): Bewältigung der Information über eine Krebserkrankung. Eine empirische Untersuchung über den Verlauf des Bewältigungsprozesses und Möglichkeiten der Unterstützung des Patienten. In: Medizinsoziologische Informationen, 4/88, S. 27-30.

Wimmer, Helga (1988b): Operationsbewältigung bei Krebspatienten. In: Medizinsoziologische Informationen, 4/88, S. 49-50.

Wimmer, Helga (1989a): Operationsbewältigung bei Krebspatienten. In: Hoffmann-Nowotny, Hans J.: Kultur und Gesellschaft. Gemeinsamer Kongreß. Deutsche Österreichische Schweizerische Gesellschaft für Soziologie. Zürich 1988. Beiträge der Forschungskomitees, Sektionen und Ad-hoc-Gruppen. Zürich: Seismo-Verlag. S. 246-249.

Wimmer, Helga (1989b): Operationsbewältigung. Eine empirische Untersuchung über Ansatzpunkte für psychosoziale Unterstützung bei der prä- und postoperativen Betreuung von Patienten mit Lungenkrebs. In: Österreichische Zeitschrift für Soziologie, 1989, 3, S. 6-21.

Wimmer, Helga (1990): Auch die Seele braucht Betreuung. Ein Modell zur Unterstützung von Patienten bei der Bewältigung eines operativen Eingriffs. In: forum DR.MED, 1990, 9, S. 24-28.

Wimmer, Helga (1993): Information und Beratung von Krebspatienten im Krankenhaus. Voraussetzungen und Möglichkeiten von Patienten im Gespräch mit dem Arzt. In: Löning, Petra; Rehbein, Jochen: Arzt-Patienten-Kommunikation. Analysen zu interdisziplinären Problemen des medizinischen Diskurses. Berlin, New York: de Gruyter. S. 403-418.

Wimmer, Helga; Denck, Helmuth (1989): Psychosoziale Unterstützung von Patienten bei der Bewältigung eines operativen Eingriffs. In: Forster, Rudolf; Froschauer, Ulrike; Pelikan, Jürgen M.: Gesunde Projekte. Wien-München: LBIMGS. S. 69-80.

Wimmer, Helga; Nowak, Peter (1987a): Das Gespräch zwischen Arzt und Patient. Eine empirische Analyse von Anamnesegesprächen. 2.Teil. Wien: LBIMGS.

Wimmer, Helga; Nowak, Peter (1987b): Arzt-Patient Kommunikation. Ablauf der Trainingsphase. Wien. Sitzungsprogramm.

Wimmer, Helga; Pelikan, Jürgen M. (1984a): Effekte psychosozialer Interventionen bei der prä- und postoperativen Betreuung von Patienten im Krankenhaus. Wien: LBIMGS.

Wimmer, Helga; Pelikan, Jürgen M. (1984b): Operationsvorbereitung. Eine medizinsoziologische Studie über Voraussetzungen und Effekte psychosozialer Interventionen bei der prä- und postoperativen Betreuung von Patienten im Krankenhaus. Wien: LBIMGS. ((Kurzfassung 5 S.))

Wimmer, Helga; Pelikan, Jürgen M. (1985): Effekte psychosozialer Interventionen bei der prä- und postoperativen Betreuung von Patienten im Krankenhaus. In: Österreichische Zeitschrift für Soziologie, 10, Heft 3+4, S. 280-282.

Wimmer, Helga; Schaffenberger, Eva (1987): Operationsbewältigung. Eine empirische Untersuchung über Ansatzpunkte für psychosoziale Interventionen bei der prä- und postoperativen Betreuung von Patienten mit Lungenkrebs. Wien: LBIMGS.

Wimmer-Puchinger, Beate, Bronneberg, Gertrude, Nowak, Peter, Nowak, Andrea (1986): Gesprächsausbildung: Turnusärzte im Gemeindespital. Eine empirische psychologische und linguistische Analyse von Anamnesegesprächen und darauf aufbauendem Verhaltens- und Kommunikationstraining bei Turnusärzten. Zwischenbericht. Wien: LBI für Geburtenregelung und Schwangerenbetreuung.

Wimmer-Puchinger, Beate, Nowak, Peter (1987): Modellversuch eines Kommunikationstrainings mit Turnusärzten in einer Schwangerenambulanz. Wien. (Jour fixe)

Wimmer-Puchinger, Beate; Bronneberg, Gertrud; Nowak, Peter; Nowak, Andrea (1987): Gesprächsausbildung: Turnusärzte im Gemeindespital. Eine empirische psychologische und linguistische Analyse von Anamnesegesprächen und darauf aufbauendem Verhaltens- und Kommunikationstraining bei Turnusärzten. Wien: LBI für Geburtenregelung und Schwangerenbetreuung.

Wimmer-Puchinger, Beate; Bronneberg, Gertrud; Nowak, Peter; Nowak, Andrea (1988): Modellversuch eines Kommunikationstrainings mit Turnusärzt/innen

(Jungärzt/innen) in einer Schwangerenambulanz - Psycholinguistische Studie der Arzt-Patient-Interaktion mit darauf aufbauendem Trainingsprogramm. In: Herbeck, Birgit; Pohlmeier, Hermann: Psychologie in der Medizin. Herausforderungen an die Medizinische Psychologie. Proceedings zum 7. Kongress "Psychologie in der Medizin" Abstractband. Göttingen: Gesellschaft für Medizinische Psychologie.

Wimmer-Puchinger, Beate; Bronneberg, Gertrud; Nowak, Peter; Nowak, Andrea (1989): Gesprächstraining für Anamneseerhebung im Rahmen der ersten Schwangerschaftskontrolluntersuchung: Ein Pilotprojekt an einer Frauenklinik. In: Zeitschrift für Geburtshilfe und Perinatologie, 193, 6, S. 276-282.

Wirth, Uwe (1995): Abduktion und ihre Anwendungen. In: Zeitschrift für Semiotik, 17, S. 405-424.

Witfeld, F. (1978): Informationsübermittlung während der ärztlichen Visite auf einer internistisch-psychosomatischen Krankenstation. Ulm: Med.Uni.

Wodak, Ruth (2002): Aspects of Critical Discourse Analysis. In: Zeitschrift für Angewandte Linguistik, 36, S. 5-31.

Wodak, Ruth; De Cillia, Rudolf; Reisigl, Martin; Liebhart, Karin; Hofstätter, Klaus; Kagl, Maria (1998): Zur diskursiven Konstruktion nationaler Identität. Frankfurt/M: Suhrkamp .

Wolf, Peter (2002): Epileptologie: Semantik sprachlicher Formen und klinische Semiologie. In: Psychotherapie und Sozialwissenschaft.Zeitschrift für qualitative Forschung, 4, S. 311-317.

Wolf, Peter, Schöndienst, Martin, Gülich, Elisabeth (2000): Experiential Auras. In: Lüders,H.O., Noachtar,S. (Hg.): Epileptic Seizures: Pathophysiology and Clinical Semiology. New York: Churchill Livingstone. S. 336-348.

Wolfer, J. A.; et al. (1975): Definition and assessment of surgical patients' welfare and recovery. In: Nursing Research, 22, S. 394-401.

Wood, Peter (2000): Meta-analysis. In: Breakwell, Glynis; Hammond, Sean; Fife-Schaw, Chris: Research methods in psychology. (2nd) London: Sage. S. 414-425.

Woodside, Arch G.; Sakai, Marcia Y. (2001): Meta-evaluations of performance audits of government tourism marketing programs. In: Journal of Travel Research, 39, S. 369-379.

World Health Organization (1998): Health Promotion Glossary. Geneva: World Health Organization. (WHO/HPR/HEP/98.1)

Wright Mills, Charles (1959): The sociological imagination. New York: Grove Press.

Wright, J.; Strang, Jeffrie R. (1997): Reducing the risk after coronary artery bypass surgery: Documentation of risk factors and communication between hospital and general practice. In: Public Health, 111, 3, S. 157-160.

Wunderlich, Dieter (1976): Entwicklungen der Diskursanalyse. In: Wunderlich, Dieter: Studie zur Sprechakttheorie. Frankfurt/Main: Suhrkamp. S. 293-395.

Yeatman, H. R.; Nove, T. (2002): Reorienting health services with capacity building: a case study of the Core Skills in Health Promotion Project. In: Health Promotion International, 17, 4, S. 341-350.

Yin, Robert K. (1989): Case study research, design and methods. CA: Sage.

Yin, Robert K.; Heald, K. A. (1975): Using the case survey method to analyse policy studies. In: Administrative Science Quarterly, 20, S. 371-381.

Zhao, Shanyang (1991): Metatheory, metamethod, meta-data-analysis: What, why and how? In: Sociological Perspectives, 34, S. 377-390.

Zubieta, Jon K.; Bueller, Joshua A.; Jackson, Lisa R.; Scott, David J.; Xu, Yanjun; Koeppe, Robert A.; Nichols, Thomas E.; Stohler, Christian S. (2005): Placebo Effects Mediated by Endogenous Opioid Activity on [micro]-Opioid Receptors. In: Journal of Neuroscience, 25, 34, S. 7754-7762.

8 Als Hintergrund: Ein eigenes vielfältiges Forschungsinteresse – der „bias"?

8.1 Warum das Forschungsinteresse explizieren?

Eine der grundlegenden Botschaften, die ich in der Vermittlung von qualitativen Methoden an Student/inn/en weitergegeben habe, war: Das eigene Forschungsinteresse sollte gleich zu Beginn einer Forschungsarbeit sehr genau und rückhaltlos reflektiert werden, um nicht, ohne es zu merken, dieses in den Forschungsgegenstand zu projizieren. Die eigene Position im Forschungsprozess genau zu kennen hat zumindest zwei wesentliche Vorteile:

1. Dies erlaubt, eigene naive oder unangemessene (Vor-)Annahmen klar zu erkennen und ggf. diese durch die eigene Forschungsarbeit zu widerlegen (oder zu bestätigen).
2. Häufig stehen hinter den anfänglichen Interessen und Vorannahmen auch ein erstes intuitives Vorverständnis des Forschungsfeldes (Brünner, Gülich 2002, S.80). Das jeweils einzigartige Bewusstsein, das jede/r Forscher/in in ihrem/seinem Leben entwickelt hat, erlaubt einen ebenso einzigartigen Blick auf die „Wirklichkeit" zu werfen. Ein kreativer und dann systematisch-analytischer Prozess des Forschens kann so gut beginnen.

Das ist nun mein eigener, eventuell etwas überzogener, Versuch der Reflexion meines Forschungsinteresses bzw. der Identifikation eines möglichen „bias". Dennoch ist nicht alles in meinem Geist explizierbar und von dem, was ich weiß, werde ich aus Rücksicht auf mich und andere nicht alles schreiben. Freilich ist hier wesentlich mehr zu lesen als generell üblich und dem/der Leser/in, der/die nur an den Ergebnissen interessiert ist, sei von der Lektüre abzuraten!

8.2 Was war der Anlass für diese Forschung?

1. Diese Arbeit entstand aus dem Wunsch zu klären, welchen Stellenwert die Tätigkeit des „Forschens" in meinem Leben haben kann. Jedenfalls der Abschluss/Abschied von alten Wünschen/Wunschbildern für und über mich sollte gelingen. Vielleicht auch ein Neubeginn...

2. Der Anlass war die Neukonstituierung unseres Forschungsinstituts.[198] Zwischen uns entstand eine Diskussion über eine gemeinsame theoretische Basis, die das wissenschaftliche Interesse der wesentlichen Forscher/inn/en auf mehrere Jahre gut verbinden könnte. Dieses wurde im Frühjahr 2004 unter „gesundheitsbezogener Kommunikation“/„Gesundheitskommunikation“ oder der Frage „Wie kann durch veränderte Kommunikation/Veränderung von Mitteilungsverhalten Gesundheit verbessert werden?“ gefunden. Ein systemtheoretischer Kommunikationsbegriff (N. Luhmann) war hier tonangebend und wurde durch Anschlüsse an Diskussionen über die Steuerung von gesellschaftlichen Funktionssystemen und Organisationen („governance“) ergänzt. Auf dieser gemeinsamen Basis schien mir die Erforschung der Arzt-Patient-Interaktion als mein eigener genuiner Platz in der Diskussion, der mich nach vielen Jahren der Auseinandersetzung mit Organisationen im Gesundheitswesen wieder mit meinen beruflichen Wurzeln verbinden könnte.

8.3 Was waren meine Vorannahmen, Fragen vor dem Beginn der Arbeit?

Die große subjektive Bedeutung, die Arzt-Patient-Interaktion für Patient/inn/en hat, wurde immer wieder beobachtet. Auch Ärzt/inn/en messen Kommunikation hohe Bedeutung bei oder leiden zumindest beträchtlich unter den Schwierigkeiten, ihren Patient/inn/en zuzuhören und Patient/inn/en verständlich zu machen, was sie ihnen mitteilen möchten.

Aber es scheint wenig Evidenz dafür zu geben, dass Arzt-Patient-Interaktion tatsächlich einen großen Effekt auf die Gesundung von Patient/inn/en hat!

Hypothese 1: Es wurde nicht genau genug erforscht, was die effektiven interaktiven Verfahren in der Arzt-Patient-Interaktion sind! Das war zunächst mein erstes Interesse am Gegenstand! Könnte nicht sein, dass die Ergebnisse meiner Ursprungsprofession hier helfen können, mehr Klarheit zu schaffen? Effektivitätsprüfungen der Arzt-Patient-Interaktion sind meist mit sehr groben methodischen Verfahren betrieben worden

---

198 Ludwig Boltzmann Institut für Medizin- und Gesundheitssoziologie - http://lbimgs-archiv.lbg.ac.at/ [letzter Zugriff: 18.9.2009], inzwischen tatsächlich neu gegründet als Ludwig Boltzmann Institute Health Promotion Research - http://lbihpr.lbg.ac.at/ [letzter Zugriff: 18.9.2009].

(z.B. Ergebnisvergleich zwischen dem ärztlichen Gespräch und einem Patiententrainingsprogramm). Aber nicht jede/r Arzt/Ärztin spricht wie ein anderer, das ist alltägliche Erfahrung aller Patient/inn/en. Muss nicht zwischen „guter" und „schlechter" Gesprächsführung unterschieden werden? Diverse Kommunikationstrainings und Ausbildungen für Ärzte/ Ärztinnen lassen darauf schließen.

Hypothese 2: Der Mythos „Götter in Weiß" ist ein möglicher anderer Ausgangspunkt der Erklärung! Das öffentliche Ansehen schreibt Ärzt/inn /en große heilende Kompetenzen zu. Ärzt/inn/en sind „gute, helfende, selbstlose" Autoritäten, an die sich Patient/inn/en in der Hoffnung auf Hilfe vertrauensvoll wenden können. Wie erfahren Patient/inn/en die heilende Wirkung von Ärzt/inn/en? Zunächst im Gespräch.[199] Erkennen, verstehen und nehmen Ärzt/inn/en im Gespräch die Leiden von Patient/ inn/en ernst? Die alltägliche Erfahrung ist häufig eine andere: Es bleibt eine Unsicherheit auf beiden Seiten, verstanden zu haben und verstanden worden zu sein.

Ist die Erwartung mit „Gott" reden zu können, Illusion, Haupthindernis und Ursprung der zahllosen Versuche Arzt-Patient-Interaktion zu verbessern; daher auch letztlich unerreichbar für beide Seiten? Das befreiende, heilende Gespräch – die Beichte/die Aussprache – bleibt aus. Auch wenn, ähnlich wie bei der Beichte, auf jeden Fall Erleichterung auf Seiten der Patient/inn/en zurückbleibt, wenn gesagt werden konnte, was einen auf der Seele drückt (und Krankheit ist immer auch eine psychische Last, die es zu verarbeiten gilt). Aber Aussprache oder Zwiesprache mit Gott ist nicht professioneller Zweck der Arzt-Patient-Interaktion, sondern Abklärung medizinischer/gesundheitlicher/krank-

199 Schon in der Antike hat Antiphon von Athen (480-411 v. Chr.) den Gesprächsprozess mit Patienten selbst als wesentliches therapeutisches Instrument eingesetzt (Watzlawick 1977:12). Auch insbesondere aus Sicht der modernen Placeboforschung kann Arzt-Patient-Interaktion als „ein machtvoller Auslöser für Selbstheilungsprozesse" (Di Blasi, Kleijnen 2003) gesehen werden. Dabei kann diese Zuschreibung von Selbstheilungsprozessen als Wirkung des ärztlichen Gesprächs durchaus als Deutung eines expertokratisch ausgerichteten Medizinsystems gesehen werden (Rappaport 1985). Die heilenden Effekte von Arzt-Patient-Interaktionen können in Hinblick auf das Gesundheitsförderungskonzept (WHO 1986) und die Salutogenese (Antonovsky 1997) auf Prozesse des Empowerments, der interaktiven Beteiligung und der Selbstbestimmung von Patienten im Gespräch zurückgeführt werden. Dem folgend sollte sich eine auf Heilung ausgerichtete Kommunikationskultur endgültig von den tradierten Vorstellungen einer paternalistischen Medizin verabschieden (Coulter 2002; Roberts 1999)

heitsbezogener Information. Die Belege, dass Arzt-Patient-Interaktion vor allem zur Zufriedenheit und Compliance von Patient/inn/en beiträgt, könnten auch als Hinweis oder Beleg für diese Hypothese dienen.

Stimmt die Ausgangsfeststellung, dass Patient/inn/en immer auch Erleichterung für eine psychische Last erhoffen, dann könnte in etwas zeitgemäßeren Formen noch ein anderes Bild zum Vergleich herangezogen werden: die Psychotherapie. Das psychotherapeutische Gespräch hat freilich andere interaktive Rahmen und Prozesse, bedarf anderer Kompetenzen als jener, die Ärzte/Ärztinnen üblicherweise haben. Nicht wenig Ärzte/Ärztinnen finden sich im Übrigen in psychotherapeutischen Ausbildungen. – Warum? Aber auch im Fall der Psychotherapie sind ernste Fragen der Effektivität mit ähnlichen Ergebnissen aufgetreten[200]: Einige Befunde verweisen darauf, dass in erster Linie sehr stark verhaltensorientierte Therapieformen effektiv sind. Auch hier stellt sich die Frage des adäquaten Untersuchungsdesigns, was macht eine gute Psychotherapie aus? Und woran und wann können positive Effekte gemessen werden. Arzt-Patient-Interaktion kann keine Psychotherapie sein, dafür sind üblicherweise weder zeitliche noch psychosoziale Ressourcen zur Verfügung gestellt. Aber Patient/inn/en bleiben zurück mit unerfüllter Hoffnung/Erwartung!

Könnte nicht ein Gegenbild, die Auflösung des Mythos und der damit verbundenen Hoffnungen die einzige (zwar schwer realisierbare) Chance für eine befriedigende Lösung für eine gute Arzt-Patient-Interaktion sein. Nicht das Gespräch muss verbessert werden, sondern die Erwartungen in das Gespräch. Man erwartet auch nicht von einem Kellner, dass er einem die seelische Last nimmt, aber dass er versteht, welches Bedürfnis, welchen Wunsch man hat und tatsächlich bringt, was man sich wünscht (und im Übrigen, dass die Dienstleistung auch einen angemessen Preis hat). Das ist freilich ein grober Vergleich, weil höchst spezialisiertes professionelles Wissen eine/n gute/n Mediziner/in ausmacht. Wäre der Vergleich zum Computer-Fachmann besser, oder ist er zu technisch?

8.4 Warum aber ist Arzt-Patient-Interaktion für mich so wichtig?

Was haben diese Vorannahmen mit mir zu tun? Welche persönlichen Zusammenhänge lassen mir diese Fragen „interessant“ erscheinen?

200 Vgl. z.B. Hartmann, Zepf 2002

Mehrere Aspekte meines Lebens scheinen mich für diese Fragen zu prädestinieren:

- Mein Vater war Arzt und ist gestorben, als ich fünf Jahre alt war. Ist hier nicht noch ein tiefsitzender Wunsch, mit dem Vater doch noch ins Gespräch zu kommen, der mich an einer „verbesserten" Arzt-Patient-Interaktion so viel Interesse finden lässt?
- Mein Vater war bekannt dafür, dass er mit seinen Patient/inn/en ausführliche Gespräche führte. Letztlich wird eine Verbindung zwischen seinem frühen Tod und diesem grenzenlosen Zuhören hergestellt. Warum tat er das? Welche Einsicht hatte er dahinter? Welchem unauflösbaren Widerspruch ist er zum Opfer gefallen?
- Gleichzeitig war da die Einsicht, dass dieses Gespräch mit dem Vater unerfüllbar ist. Der beste Ersatz war über lange Jahr mein (nicht so väterlicher) Freund, Chef, bester wissenschaftlicher Sparringspartner, kritischer Perfektionist. Auch da wurde klar, dass diese Forschung auch ein Abgrenzen ihm gegenüber sein würde - die Auflösung der alten Illusionen des fürsorglichen Schutzes durch eine väterliche Autorität. Durch die Rückbesinnung auf die eigenen Wurzeln als Forscher konnte ich gehen beginnen, wohin ich kann und will. So bringe ich Verständnis (aber auch das Risiko einer Projektion auf mein Forschungsfeld) für die (unerfüllten) Hoffnungen auf heilende Gespräche mit einer Autorität mit. Die Arzt-Patient-Interaktion in ihrer traditionellen Form als paternalistisches, asymmetrisches Interaktionssystem bietet hier gute Anschlüsse.
- Ein anderer alter Bezug führt mich auch in meine Kindheit, in der ich den großen Wunsch hegte, die Sprachen der Tiere zu verstehen – Mogli im Dschungel! Ich begann Lesen zu lernen, um Konrad Lorenz zu verstehen, und studierte sogar Zoologie. Was mir von meiner zoologischen Leidenschaft blieb, war ein Hang und Vertrauen, die unübersehbare Fülle der Phänomene dieser Welt zu erforschen und zu systematisieren.
- Meine sprachwissenschaftliche Forschungslaufbahn habe ich mit Arzt-Patient-Interaktion begonnen und mir dadurch Zugang zur Medizinsoziologie und den in diesem Zusammenhang untersuchten gesellschaftlichen Dimensionen dieser Interaktion erarbeitet.
- Früh ist auch mein Interesse an psychotherapeutischer Gesprächsführung erwacht und hat mich eine Ausbildung in Personenzentrierter Gesprächstherapie (nach C. Rogers) machen lassen. Meine erste große, diskursanalytische Arbeit galt der Intervention des Therapeuten (Nowak 1984). Die Gesprächsführung als professionelle therapeu-

tische Intervention war schon damals mein zentrales Forschungsinteresse, und nicht die vielfältigen Formen der Beschreibung von Leiden durch die Patient/inn/en.

- Demgegenüber hat mich die langjährige Auseinandersetzung mit Gesundheitsförderung im Gesundheitswesen immer wieder mit Fragen der Patientenorientierung, der Koproduktion von Gesundheit und der aktiven Beteiligung von Patient/inn/en an ihrer Behandlung, aber auch an der Reorganisation von Gesundheitseinrichtungen beschäftigt. Die Schwierigkeiten, die in der Ottawa-Charta geforderte Reorientierung des Gesundheitswesens zu realisieren, zeigten mir die Komplexität der Zusammenhänge rund um die ärztlichen Gespräche. Deutlich wurde mir zunehmend, dass die Arzt-Patient-Interaktion nach wie vor und vielleicht sogar zunehmend zentraler Ansatzpunkt von Reformen ist. Julian T. Hart spricht von der Arzt-Patient-Interaktion als DER „unit of production“ (Hart 1998, S.8) im Gesundheitswesen, in der letztlich alle wesentlichen Entscheidungen fallen.
- Schließlich ist mein Leben ein spiritueller Weg, der mich schließlich zu den grundlegend nicht autoritätsgläubigen Lehren des Buddha führte. Der nicht-theistische Zugang der buddhistischen Praxis ermöglicht und verlangt letztlich Selbstheilung und alle Ärzte/Ärztinnen der Welt können „nur“ dazu beitragen.

Das sind einige der Punkte, die mein Interesse an dieser Arbeit begründeten und assoziativ zu Beginn dieser Forschung niedergeschrieben wurden.

Wir sehen darin jemanden vor uns,

1. der Verstehen mit einem Gegenüber sucht, dem die Möglichkeit zur Kommunikation offensichtlich fehlt: mit Tieren ohne Sprache, mit dem toten Vater, mit Göttern einer anderen Welt
2. der die Erforschung und Systematisierung von Kommunikation unter schwierigen Bedingungen für möglich und erstrebenswert hält (Verhaltensforschung, therapeutische Kommunikation)
3. der eine interessierte, aber skeptische und vorsichtige Haltung gegenüber „Autoritäten“ schätzen gelernt hat (buddhistische Sicht auf Götter/Göttinnen, überforderter Vater, überforderte Ärzte/Ärztinnen)
4. der sein Forschungsinteresse an kommunikativem Verstehen auf das interaktive Handeln von heilenden „Autoritäten“ (Therapeut/inn/en, Ärzte/Ärztinnen) richtet

5. der Gesundheit als grundlegend gegeben bzw. aus den Menschen selbst entstehend sieht und nicht durch das Handeln der heilenden „Autoritäten“ (Götter/Göttinnen, Ärzte/Ärztinnen, Therapeut/inn/en) bewirkt
6. der nun nach dem Beitrag von therapeutischer Interaktion zur Unterstützung von Gesundheit und Gesundung der Patient/inn/en fragt,
7. der den heilenden „Autoritäten“ die Verantwortung für die Gesundheit ihrer Patient/inn/en nehmen und die Verantwortung für therapeutische Interaktion geben will
8. der die Komplexität des Umfeldes von therapeutischer Interaktion kennen lernte: mit einem „inneren“ Kontext der somato-psycho-sozialen Gesundheit der Patient/inn/en und einem „äußeren“ Kontext der beteiligten Bewusstseine, Organisationen und gesellschaftlichen Funktionssysteme

Nun am Ende dieser Forschung scheint mir kein unangemessener „bias“ aus all diesen persönlichen Hintergründen von Bedeutung für das vorliegende Ergebnis. Vielleicht ist der Hang zur Systematisierung noch relevant, der den Ordnungsdrang über die Erklärung/den theoretischen Zusammenhang stellt.

Rückblickend war aber bis zum Schluss mein wesentlichster Antrieb die anhaltende Freude an der Forschungsarbeit selbst!

ARBEITEN ZUR SPRACHANALYSE

Band 1 Annegret Reski: Aufforderungen. Zur Interaktionsfähigkeit im Vorschulalter. 1982.

Band 2 Gunter Senft: Sprachliche Varietät und Variation im Sprachverhalten Kaiserslauterer Metallarbeiter. Untersuchungen zu ihrer Begrenzung, Beschreibung und Bewertung. 1982.

Band 3 Petra Löning: Das Arzt-Patienten-Gespräch. Gesprächsanalyse eines Fachkommunikationstyps. 1985.

Band 4 Ulrike Hoffmann-Richter: Der Knoten im roten Faden. Eine Untersuchung zur Verständigung von Arzt und Patient in der Visite. 1985.

Band 5 Harald Mispelkamp: Theoriegeleitete Sprachtestkonstruktion. 1985.

Band 6 Klaus R. Wagner (Hrsg.): Wortschatz-Erwerb. 1987.

Band 7 Rainer Enrique Hamel: Sprachenkonflikt und Sprachverdrängung. Die zweisprachige Kommunikationspraxis der Otomi-Indianer in Mexiko. 1988.

Band 8 Konrad Ehlich / Klaus R. Wagner (Hrsg.): Erzähl-Erwerb. 1989.

Band 9 Ulrike Behrens: Wenn nicht alle Zeichen trügen. 1989.

Band 10 Petra Wieler: Sprachliches Handeln im Literaturunterricht als didaktisches Problem. 1989.

Band 11 Hannspeter Bauer: Diagnostische Grammatiktests. Planung, Konstruktion und Anwendung einer Testbatterie zur Diagnose sprachlicher Defizite bei heterogenen Schülerpopulationen, am Beispiel der Einstufungsdiagnose für die Jahrgangsstufe 11.1. 1990.

Band 12 Georg Friedrich: Methodologische und analytische Bestimmungen sprachlichen Handelns des Sportlehrers. Bedeutungen sportpädagogischer Praxis unter Berücksichtigung linguistischer Wissenschaft. 1991.

Band 13 Florian Menz: Der geheime Dialog. Medizinische Ausbildung und institutionalisierte Verschleierungen in der Arzt-Patient-Kommunikation. Eine diskursanalytische Studie. 1991.

Band 14 Elisabeth Leinfellner: Semantische Netze und Textzusammenhang. 1992.

Band 15 Reinhard Wenk: Intonation und "aktuelle Gliederung". Experimentelle Untersuchungen an slavischen Entscheidungs- und Ergänzungsfragen. 1992.

Band 16 Günther Richter (Hrsg.): Methodische Grundfragen der Erforschung gesprochener Sprache. 1993.

Band 17 Rainer von Kügelgen: Diskurs Mathematik. Kommunikationsanalysen zum reflektierenden Lernen. 1994.

Band 18 Martina Liedke: Die Mikro-Organisation von Verständigung. Diskursuntersuchungen zu griechischen und deutschen Partikeln. 1994.

Band 19 Thomas Kaul: Problemlösestrukturen im Unterricht. Eine interaktionsanalytische Studie zum Lehrer-Schüler-Verhalten im Unterricht der Gehörlosenschule. 1994.

Band 20 Klaus-B. Günther: Vergleich der symbolisch visuellen Wahrnehmungs- und visomotorischen Produktionsfähigkeit von sprachentwicklungsgestörten, gehörlosen und nichtbehinderten Kindern (VIS). Eine empirische Grundlagenuntersuchung zu den wahrnehmungsmäßigen und feinmotorisch-koordinativen Voraussetzungen für den Schriftspracherwerb. 1994.

Band 21 Ursula Braun: Unterstützte Kommunikation bei körperbehinderten Menschen mit einer schweren Dysarthrie. Eine Studie zur Effektivität tragbarer Sprachcomputer im Vergleich zu Kommunikationstafeln. 1994.

Band 22 Janie Noëlle Rasoloson: Interjektionen im Kontrast. Am Beispiel der deutschen, madagassischen, englischen und französischen Sprache. 1994.

Band 23 Shing-lung Chen: Pragmatik des Passivs in chemischer Fachkommunikation. Empirische Analyse von Labordiskursen, Versuchsanleitungen, Vorlesungen und Lehrwerken. 1995.

Band 24 Irmgard Maier: Passivparadigmen im Spanischen und im Deutschen. Eine Untersuchung auf der Basis der Relationalen Grammatik in didaktischer Absicht. 1995.

Band 25 Stephan Schlickau: Moderation im Rundfunk. Diskursanalytische Untersuchungen zu kommunikativen Strategien deutscher und britischer Moderatoren. 1996.

Band 26 Klaus-Börge Boeckmann: Zweisprachigkeit und Schulerfolg. Das Beispiel Burgenland. 1997.

Band 27 Gabriele Graefen: Der Wissenschaftliche Artikel – Textart und Textorganisation. 1997.

Band 28 Jialing Fu: Sprache und Schrift für alle. Zur Linguistik und Soziologie der Reformprozesse im China des 20. Jahrhunderts. 1997.

Band 29 Anne Berkemeier: Kognitive Prozesse beim Zweitschrifterwerb. Zweitalphabetisierung griechisch-deutsch-bilingualer Kinder im Deutschen. 1997.

Band 30 Jürgen W. Hasert: Schreiben mit der Hand. Schreibmotorische Prozesse bei 8-10-jährigen Grundschülern. 1998.

Band 31 Rosa Kanz: "Versicherte Risiken". Wie verstehen Versicherte und Versicherer versicherungstechnische Ausdrücke im Auto-Schutzbrief? Eine lexikographische Untersuchung. 1998.

Band 32 Thomas Becker: Das Vokalsystem der deutschen Standardsprache. 1998.

Band 33 Martin Reisigl: Sekundäre Interjektionen. Eine diskursanalytische Annäherung. 1999.

Band 34 Winfried Thielmann: Fachsprache der Physik als begriffliches Instrumentarium. Exemplarische Untersuchungen zur Funktionalität naturwissenschaftlicher Begrifflichkeit bei der Wissensgewinnung und -strukturierung im Rahmen der experimentellen Befragung von Natur. 1999.

Band 35 Evangelia Karagiannidou: Deutsch als Fremdsprache für Griechen. Gesprochenes Deutsch als Kommunikationsmittel. 2000.

Band 36 Zhenjian Yan: Schriftsystem, Literalisierung, Literalität. 2000.

Band 37 Barbara Eisen: Phonetische Aspekte zwischensprachlicher Interferenz. Untersuchungen zur Artikulationsbasis an Häsitationspartikeln nicht-nativer Sprecher des Deutschen. 2001.

Band 38 Andrea Kolwa: Internationalismen im Wortschatz der Politik. Interlexikologische Studien zum Wortschatz der Politik in neun EU-Amtssprachen sowie im Russischen und Türkischen. 2001.

Band 39 Anita Dreischer: "Sie brauchen mich nicht immer zu streicheln ...". Eine diskursanalytische Untersuchung zu den Funktionen von Berührungen in medialen Gesprächen. 2001.

Band 40 Andrea Schilling: Bewerbungsgespräche in der eigenen und fremden Sprache Deutsch. Empirische Analysen. 2001.

Band 41 Verena Jung: English-German Self-Translation of Academic Texts and its Relevance for Translation Theory and Practice. 2002.

Band 42 Ortrun Hanna: Wissensvermittlung durch Sprache und Bild. Sprachliche Strukturen in der ingenieurwissenschaftlichen Hochschulkommunikation. 2003.

Band 43 Caroline Trautmann: Argumentieren. Funktional-pragmatische Analysen praktischer und wissenschaftlicher Diskurse. 2004.

Band 44 Athanasia Jakovidou: Duale Kodierung. Eine experimentelle Studie zur Theorie von Paivio. 2004.

Band 45 Eric A. Anchimbe: Cameroon English. Authenticity, Ecology and Evolution. 2006.

Band 46 Claudia Lange: Reflexivity and Intensification in English. A Study of Texts and Contexts. 2007.

Band 47 Ulrike Wrobel: Raum als kommunikative Ressource. Eine handlungstheoretische Analyse visueller Sprachen. 2007.

Band 48 Martje Hansen: Warum braucht die Deutsche Gebärdensprache kein Passiv? Verfahren der Markierung semantischer Rollen in der DGS. 2007.

Band 49 Sevgi Dereli: Anrede im Deutschen und im Türkischen. Eine funktional–pragmatische Analyse institutioneller Beratungsdiskurse. 2007.

Band 50 Kristian Naglo: Rollen von Sprache in Identitätsbildungsprozessen multilingualer Gesellschaften in Europa. Eine vergleichende Betrachtung Luxemburgs, Südtirols und des Baskenlands. 2007.

Band 51 Peter Nowak: Eine Systematik der Arzt-Patienten-Interaktion. Systemtheoretische Grundlagen, qualitative Synthesemethodik und diskursanalytische Ergebnisse zum sprachlichen Handeln von Ärztinnen und Ärzten. 2010.

www.peterlang.de

www.ingramcontent.com/pod-product-compliance
Ingram Content Group UK Ltd.
Pitfield, Milton Keynes, MK11 3LW, UK
UKHW021829290926
8980IPUK00004B/345

9 783631 591147